中国科学院教材建设专家委员会规划教材

全国高等医药院校规划教材

供医学检验、卫生检验与检疫及其他医学类专业使用

临床血液与检验学

主　　编　陈文明　王学锋

副主编　王清涛　胡建达　司维柯

编　　委　（以姓氏笔画为序）

丁邦胜　安徽医科大学　　陈文明　首都医科大学

王学锋　上海交通大学　　明　亮　郑州大学

王清涛　首都医科大学　　岳育红　首都医科大学

毛红丽　郑州大学　　金英玉　哈尔滨医科大学

宁　勇　湖北中医药大学　　周　睿　首都医科大学

司维柯　第三军医大学　　胡建达　福建医科大学

李　薇　吉林大学　　侯毅鞠　吉林医药学院

李利红　首都医科大学　　袁忠海　吉林医药学院

杨　超　湖北中医药大学　　黄慧芳　福建医科大学

辛晓敏　哈尔滨医科大学　　崔　巍　北京协和医学院

张亚莉　贵州医科大学

科学出版社

北　京

内 容 简 介

本书共十三个章，包括了血液学概述和发展史；造血检验的基本理论和基本方法；红细胞检验的基本理论、基本方法和临床应用；白细胞检验的基本理论、基本方法和临床应用；血栓与止血检验的基本理论、基本方法和临床应用。本书力求先进性与实用性相结合，保证检验专业的学生使用本教材不仅可以学习到相关的理论知识，也可以指导未来的临床工作。

本书适用于医学检验专业，也可作为医院检验人员日常工作的参考书。

图书在版编目（CIP）数据

临床血液与检验学 / 陈文明，王学锋主编. —北京：科学出版社，2016.12

中国科学院教材建设专家委员会规划教材 · 全国高等医药院校规划教材

ISBN 978-7-03-049424-5

Ⅰ. ①临… Ⅱ. ①陈… ②王… Ⅲ. ①血液检查-医学院校-教材 Ⅳ. ①R446.11

中国版本图书馆 CIP 数据核字（2016）第 167647 号

责任编辑：赵炜炜 李国红 / 责任校对：彭 涛

责任印制：张 伟 / 封面设计：陈 敬

科 学 出 版 社 出版

北京东黄城根北街 16 号

邮政编码：100717

http://www.sciencep.com

北京九州迅驰传媒文化有限公司 印刷

科学出版社发行 各地新华书店经销

*

2016 年 12 月第 一 版 开本：787×1092 1/16

2021 年 1 月第三次印刷 印张：20 1/2

字数：486 000

定价：128.00 元

（如有印装质量问题，我社负责调换）

前　言

随着医学科学的发展，检验医学也得到飞速发展，与之相配套的医学教材更新也势在必行。作为医学检验专业的重要课程——《临床血液与检验学》，也需要有与现代医学发展相适应的教材。为满足临床血液学检验教学的需要，我们组织国内相关专业的知名专家（包括临床检验专业及临床血液专业）编写了本教材。

本教材力求先进性与实用性相结合，保证检验专业的学生使用本教材不仅可以学习到相关的理论知识，也可以指导未来的临床工作。同时本教材也可作为低年资检验医学专业、检验人员日常工作的参考书。

由于编者水平和经验所限，本教材不足或错误之处在所难免，敬请各位专家、同行及读者批评指正，以便再版完善。

陈文明

2016 年 8 月 8 日于北京

目　　录

第一章 血液学概述和发展史

一、血液学概述

血液学（hematology）是医学科学的一个独立分支。它的主要研究对象是血液和造血组织，包括研究造血细胞的起源、增殖、分化和功能；血液和造血组织的组成、结构、形态、代谢、免疫和遗传；造血系统疾病的诊断和治疗。近年来，血液学研究的内容不断地深入和扩大，拓展了许多新的领域，如血细胞生物学和血液分子生物学等。总体上血液学分为临床血液学、基础血液学、实验血液学和血液检验。

临床血液学（clinical hematology）以疾病为研究对象，基础理论和临床实践紧密结合的综合性临床学科，主要包括来源于血液和造血组织的原发性血液病和非血液病所致的继发性血液病。临床血液学重点研究血液疾病（如白血病、再生障碍性贫血、血友病、深静脉血栓形成等）的致病原因、发病机制、临床表现和诊治措施等。临床血液学也研究临床各种疾病，如肝脏病、肾脏病、冠心病、糖尿病、脑血管病、呼吸病、传染病、免疫病、产科病、恶性肿瘤、遗传病等以及外科手术、严重创伤、药物治疗等所引起的血液学异常。

基础血液学（principle and mechanism of hematology）是研究血液的各组分，对血液学理论、基本概念的研究，是血液学诊断、质量、预防的基础，是指导血液学发展的纲领性成果的探索过程。

实验血液学（experiments in hematology）是根据各种血液学理论和学说进行的体内和体外实验，或者是分子、蛋白水平的模式研究，以证实理论和学说的正确性，并为临床血液学研究提供必要的基础。人们经常会把它和实验室开展的血液检验混为一谈。

血液检验（practical laboratory hematology）是以血液学的理论为基础，以检验学的实验方法为手段，以临床血液病为工作对象，创建-检验-疾病相互结合的体系，且在实践过程中不断发展、完善和提高。

二、血液学发展史

血细胞的发现已有150～300年的历史，但这些细胞的形态学至今还是血液学家研究的重要组成部分。随着光学显微镜精密度的提高以及染色技术水平的改进，使细胞形态更清晰易于鉴别，以便区分出各类白细胞且观察到各种血细胞的异常形态，特殊显微镜的发明使血细胞形态学的概念更加充实。目前应用的特殊显微镜有：暗视野显微镜、位相显微镜、偏光显微镜、干涉显微镜以及电子显微镜等。19世纪60年代后开始了解到血细胞产生于骨髓，骨髓中有幼稚血细胞，这些幼稚细胞成熟后才进入外周血液。1929年发明了骨髓穿刺针，从此骨髓细胞观察成为血细胞形态学研究的一个重要内容。类似技术也应用于淋巴组织内的血细胞形态观察。

血细胞数量的检测很大程度同样依赖于实验技术的发展和创新，如血细胞吸管（1852～

1867 年）、血细胞计数板（1855 年）、血红蛋白计数（1878～1895 年）和细胞分类技术（1877～1912 年）等。1953 年，美国 Coulter 发明了世界上第一台血细胞计数仪，成为自动化血细胞分析的里程碑。

1. 对红细胞的认识 对红细胞功能的认识，最早开始于 1871～1876 年，已知红细胞有带氧功能且能在组织中参与呼吸作用，1900～1930 年对此有了更为全面的了解。1935 年了解了红细胞内有碳酸酐酶，能将大量二氧化碳转变为碳酸根离子，使之溶解于血液中；同时能将碳酸根离子转化为二氧化碳，在肺泡中释放。这一发现不仅明确了红细胞的呼吸作用，而且了解到红细胞和血液酸碱平衡有密切关系。1967 年以后明确了红细胞内的 2,3-二磷酸甘油醛可作用于脱氧的血红蛋白分子，有利于组织获得更多的氧。1946 年，肯定了红细胞的寿命在 120 天左右。1900 年红细胞血型的确立，开创了输血领域的新时代。在 20 世纪 20 年代已知红细胞在体外保存需要葡萄糖，30 年代已将体外保存的血液用作输血。40 年代血库开始逐步建立。对红细胞糖代谢的全面了解在 1959 年后。近年来，红细胞结构与脂肪、蛋白的关系方面的研究渐为深入。

2. 对白细胞的认识 在 19 世纪末和 20 世纪初人们已认识到白细胞具有趋化、吞噬和杀灭细菌的作用。近 40 年来，对其功能和致病机制进行了研究。中性粒细胞灭菌作用依赖于细胞内存在的过氧化物酶，使自身体内的 H_2O_2 发生氧化作用。单核细胞杀灭和消化吞噬的物质，主要依靠单核细胞内大量存在的溶酶体，同时单核细胞在免疫过程中也发挥很大作用，能将外来物质消化后提取抗原供给淋巴细胞。同时可调节淋巴细胞及其他血细胞的生长、增殖或凋亡，1924 年提出的 “网状内皮系统”（reticulo endothelial system，RES）这一名称，1976 年后已被否定，而取之以单核细胞相关的“单核-吞噬细胞系统”（mononuclear phagocyte system，MPS）。单核细胞只是该系统中一个较短暂留在血液内的细胞，以后进入各种组织变成组织细胞，组织细胞如已有吞噬物质，则称为巨噬细胞或吞噬细胞。对淋巴细胞功能的认识是免疫学发展的一大飞跃。1959 年以来发现淋巴细胞受丝裂原或抗原刺激后进行有丝分裂和增殖。淋巴细胞虽然形态相似，但功能显著不同。B 细胞产生抗体，T 细胞中有的起杀伤作用，有的起辅助作用，有的起抑制作用，有的起诱导作用等。淋巴细胞还通过产生多种细胞因子参与和调节免疫反应。

3. 对血栓和止血的认识 对血栓和出血的认识开始于出血的问题。20 世纪 50 年代后，对凝血机制的有了深入的认识。20 世纪 60 年代以来的“瀑布学说”是公认的凝血机制。人们对血液凝固的研究不仅涉及止血问题，也更关注血管内血栓问题。20 世纪 70 年代发现了凝血和纤溶相关因子，如蛋白 C、蛋白 S、抗凝血酶和 α_2 纤溶酶抑制物等。20 世纪 80 年代，开始对纤维连接蛋白等黏附分子的研究，逐步阐明止血和血栓的分子机制。20 世纪 90 年代至今，随着对组织因子途径抑制物、抗凝血酶、血栓和止血分子标志物等功能及作用机制研究的深入，更加完善了经典的“瀑布学说”。

血小板是血液中最小的细胞成分，在生理止血和血栓形成过程中发挥重要作用。自 1842 年发现血小板后，直至 1882 年才知道血小板具有止血和修补血管壁的功能。1923 年知道血小板具有聚集和黏附功能。它的作用机制和超微结构在近 40 年来逐步为人们所认识，现已知聚集和黏附功能受到体内许多物质的影响，如肾上腺素、凝血酶、胶原等；而其中有些物质却又能在血小板内生成并通过微管分泌到血小板外，然后又作用于血小板。血小板超微结构的研究明确了血小板内各种亚结构，也明确了各种亚结构与上述物质的产生和分泌有关。随着使用激光共聚焦显微镜进行单个血小板单层扫描分析单个血小板激活过程中钙离子浓度及应用流式细胞仪观察群体血小板钙离子流的变化，证实血小板激活过程中，血小板在外钙内流起重要作用。近年来，对血小板颗粒（platelet micro-particle，PMP）的研究成为热点，血液循环中的 PMP 能够反映血小板参与血栓形成和血液凝固的功能。血小板激活后释放的 P-选择素可与白细胞和（或）单核细胞膜受体结合形成血小板-白细胞聚集物和（或）血小板-单核细胞聚集物，可作为反映动脉血栓形成的特异性标志物之一。

4. 对造血干细胞的认识　1896 年，细胞生物学家 Wilson 提出了干细胞的概念。1981 年，Evans 和 Martin 证实了胚胎干细胞是第一层次干细胞的假设。造血干细胞是由胚胎干细胞发育而来，在造血微环境及造血因子等诱导下，增殖、分化、发育成熟为各系血细胞，释放到外周血，执行其生物学功能。

多年来，关于血细胞起源问题，存在单元论和多元论两种理论。20 世纪初，首次提出了造血干细胞（hematopoietic stem cell，HSC）的概念。1961 年，Till 等通过小鼠实验，证实了多能造血干细胞的存在。1979 年，体外培养人造血祖细胞获得成功，从而更加明确了各系造血组细胞是由造血干细胞分化而来，造血祖细胞进一步分化、成熟为各系成熟细胞。造血干细胞具有高度自我更新及多向分化两个最基本的特征，是机体维持正常造血的主要原因。1984 年，Civin 首次发现造血干细胞表达 CD34 抗原，找到了分析检定造血干细胞的方法，从而使造血干细胞的基础研究和临床应用得到了迅速的发展。1990 年，Thomas 以骨髓干细胞移植治疗恶性疾病的重大突破获得诺贝尔生理学医学奖。

5. 对骨髓间质干细胞的认识　在骨髓中除了造血干细胞外，还存在着另外一类间质干细胞（mesenchymal stem cell，MSC），也称间充质干细胞。它是一群中胚层来源的具有自我更新和多向分化潜能的多能干细胞，属于非造血组织的间质干细胞。1966 年，Friedenstein 等首次提出 MSC 的概念。MSC 在再生医学和组织工程学中具有重要价值，近年来，此领域的研究备受关注。

6. 对造血调控的认识　近年来，在生理性和病理性造血调控研究方面取得明显进展，对血细胞的生成从分子水平上有了进一步的了解。造血调控研究是造血的基础研究，对阐述造血基质及造血系统疾病的诊断、治疗和病因等都有重要作用。细胞因子及其相互作用与信号传导是造血调控研究的另一个热点领域。对各系血细胞的调节因子如 SCF、G-CSF、GM-CSF、EPO、TPO、IL 等的理化性质、氨基酸序列、作用特点均已较为了解，细胞因子与受体的纯化、克隆、功能研究等不断地有新的进展。造血微环境包括基质细胞、细胞外基质分子（ECM）、细胞黏附分子（CAM）及各种正负调控因子等。各种 Integrins、Ig 超家族分子等 CAM 间的相互识别，各种蛋白多糖（PGs）对细胞因子的富集作用，各类胶原、糖蛋白（Fn、Lm、Hn 等）与造血细胞的定位、分化、成熟、释放等方面的研究都取得了明显的进展。1973 年，Dexter 等建立了造血细胞体外长期培养体系，推动了体外模拟造血的研究。

第二章 血液学与临床的关系

第一节 血液学与疾病的关系

临床血液学（clinical hematology）是以疾病为研究对象、基础理论与临床实践紧密结合的综合性临床学科，主要包括来源于血液和造血组织的原发性血液病以及非血液系统疾病所致的继发性血液病。全身各系统的疾病可以反映在血液变化中，血液系统疾病也可影响其他器官和组织的功能。血液学检验与临床联系密切，检验人员不仅应正确掌握检验基础知识，还要具备一定的临床基础知识，才能较准确地判读检验结果，对疾病作出诊断。

（一）血液病合并非血液系统疾病

血液系统疾病常具有非血液系统表现的临床特征，发病隐袭，病状隐匿，即使患病，病人常不能自己察知，多因其他疾病就医或健康体检时而被发现。例如巨幼细胞贫血，可因神经系统症状而就诊于神经科，因消化系统症状就诊于消化科；轻型血友病因关节症状可能首次就诊于骨科；多发性骨髓瘤可因肾衰竭就诊于肾脏科，因骨痛或神经症状就诊于骨科或神经科；皮肤性 T 细胞淋巴瘤多被皮肤科医师诊断，如 Sezary 综合征和蕈样肉芽肿，白血病也可有多种皮肤表现，患者多因皮肤症状就诊于皮肤科；粒细胞缺乏症和白血病有时可有严重喉头感染和水肿而入住五官科；有经验的眼科医师可以从眼底检查中发现巨球蛋白血症的典型眼底改变。

（二）非血液系统疾病合并血液病

许多非血液系统疾病可以出现血液系统的改变。红细胞异常增高可见于呼吸系统疾病、心脏病、某些肿瘤如小脑肿瘤、肾肿瘤等；贫血可见于消化系统疾病、肾衰竭、肝炎后、自身免疫性疾病、恶性肿瘤和全身衰竭等；白细胞增高多见于大多数感染情况，白细胞显著增高称为“类白血病反应（leukemoid reaction）”；白细胞减少有时可提示伤寒杆菌和一些病毒性的感染，白细胞显著减少可见于应用某些药物治疗之后，如抗癌药物或药物过敏等；出血现象可见于肝脏疾病、肾衰竭等；肺外科手术、心血管外科手术、肝胆系统外科手术和妇产科的妊娠分娩前后、死胎、胎盘早剥以及内科严重感染都可出现弥散性血管内凝血（DIC）。此类情况出血时不仅有血小板减少，而且有多种凝血因子被消耗，有时却为高凝状态，常需血液学医师协助处理和研究。

非血液系统疾病可以同时存在血液系统疾病。外科医师在脾切除术后发现病人血小板显著增高，实际是潜在骨髓增生性疾病（myeloproliferative diseases）；妊娠伴有再生障碍性贫血、妊娠伴有原发性血小板减少性紫癜；许多遗传性血液病常可于其他疾病就诊时发现，如遗传性出血性疾病会给外科或妇产科医师带来麻烦；血液系统肿瘤有时也会因同时有其他疾病而收入其他非血液科室。

第二节　临床血液学与血液学检验的关系

临床血液学和血液学检验（clinical hematology and hematologic examinations）是以血液学的理论为基础，以检验学的实验方法为手段，以临床血液病为工作对象，是一个理论-检验-疾病相互结合、紧密联系的新体系，且在实践过程中不断发展、完善和提高。

血液学检验是临床检验的重要分支，其主要任务是利用血细胞的检验技术、病理学技术、生物化学技术、免疫学技术、遗传学技术、分子生物学技术以及其他多种技术，对血液系统疾病和非血液系统疾病所致的血液学异常进行基础理论的研究和临床诊治的观察，一方面服务于临床，另一方面推动和促进血液学的发展和提高。

临床血液学检验应与临床相结合，既要了解某些血液病可通过某些特异性试验作出诊断，又要了解血液病可以合并非血液系统疾病，或非血液系统疾病出现血液学检验指标的改变，使病情复杂化，应将检验结果与临床资料结合起来综合分析，才能得出正确的结论。

血液病的研究和诊治任务需要血液学基础研究人员、血液科医师和检验医师的密切联系和共同合作才能圆满完成。检验医师需要经过基础医学、临床医学和实验医学等的学习和培养，使其不仅具有熟练的实验医学技能，而且要有扎实全面的基础和临床医学的知识，具有基础和临床之间进行沟通的能力。血液学检验人员应能正确掌握各项有关血液病诊断和监测病情的试验，适应血液学及血液学检验的发展，建立相关新试验，能够从事血液学相关科研的实验工作，具有一定程度的血液病临床知识，能够根据试验结果及相关临床信息对疾病进行诊断。血液学检验医师应参与相关临床科室的查房和病例讨论工作，以提高相关临床知识和经验，充分发挥检验医师的作用，做临床与检验的沟通桥梁。

第三节　血液学检验与循证医学的关系

（一）循证医学

循证医学（evidence-based medicine，EBM）是慎重、准确和明智地应用目前可获取的最佳研究证据，同时结合临床医师个人的专业技能和长期临床经验，考虑患者的价值观和意愿，完美地将三者结合在一起，制定出具体的治疗方案。EBM 是运用最新、最有力的科研信息，指导临床医生采用最适宜的诊断方法、最精确的预后估计和最安全有效的治疗方法服务于每位患者。

在疾病的诊断过程中，将个人的临床专业知识与现有的最好的证据结合起来进行综合考虑，为每个病人做出最佳的医疗（诊断、预防和治疗）决策，是对传统医学模式——经验医学（opinion-based practice）的挑战。传统医学是以经验医学为主，即根据临床实践经验、临床资料和对疾病基础知识的理解来诊治病人。循证医学则强调任何医疗决策应建立在最佳科学研究证据基础上，循证医学所要求的临床证据资料有 3 个主要来源：①大样本的随机对照临床试验（randomizedcontrolled trial，RCT）；②系统性评价（systematic reviews，SR）;③荟萃分析（metaanalyses）或称为汇部分析。这类证据可认为是评价临床治疗效果的金标准，也是借以作出临床决策的可靠依据。临床医师应在认真采集病史和仔细体格检查的基础上，得到最好的第一手资料（即证据），在此基础上综合分析，逻辑推理，从错综复杂的线索中找出主要矛盾，迅速、有效地查寻所需要的临床证据使医疗实践从经验医学向循证医学转化，为病人的诊治作出最佳、最科学的决策。

（二）血液学检验与循证医学的关系

随着血液学的进展及高新技术的发展，血液学检验亦在不断赋予新的内涵，血液检验在血液病的诊断和治疗中发挥越来越重要的作用。

如何迅速有效地搜索出需要的、且符合实际的证据？如何明确各实验项目对诊断的特异性和敏感性，以筛选有效而经济的检测指标？如何选择高质量的诊断方法？这就需要血液学检验按照循证医学的原则，“以当今最好的证据为基础”，用临床流行病学的方法学规范临床血液学检验的研究设计和文献资料评价；用当今最好的检测技术和质量控制体系对检测结果进行严格的质量控制和评价；深入认识和评价诊断试验的科学性、诊断价值及临床适用性，以提供大量、充分、最佳的证据，结合每个患者的临床表现和疾病，谨慎而明确地予以应用，为疾病的早期正确诊断和有效治疗决策提供可靠的、最佳的证据。血液学检验实践循证的步骤如下：①循证问题，提出要解决的问题；②进行系统的文献查阅，全面收集和进行所有相关、可靠的大样本随机对照试验；③应用荟萃分析方法对文献、资料、数据进行严格的评价，评价其可靠性、真实性而得出全面、真实的评价结果；④进行调整，确定最佳方案进行临床实践；⑤在实践中发现新问题，对进行的临床实践作出后效评价，发布新的结论与实践结果，指导临床实践。在这种循证基础上得出的结论才能真正指导临床诊断和治疗、提高医学水平，这标志着血液学检验发展的新阶段。

第三章　造血检验的基本理论

第一节　造 血 器 官

造血器官（hematopoiesis organ）是指能够生成并支持造血细胞分化、发育、成熟的组织器官。造血器官生成各种血细胞的过程称为造血（hematopoiesis，hemopoiesis）。人体的造血器官起源于中胚层的原始间叶细胞，主要包括骨髓、胸腺、 淋巴结、肝脏和脾脏等。

血液中的造血细胞主要包括红细胞系统、粒细胞系统和巨核细胞系统的细胞，其次还包括淋巴细胞系统、单核细胞系统、浆细胞系统等。人体的造血过程可分为胚胎期造血及出生后造血。不同的造血时期主要的造血器官各不相同。

一、胚胎期造血器官

胚胎期可相继分成三个不同的造血期：中胚叶造血期、肝脏造血期和骨髓造血期。

（一）中胚叶造血期

此期造血又称卵黄囊造血，大约在人胚发育第 2 周末开始，到人胚第 9 周时止。卵黄囊壁上的胚外中胚层细胞是一些未分化的、具有自我更新能力的细胞，这些细胞聚集成团称血岛（blood island）。血岛是人类最初的造血中心，是血管和原始造血发生的原基。最初的血岛是实心的细胞团。岛周边部分的间质细胞分化成为扁平的内皮细胞，逐渐发育形成原始的血管壁；血岛中央部分的细胞逐渐游离下来，形成最早的造血干细胞。最初的原始血细胞为原红样细胞，其分化能力有限，仅仅能够产生类似于巨幼样的原始红细胞。且不能分化为成熟的红细胞，细胞内含有一种 Hb-Gower 1，称为第一代巨幼红细胞。约在第 7 周，红细胞形态才趋于正常，还可相继产生 Hb-Gower 2 和 Hb- Portland，血岛内不含有粒细胞和巨核细胞。

在胚胎发育中，早期胚胎的内细胞团（inner cell mass，ICM）可出现胚胎干细胞，另外，卵黄囊间质细胞及原始生殖细胞经过诱导后也可以成为胚胎干细胞。胚胎干细胞是全能干细胞（totipotent stem cell），具有分化为机体各器官细胞的能力，也能分化出造血干细胞。随胚胎的发育，原始血细胞随血液大量迁移到肝、脾和淋巴组织等部位，在适宜的微环境中发生增殖、分化。至胚胎第 6 周，卵黄囊的造血功能逐渐退化，由肝脏和脾脏取代其继续进行造血。

（二）肝脏造血期

此期始于胚胎第 6 周，至胚胎第 7 个月逐渐退化。肝脏造血的发生是由卵黄囊血岛产生的造血干细胞（hemopoietic stem cell，HSC）随血流迁移到肝脏后种植到肝脏而引起造血的。3～6 个月的胎肝是体内主要的造血场所。此期肝造血的特点主要以生成红细胞为主，约 90%的血细胞为有核红细胞，仍然为巨幼型，但形态很快趋于正常。不再合成 Hb-Gower 1 和 Hb-Gower 2，主要合成的血红蛋白是胎儿血红蛋白 F（HbF），此为第二代幼红细胞。胚胎第 4 个月以后的胎肝才有粒细胞生成，肝脏不生成淋巴细胞。

在肝造血的同时，HSC 经血流也进入胸腺、脾和淋巴结，在这些器官相继发生造血。

脾脏也参与造血，脾脏造血的发生约始于胚胎第 5 周，胚胎肝脏的造血干细胞经血流入脾，在此增殖、分化和发育。此时主要产生红细胞和粒细胞，第 5 个月后，又产生淋巴细胞和单核细胞，以后红细胞和粒细胞生成明显减少，至出生后，脾仅产生淋巴细胞。

于胚胎第 6 周胸腺开始参与造血，在胚胎期产生淋巴细胞、少量的红细胞和粒细胞，在胚胎后期胸腺成为诱导和分化 T 细胞的器官。

于胚胎第 7～8 周淋巴结开始出现造血，淋巴结产生红细胞的时间很短，自胚胎第 4 个月由肝脏、胸腺和骨髓发育成熟的 T、B 淋巴细胞迁人其中，使其终身只产生淋巴细胞和浆细胞。

在胚胎肝脏造血最旺盛的第 4 个月，骨髓已具有初步的造血功能，以后逐渐取代肝脏造血，胚胎第 5 个月肝造血逐渐减弱，到出生时停止。

（三）骨髓造血期

在胚胎第 3 个月长骨髓已开始造血，随胚胎发育，骨髓造血日趋发育。第 8 个月时，骨髓造血已高度发育，髓腔中呈现密集的造血细胞灶且各系造血细胞均可见到，缺乏脂肪，这时骨髓成为造血中心，从此肝、脾造血功能减退，骨髓造血迅速增加。胚胎时三个造血阶段不是截然分开，而是互相交替此消彼长的，各类血细胞形成的顺序分别是：红细胞、粒细胞、巨核细胞、淋巴细胞和单核细胞。

骨髓造血为第三代造血，此时，红细胞中的血红蛋白除血红蛋白 F（HbF）外，已产生了少量的血红蛋白 A（HbA）和少量的血红蛋白 A2（HbA2）。骨髓是产生红细胞、粒细胞和巨核细胞的主要场所。同时骨髓也产生淋巴细胞和单核细胞，因此骨髓不仅是造血器官，也是一个中枢淋巴器官。

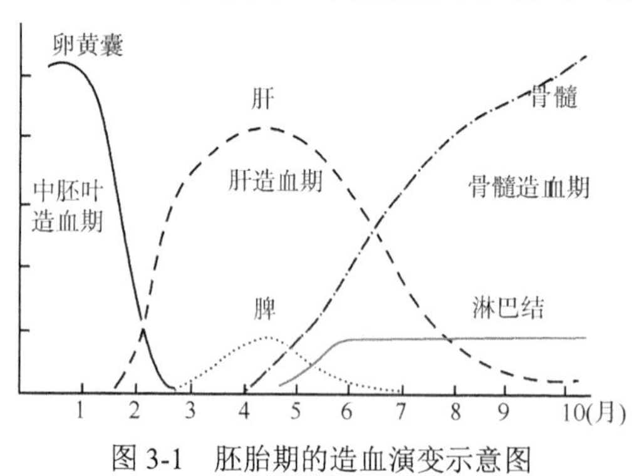

图 3-1　胚胎期的造血演变示意图

胚胎三个造血阶段不是截然分开，而是互相交替此消彼长的（图 3-1）。各类血细胞形成的顺序分别是：红细胞、粒细胞、巨核细胞、淋巴细胞和单核细胞。

二、出生后造血器官

出生后造血分为骨髓造血和淋巴造血。人体主要的造血器官包括骨髓、胸腺、脾和淋巴结等。骨髓是正常情况下唯一的产生红系、粒系和巨核系三系细胞的场所，同时也能生成淋巴细胞和单核细胞。而其他的造血器官包括胸腺、脾、淋巴结等淋巴组织成为终生制造淋巴细胞的器官。

（一）骨髓造血

出生后在正常情况下，骨髓是唯一产生红细胞、粒细胞和血小板，也产生淋巴细胞和单核细胞的场所。骨髓位于骨松质的腔隙中，肉眼观是一种海绵样、胶状的组织，封闭在坚硬的骨髓腔内。健康成人骨髓组织重量为1600～3700g，平均2800g，约占体重的3.4%～5.9%。骨髓按其组成和功能分为红骨髓（主要由造血细胞组成）和黄骨髓（主要由脂肪细胞组成），各自约占骨髓总量的50%左右。

1. 红骨髓　是存在于长骨（如肱骨、股骨）的骨髓腔和扁平骨（如髂骨）的稀松骨质间的网眼中，是一种海绵状的组织，能产生血细胞的骨髓略呈红色，称为红骨髓（图3-2，彩图1）。人出生时，红骨髓充满全身骨髓腔，随着年龄增大，脂肪细胞增多，相当部分红骨髓被黄骨髓取代，最后几乎只有扁平骨骨髓腔中有红骨髓。此种变化可能是由于成人不需全部骨髓腔造血，部分骨髓腔造血已足够补充所需血细胞。成人的红骨髓主要分布在扁骨，不规则骨及长骨骨骺端的松质骨中，具有活跃的造血功能，如颅骨、 胸骨、脊椎骨、肋骨、髂骨以及肱骨和股骨的近心端。因此在做骨髓穿刺或活检时，胸骨、脊椎棘突和髂骨等处适用于成人。胫骨粗隆则适用于2岁以下的婴幼儿。当机体严重缺血时，部分黄骨髓可被红骨髓替代，骨髓的造血能力显著提高。

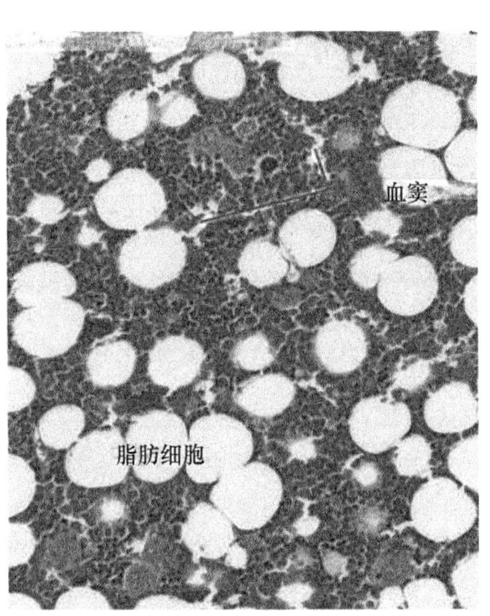

图3-2　红骨髓（HE染色）

红骨髓主要由结缔组织、血管、神经及造血实质细胞组成。骨髓内有丰富的血管系统，其中血窦是最突出的结构。血窦内是成熟的血细胞，血窦间是各种造血细胞，在骨髓中，造血细胞的分布是有一定区域性的。红细胞和粒细胞常常呈岛状分布，形成红细胞造血岛和粒细胞造血岛。红细胞造血岛位于血窦附近。有核红细胞随着成熟逐渐远离巨噬细胞，贴近血窦壁，准备脱核，成为网织红细胞.并通过内皮细胞胞质进入血窦；粒细胞造血岛远离血窦.位于造血索中央。因粒细胞有活跃的运动功能，成熟后移向血窦，穿过血窦壁进人血流；巨核细胞伸出伪足，紧贴在血窦壁上，此处窦壁仅为一层内皮细胞，巨核细胞胞质的伪足伸入血窦内，当血小板从巨核细胞的胞质分离后即可直接被释放进人血流；单核细胞散在于造血细胞之间；淋巴细胞、组织细胞和浆细胞等组成的淋巴小结，往往散在分布于造血索中。

2. 黄骨髓　成人的一些骨髓腔中的骨髓含有很多脂肪细胞，呈黄色，且不能产生血细胞，称为黄骨髓（图3-3，彩图2）。人出生时，全身骨髓腔内充满红骨髓，随着年龄增长，骨髓中脂肪细胞增多，相当部分红骨髓被黄骨髓取代，最后几乎只有扁平骨松质骨中有红骨髓。此种变化可能是由于成人不需全部骨髓腔造血，部分骨髓腔造血已足够补充所需血细胞。当机体严重缺血时，部分黄骨髓可转变为红骨髓，重新恢复造血的能力。

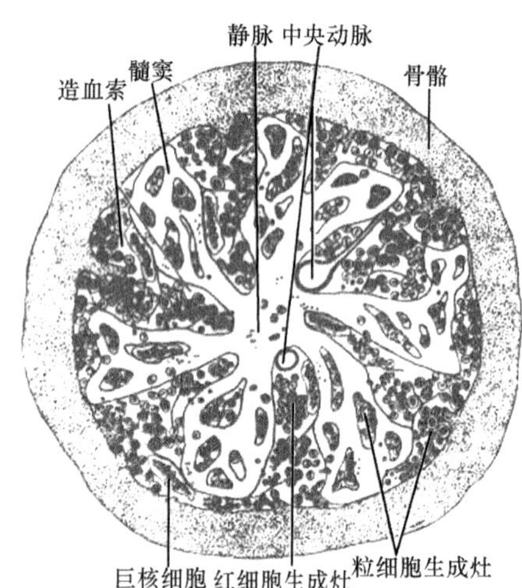

图 3-3　黄骨髓

黄骨髓含大量脂肪组织，没有直接造血的功能。6岁前后，长骨骨髓腔内的红骨髓逐渐转化为黄骨髓，只存在于成人长骨骨干的骨髓腔内。在患某种贫血症时，黄骨髓可重新转化为具有造血功能的红骨髓。6岁前后长骨骨髓腔内的红骨髓逐渐转化为黄骨髓，红骨髓仅保留于椎骨、肋骨、胸骨及肱骨和股骨。

（二）淋巴器官造血

淋巴器官根据发生和功能不同可分为中枢淋巴器官和周围淋巴器官，主要由淋巴组织构成，包括淋巴结、脾和胸腺。中枢淋巴器官包括骨髓和胸腺，是淋巴细胞产生、增殖、分化和成熟的场所；周围淋巴器官包括脾、淋巴结和弥散的黏膜淋巴组织（如扁桃体），是淋巴细胞聚集和免疫应答发生的场所。在骨髓内，造血干细胞分化形成淋巴干细胞，淋巴干细胞再分化成 T、B 淋巴祖细胞。B 淋巴祖细胞在骨髓内发育；T 淋巴祖细胞随血流迁移至胸腺、脾和淋巴结内发育成熟。

1. 胸腺（thymus）　胸腺位于胸骨后，左右两叶，是中枢淋巴器官。胸腺的大小和结构随年龄的增长有明显改变。胸腺在胚胎期至两岁内发育最快（10～15g）。两岁至青春期仍继续增大（30～40g），但速度减慢，青春期以后胸腺退变萎缩（约 10g），脂肪组织增多。尽管成人胸腺退变，它仍然是保持免疫潜能所必需的。

胸腺的主要功能是产生淋巴细胞和分泌胸腺素。来自于骨髓的造血干细胞在胸腺皮质内增殖并在胸腺素的作用下，被诱导分化为免疫活性细胞，然后进入髓质，释放人血并迁移到周围淋巴器官的胸腺依赖区，成为胸腺依赖淋巴细胞即 T 细胞。T 细胞成熟后可进入血液和在周围淋巴器官中定居、增殖并参与细胞免疫应答。

2. 脾　脾是周围淋巴器官，在胚胎期已参与造血。脾实质部分由红髓和白髓组成。脾切面大部分呈红色，称红髓。其间散布着灰白色的结节，称白髓。红髓由脾窦和脾索构成。脾窦即脾血窦，是一种静脉性血窦，宽 12～40pm，形态不规则，相互连接成网，窦壁由一层长杆状的内皮细胞平行排列而构成。内皮细胞之间常有不完整的基膜及环行网状纤维围绕，故血窦壁如同一种多孔隙的栅栏状结构，形成许多 2～5μm 宽的间隙，脾索内的血细胞可经此穿越进人血窦。由于窦壁间隙狭小，血细胞必须变形后才能流回血窦。如果血细胞有异常，如球形红细胞，由于变形能力差，不容易穿越窦壁流回血窦，在血窦外侧滞留，而被巨噬细胞吞噬。可以形成血管外溶血。

脾索由网状结缔组织构成支架，网中充满各种细胞，包括巨噬细胞、淋巴细胞、粒细胞、红细胞和少量浆细胞。白髓由脾动脉周围淋巴鞘和脾小结构成，淋巴鞘沿中央动脉分布，包围在中央动脉周围，是脾的胸腺依赖区，区内主要是 T 细胞。脾小结位于脾动脉周围淋巴鞘内一侧，内有生发中心，主要含 B 细胞，是脾脏 B 细胞依赖区。边缘区是白髓和红髓之间副皮质的一部分，内有 T、B 淋巴细胞及较多巨噬细胞。当有外来抗原时，参与免疫反应。所以，脾不仅有造血功能，还有免疫、清除、储血、滤血等多种功能。

出生后正常情况下脾脏除制造淋巴细胞外，不再参与制造其他细胞，脾脏是 T 细胞、

B 细胞分化成熟的主要场所之一，脾具有造血、储血、滤血和免疫反应等多种功能。

3. 淋巴结　淋巴结是周围淋巴器官，在胚胎期已参与造血。淋巴结（图 3-4，彩图 3）由被膜、 皮质和髓质组成。B 细胞在淋巴结皮质区的生发中心增殖、发育；皮质深层和滤泡间隙为副皮质区，主要是由胸腺迁移而来的 T 细胞聚集的场所，因此又称胸腺依赖区。髓质在淋巴结中央，由髓索和髓窦组成；髓索主要含 B 细胞和浆细胞，以及巨噬细胞、肥大细胞、嗜酸性粒细胞等。髓窦中则有许多巨噬细胞和网状细胞，对淋巴液起滤过作用。出生后淋巴结只产生淋巴细胞和浆细胞，淋巴细胞可以经血流向组织、淋巴器官迁流，又再返回血流，不断地进行淋巴细胞再循环。

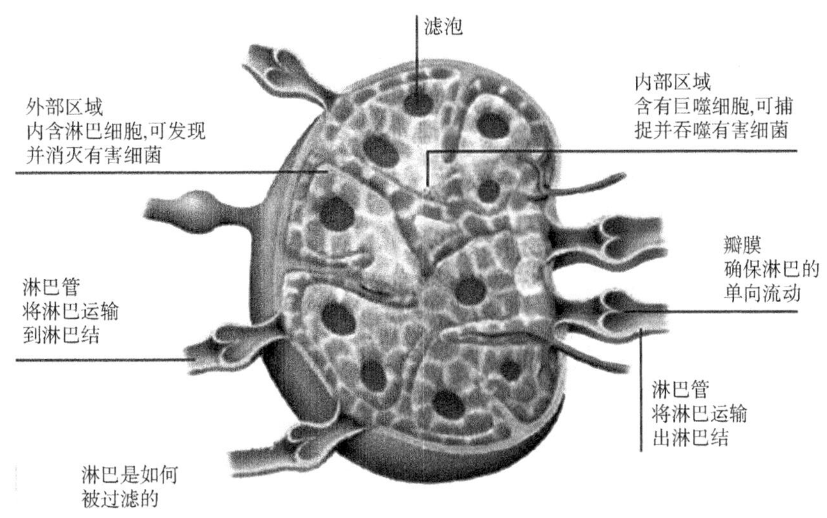

图 3-4　淋巴结

（三）髓外造血

正常情况下，胎儿出生 2 个月后，骨髓以外的组织如肝、脾、淋巴结等不再制造红细胞、粒细胞和血小板，但在疾病或骨髓代偿功能不足时，如骨髓纤维化、骨髓增生性疾病及某些恶性贫血时，这些组织又可重新恢复其造血功能，称为髓外造血（extramedullary hemopoiesis，EH）。

髓外造血是机体对血细胞需求明显增高或对骨髓造血障碍的一种代偿，特别是常见于儿童，这种代偿作用有限且不完善。由于肝、脾、淋巴结等组织无骨髓-血屏障（marrow-blood barrier，MBB）结构，幼稚细胞不经筛选即可进人外周血循环，导致外周血中常出现较多幼稚血细胞及细胞碎片。髓外造血部位除肝、 脾、淋巴结外，也可累及胸腺、肾上腺、腹腔的脂肪、胃肠道等，常可导致相应器官肿大。

第二节　造血微环境

造血微环境（hematopoietic microenvironment，HIM）是一个复杂的系统，由骨髓基质细胞（stromal cell）（主要包括成纤维细胞、脂肪细胞、内皮细胞、巨噬细胞等）、微血管、神经和基质细胞分泌的细胞因子等构成，是造血细胞定居、增殖、分泌和发育的场所，是造血干细胞赖以生存的场所。造血微环境直接和造血细胞相接触，对造血干细胞的自我更新、定向分化、 增殖及造血细胞增殖、分化、成熟调控等起重要作用。造血细胞定居在适宜的造血微环境后，在各种调控因素的作用下，完成造血细胞增殖、分化、成熟和凋亡等过程。是血细胞增殖分化的“土壤”，也是调控造血的中心环节。

一、骨髓微血管系统

骨髓的血液供应有两套系统，营养动脉是其主要来源，通过营养管穿过骨皮质。在骨髓腔中，营养动脉分出上行和下行中央或髓状动脉，辐射状分支由此分不到骨皮质的内表面。再重新穿入骨内膜后，这种辐射状血管口径变小，成为毛细血管样结构，穿行在骨皮质的小管系统内。这样，来自营养动脉的动脉血与肌肉动脉来源的骨外膜毛细血管皮质毛细血管系统的血液混合。这些皮质毛细血管重新进入骨髓腔后形成窦状网络（图 3-5）。骨髓微血管系统，由营养血管、动脉、小动脉和毛细血管等构成，是造血微环境的主要组成部分，具有调节进出微血管的各种成分的作用，如营养，能量，血细胞释放，组织内酸碱度，氧分压，二氧化碳分压等。骨髓的营养动脉不断分支形成微血管、毛细血管，毛细血管再注入管腔膨大的骨髓血窦，然后注入中心静脉。血窦密布于整个骨髓腔，彼此相连构成复杂的网状系统，血窦内是成熟的血细胞，血窦间是骨髓实质，即造血索。

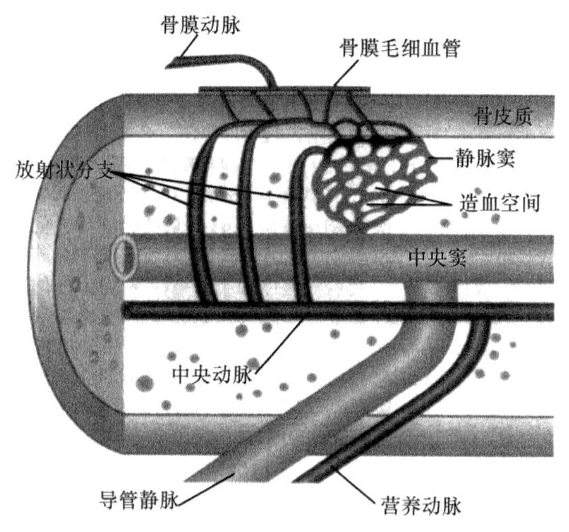

图 3-5 骨髓循环示意图

用电子显微镜观察血窦壁结构发现血窦壁极薄，完整的血窦壁由内皮细胞、颗粒状基底膜和外皮细胞构成，但只有内皮细胞层是完整的。绝大部分血窦壁仅由一层内皮细胞构成，平时窦壁无孔，当血细胞通过时，可形成一个临时通道（图 3-6）。造血活跃时，窦壁孔隙增多。用扫描电镜观察，血窦内的成熟细胞和血窦外的造血岛之间往往只有单层内皮细胞相隔，这有利于发育成熟的血细胞释放入血。人体每天约有 2×10^{11} 个红细胞、1×10^{10} 个粒细胞、4×10^{11} 个血小板及一些单核细胞、淋巴细胞穿越血窦壁上的孔隙进入血循环。内皮细胞转运细胞的孔道常达 2～3nm，最大直径为 6nm，因此，穿越的细胞必须具有变形性。成熟的白细胞穿过时核必须重排成线状才能进人血窦内；而幼稚红细胞的核坚固不能变形被阻滞在血窦壁外，正常情况下，红细胞系只有网织红细胞和成熟红细胞才能进入血循环。巨核细胞只有胞质穿过向血窦内释放血小板。血细胞通过后窦壁可立即修复。窦壁细胞一方面起到造血细胞的支架作用，另一方面它们也能调节造血组织的容量。

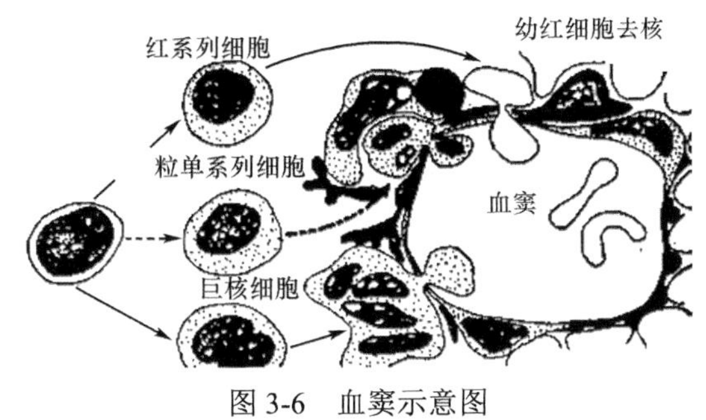

图 3-6　血窦示意图

二、骨髓基质细胞及其分泌因子

1. 骨髓基质细胞　骨髓基质细胞由成纤维细胞、内皮细胞、脂肪细胞、巨噬细胞等多种细胞成分构成，可黏附造血细胞并支持和调控造血细胞定居、分化、增殖、成熟。是骨髓造血微环境的重要成分。骨髓基质细胞通过与造血细胞的密切接触而营养造血细胞并支持其增殖和分化。骨髓基质细胞表面的黏附结构是调节造血干细胞、祖细胞回髓定位和信息传递的分子学基础。骨髓基质细胞除分泌造血因子外也产生大量细胞黏附因子。黏附因子可调节造血细胞的增殖和分化。协助造血细胞寻找特定的区域，选择性地将一些造血生长因子与带有相应受体的干、祖细胞黏附于基质细胞表面。在造血干、祖细胞生长发育和归巢中起重要作用。

2. 骨髓基质细胞分泌的细胞因子　调节干细胞的归巢和增殖、分化。在造血微环境中骨髓基质细胞分泌的细胞因子（cytokine），如粒-单核集落刺激因子（granulocyte-macrophage colony stimulating factor，GM-CSF）、干细胞因子（stem cell factor，SCF）、白细胞介素（interleukin，IL）、白血病抑制因子（leukemia inhibitory factor，LIF）、转化生长因子 β（transforming growth factor β，TGF-β）等对造血干、祖细胞的增殖、分化和发育起重要的正、负调控作用。基质细胞分泌的细胞因子不但直接作用于造血干、祖细胞，而且也作用于基质细胞，改变后者的增殖分泌状态，诱导其他细胞因子生成。上述各种因素互相影响，共同调节 HSC 归巢和增殖、分化。

参与造血调控的细胞因子可分为两类，一类是促进造血细胞增殖、分化的因子，也称造血生长因子（hematopoietic growth factor，HGF）。主要包括：SCF，集落刺激因子（colony stimulating factors，CSF）、白细胞介素 1～18（IL-1～IL-18）、红细胞生成素（erythropoietin，EPO）、血小板生成素（thrombopoietin，TPO），fam 样酪氨酸激酶受体 3（FLT-3）配体[fam-like tyrosine kinase receptor-3（FLT-3）ligand（FL）]。第二类细胞因子是抑制造血的因子，主要包括 TGF-β、肿瘤坏死因子 α（tumor necrosis factor α，TNF-α），干扰素-γ（interferon gamma，IFN-γ），趋化因子（chemotactic factor）、PGI2（prostacyclin，PGI2）、乳酸铁蛋白（lactoferrin）、H-sununit-铁蛋白等。

三、骨髓的神经

骨髓神经来自脊神经，伴骨髓动脉行走，其神经束分支沿着动脉壁呈网状分布，神经纤维终止于动脉平滑肌。骨髓动脉周鞘中存在有髓鞘和无髓鞘的神经纤维，调节动脉血管张力。神经末梢分布于动脉周外膜细胞层间或紧挨动脉平滑肌细胞。但有很细的无鞘神经纤维与毛细血管的某些部位接触，或在造血细胞之间终止，提示游离神经末梢合成的神经体液因子影响造血。骨髓静脉神经分布较动脉少。另外，还有无数的无鞘神经纤维分布在骨髓表面或骨内膜。骨髓神经调节血管的扩展或收缩，从而影响血流速度和压力，调节着血细胞的释放。骨髓神经可能对造血的调节作用也体现在：骨髓血管内皮细胞中有 P 物质的神经激肽（neurokinin）受体，可受无鞘神经纤维末端含有的神经介质 P 物质作用，以刺激造血祖细胞的生长。

第三节　造血干（祖）细胞及骨髓间质干细胞

人体在胚胎和成熟组织中均存在一些具有高度的自我更新和多向分化潜能但尚未分化的干细胞，根据其发育阶段干细胞可分为胚胎干细胞和成体（组织）干细胞。按分化潜能的大小，干细胞可分三类：一类是全能干细胞如胚胎干细胞。胚胎干细胞是指从早期胚胎的内细胞团中分离出来的具有高度分化潜能的细胞系。它具有形成完整个体的分化潜能，可以无限增殖并分化成为多种细胞类型，从而可以进一步形成机体的任何组织或器官；第二类是多能干细胞，它们具有分化出多种组织细胞的潜能，但却失去了发育成完整个体的能力，如造血干细胞、骨髓间质干细胞、神经干细胞等即属于此类细胞；第三类为专能干细胞，这类细胞只能向一种类型或密切相关的两种类型的细胞分化，肝干细胞、肠上皮干细胞等属于此类细胞。在骨髓中存在两类干细胞，即造血干细胞和骨髓间质干细胞。血细胞的产生是一个极其复杂的过程，每天都有非常少量的造血干细胞通过扩增和分化形成超过 10^{11} 个血液相关细胞。造血干细胞是具有高度自我更新能力和多向分化能力，在造血组织中含量极少，形态难以辨认的类似小淋巴细胞样的一群异质性的细胞群体。骨髓间质干细胞（MSC）是骨髓基质细胞的祖细胞，进一步形成的骨髓基质细胞是造血微环境的重要组成成分，其在造血调控中起十分重要的作用。

研究表明，骨髓中的干细胞在特定环境下可分化成多种无关的组织细胞，这种跨胚层分化现象被称为横向分化，这种横向分化潜能被称为可塑性，干细胞的可塑性不但为组织器官损伤的修复提供了新思路，而且使其成为一种理想的基因治疗的载体细胞，并有可能成为干细胞工程用来克隆器官的一种新型“种子”。

一、造血干细胞和造血祖细胞

1. 造血干细胞　造血干细胞（HSC）是指尚未发育成熟的细胞，是所有造血细胞和免疫细胞的起源。造血干细胞由胚胎干细胞发育而来，它是所有血细胞的最原始的起源细胞。在体内造血干细胞多数处于 G_0 期，即静止期，可以增殖分化为髓系干细胞和淋巴干细胞。研究认为造血干细胞具有以下一般特征：①高度的自我更新能力，也称自我维持，一般认为正常造血干细胞只进行不对称有丝分裂，一个干细胞进行分裂所产生的两个子细胞，只有一个分化为早期造血祖细胞，而另一个子细胞则保持干细胞的全部特性不变，这种不对称性分裂使造血干细胞的数量始终维持在一定水平，因此造血干细胞是机体赖以维持高度正常造血的主要原因；②多向分化能力，在体内多种调控因子的作用下，造血干细胞可分化形成红细胞、粒细胞、单核细胞、血小板和淋巴细胞等多种细胞的祖细胞（图3-7，彩图4）。

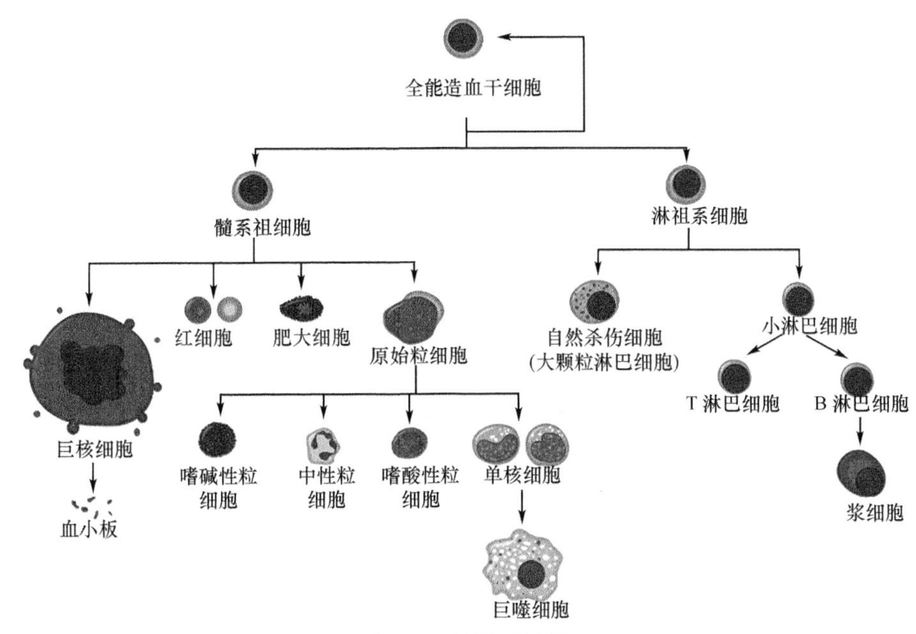

图3-7　干细胞特性

随着分子生物学、免疫学、细胞生物学等技术的发展，目前对造血干细胞生物化学、分子生物学、细胞遗传学和免疫学等方面的特征有了进一步的认识。通过对分化细胞中特殊标志细胞的识别推论造血干细胞的特征和分化。研究表明：CD34是与造血干细胞和祖细胞的特异性抗原，是造血干细胞/祖细胞分离纯化的主要标志，主要存在于幼稚的造血干细胞/祖细胞，部分骨髓基质细胞和少量的血管内皮细胞表面。但是，Osawa于1996年提出，具有重建长期造血活力的小鼠干细胞的表型为mCD34$^{lo/-}$，而mCD34^{+}细胞只具有迅速但并不持久的造血活力。Goodell等也在试验中发现人类也可能存在CD34^{-}造血干细胞。他们基于荧光染料Hochest的迅速泵出在小鼠骨髓中发现了一群特殊的细胞，称为SP（side population）。这群细胞具有长期骨髓再植能力，更重要的是，进一步研究发现它们不表达CD34分子。利用这一方法，他们在人类也找到了一群类似的SP细胞，其表型为mCD34$^{lo/-}$，此结果提示，人类也可能存在CD34^{-}造血干细胞。成人骨髓中CD34^{+}细胞占有核细胞的1%～3%，而CD34^{-}细胞群中含有可以长期重建髓系和淋巴系造血干细胞及大量造血祖细胞。从发育生物学观点来看，CD34^{+}Lin^{-}细胞起源于CD34^{-}Lin^{-}细胞，当干细胞分化为各系的祖细胞，并出现髓系或淋巴各系的专一性标志时如淋巴系的CD19/CD7、粒系的CD33/CD13、红系的CD71和巨核细胞系的CD41/CD61等，统称为Lin阳性（Lin^{+}）。当各系祖细胞分化为形态可辨认的骨髓各系原始和幼稚细胞时，CD34 抗原标志消失，成为 $CD34^-Lin^-$的细胞。在造血干细胞和祖细胞产生、发育、分化和成熟过程中，CD34 表面标志从无到有，又从有到无，对 $CD34^+$及其亚群细胞的进一步研究，将为研究造血干细胞的增殖、分化及调控提供理论依据，同时也将为造血干/祖细胞的建库、扩增、造血干细胞移植、基因治疗等提供新的理论和技术保证。

但 $CD34^+$造血细胞仍是异质性的细胞群体，可进一步分为 $CD34^+CD38^-$和 $CD34^+CD38^+$两个亚群，其中造血干细胞仅占 $CD34^+CD38^-$细胞群中的很少一部分，CD38 抗原是造血干细胞向多系定向分化抗原，随分化过程其表达水平增高。

干细胞因子受体 C-kit 原癌基因编码一具有酪氨酸激酶活性的跨膜受体，该受体广泛分布于造血细胞群中，C-kit 的配体 SCF 在造血干细胞的生存和增殖中起重要作用，约 60%～75%的人类 $CD34^+$造血细胞同时表达 c-kit 受体。

$CD34^+$细胞可取材于成人骨髓、胎肝、胎髓、脐血和动员外周血等组织中。Holyoake 等对胎肝、脐血和成人骨髓 3 种来源干细胞进行比较发现，CFU 数量在胎肝中最高，脐血的 CFU 急剧减少。相比而言，成熟细胞数量以脐血最高而胎肝最低，骨髓 CFU 居中。对脐血和骨髓 $CD34^+$细胞进行比较，发现在干细胞因子和粒细胞集落刺激因子作用下，脐血所形成的粒/巨噬细胞集落形成单位的大小和数量增长程度明显高于骨髓。

2. 造血祖细胞 造血祖细胞（hematopoietic progenitor cell，HPC）是指一类由造血干细胞分化而来，但部分或全部失去了自我更新能力的过渡性、增殖性细胞群，也称为造血定向干细胞（hematopoietic committed stem cell）。

早期的祖细胞有 3 种，它们是集落形成原始细胞（colony-forming unit-blast）、高增殖潜能集落形成细胞（high proliferative potential colony-forming cell，HPP CFC）和长期培养起始细胞（longterm culture initiating cell，LTC-IC）。早期的造血祖细胞保留了部分造血干细胞的自我更新能力，具有较强的增殖能力和一定的分化能力，但与造血干细胞相比分化方向比较局限，可以向有限的几个方向或一个方向分化和增殖。根据其分化能力造血祖细胞可分为多向祖细胞及单向祖细胞，多向祖细胞则可以进一步分化成为单向祖细胞。造血祖细胞的分化方向一般可分为淋巴系祖细胞（colony-forming unit-lymphocyte，CFU-L），包括 T 细胞祖细胞（colony-forming unit-T lymphocyte，CFU-TL）和 B 细胞祖细胞（colony-forming unit-B lymphocyte，CFU-BL）；红细胞早期（或爆式）集落形成单位（burst forming unit-erythrocyte，BFU-E）和红细胞祖细胞（colony-forming unit-erythrocyte，CFU-E）；粒、单系祖细胞（colony-forming unit-granulocyte macrophage，CFU- GM），包括粒细胞系祖细胞和单核细胞系祖细胞；巨核细胞系祖细胞（colony-forming unit-megakaryocyte，CFU-Meg）；嗜酸性粒细胞祖细胞（colony-forming unit-eosinophilic granulocyte，CFU Eo）；嗜碱性粒细胞祖细胞（colony-forming unit-basophilic granulocyte，CFU-Bas）。这些较成熟的造血祖细胞失去了自我更新能力，但有增殖和单向分化的能力。

造血祖细胞表达 $CD34^{lo}$ $CD38^+$抗原，也可能低表达一些血细胞系列特异性抗原（如 Lin 抗原）。根据这一特性，可采用流式细胞技术将造血干、祖细胞区别开来（表 3-1）。由于造血干细胞高度的自我更新和自我维持能力，而祖细胞有高度增殖能力却部分（早期祖细胞）甚至全部（晚期祖细胞）丧失了自我更新和自我维持能力，所以干细胞在体内能长期地重建造血，而早期祖细胞只能短期重建造血，晚期则完全丧失重建造血的能力。早期的造血祖细胞与造血干细胞有较相似的细胞膜糖蛋白、细胞增殖周期及代谢机制。

表 3-1 造血干细胞和造血祖细胞的部分特征

特征	造血干细胞	早期/晚期造血祖细胞
自我更新能力	强	弱/无
体内造血重建能力	长期	短期/无
CD34	阳性	阳性
HLA-DR	阴性	阳性
c-kit	阳性	阳性（70%～80%）
FLK-2	阳性	阳性（20%～50%）
MDR1	强阳性	弱阳性
AC133	阳性	弱阳性
Lin	阴性	阴性/阳性
CD33	阴性	阳性
CD38	阴性	阳性
Rhl23	弱荧光	弱荧光/强荧光
4-HC/5-Fu 抗性	强	弱/无

造血干/祖细胞在维持一生的造血中起着非常重要的作用,任何原因引起的造血干/祖细胞发生异常增生或抑制，在临床上都可能导致血液系统疾病，给健康带来严重的危害。因此研究造血干/祖细胞的增殖、分化和调控等对基础血液学的研究，对临床血液系统疾病如再生障碍性贫血、白血病、骨髓增生异常综合征等的发病机制、诊断、治疗、疗效观察、预后判断和药物筛选等都具有十分重要的意义。其主要临床应用：

（1）造血干细胞移植：在临床治疗中，利用造血干细胞的自我更新和分化这两个重要的基本特性，通过应用造血干细胞移植技术，已经可以治疗多种疾病，并使造血功能和免疫功能得到重建。造血干细胞移植是通过将骨髓细胞移植由于造血干/祖细胞的生物学特征,其临床应用价值主要体现在细胞治疗学方面,即造血干细胞移植（hematopoietic stem cell transplantation，HSCT）。基本原理是以正常造血干细胞来替代异常造血干细胞，重建患者的造血功能和免疫功能。造血干细胞移植类型有：根据造血干细胞来源不同分为骨髓移植（BMT）、外周血干细胞移植（peripheral blood stem cell transplantation，PBSCT）、脐血干细胞移植（cord stem cell transplantation，CBSCT）、胎肝干细胞移植（fetal liver stem cell transplantation，FLSCT）。根据造血干细胞供者来源的不同分为异基因干细胞移植（allogeneic BMT）、同基因干细胞移植（syngeneic stem cell transplantation，SSCT）和自体造血干细胞移植（autologous stem cell transplantation，ASCT）。

（2）造血干细胞的动员：造血干细胞的动员主要针对自体外周血干细胞移植而言。在正常情况下，外周血干/祖细胞含量占单个核细胞（MNC）的 0.01%～0.1%，人体循环血中造血干细胞的数量约为骨髓造血干细胞的 1%～10%，这远不能满足移植的需要。通过动员剂的应用，可以使静止在骨髓中的造血干细胞进入外周血液循环中，经血细胞分离机进行外周血分离，能够获得足够数量的造血干细胞。

造血干细胞的动员应具备以下几个条件：①动员效果好，血中干细胞提高倍数高，所动员的干细胞有重建造血功能；②毒副作用小；③动员作用持续时间长。1991 年召开的第二届国际外周血干细胞移植学术会议，把动员剂归纳为三类：①第一类是肿瘤化疗药物，如环磷酰胺、白消安、柔红霉素、阿糖苷等，这些药物只适用于恶性病人，大剂量用药旨在杀死肿瘤或白血病细胞的同时，正常造血细胞也受到了损伤，引起反馈性的造血增生，外周血中干细胞数量随着增加；②第二类是正常人和病人都可采用的药物，如硫酸葡聚糖等阴离子制剂，其效果好，动员作用持续时间长。它们的作用不是刺激造血增生，而是将储存池中的造血干细胞动员到外周血中。而且还有抑制肿瘤细胞生长和转移、诱生干扰素、抗病毒、抗细菌、抗辐射损伤等多种生物活性；③第三类是各种重组的人造血细胞刺激因子，如 G-CSF、M-CSF、GM-CSF、IL-3、IL-6、SCF 等，随后又发现了 EPO、TPO、Fit 等。细胞因子动员主要是通过影响造血干/祖细胞以及骨髓基质微环境黏附分子的表达或功能状态，从而使大量造血干/祖细胞进入外周血循环。

在外周血造血干细胞的临床应用中，常用的动员方案为联合化疗或联合化疗加造血细胞因子或单独应用造血细胞因子，常用的细胞因子为 G-CSF，并且用 $CD34^+$细胞作为反映外周血造血干细胞含量和衡量移植时造血重建能力的指标。重建长期造血的 $CD34^+$细胞的最低阈值为（1～2）$\times 10^6$/kg（自体移植）和（2～3）$\times 10^6$/kg（异基因移植）。

（3）基因治疗：基因治疗（genetherapy）指是指将外源基因或核酸导人体防治疾病的一种技术和治疗方法，将具有正常基因及其表达所需要的序列导人患者有缺陷基因的细胞中，并能够在患者体内长期表达，达到根治疾病的目的。为了使带有目的基因的细胞在病人体内长期或永久地表达，必须选一种能在体内自我更新和自我维持的永不消亡的细胞作为宿主细胞，而造血干细胞具有自我更新和多向分化的全能性，是公认的理想靶细胞。目前，造血干细胞的体外扩增和诱导分化获得了重大的进展，使造血干细胞移植在临床应用有极大的前景。某些遗传性疾病、自身免疫性疾病等也可能通过含靶基因的造血干细胞导入而达到治疗目的。

二、骨髓间质干细胞

骨髓间充质干细胞（mesenchymal stem cells，MSC）是存在于骨髓中的除造血干细胞以外的另一类具有“无限”增殖和多向分化潜能的干细胞.在一定的诱导条件下，这类细胞可定向分化为各胚层来源组织，特别是中胚层和神经外胚层来源的组织细胞。例如成骨细胞、成软骨细胞、脂肪细胞、腱细胞、肌肉细胞和神经细胞等。骨髓间充质干细胞具有贴壁生长的特性，在体外易分离和扩增，还易于外源基因的转入和表达，在人类医学上被认为是一种理想的治疗性细胞和基因治疗中的靶细胞。具有不可比拟的优势：来源广泛、采集方便、无伦理法律限制、扩增迅速、免疫原性低、支持造血、多向分化等，在细胞治疗、基因治疗、组织工程、再生医学等方面有着广阔的应用前景。

近年来对 MSC 的研究取得了较大的进展，对其生物学特性也有了一定的了解。研究认为 MSC 大约占骨髓有核细胞的 0.001%～0.01%，在无造血细胞和分化刺激存在的情况下贴壁生长。MSC 中大约有 20%的 G_0 期细胞，表明其强大的增殖能力。作为干细胞中的一种

MSC 具有自我更新能力和多向分化能力，可形成多种组织细胞。MSC 在体外经 20～25 次传代后，其表型和分化潜能不会发生明显的改变。MSC 是骨髓造血微环境的重要成分，对造血起十分重要的作用。它可分泌 IL-6、IL-7、IL-8、IL-11、IL-12、IL-14、11，15、白血病抑制因子（leukemia inhibitory factor. LIF）、M-CSF、Flt-3 配体、SCF 等多种细胞因子，对造血调控有重要作用。体外与 CD34⁻造血细胞长期培养证实 MSC 具有支持长期培养起始细胞（long-term culture initating cell. LTC-IC）的功能。在 IL-3、IL-6、SCF 或 LIF、Flt-3 存在时 MSC 能够促进外周血 CD34⁻细胞增殖和逆转录病毒介导的基因转染，在 CD34⁻细胞被转染的同时 MSC 也被转染并表达。一般认为 MSC 只存在于骨髓中，但最近的研究发现从人的骨骼肌中也分离出了 MSC，它同样可以分化为骨骼肌管、平滑肌、骨、软骨及脂肪。此外，也有人分别从骨外膜和骨小梁分离出 MSC。同造血干细胞相似，由于目前尚无 MSC 的特异性标志，对 MSC 的特征描述及其分离方法都是以一个细胞群体的形式进行的。MSC 既容易从骨髓中获得，也易于在体外扩增（图 3-8，彩图 5），同时易于外源基因的导入和表达。因此在干细胞移植和基因治疗中作为载体 MSC 比 HSC 显示出更大的优势。有研究显示 MSC 在移植后造血重建中起重要的促进作用。

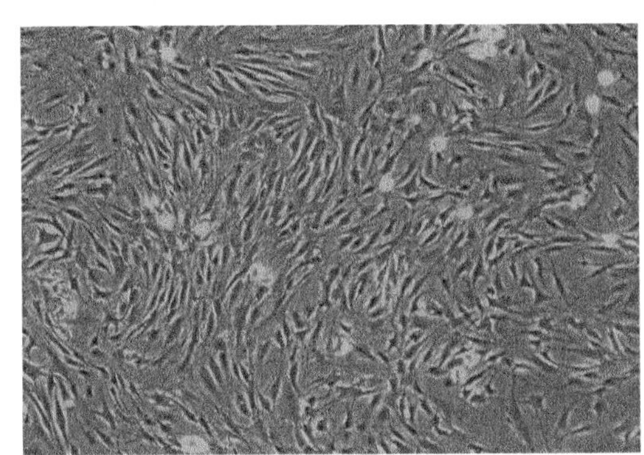
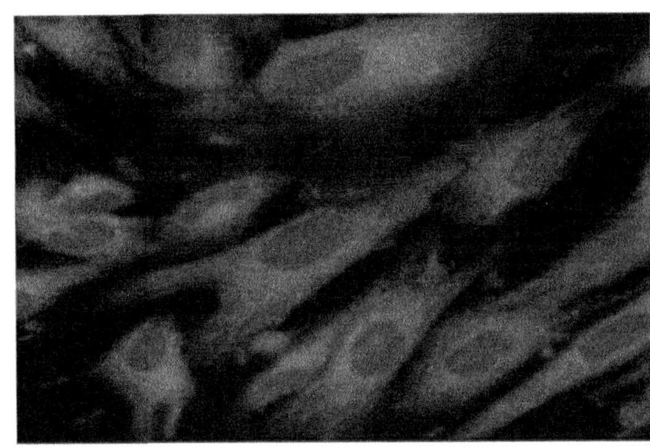

图 3-8 小鼠间充质干细胞

由于 MSL 具有向骨、软骨、脂肪、肌肉及肌腱等组织分化的潜能，因而利用它进行组织工程学研究有如下优势：①取材方便且对机体无害，间质干细胞可取自自体骨髓，简单的骨髓穿刺即可获得；②由于间质干细胞取自自体，由它诱导而来的组织在进行移植时不存在组织配型及免疫排斥问题；③由间质干细胞分化的组织类型广泛，理论上能分化为所有的间质组织类型，将它分化为骨、软骨或肌肉、肌腱，在治疗创伤性疾病中具有应用价值。将它分化为心肌组织，则有可能构建人工心脏。将它分化为真皮组织，则在烧伤治疗中有不对限量的应用前景。

第四节 血细胞的发育与成熟

造血干细胞在特定环境下丧失一种或多种发育潜能，导致向特定造血祖细胞的转化。定向祖细胞缺乏自我更新的能力，基于其基因表达的下调及表面蛋白表达的改变，并在造血微环境及细胞因子等的诱导下，分化成为各系祖细胞。祖细胞向下分化成为形态可辨认的各种原始细胞，进一步发育形成具有特定功能的终末细胞。血细胞的发生是一连续发展过程，各种血细胞的发育大致可分为三个阶段：原始阶段、幼稚阶段（又分早、中、晚三期）和成熟阶段。

一、血细胞的发育

血细胞的发育是连续的，包括血细胞的增殖、分化、成熟和释放等过程。

1. 血细胞的增殖 有丝分裂是血细胞分裂的主要形式。在这种增殖中，母细胞有丝分裂后形成的子细胞同时都趋向分化成熟。巨核细胞的增殖与其他系统的增殖不同，其他系统细胞在 DNA 合成后，随即分裂成两个子细胞。而巨核细胞则是以连续双倍增殖 DNA 的方式，即细胞核成倍增殖，每增殖一次，核即增大一倍，而胞浆并不分裂，故巨核细胞体积逐渐增大，属多倍体细胞。

2. 血细胞的分化 是指分裂后产生新的子细胞在生物学性状上产生了新的特点，即通过特定基因的表达合成了特定的蛋白质，与原来的细胞有了质的不间。这种分化过程是不可逆的，是血细胞失去某些潜能同时又获得新功能的过程。

3. 血细胞的成熟 是指细胞定向分化后通过增殖和演变，由原始细胞经幼稚细胞到成熟细胞的全过程。成熟包含在整个细胞发育过程中，一般来讲细胞的每一次有丝分裂和分化都伴有细胞的成熟，血细胞越成熟，其形态特征越明显，其功能也越完善。

4. 血细胞的"释放" 是终末细胞通过骨髓屏障进入血循环的过程。骨髓造血是血管外造血，成熟的血细胞需要通过骨髓-血屏障进入外周血循环，未成熟的幼稚细胞不能随意进入血循环。

5. 血细胞的分类 共划分为两大系统，①淋巴系祖细胞系统：该系发育经过共同淋巴系祖细胞（CLP），向 T 淋巴细胞/NK 细胞祖细胞，B 淋巴细胞祖细胞分化；②髓系祖细胞系统：经过共同髓系祖细胞，向红系/巨核系祖细胞、红系/巨核转化，粒细胞/单核细胞祖细胞、粒细胞/单核细胞转化。血细胞按所属系列分六大系统，即红细胞系、粒细胞系、单核细胞系、淋巴细胞系、浆细胞系和巨核细胞系。每一系统又依细胞成熟水平分为原始、幼稚和成熟三个阶段；红系和粒系的幼稚阶段又分为早幼、中幼和晚幼三个阶段；而粒细胞根据胞浆所含颗粒特点的不同，又分为中性、嗜酸性和嗜碱性粒细胞。

二、血细胞发育成熟的一般规律

（一）血细胞的命名

骨髓造血细胞按所属系列分为两大系统，即淋巴系统及髓系系统，淋巴系统分为 T 淋巴细胞/NK 细胞，B 淋巴细胞；髓系系统分为红系/巨核，粒细胞/单核细胞。各系依其发育水平分为原始、幼稚及成熟三个阶段；红系和粒系的幼稚阶段又分为早幼、中幼和晚幼三个时期。造血系统具体分为六大系统，各系的发育顺序是：

1. 红细胞系 原红细胞、早幼红细胞、中幼红细胞、晚幼红细胞、网织红细胞、成熟红细胞。

2. 粒细胞系 原粒细胞、早幼粒细胞、中幼粒细胞、晚幼粒细胞、杆状核粒细胞、分叶核粒细胞。其中也包括嗜酸性粒细胞和嗜碱性粒细胞。

3. 淋巴细胞系　原淋巴细胞、幼淋巴细胞、淋巴细胞。

4. 单核细胞系　原单核细胞、幼单核细胞、单核细胞。

5. 巨核细胞系　原单核细胞、幼巨核细胞、颗粒型巨核细胞、产板型巨核细胞、 血小板。

6. 浆细胞系（由骨髓 B 淋巴细胞受抗原刺激后转化而来）　原浆细胞、幼浆细胞、浆细胞。

（二）血细胞发育成熟的一般规律

特定祖细胞类型的特征：血细胞的发育成熟实际上是一个连续的过程，为了研究等目的，人为地将细胞划分为各个阶段，在细胞分类中，处于发育中间阶段的细胞一般可划入下一阶段。血细胞发育过程中的形态演变规律见表 3-2。

血细胞发生过程中形态变化的一般规律如下：①胞体由大变小，而巨核细胞的发生则由小变大。②胞核由大变小，红细胞的核最后消失，粒细胞的核由圆形逐渐变成杆状乃至分叶，巨核细胞的核由小变大呈分叶状；核内染色质由细疏逐渐变粗密，核仁由明显渐至消失；核的着色由浅变深。③胞质的量由少逐渐增多，胞质嗜碱性逐渐变弱，但单核细胞和淋巴细胞仍保持嗜碱性；胞质内的特殊结构如红细胞中的血红蛋白、粒细胞中的特殊颗粒均由无到有，并逐渐增多。④细胞分裂能力从有到无，但淋巴细胞仍有很强的潜在分裂能力。

表 3-2　血细胞发育过程中形态演变一般规律

项目	原始→幼稚→成熟	备注
细胞大小	大→小	原始粒细胞比早幼粒细胞小，巨核细胞由小变大
核质比例	大→小	
核大小	大→小	成熟红细胞核消失
核形态	圆→凹陷→分叶	有的细胞不分叶
核染色质	细致→粗糙 疏松→致密	
核染色	淡紫色→深紫色	
核膜	不明显→明显	
核仁	有→无	
胞质量	少→多	小淋巴细胞较少
胞质颜色	蓝（嗜碱）→红（嗜酸）或天蓝→浅蓝	
胞质颗粒	无→少→多	粒细胞分为三种颗粒，小淋巴细胞无颗粒

（三）造血细胞归巢

在造血干细胞移植中，外源性的造血干/祖细胞通过静脉输入受者体内后，可选择性从外周血迁移进入骨髓并重建骨髓造血，而不停留在其他部位，即为归巢。机体内的正常造血是一个以一系列有序步骤为特点的平衡过程，其中包括造血干/祖细胞的自我更新、增殖、定向分化，以及最终成熟的血细胞释放入外周血。在造血干/祖细胞的迁移与定居过程中，其与造血微环境的相互作用决定归巢过程的高度特异性，该相互作用的过程大致包括以下几步：穿越内皮细胞层、内皮细胞下移行和 niche 内定位等三个步骤。其中穿越内皮细胞层是限速步骤，依赖表达趋化因子受体 CXCR4 的 HSC 对其配体基质细胞衍生因子 SDF-1/CXCL12 趋化信号的反应性。内皮细胞下移行依赖表达于 HSC 表面的金属基质蛋白酶（MMP）。移植后 HSC 能迅速归巢位于骨内膜区域的龛中，还与此区域高浓度的钙离子有关，并依赖于 HSC 表面具有 7 次跨膜结构的钙离子通道受体（CaR）。

HSC 归巢特点：HSC 归巢是一个组织非特异性的低效过程，各级造血细胞可能非特异性随血流分布并寄居于各个组织器官，而仅归巢于适宜造血微环境中的 HSC 能自我更新、增殖及分化。HSC 的归巢效率主要取决于靶器官（骨髓）毛细血管床的密度。

不同来源的 HSC 归巢能力不同，骨髓及脐血 CD34 细胞穿越内皮细胞能力显著低于经过动员的外周血 CD34 细胞。HSC 归巢能力还与供受者年龄有关。老年受者体内 HSC 对辐射的敏感性降低，移植的 HSC 没有足够的龛位以及骨髓基质细胞分泌 SDF-1 减少，均导致归巢及植入率降低。老年供者 HSC 与归巢相关的受体、ECM 分子等的结合力下降，以及 HSC 已经从 G_0 期进入 G_1 期及 S 期的比例显著增加，均导致其归巢能力减弱。

对 HSC 归巢特性研究越来越深入，其临床应用越来越广泛。除了利用干细胞归巢特性促进 HSCT 过程中干细胞归巢与植入，“归巢特性”在为临床 HSC 采集方面也提供了新思路。

第五节 造血的调控

体内的造血活动受细胞与细胞、细胞与环境以及神经体液等多种因素的调节和控制，以保持各种血细胞数量和质量的相对稳定。造血细胞的增殖、分化与成熟是一个复杂的过程，多因素、多水平参与调控，包括基因调控和细胞因子的调控等，它们以不同的调节方式共同调控造血细胞的增殖、分化、迁移、归巢和凋亡的全过程，以达到调控造血，维持正常造血平衡的目的。

造血调控分为造血正向调控及造血负向调控，在调控因素中，细胞因子的调控占重要地位，包括造血生长因子（hematopoietic growth factor，HGF）和造血抑制因子（hematopoietic inhibiting factor，HIF），约有 30 余种分别参与造血的正向调控和造血的负向调控，两者共同维持造血活动的动态平衡，它们之间的协同作用引发了细胞内部的一系列生化反应，最终决定了造血细胞的增殖、分化、成熟、释放以及衰老、凋亡等生理活动。但基因调控是造血调控的内在因素，包括原癌基因及抑癌基因的表达调控。另外体液及神经调节也参与了造血调控。

一、造血因子调控

参与造血调控的细胞因子有两大类，分别为造血生长因子和造血抑制因子。利用骨髓细胞的体外培养技术，进一步扩展了 HGF 对造血调控的研究。条件培养液中具有刺激细胞生长作用的因子，被称为集落刺激活性（colony stimulating activity，CSA）或集落刺激因子（colony stimulating factor，CSF），研究发现存在多种 GSF，不同的 GSF 负责生成由不同细胞系组成的细胞集落。包括粒细胞集落刺激因子（G-CSF）、粒-巨噬细胞集落刺激因子（GM-CSF）、白细胞介素 3（IL-3）、白细胞介素 11（IL-11）和促血小板生成素（TPO）。

1. 粒细胞集落刺激因子 粒细胞集落刺激因子（granulocyte colony-stimulating factor，G-CSF）是多种间质细胞如巨噬细胞、内皮细胞、成纤维细胞等合成的糖蛋白，分子量为 18kDa。G-CSF 编码基因定位于 17 号染色体的 q21-22 区，长约 2.5kb，其蛋白质由 174 个氨基酸组成。人重组 G-CSF 由 Welter 等于 1985 年首先克隆并纯化。G-CSF 功能主要是刺激粒系祖细胞增殖，以维持外周血中转换极为迅速的中性粒细胞的水平。它也可缩短中性粒细胞的成熟时间并促使其自骨髓释放至血液中，有作者报告 G-CSF 可加强成熟中性粒细胞的吞噬功能和加速中性粒细胞的清除。G-CSF 能促进中性粒细胞（ANC）成熟，刺激成熟的粒细胞从骨髓释出，增强中性粒细胞趋化及吞噬功能，对巨噬细胞、巨核细胞影响很小。在体外 G-CSF 刺激骨髓造血祖细胞中中性粒细胞集落的形成，延长成熟中性粒细胞的存活时间，活化中性粒细胞。最近研究表明，单独 G-CSF 或与干细胞因子（SCF）协同可促进多能造血干细胞的增殖以及体内粒细胞集落形成单位（CFU-G）的形成。G-CSF 还具有对人粒细胞、单核细胞、成纤维细胞、平滑肌细胞以及成肌纤维细胞的趋化作用。

2. 粒-巨噬细胞集落刺激因子 粒-巨噬细胞集落刺激因子（GM-CSF）是一种有广谱效应的多肽生长因子，由肥大细胞、T 细胞、内皮细胞等分泌，由 127 个氨基酸系列组成，分子量为 15kDa，其编码基因位于 5 号染色体长臂。受体也属于 I 型细胞因子受体家族，由 α 链和 β 链组成，表达于吞噬细胞、中性粒细胞、内皮细胞、嗜酸性粒细胞等的胞膜上。GM-CSF 在调节造血和白细胞功能中有着重要作用，能促使造血干、祖细胞增殖和分化；刺激粒、单核-巨噬细胞生长和成熟；也有促进巨核细胞和嗜酸性粒细胞生长的作用，对红细胞生长有辅助调节作用；可促进成熟中性粒细胞的趋化、固定和杀菌作用。但对 B 淋巴细胞尚无影响。对不同的细胞实验证实：rhGM-CSF（重组人粒-巨噬细胞集落刺激因子）能诱导粒细胞集落形成单位（CFU-G）、巨噬细胞集落形成单位（CFU-M）和粒细胞-巨噬细胞集落形成单位（CFU-GM）的形成，使其集落大小和数目均有所增加。目前已较多的应用于各种不同原因所致的骨髓抑制、粒细胞缺乏、再生障碍性贫血、骨髓增生异常综合征（AIDS）和外周血干细胞的动员。作为动员剂，GM-CSF 的动员效果不如 G-CSF，若将二者合用，可得到较多数量的 $CD34^+CD38^-$的干细胞。GM-CSF 还可刺激单核细胞和多系造血祖细胞增殖与成熟，与其他细胞因子有协同作用，如与 IL-2 共刺激 T 淋巴细胞增殖，与 IL-4 共刺激单核细胞转化为树突状细胞。有趣的是，去除 GM-CSF 基因的小鼠并不表现出粒细胞减少，表明 GM-CSF 对粒细胞的产生并无直接作用。GM-CSF 在临床上的应用基本与 G-CSF 相同，某些研究者认为：GM-CSF 可使 G_0 期髓系白血病细胞进入细胞周期，增加其对化疗药物的敏感性，但未获大规模临床试验证实。GM-CSF 容易引起发热、肌肉疼痛等副作用。

3. 单核-巨噬细胞集落刺激因子 单核-巨噬细胞集落刺激因子（M-CSF）是一种 40kD 的多肽，主要来源于单核-巨噬细胞、血管内皮细胞和成纤维细胞。其功能主要是刺激骨髓单核-巨噬细胞的前体细胞，使之分化成熟，形成单核细胞集落。M-CSF 可刺激骨髓内单核-巨噬细胞集落的形成，后者又能分泌 G-CSF 和 GM-CSF 等，形成一个逐渐放大的细胞因子网络；同时可促进骨髓生成中性粒细胞，使细胞数量增加的同时，细胞功能也增强。M-CSF 亦能作用于终末细胞，增强成熟单核-巨噬细胞的功能。M-CSF 具有较强的造血作用，已试用于肿瘤化疗后多种血细胞减少症，可以加速化疗所致的中性粒细胞和血小板减少的恢复，而且不良反应减轻。此外，也试用于治疗前白血病状态的骨髓异型性征候群。

4. 促血小板生成素 促血小板生成素（TPO）的分子量为 36kDa，编码基因位于 3 号染色体长臂，由多种器官或细胞产生，包括：肝细胞、肾脏近曲小管细胞、骨髓基质细胞、脾、肌肉等。TPO 受体是 c-pml 的产物，编码基因位于 1 号染色体短臂。TPO 可刺激巨核细胞增殖与分化，也能激活血小板的聚集、黏附的功能。此外，TPO 与其他造血生长因子，如：SF，Il-3 等有协同作用，刺激其他造血祖细胞的生长。有实验表明：敲除 TPO/c-mpl 基因的小鼠可正常存活，证实 TPO/c-mpl 不是正常血小板的生成所必需，TPO 起着调节血小板数量的作用。TPO 目前正在进行临床验证，所应用的产品有两种，包括重组的全长 TPO 分子和聚异二醇化的巨核细胞生长发育因子（MGDF）。在正常人体内可观察到 TPO 有升高血小板和增加骨髓巨核细胞数目的作用。化疗后应用 TPO 可加速血小板数的恢复。除了肿瘤患者，TPO 还可用于肝硬化合并血小板减少的病人，因其 TPO 生成减少。血小板供者使用 TPO，可增加血小板采集量。令人意外的是，TPO 有动员造血干细胞释放至外周血的作用，目前国外已应用于造血干细胞的动员。然而，在临床应用中，TPO 是否会激活血小板，诱发血栓形成？以及是否因为巨核细胞过度增生而引起骨髓纤维化，仍在观察之中。

5. 白细胞介素-11 白细胞介素-11（IL-11）的分子量为 19kD，编码基因位于 19 号染色体，由成纤维细胞和骨髓基质细胞合成、分泌，并受 IL-2 调节。其受体属于 I 类细胞因子受体，与 CD126（IL-6Ra）和 gp130 有关。IL-11 是一种多功能生长刺激因子，与 IL-6 有重叠作用，在动物实验中，它是鼠浆细胞瘤和杂交瘤细胞株的有丝分裂原，也能加强 T 细胞依赖—抗原特异的 B 细胞增殖；体内应用时刺激红系与巨核细胞系的祖细胞增殖；增加外周血血小板和中性粒细胞的数目；还可增加各种造血祖细胞的数量，促使它们进入细胞周期。据研究，IL-11 是某些原巨核细胞株的自分泌生长因子。IL-11 能协同其他造血刺激因子如 IL-3、IL-4、SCF、GM-CSF 等促进骨髓多能造血干、组细胞增殖，它本身可诱导巨核细胞成热和分化，增大巨核细胞的体积和倍体数，增加血小板产生的数量，但不影响血小板的聚集功能。

6. 红细胞生成素 红细胞生成素（EPO）是一种糖蛋白，分子量约 18～32kD，基因位于 7pter-q22，由肾、胎儿肝脏产生，现已能通过基因工程人工制备。EPO 的造血调控作用主要包括：①能刺激造血干细胞使之形成红系祖细胞及以后各阶段细胞，在干细胞培养基中加入了 EPO 后可以获得两种集落：BFU-E 和 CFU-E 集落，BFU-E 的集落很大，在一定时候爆散成许多小的集落，即 CFU-E 的集落，因此，BFU-E 被认为是较幼稚更接近于造血干细胞的细胞，而 CFU-E 是介于 BFU-E 和原始红细胞间的细胞。实验证实 CFU-E 较 BFU-E 有更多的 EPO 受体，EPO 作用的靶细胞在 CFU-E 水平上；②能促进幼红细胞分化和成熟，缩短红细胞产生的时间，促进幼红细胞脱核，提早进入血液；③促进幼红细胞合成血红蛋白；④减低红系祖细胞 凋亡比例。重组人 EPO 在临床主要用于治疗各种贫血。

7. 干细胞因子 干细胞因子（stem cell factor，SCF）是原癌基因 c-kit 表达产物的配体，主要由骨髓基质细胞产生，体内存在分泌型和跨膜型两种形式。有活性的干细胞因子为同源二聚体，可刺激干细胞分化为不同谱系血细胞，并刺激肥大细胞增殖。

SCF 又称肥大细胞生长因子（MGF），Kit 配体（KL）及 Steel 因子（SLF）。它是由骨髓微环境中的基质细胞产生的一种酸性糖蛋白。SCF 和其他细胞因子一起诱导干和祖细胞增生、延长其存活期及引起干和祖细胞动员。虽然 SCF 的受体在祖细胞无显著不同，但 SCF

诱导红系祖细胞增生比粒-单祖细胞强，可能是其他特异性因素影响祖细胞对 SCF 的反应性。SCF 单独在体外不能维持干细胞数量，体内作用是 SCF 和其他细胞因子相互作用的结果。在体外 SCF 和 IL-7 协同促进前体 B 细胞增生。SCF 在肥大细胞发育和存活中起关键作用。小鼠 SCF 的基因缺失导致结缔组织和黏膜表面肥大细胞缺乏。由于 SCF 引起肥大细胞脱粒，应用时一般以减少剂量为代价。

SCF 既有化学激动性，也有化学趋化性。膜结合型 SCF 促进造血祖细胞回到骨髓。静脉输注 Kit^+造血祖细胞后其沿着 SCF 的梯度移动到骨髓。这是由 kit 黏附到骨髓基质细胞表面的 SCF 引起。

8. Flt3 配体 Flt3 配体（FL）是能够刺激早期造血的细胞因子。该因子通过与酪氨酸激酶受体 3（Flt30）结合，刺激造血干细胞的增殖和分化，增加淋巴细胞、树突状细胞（DC）、自然杀伤（NK）细胞及体外长期培养的干细胞等的数量。研究还发现，FL 通过促进体内 DC、NK 细胞、细胞毒 T 细胞（CTL）的增殖、分化和成熟，发挥抗肿瘤作用。

9. 转化生长因子-β 转化生长因子（transforming growth factor-β，TGF-β）是属于一组调节细胞生长和分化的 TGF-β 超家族。TGF-β 的命名是根据这种细胞因子能使正常的成纤维细胞的表型发生转化，即在表皮生长因子（EGF）同时存在的条件下，改变成纤维细胞巾壁生长特性而获得在琼脂中生长的能力，并失去生长中密度信赖的抑制作用。TGF-β 与早先报道的从非洲绿猴肾上皮细胞 BSC-1 所分泌的生长抑制因子是同一物质。

起初对 TGF-β 的生物学功能研究主要在炎症、组织修复和胚胎发育等方面，近年来发现 TGF-β 对细胞的生长、分化和免疫功能都有重要的调节作用。TGF-β1、β2 和 β3 功能相似，一般来说，TGF-β 对间充质起源的细胞超刺激作用，而对上皮或神经外胚层来源的细胞起抑制作用。其生物学行为包括：

（1）抑制免疫活性细胞的增殖：①抑制 IL-3、GM-CSF、M-CSF 所诱导小鼠造血前体细胞和 LTBMC 的集落形成，并降低巨核细胞对 IL-3T 和 CSF 的反应性。②抑制 ConA 诱导或 ConA 与 IL-2、IL-6 联合诱导的胸腺细胞增殖。③抑制丝裂原、同种异体抗原刺激的 T 细胞增殖或 IL-2 依赖的 T 细胞生长。④抑制 SAC 刺激后 IL-2 依赖的 B 细胞增殖。

（2）对细胞表型的调节：①抑制 IL-2 诱导的 T 细胞 IL-2R、TfR 和 TLiSA1 活化抗原的表达，对 CD3 表达未见有影响。②抑制 IFN-γ 诱导黑素瘤细胞 MHC Ⅱ类抗原表达。

（3）抑制淋巴细胞的分化：①抑制 IL-2 和 BCDF 依赖的 B 细胞分泌 IgM，促进 B 细胞分泌 Ig 类型转换为 IgA 和 IgE。②抑制混合淋巴细胞培养（MLC）中 CTL、NK 和 LAK 功能，这种抑制作用可被 TNF-α（小鼠 MIC）或 IL-2（人 MLC）所逆转。③抑制 PBMC 中 NK 活性以及 NK 细胞对 TNF-α 的以应性。④抑制 ConA 和 IL-2、IL-6 协同诱导小鼠胸腺 MHC 非限制杀伤性细胞的活性。

（4）抑制细胞因子产生：如抑制 PBMC 中 IFN-γ 和 TNF-α 的产生。

（5）其他调节作用：①促进成纤维细胞、成骨细胞和雪旺氏细胞的生长。TGF-β1、TGF-β2 促进人成纤维细胞 IL-6 的产生，其机理可能是通过对 IL-6 基因转录的调节。②抑制上皮细胞、破骨细胞、内皮细胞生长和脂肪、心肌、骨骼肌的形成。TGF-β 可拮抗 EGF 的某些生物学功能。③促进细胞外基质（ECM）如胶原蛋白、纤黏连蛋白的表达和抑制 ECM 的降解，对细胞的形态发生、增殖和分化过程起着重要作用，有利于胚胎发育和细胞修复。动物体内实验表明，局部注射 TGF-β 可以促进伤口愈合和典型肉芽组织形成。

④单核细胞和成纤维细胞的趋化剂，但不引起胶颗粒和氧化物的产生。⑤抑制淋巴细胞与内皮细胞的黏附。⑥促进嗜碱性粒细胞释放组胺。

（6）TGF-β1 与原癌基因表达：TGF-β1 能诱导 c-sis 的表达，但抑制 c-myc 的表达，这种诱导或抑制作用与作用细胞种类及 TGF-β 的不同功能有关。如 TGF-β 诱导成纤维细胞中 c-sis 基因表达，与促进其在软琼脂中生长有关；而对上皮角朊细胞生长的抑制则与抑制 c-myc 基因表达有关。TGF-β1、TGF-β2 和 TGF-β3 在大多数生物学作用方面非常相似，但在有些作用方面可有很大差异，如 TGF-β2 对血管内皮细胞和造血祖细胞的生长抑制作用仅为 TGF-β1 和 TGF-β3 的 1%。

TGF-β 在治疗伤口愈合，促进软骨和骨修复以及通过免疫抑制治疗自身免疫性疾病和移植排斥等方面有潜在的应用前景。

二、造血的信号转导调控

造血干、祖细胞增殖分化的调控是通过细胞内、外的一些信号传递（包括信号传导、基因表达、蛋白质合成等多个环节）启动或关闭一系列相关基因。正、负调节基因表达产物参与对造血的正向和负向调控。从胚胎期到成人的造血过程一直都存在着造血调控基因按限定顺序的开、关的表达，特别是原癌基因（proto-oncogene）和抑癌基因（tumor suppressor gene）的表达产物及信号转导（signal transduction）途径参与调控作用是公认的。细胞增殖分化过程受正、负信号调节。原癌基因为正信号、显性；抑癌基因为负信号、隐性。

（一）原癌基因的信号转导调控

肿瘤细胞中存在着显形作用的癌基因，在正常细胞中有与之同源的正常基因，被称为原癌基因。原癌基因是细胞的正常基因，其表达产物对细胞的生理功能极其重要，只有当原癌基因发生结构改变或过度表达时，才有可能导致细胞癌变。

原癌基因如 *c-myc* 基因、*ras* 相关基因、*c-abl* 基因、*bcl-2* 基因、*c-kit* 基因等是细胞基因组的正常成员。原癌基因表达的特点：

（1）正常细胞中原癌基因的表达水平一般较低，而且是受生长调节的，其表达主要有三个特点：①具有分化阶段特异性；②细胞类型特异性；③细胞周期特异性。

（2）肿瘤细胞中原癌基因的表达有 2 个比较普遍和突出的特点：①一些原癌基因具有高水平的表达成过度表达；②原癌基因的表达程度和次序发生紊乱，不再具有细胞周期特异性。

（3）细胞分化与原癌基因表达：在分化过程中，与分化有关的原癌基因表达增加，而与细胞增殖有关的原癌基因表达受抑制。原癌基因编码产物可为：细胞因子、细胞因子受体、细胞内蛋白激酶、细胞内信号传递分子及转录因子（transcritional factor，TF）等。原癌基因在化学、物理、生物等因素作用下，通过点突变、染色体重排、基因扩增等途径引起结构改变可转化为癌基因，导致细胞增殖失控和分化停滞。

（二）抑癌基因的信号转导调控

抑癌基因也称为抗癌基因。正常细胞中存在该类基因，在被激活情况下它们具有抑制细胞增殖的作用，但在一定情况下被抑制或丢失后可减弱甚至消除抑癌作用的基因。正常情况下它们对细胞的发育、生长和分化的调节起重要作用。

抑癌基因的产物主要包括：①转录调节因子，如 Rb、p53；②负调控转录因子，如 WT；③周期蛋白依赖性激酶抑制因子（CKI），如 p15、p16、p21；④信号通路的抑制因子，如 ras GTP 酶活化蛋白（NF-1），磷脂酶（PTEN）；⑤DNA 修复因子，如 BRCA1、BRCA2。⑥与发育和干细胞增殖相关的信号途径组分，如：APC、Axin 等。

抑癌基因失活的途径：①等位基因隐性作用，失活的抑癌基因之等位基因在细胞中起隐性作用，即一个拷贝失活，另一个拷贝仍以野生型存在，细胞呈正常表型。只有当另一个拷贝失活后才导致肿瘤发生，如 *Rb* 基因。②抑癌基因的显性负作用（dominant negative）：抑癌基因突变的拷贝在另一野生型拷贝存在并表达的情况下，仍可使细胞出现恶性表型和癌变，并使野生型拷贝功能失活。这种作用称为显性负作用或反显性作用。如近年来证实突变型 *p53* 和 APC 蛋白分别能与野生型蛋白结合而使其失活，进而转化细胞。③单倍体不足假说（Haplo-insufficiency）：某些抑癌基因的表达水平十分重要，如果一个拷贝失活，另一个拷贝就可能不足以维持正常的细胞功能，从而导致肿瘤发生。如 DCC 基因一个拷贝缺失就可能使细胞黏膜附功能明显降低，进而丧失细胞接触抑制，使细胞克隆扩展或呈恶性表型。

（三）表观遗传学的调控

表观遗传学是研究基因的核苷酸序列不发生改变的情况下，基因表达了可遗传的变化的一门遗传学分支学科。表观遗传的现象很多，已知的有 DNA 甲基化（DNA methylation），基因组印记（genomic imprinting），母体效应（maternal effects），基因沉默（gene silencing），核仁显性，休眠转座子激活和 RNA 编辑（RNA editing）等。

在造血调控中也发现同一种细胞内的转录因子对基因表达的影响可以有很大不同，优势激活而有时却抑制靶基因的转录。这归因于转录因子与处于不同区域和结构的靶基因的各种共作用因子，如染色质修饰蛋白和重塑蛋白的相互作用有关。调控造血细胞发育分化的转录因子不仅在基因组的层面上对造血系列特异性基因的转录发挥“反式”调控作用，还通过造血细胞中表观遗传的层面上共同调控作用才能准确显示出特定系列和特定阶段的造血细胞的表型和生物学特征。

在造血过程中，在表观遗传学水平的调控是通过对核小体的组蛋白的翻译后修饰而改变染色质的构型来实现的。对核小体内组蛋白尾部的乙酰化、甲基化、磷酸化、糖基化、泛素化和 SUMO 化等修饰赋予不同区段的核小体以“组蛋白密码”（histone code）。这些在某一特定环境具有不同组蛋白编码的核小体构型的开放程度有极大差别，并处于不断的动态变化中。而某一造血系列特异性基因位于这些染色质开放程度各异的核小体内，其接受特定转录因子的结合和作用，并募集更多共作用因子而形成转录调控复合物的难易程度也有很大差异。

其次，由组蛋白甲基转移酶（histone methyltransferase，HMTs）将组蛋白上的赖氨酸和精氨酸甲基化是另一种对基因表达的表观遗传学调控。精氨酸可以单甲基化或双甲基化（对称获非对称性），而赖氨酸可以被单甲基化、双甲基化或三甲基化。精氨酸的甲基化一般与基因的转炉激活相关，而不同位置的赖氨酸甲基化却可激活或抑制转录。HMTs 分为三组，组成庞大的多蛋白复合物，通常包括 HATs、HDACs、DNMTs 和 HDMs（histone demethylases)。HMTs 本身也可能是造血系列特异性转录因子募集的共激活或共抑制因子，共同组成对某些造血细胞增殖或分化相关基因转录的表观遗传调控装置。

由 Dnmt（包括 Dnmt1 和 Dnmt3A/3B）催化的造血系列特异性基因启动子 CpG 岛的 DNA 甲基化,及对转录因子与 DNA 的结合的影响也是造血调控的主要表观遗传机理。DNA 的甲基化往往与局部核小体蛋白的去乙酰化和闭锁的染色质构型相联系，其中可能由募集的含有甲基化 CpG 结合结构域（MBD）的蛋白介导，包括 MeCP2、MBD1、 MBD2、MBD3 和 MBD1 五种蛋白。

研究还发现非编码区 RNA（non-coding RNA，ncRNAs）在许多重要的细胞分化和发育都发挥着表观遗传的调控功能，如基因转录的沉默和对翻译的抑制。在造血细胞的发育、分化过程中，同样 miRNA 也发挥了重要的表观遗传学的调控作用。

（四）细胞凋亡与自噬

细胞凋亡（apoptosis）是细胞死亡的一种生理方式，是调控机体发育、维持内环境稳定，由基因调控的细胞自主的有序死亡。造血干细胞的自我更新和增殖、分化是造血生成的主导方面，与此相对应的造血细胞凋亡则在造血调控过程中起着重要的平衡作用。造血细胞凋亡的调节应该是整个造血调控的主要组成部分。细胞凋亡是基因调控的主动过程，包括从信息转导、基因表达到形态改变等多个环节，整个过程在不同类型的细胞中具有共性。造血干细胞具有独特的生物学特征，它具有自我更新和向各系分化的能力，其增殖、分化和凋亡依赖于与造血微环境的相互作用混合造血生长因子（HGF）调节，因此其性能决定了造血细胞凋亡具有不同于其他细胞凋亡的特点，其凋亡不同于分化、成熟与衰老，而是指早期造血细胞在负调控因素下的凋亡，而也与造血细胞的增殖、分化一样，造血细胞凋亡受造血调控因子（包括正、负调控因子）、细胞表面分子、细胞外基质（ECM）分子等因素调节。上述因素通过不同的方式调节造血细胞的凋亡。

1. 造血生长因子与造血细胞凋亡 从造血干细胞到造血祖细胞及成熟细胞的增殖、分化、凋亡的调控，在很大程度上是由于多种造血调控因子通过多种形式的相互作用。根据对造血干/祖细胞的作用不同，大致可将 HGF 分为以下两大类：一类为造血细胞增殖分化刺激因子，该类因子在刺激细胞增殖、分化和成熟过程中具有十分重要的作用。另一类为造血细胞存活因子（hematopoietic survival factor），它们本身并无各系的刺激活性，但与增殖分化刺激因子具有协同作用，这类因子参与造血细胞存活的维持，它们的缺乏可导致造血细胞的凋亡。但对于某一系造血因子，可能具有上述两种作用。

HGF 对造血细胞的增殖刺激作用和对凋亡的抑制作用可能通过不同的信号转导通路。IL-3 和 GM-CSF 均通过细胞膜上特异性受体起作用。这两个因子的受体共用一个共同的亚基，从而激活 IL-3/GM-CSF 受体的信号转导系统，导致细胞 DNA 合成增加，并且抑制细胞凋亡。如 GM-CSF 受体 C 端丢失，细胞的 DNA 合成下降，并且丧失了 GM-CSF 抑制细胞凋亡的特性。在 GM-CSF 存在的条件下，尽管细胞有短暂的增殖反应，但细胞仍最终凋亡而死亡。如果激活 Ras 蛋白表达则可弥补上述突变型受体的信号传导缺陷，而且可以使细胞在 GM-CSF 存在的条件下长期增殖。由此证实激活细胞增殖和抑制细胞凋亡是通过不同的信号转导通路而发挥作用的。大量研究证实，正常造血系统既需要 HGF 来调节其造血细胞的增殖、分化，同时还需要阻止造血细胞的死亡。

2. 造血负调控因子与造血细胞凋亡 HGF 引起的细胞增殖和分化可被一些负调控因子抑制。TGF-α、TGF-β、IFN-γ、IFN-α及一些趋化因子都是造血细胞凋亡的重要负调控因子，它们对于不同分化程度的造血干/祖细胞具有不同的调控作用。

（1）转化生长因子-β（transforming growth factor-β，TGF-β）：是调节细胞生长和分化的 TGF-β 超家族。是一种主要的造血抑制因子。在人体内，TGF-β 有三种异构体形式。大多数正常细胞和肿瘤细胞都能分泌一种以上的 TGF-β。TGF-β 的主要作用是参与造血的负向调控。在体内造血活跃的部位均有 TGF-β 的产生。TGF-β 对血细胞生长的抑制作用是阻止细胞进入 S 期，因此 TGF-β 能够维持造血干、祖细胞处于非增殖状态；对多能造血干细胞有直接的抑制作用；对造血祖细胞的增殖具有高度的选择性抑制作用；通过对造血细胞增殖的负调节作用影响造血生成，而对祖细胞的分化无抑制作用；TGF-β 具有抑制多种 IL 和其他细胞因子产生的正向调控信号的作用。TGF-β1 与原癌基因表达：TGF-β1 能诱导 *c-sis* 的表达，但抑制 *c-myc* 的表达，这种诱导或抑制作用与作用细胞种类及 TGF-β 的不同功能有关。如 TGF-β 诱导成纤维细胞中 *c-sis* 基因表达，与促进其在软琼脂中生长有关；而对上皮角朊细胞生长的抑制则与抑制 *c-myc* 基因表达有关。TGF-β1、TGF-β2 和 TGF-β3 在大多数生物学作用方面非常相似，但在有些作用方面可有很大差异，如 TGF-β2 对血管内皮细胞和造血祖细胞的生长抑制作用仅为 TGF-β1 和 TGF-β3 的 1%。

（2）肿瘤坏死因子 α（TNF-α）：TNF-α 基因位于 6q21. 1-p22，与主要组织相容性复合体（*MHC*）基因紧密连锁位于 *HLA-B* 和 *HLA-C2* 位点之间的 *MHC3* 类基因区内，由 *TNFA* 和 *TNFB* 组成，分别编码 TNF α 和 TNFβ。位于启动子区 238 位和 308 位存在单核苷酸多态性，被认为可调节 TNF 的转录水平。体内产生 TNF-α 的主要细胞是单核巨噬细胞。在体外，许多细胞能产生 TNF-α，如单核巨噬细胞、NK 细胞、T 细胞、B 细胞、嗜酸性粒细胞和一些肿瘤细胞等。TNF-α 对造血的调控作用：①TNF-α 能与其他因子协同抑制造血，能抑制 CFU-GEMM、CFU-GM、BFU-E 和 CFU-E 的生长，引起红细胞生成减少，破坏增加，且这种作用是不可逆的；②TNF-α 对祖细胞具有抑制和激活两种效应，TNF-α 可以刺激人早期造血，同时 TNF-α 又可以抑制多种细胞因子所刺激的原始高度增生潜能的集落生成细胞（HPP-CFC）的生长。

（3）肿瘤坏死因子 β：人类 TNF-β 分子由 205 个氨基酸残基组成，含 34 氨基酸残基的信号肽，成熟型 TNF-β 分子为 171 个氨基酸残基，分子量 25kDa。基因位于 6p23-q12。TNF-β 主要由 $CD4^{+}$T 细胞和 NK 细胞产生，其参与造血调控的作用同 TNF-α。

（4）干扰素 α、β、γ（interferon-α、β、γ，IFN-α、β、γ）是一组具有抗病毒，影响细胞生长、分化和调节免疫功能等活性的蛋白质。可能是造血生成过程中主要的负调控因子，但对造血细胞凋亡作用机制还不十分清楚。IFN-α 可由血液中的白细胞、B 淋巴细胞、病毒诱导的成纤维细胞和一些肿瘤细胞产生；IFN-β 主要由成纤维细胞产生。IFN-α、β 在造血调控中的作用同 TNF。这两类因子可能是造血生成过程的主要负调控因子，研究表明 TNF-α 和 IFN-β 可通过诱导 Fas 抗原而对造血起负调控作用。

3. 造血细胞表面抗原与细胞外基质分子 造血细胞表面存在丰富的表面抗原，但在造血细胞的增殖、分化和死亡的调控过程中，已知的与细胞凋亡有关的表面抗原有 CD43、MHC、fas 等。

另外，造血细胞和造血微环境间的相互作用及相互调节影响着整个造血过程，而这两者之间相互作用是通过细胞表面黏附分子起作用。ECM 分子如 Fn、胶原及 Ln 等是造血基质细胞的重要的黏附分子，对造血细胞凋亡也具有调控作用。

CD43 是造血细胞表面高度表达的黏附分子，在造血细胞增殖和黏附方面具有重要作用。研究发现 CD43 可能是早期造血事件的负调控因素，可传递造血细胞的死亡信息。

MHC 在免疫反应调节、免疫相关疾病及移植中具有重要作用。

Fas 抗原是 *fas* 基因编码的产物，又称 CD95，是 TNFR 超家族成员之一，在细胞凋亡的调控中具有重要作用。正常造血细胞并不表达 Fas 抗原，但在负调控因素存在的条件下，正常造血可表达 Fas 抗原。Fas 抗原也是造血细胞凋亡的中介因素和标志之一。

Fn 对于正常造血干/祖细胞具有支持其增殖的作用。

4. 趋化因子与造血负调控 趋化因子 一些参与炎症与免疫反应的趋化因子是造血负调控因子的主要成员。趋化因子对造血细胞的调控作用可通过不同的途径来实现，目前研究表明具有抑制造血干细胞进入细胞周期的趋化因子主要有：MIP-la、PF4、NAP-2，IL-8、MCP-1、IP-10 及 CCF18 等。MIP-la 又称造血干细胞抑制因子，它可以抑制造血下细胞形成的 CFU-S、CFU-CEMM、BFU-E、CFU-GM 的增殖，使造血干细胞处于 G_0 期，但并不影响肿瘤细胞的细胞周期。PF4 和 IL-8 也具有类似于 MIP-la 的造血干细胞保护作用。MIP-la、PF4 及 IL-8 等对脐带造血细胞的抑制作用小于对骨髓造血细胞的抑制作用。

5. 自噬与造血调控 细胞死亡包括 3 种类型：坏死、凋亡和自噬性细胞死亡。活体内局部组织、细胞的死亡称为坏死（necrosis），坏死组织细胞的代谢停止，功能丧失；坏死的形态变化可由损伤细胞内的水解酶降解作用引起。也可由游走的白细胞释放水解酶作用引起，以细胞核的改变为形态学标志。凋亡，即 I 型程序性细胞死亡的特征，主要有依赖一系列蛋白水解酶即胱冬肽酶（caspase）参与，染色体浓聚、细胞皱缩、DNA 降解和凋亡小体形成等，其细胞的残余部分最终被巨噬细胞清除。自噬性细胞死亡，即Ⅱ型程序性细胞死亡，以自噬体的出现为特征。不依赖于一系列蛋白水解酶即胱冬肽酶的参与。自噬体和其内的成分最终通过自身溶酶体系统被清除。因此.自噬和凋亡无论在生化代谢途径，还是形态学方面都有显著区别，但研究证实，两者在功能上存在联系：在诱导细胞死亡的过程中。细胞凋亡和自噬保持着动态平衡，即自噬可能为凋亡所需，自噬通常先于凋亡，进而启动凋亡；自噬亦可能抑制凋亡作用，可保护细胞免于发生凋亡和坏死；自噬还可能向凋亡转化，共同促进细胞死亡。自噬还可能延迟凋亡的发生，抑制自噬作用能诱发凋亡现象，同时抑制凋亡作用。也可能导致自噬现象的发生。

第四章　造血检验的基本方法

第一节　血象和骨髓象检验

血象和骨髓象检验是血液系统疾病诊断、鉴别诊断、疗效观察及预后判断的重要手段之一。其中正常血细胞形态学是血象和骨髓象检验的基础。

骨髓中血细胞包括红细胞系、粒细胞系、单核细胞系、淋巴细胞系、浆细胞系及巨核细胞系等六大系统。各系统血细胞由原始细胞发育为成熟细胞是一个连续的过程，具有一定的规律性。为了便于研究，人为地将其划分为原始细胞、幼稚细胞及成熟细胞三个阶段。由于红细胞系和粒细胞系形态变化比较复杂，其幼稚细胞阶段又分为早、中、晚三个阶段。各系血细胞分化发育阶段及名称见图 4-1（彩图 6）。血细胞发育过程中的形态演变规律见表 4-1。

表 4-1　血细胞发育过程中形态演变一般规律

项目	原始→幼稚→成熟	备注
细胞大小	大→小	巨核细胞由小变大，早幼粒细胞比原始粒细胞大
核大小	大→小	成熟红细胞核消失
核形态	圆→凹陷→分叶	有的细胞不分叶
核染色质	细致→粗糙	
	疏松→致密	
核染色	淡紫色→深紫色	
核膜	不明显→明显	
核仁	有→无	
胞质量	少→多	小淋巴细胞胞质少
胞质颜色	深蓝→浅蓝→粉红	
胞质颗粒	无→少→多	红细胞系统无颗粒，粒细胞特异性颗粒分为三种，小淋巴细胞无颗粒
核质比例	大→小	

一、正常骨髓血细胞形态学

骨髓中血细胞包括红细胞系统、粒细胞系统、单核细胞系统、淋巴细胞系统、浆细胞系统及巨核细胞系统等。正常情况下，骨髓中主要包括各阶段有核红细胞、粒细胞、成熟淋巴细胞，还有巨核细胞、成熟单核细胞、成熟浆细胞及无核细胞（红细胞及血小板），而原始及幼稚淋巴细胞、原始及幼稚单核细胞及非造血细胞（如成骨细胞、破骨细胞、肥大细胞、吞噬细胞、组织细胞、脂肪细胞等）偶见或罕见。下面逐一介绍瑞氏染色后光学显微镜下各系统、各阶段细胞的形态学特点。

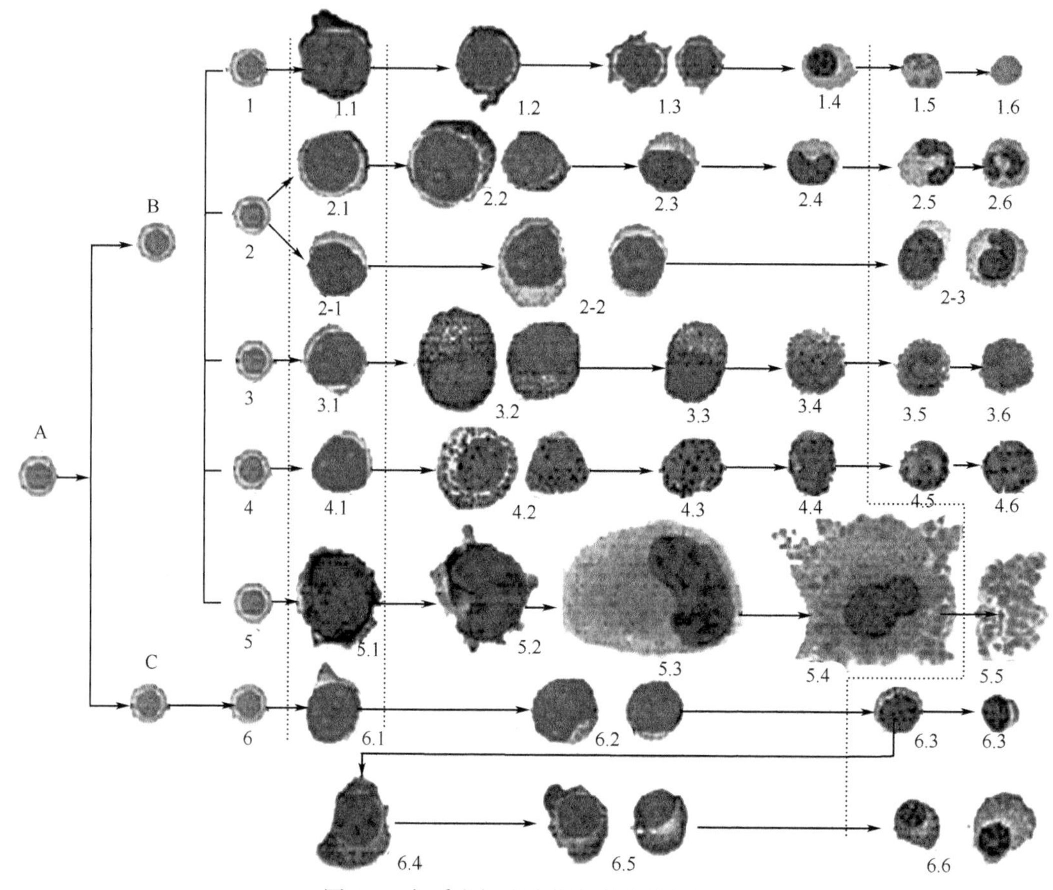

图 4-1　各系血细胞分化发育阶段及名称

A：多能造血干细胞，B：髓性造血干细胞，C：淋巴造血干细胞

1：红系祖细胞，1. 1：原始红细胞，1. 2：早幼红细胞，1. 3：中幼红细胞，1. 4：晚幼红细胞，1. 5：网织红细胞，1. 6：成熟红细胞

2：粒单系祖细胞，2-1：原始单核细胞，2-2：幼稚单核细胞，2-3：成熟单核细胞

2. 1：原始粒细胞，2. 2：早幼粒细胞，2. 3：中幼粒细胞，2. 4：晚幼粒细胞，2. 5：杆状核粒细胞，2. 6：分叶核粒细胞

3：嗜酸性粒细胞系祖细胞，3. 1：嗜酸原始粒细胞，3. 2：嗜酸早幼粒细胞，3. 3：嗜酸中幼粒细胞，3. 4：嗜酸晚幼粒细胞，3. 5：嗜酸杆状核粒细胞，3. 6：嗜酸分叶核粒细胞

4：嗜碱性粒细胞系祖细胞，4. 1：嗜碱原始粒细胞，4. 2：嗜碱早幼粒细胞，4. 3：嗜碱中幼粒细胞，4. 4：嗜碱晚幼粒细胞，4. 5：嗜碱杆状核粒细胞，4. 6：嗜碱分叶核粒细胞

5：巨核细胞系祖细胞，5. 1：原始巨核细胞，5. 2：幼稚巨核细胞，5. 3：颗粒型巨核细胞，5. 4：产血小板型巨核细胞，5. 5：血小板

6：淋巴系祖细胞，6. 1：原始淋巴细胞，6. 2：幼稚淋巴细胞，6. 3：成熟淋巴细胞；

6. 4：原始浆细胞，6. 5：幼稚浆细胞，6. 6：成熟浆细胞

（一）红细胞系统

红细胞系统（简称红系）包括原始红细胞、早幼红细胞、中幼红细胞、晚幼红细胞和成熟红细胞五个阶段。有核红细胞在发育为成熟细胞的过程中，其形态变化规律为：①胞体：圆形或椭圆形，有的原始红细胞及早幼红细胞可见瘤状突起；②胞质：颜色从深蓝色→蓝色→灰红色→淡红色，无颗粒；③胞核：圆形居中（晚幼红细胞有脱核现象）。各阶段红细胞形态学特点如下，并见图 4-2（彩图 7）。

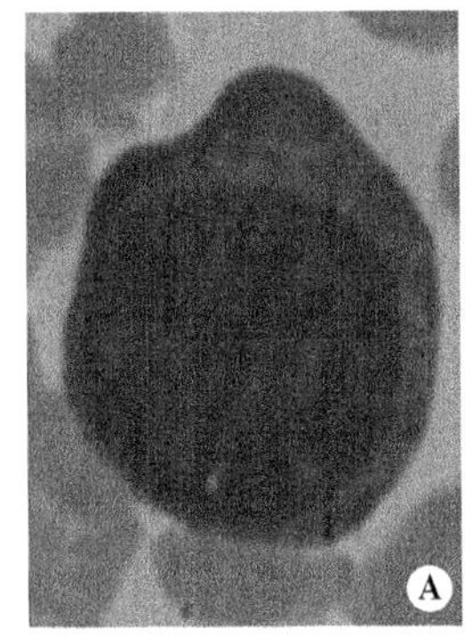

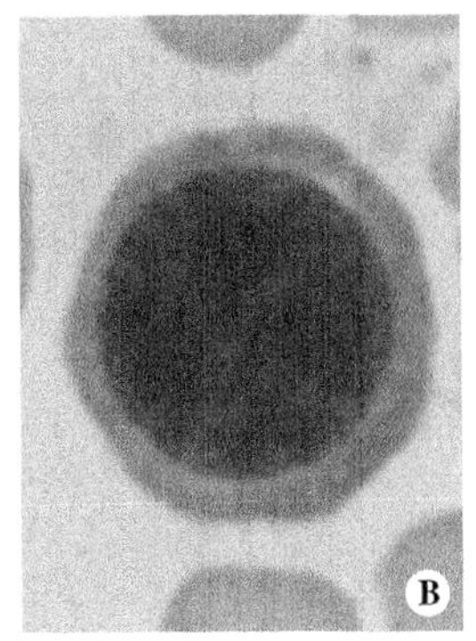

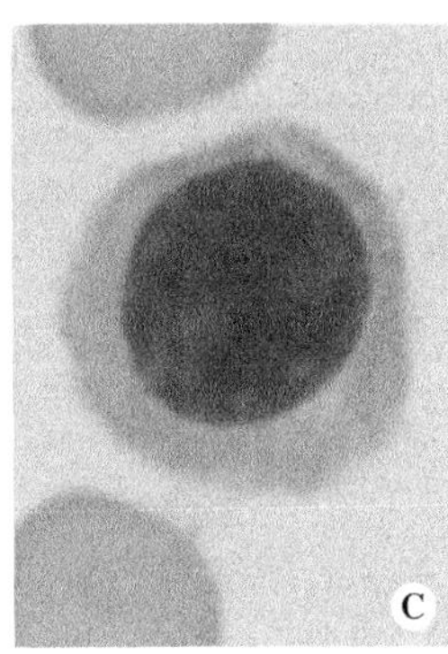

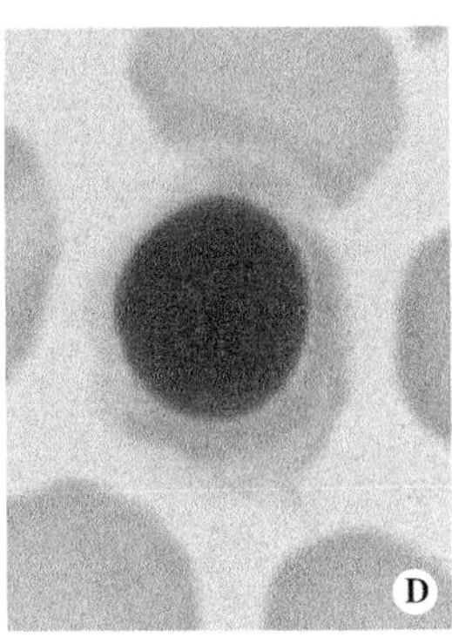

图 4-2 各阶段红细胞

A. 原始红细胞，B. 早幼红细胞，C. 中幼红细胞，D. 晚幼红细胞

1. 原始红细胞（pronormoblast） 胞体直径 15～25μm，圆形或椭圆形，常有瘤状突起。胞核圆形，约占细胞直径的 4/5，居中或略偏位；核染色质呈粗颗粒状，呈紫红色；核仁 1～3 个，大小不一，染浅蓝色，边界不清楚。胞质较少，深蓝色且不透明，如油画蓝，常有核周淡染区；胞质中无颗粒，但因核糖核酸丰富自行聚集，而常使胞质中出现蓝色“假颗粒”。

2. 早幼红细胞（early normoblast） 胞体直径 15～20μm，圆形或椭圆形，可见瘤状突起。胞核圆形或椭圆形，约占细胞直径的 2/3 以上，居中或略偏位；核染色质浓集呈更粗颗粒状，甚至小块状，核仁模糊或消失。胞质略增多，不透明蓝色或深蓝色，可见核周淡染区，无颗粒。

3. 中幼红细胞（polychromatic normoblast） 胞体直径 8～15μm，圆形或椭圆形。胞核圆形，居中，占细胞直径的 1/2～2/3；核染色质凝聚呈块状，其副染色质明显且较透亮，宛如打碎墨砚感，无核仁。胞质多且无颗粒，由于血红蛋白合成逐渐增多而嗜碱性物质逐渐减少，使胞质呈现不同程度的嗜多色性（灰蓝色、灰红色）。

4. 晚幼红细胞（orthochromatic normoblast） 胞体直径 7～10μm，圆形或椭圆形。胞核圆形，居中或偏位，占细胞直径的 1/2 以下；核染色质聚集呈数个大块或紫黑色团块状（称为碳核），副染色质可见或消失，有时胞核碎裂或正处在脱核状态。胞质多，淡红色或灰红色，无颗粒。

5. 成熟红细胞（erythrocyte） 胞体直径平均 7.2μm，两面呈微凹圆盘状，无核，胞质淡红色或灰红色，中央可见淡染区（约为细胞直径的 1/3）。

（二）粒细胞系统

粒细胞系统（简称粒系）包括原始粒细胞、早幼粒细胞、中幼粒细胞、晚幼粒细胞、杆状核粒细胞和分叶核粒细胞六个阶段，由于胞质中常有许多颗粒而得名的。颗粒从Ⅱ型原始粒细胞开始出现，称为非特异性颗粒（又称为 A 颗粒、嗜天青颗粒、嗜苯胺蓝颗粒），从中幼粒细胞开始出现特异性颗粒（即 S 颗粒），S 颗粒有三种：中性颗粒、嗜酸性颗粒及嗜碱性颗粒，因此根据特异性颗粒不同，从中幼粒细胞开始分为中性粒细胞、嗜酸性粒细胞和嗜碱性粒细胞。目前认为中性粒细胞、嗜酸性粒细胞及嗜碱性粒细胞有各自的祖细胞，但正常情况下，由于嗜酸性及嗜碱性原始粒细胞、早幼粒细胞很难见到，为了便于鉴别三种粒细胞，故放在一起进行描述。粒细胞胞质中四种颗粒的鉴别见表 4-2。

表 4-2 粒细胞胞质中四种颗粒的鉴别

鉴别点	非特异性颗粒	中性颗粒	嗜酸性颗粒	嗜碱性颗粒
大小	较中性颗粒粗大	细小	粗大	最粗大
	大小不一	大小一致	大小一致	大小不一
形态	形态不一	细颗粒状	圆形	形态不一
色泽	紫红色	淡红或淡紫红色	橘红色	深紫红或深紫黑色
数量	少量或中等量	多	多	不一定，但常不多
分布	分布不一，有时覆盖核上	均匀	均匀	分布不一，常覆盖核上

粒细胞从原始细胞到成熟细胞的发育过程中，其形态变化规律为：①胞体：规则，多呈圆形或椭圆形；②胞质：无颗粒→非特异性颗粒→特异性颗粒→特异性颗粒增多、非特异性颗粒减少→仅有特异性颗粒；③胞核：圆形→椭圆形→半圆形→肾形→杆状→分叶状。各阶段粒细胞见图 4-3（彩图 8）、图 4-4（彩图 9）、图 4-5（彩图 10）。中幼粒以下细胞主要根据胞核凹陷程度来划分，详见表 4-3。

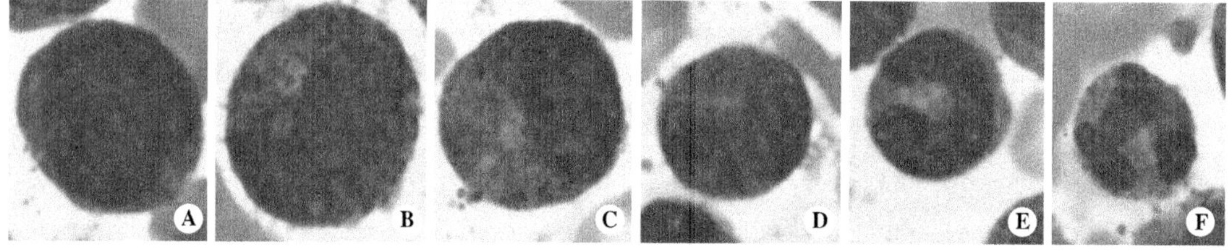

图 4-3 各阶段中性粒细胞

A. 原始粒细胞，B. 早幼粒细胞，C. 中性中幼粒细胞，D. 中性晚幼粒细胞，E. 中性杆状核粒细胞，F. 中性分叶核粒细胞

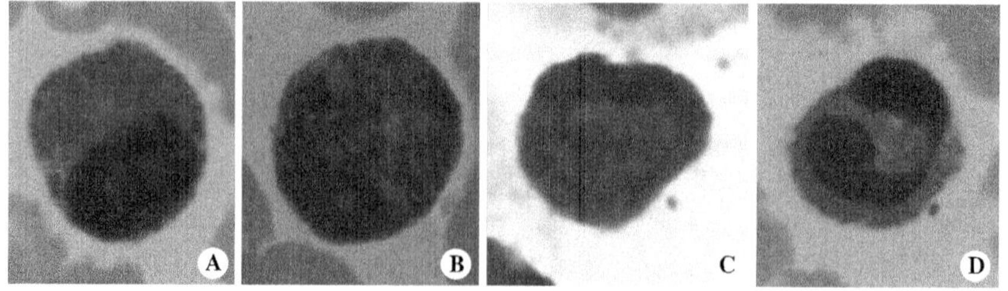

图 4-4 各阶段嗜酸性粒细胞

A. 嗜酸性中幼粒细胞，B. 嗜酸性晚幼粒细胞，C. 嗜酸性杆状核粒细胞，D. 嗜酸性分叶核粒细胞

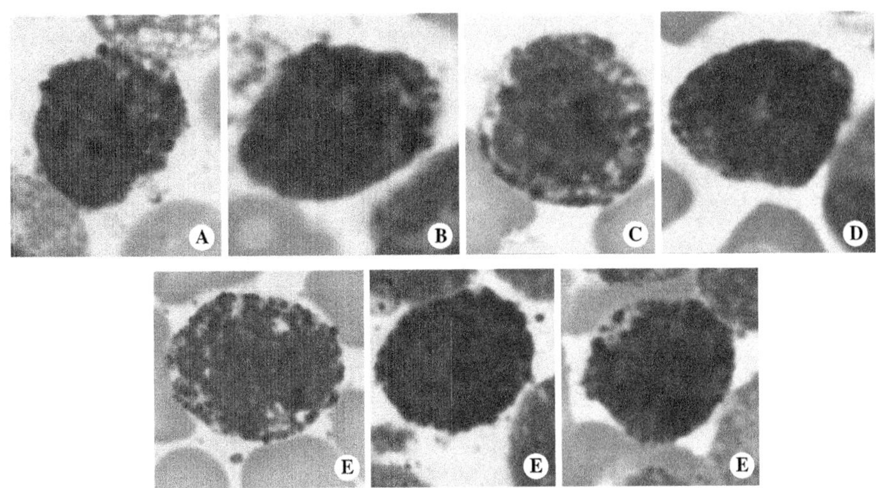

图 4-5 各阶段嗜碱性粒细胞

A. 嗜碱性中幼粒细胞，B. 嗜碱性晚幼粒细胞，C. 嗜碱性杆状核粒细胞，D. 嗜碱性分叶核粒细胞，E. 嗜碱性粒细胞(核不清晰)

表 4-3 中幼粒及以下细胞划分标准

	核凹陷程度/假设圆形核直径	
中幼粒细胞	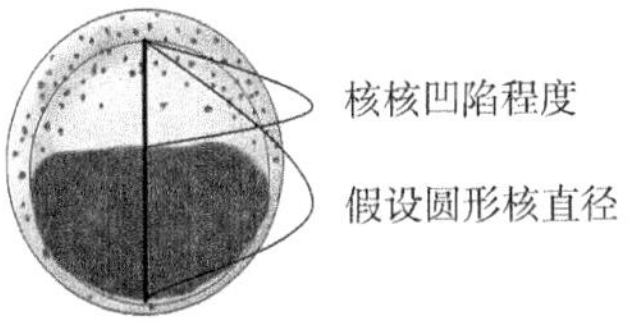 核核凹陷程度 假设圆形核直径	＜1/2
晚幼粒细胞	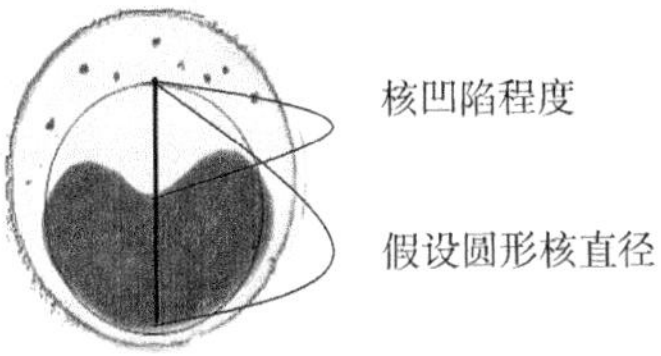 核凹陷程度 假设圆形核直径	1/2～3/4
杆状核粒细胞	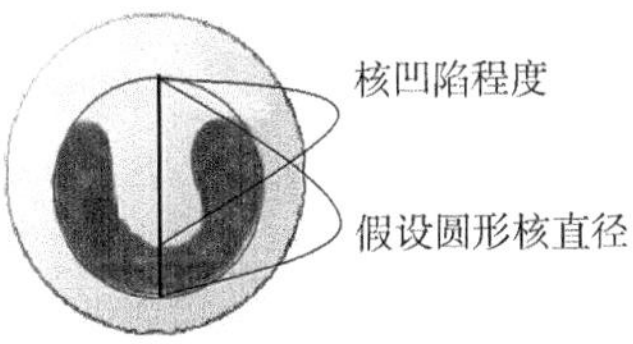 核凹陷程度 假设圆形核直径	＞3/4
分叶核粒细胞	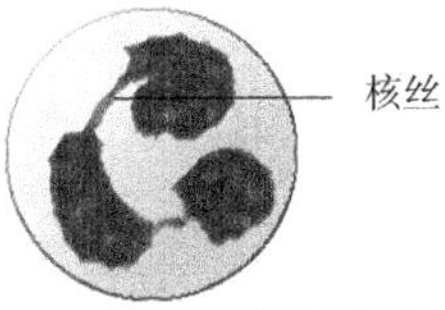 核丝	核最窄处＜最宽处的 1/3

1. 原始粒细胞（myeloblast） 胞体直径 12～20μm，圆形或椭圆形。胞核较大，圆形或椭圆形，居中或略偏位，胞核约为细胞直径的 4/5 左右；核染色质呈细颗粒状，排列均匀、平坦如一层薄纱，呈淡紫红色；核膜薄，核仁 2～5 个，较小，清楚，呈淡蓝色。胞质

较少，呈透明天蓝色或水彩蓝，有时在近核某处浆色较淡，无颗粒或有少许细小颗粒。根据颗粒有无等特征将原始粒细胞分为Ⅰ型和Ⅱ型：Ⅰ型为典型的原始粒细胞，胞质中无颗粒；Ⅱ型除具有典型原始粒细胞的特点外，胞质中局部还有少量细小的颗粒。

2. 早幼粒细胞（promyelocyte） 胞体直径 12～25μm，比原始粒细胞略大，圆形或椭圆形。胞核大占细胞的 2/3 以上，圆形、椭圆形或一侧微凹陷，核常偏一侧；核染色质开始聚集，较原始粒细胞粗，呈紫红色；核仁常清晰可见，多为 1 个。胞质较多，呈淡蓝色或蓝色，胞质内含数量不等、大小不一、形态不一、紫红色的非特异性颗粒，其颗粒分布不均，常近核一侧先出现，也有少许覆盖在核上。有时在早幼粒细胞中央近核处有高尔基体发育的透亮区，呈淡蓝色或无色，称之为初浆。

3. 中幼粒细胞（myelocyte）

（1）中性中幼粒细胞（neutrophilic myelocyte）：胞体直径 10～20μm，圆形。胞核呈椭圆形、一侧开始扁平或略凹陷，常偏于一侧，占胞体的 2/3～1/2；核染色质聚集呈索块状，多无核仁。胞质多，呈淡蓝色或淡红色，内含中等量细小、大小较一致、分布密集的淡红色或淡紫红色的中性颗粒，常在近核处先出现，而非特异性颗粒常分布在细胞边缘区域，由于中性颗粒非常细小，在普通显微镜下不易看清中性颗粒大小及形态，因此在中性中幼粒细胞胞质中常只能在近核处看到浅红色区域。

（2）嗜酸性中幼粒细胞（eosinophilic myelocyte）：胞体直径 15～20μm，比中性中幼粒细胞略大。胞核大小及核形与中性中幼粒细胞相似。胞质多，充满粗大、大小一致、圆形、排列紧密的嗜酸性颗粒，呈橘红色、暗黄色或褐色，并有立体感及折光性，如剥开的石榴。有的胞质中除嗜酸性颗粒外，还可见紫黑色颗粒，类似嗜碱性颗粒，这种嗜酸性粒细胞称为双染性嗜酸性粒细胞，常出现在中幼粒、晚幼粒细胞阶段，随着细胞的成熟变为典型嗜酸性粒细胞。

（3）嗜碱性中幼粒细胞（basophilic myelocyte）：胞体直径 10～15μm，较中性中幼粒细胞略小。胞核圆形或椭圆形，轮廓不清楚，核染色质结构较模糊。胞质较多，含有数量不等、大小形态不一、排列凌乱的嗜碱性颗粒，呈深紫黑色或深紫红色，并可覆盖在核上。

4. 晚幼粒细胞（metamyelocyte）

（1）中性晚幼粒细胞（neutrophilic metamyelocyte）：胞体直径 10～16μm，圆形。胞核占细胞 1/2 以下，明显凹陷呈肾形、半月形或马蹄形等，其核凹陷程度与假设圆形核直径之比为 1/2～3/4，胞核常偏一侧，核染色质较粗糙，呈小块，并出现副染色质（即块状染色质之间的空隙）。胞质多呈淡蓝色，但由于胞质中充满中性颗粒（A 颗粒少或无），而常看不到胞质的颜色。

（2）嗜酸性晚幼粒细胞（eosinophilic metamyelocyte）：胞体直径 10～16μm，胞质中充满嗜酸性颗粒，其他方面基本同中性晚幼粒细胞。

（3）嗜碱性晚幼粒细胞（basophilic metamyelocyte）：胞体直径 10～14μm，胞核呈肾形，轮廓不清楚，胞质内及核上有少量嗜碱性颗粒，胞质量常较少，呈淡蓝色。

5. 杆状核粒细胞（stab granulocyte）

（1）中性杆状核粒细胞（neutrophilic stab granulocyte）：胞体直径 10～15μm，圆形。胞核凹陷程度与假设圆形核直径之比大于 3/4，核弯曲呈两端钝圆、粗细均匀的带状，也可见核呈“S”形、“U”形或“E”形等；核染色质呈块状，呈深紫红色，副染色质明显。胞质丰富，充满粉红色的中性特异性颗粒。

（2）嗜酸性杆状核粒细胞（eosinophilic stab granulocyte）：胞体直径 11～16μm，胞质中充满嗜酸性颗粒，其他特点基本同中性杆状核粒细胞。

（3）嗜碱性杆状核粒细胞（basophilic stab granulocyte）：其胞体直径 10～12μm，胞核呈模糊杆状，胞质内及核上有少许嗜碱性颗粒。

6. 分叶核粒细胞（segmented granulocyte）

（1）中性分叶核粒细胞（neutrophilic segmented granulocyte）：胞体直径 10～14μm，圆形。胞核分叶状，常分 2～5 叶，核最窄处小于最宽处的 1/3，有时核虽分叶但叠加在一起。核染色质浓集呈较多小块状，呈深紫红色，副染色质明显。胞质丰富，呈淡红色，充满粉红色的中性特异性颗粒。

（2）嗜酸性分叶核粒细胞（eosinophilic segmented granulocyte）：胞体直径 11～16μm，胞核多分为 2 叶，胞质充满嗜酸性颗粒，其他特点基本同中性分叶核粒细胞。

（3）嗜碱性分叶核粒细胞（basophilic segmented granulocyte）：胞体直径 10～12μm。胞核可分叶或核轮廓不清楚。胞质常较少，胞质内及核上有少许嗜碱性颗粒。如果嗜碱性颗粒覆盖在核上而使核结构不清楚，可统称为成熟嗜碱性粒细胞。

（三）单核细胞系统

单核细胞系统（简称单核系）包括原始单核细胞、幼稚单核细胞和成熟单核细胞三个阶段。单核系一般具有以下特点：①胞体：常较大，可不规则或伪足状突起；②胞质：量多，灰蓝色，可有空泡、充满粉尘样颗粒；③胞核：大且常不规则，呈扭曲、折叠，核染色质比其他同期细胞细致、疏松。各阶段单核细胞形态学特点如下，并见图 4-6（彩图 11）。

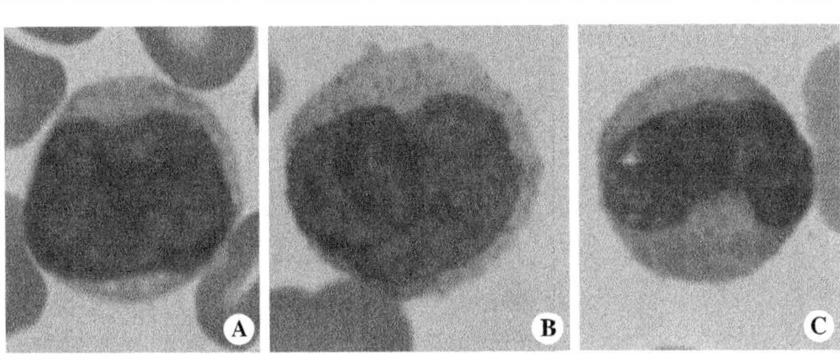

图 4-6　各阶段单核细胞

A. 原始单核细胞，B. 幼稚单核细胞，C. 成熟单核细胞

1. 原始单核细胞（monoblast）　胞体直径 15～25μm，圆形或不规则，有时可见伪足。胞核较大，约占细胞直径的 2/3，圆形或不规则形，可有折叠、扭曲；核染色质纤细、疏松，呈细丝网状，染淡紫红色；核仁 1～3 个（多为 1 个），大而清晰。胞质较多，呈灰蓝色或蓝色，不透明毛玻璃样，无或有少许颗粒。原始单核细胞分为Ⅰ型和Ⅱ型，分型方法类似原始粒细胞。

2. 幼稚单核细胞（premonocyte）　胞体直径 15～25μm，圆形或不规则，有时可有伪足。胞核常不规则，呈椭圆形、肾形，或有扭曲、折叠状，或有凹陷、切迹等；核染色质开始聚集呈丝网状，核仁模糊或消失。胞质增多，呈灰蓝色、不透明，可见细小紫红色的嗜天青颗粒和空泡。

3. 单核细胞（monocyte）　胞体直径 12～20μm，圆形或不规则，可见伪足。胞核不规则，呈扭曲、折叠状、大肠状，或呈肾形、马蹄形、S 形、分叶形、笔架形等；核染色质疏松，可呈条纹状或小块状，核仁消失。胞质多，呈浅灰蓝色或灰粉色，半透明如毛玻璃样，胞质内可见细小、分布均匀的灰尘样紫红色颗粒，常有空泡。

（四）淋巴细胞系统

淋巴细胞系统（简称淋巴系）包括原始淋巴细胞、幼稚淋巴细胞和淋巴细胞（分为小淋巴细胞和大淋巴细胞）三个阶段。淋巴系一般具有以下特征：①胞体：小，圆形或椭圆形；②胞质：少，呈蓝色或淡蓝色；③胞核：大且常偏位，核染色质由颗粒状淡紫红色到浓集成块的深紫红色。各阶段淋巴细胞形态学特点如下，见图 4-7（彩图 12）。

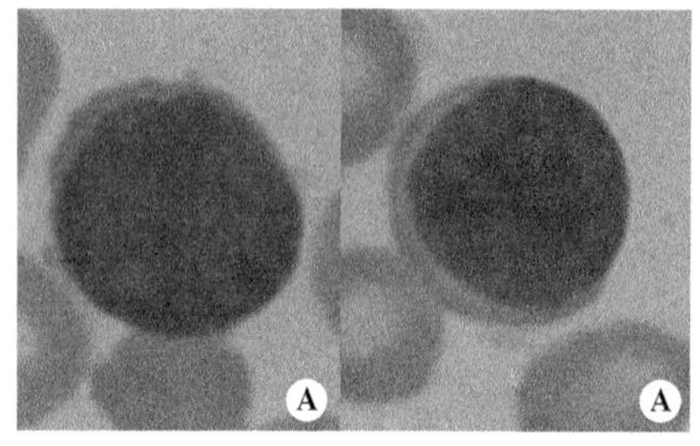

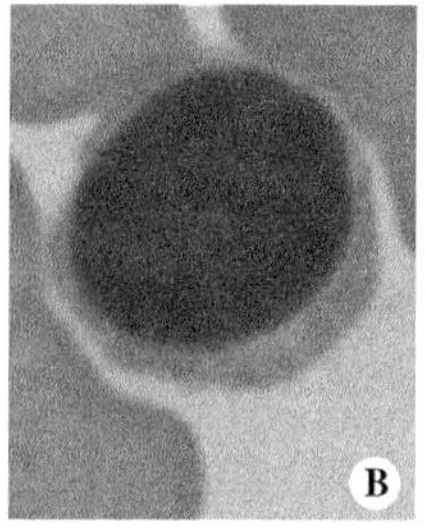

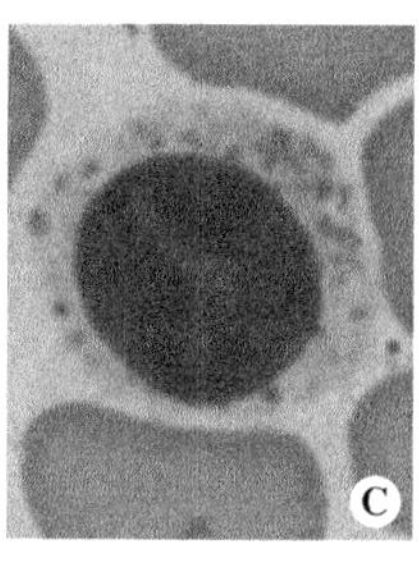

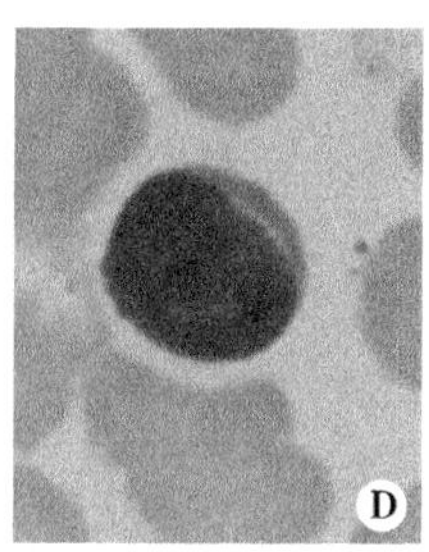

图 4-7　各阶段淋巴细胞

A. 原始淋巴细胞，B. 幼稚淋巴细胞，C. 大淋巴细胞，D. 小淋巴细胞

1. 原始淋巴细胞（lymphoblast）　胞体直径 10～18μm，圆形或椭圆形。胞核圆形或椭圆形，约占细胞直径的 4/5，多偏位。核染色质呈较粗的颗粒状，核仁 1～2 个，淡蓝色，较清楚。胞质少，蓝色，无颗粒，近核处可有一淡染区。

2. 幼稚淋巴细胞（prelymphocyte）　胞体直径 10～16μm，圆形或椭圆形。胞核圆形或椭圆形，偶有凹陷，核仁模糊或消失。核染色质较原始淋巴细胞粗。胞质较少，蓝色，偶有少许较粗大、分布不均的紫红色颗粒。

3. 淋巴细胞（lymphocyte）

（1）大淋巴细胞：胞体直径 12～15μm，圆形或椭圆形。胞核圆形或椭圆形，常偏于一侧；核染色质紧密而均匀，呈深紫红色，核仁消失。胞质较多，呈清澈的淡蓝色，可见少许紫红色嗜天青颗粒。

（2）小淋巴细胞：其胞体直径 6～10μm，圆形、椭圆形或蝌蚪形等。胞核较大，呈圆形或椭圆形，常有小切迹；核染色质聚集成大块状，结构紧密，副染色质不明显，核仁消失。胞质少或极少（颇似裸核），常呈淡蓝色，有时呈深蓝色，多无颗粒。

（五）浆细胞系统

浆细胞系统（简称浆系）的细胞由 B 淋巴细胞转化而来，B 淋巴细胞在一定条件下可母细胞化，形成原始浆细胞、幼稚浆细胞、浆细胞。浆系一般具有以下特点：①胞体：圆形或不规则；②胞质：丰富，深蓝色，泡沫感，常有核周淡染区；③胞核：圆形，偏位。各阶段浆细胞形态学特点如下，见图 4-8（彩图 13）。

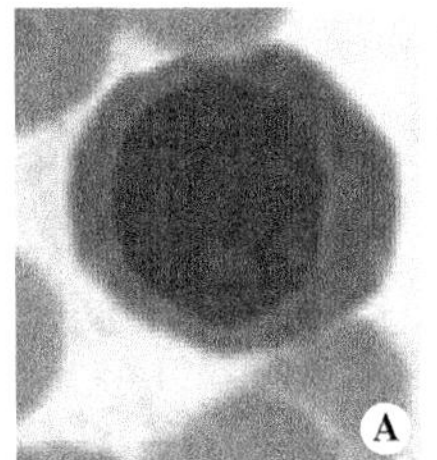
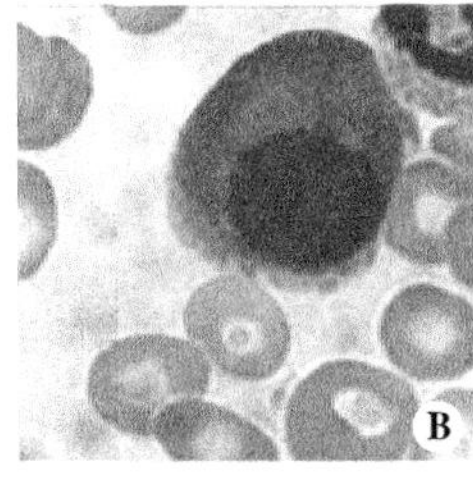
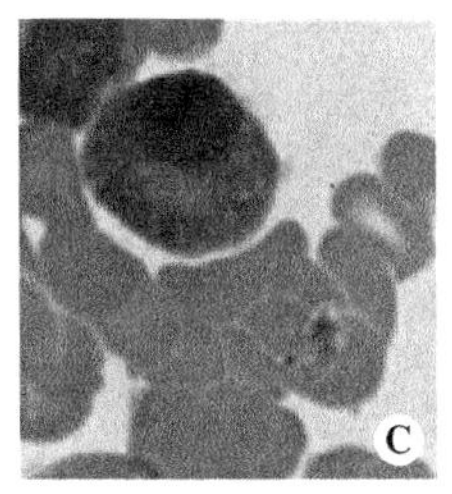

图 4-8　各阶段浆细胞

A. 原始浆细胞，B. 幼稚浆细胞，C. 成熟浆细胞

1. 原始浆细胞（plasmablast）　胞体直径 15～25μm，圆形或椭圆形。胞核圆形或椭圆形，占胞体的 2/3 以上，常偏位；核染色质染紫红色，均匀分散，呈粗颗粒状，核仁 2～5 个。胞质多，呈深蓝色，不透明，近核处有淡染区（呈半月形），无颗粒，可有空泡。

2. 幼稚浆细胞（proplasmacyte）　胞体直径 12～16μm，常呈椭圆形或圆形。胞核圆形或椭圆形，约占细胞的 1/2，常偏位；核染色质聚集，呈深紫红色，核仁模糊或无。胞质多，深蓝色，不透明，近核处有淡染区，有时可见空泡，偶有少许紫红色的颗粒。

3. 浆细胞（plasmacyte）　胞体直径 8～15μm，常呈椭圆形或不规则形。胞核圆形，较小且偏位，占胞体 1/3 左右，有时可见双核；核染色质聚集呈块状，副染色质较明显，呈典型的车轮状，无核仁。胞质丰富，呈不透明的深蓝色或蓝紫色，有泡沫浆，常有明显的核旁淡染区，偶见少许紫红色的颗粒。个别细胞因分泌黏蛋白使胞质呈红色或胞质边缘呈红色。

（六）巨核细胞系统

巨核细胞系统（简称巨核系）根据发育过程可分为原始巨核细胞、幼稚巨核细胞、颗粒型巨核细胞、产血小板型巨核细胞、裸核型巨核细胞及血小板，它是骨髓中最大的造血细胞，属于多倍体细胞。巨核细胞系统的形态特征为：①胞体：巨大（由小到大），不规则；②胞质：由少到多，深蓝色→浅蓝色→粉红色；颗粒细小，由少到多；③胞核：常巨大，成熟巨核细胞的胞核高度分叶且重叠。各阶段巨核细胞形态学特点如下，见图 4-9（彩图 14）。

1. 原始巨核细胞（megakaryoblast）　胞体直径 15～30μm，圆形或不规则形，常见胞质指状突起，周边常有少许血小板附着。胞核较大，占细胞的 4/5，圆形、椭圆形或不规则形，常有凹陷、折叠，胞核常 1～2 个；核染色质最粗颗粒状（与其他原始细胞比较），排列紧密，分布不均匀，呈紫红色；核仁 2～3 个，呈淡蓝色，常不清晰。胞质较少，深蓝色或蓝色，周边浓染，无颗粒。

2. 幼稚巨核细胞（promegakaryocyte）　胞体直径 30～50μm，常不规则，有伪足状突起。胞核大，形态不规则；核染色质粗糙，排列紧密；核仁常无。胞质较丰富，深蓝色或蓝色，近核处出现少许细小的淡紫红色颗粒而使该处呈淡红色。

3. 颗粒型巨核细胞（granular megakaryocyte）　胞体直径 40～70μm，有时可达 100μm 以上，常不规则，胞膜完整。胞核巨大，多呈不规则形，可见扭曲、重叠、分叶状或呈花瓣状；核染色质呈块状或条索状，无核仁。胞质极丰富，多为粉红色，充满细小、大小一致的淡紫红色颗粒；有的细胞胞质边缘无颗粒而呈较透明的淡蓝色区，形成外浆，而内浆充满颗粒。有时颗粒型巨核细胞周边有少许血小板附着，应注意与产血小板型巨核细胞加以鉴别。

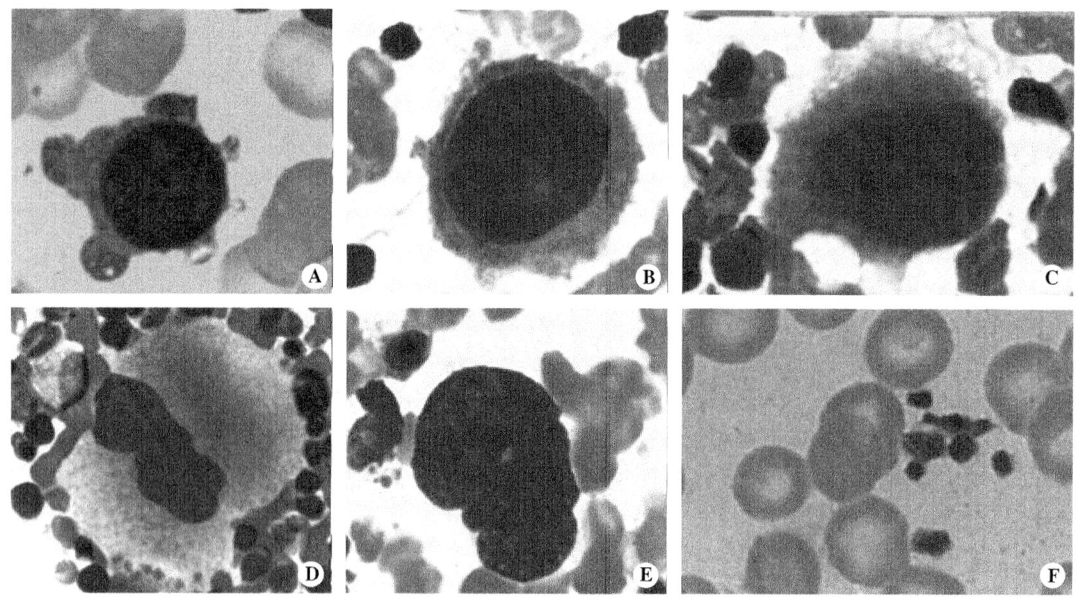

图 4-9　各阶段巨核细胞

A. 原始巨核细胞，B. 幼稚巨核细胞，C. 颗粒型巨核细胞，D. 产血小板型巨核细胞，E. 裸核型巨核细胞，F. 血小板

4. 产血小板型巨核细胞（thromocytogenic megakaryocyte）　胞体直径 40～100μm。胞核巨大、不规则，核分叶后常重叠；核染色质呈条索状或块状。胞质极丰富，淡红色，颗粒很多并可聚集呈簇（称为雏形血小板），胞膜不完整，其外侧常有释放的血小板。

5. 裸核型巨核细胞（naked megakaryocyte）　雏形血小板完全脱落后，形成裸核，早期与产血小板型巨核细胞的核结构相似，随着细胞的逐渐退化，染色质结构松散、模糊，最终被巨噬细胞吞噬消化。

6. 血小板（platelet）　胞体直径 2～4μm，星形、圆形、椭圆形、逗点状或不规则形，无胞核，胞质淡蓝色或淡红色，中心部位有细小、分布均匀的淡紫红色颗粒。由于血小板具有聚集性，故正常骨髓涂片上的血小板应成堆存在。

（七）其他细胞

骨髓中的其他细胞主要包括：成骨细胞、破骨细胞、内皮细胞、脂肪细胞、组织嗜碱细胞、吞噬细胞、组织细胞、成纤维细胞、退化细胞等。这些细胞属骨髓特有细胞，但在正常骨髓涂片中数量极少，若观察到这些细胞，提示骨髓取材良好。各种其他细胞形态学特点如下，见图 4-10（彩图 15）。

1. 成骨细胞（osteoblast）　胞体较大，直径 20～40μm，常为长椭圆形或不规则，常多个成簇分布，有时单个存在，胞体边缘清楚或呈云雾状。胞核椭圆形或圆形，常偏于一侧，呈粗网状，有 1～3 个较清晰的蓝色核仁。胞质丰富，深蓝色或淡蓝色，常有空泡，离核较远处常有椭圆形淡染区，偶见少许紫红色颗粒。成骨细胞又称为造骨细胞，与浆细胞有许多相似之处，而且有时单个存在，两者应注意鉴别。

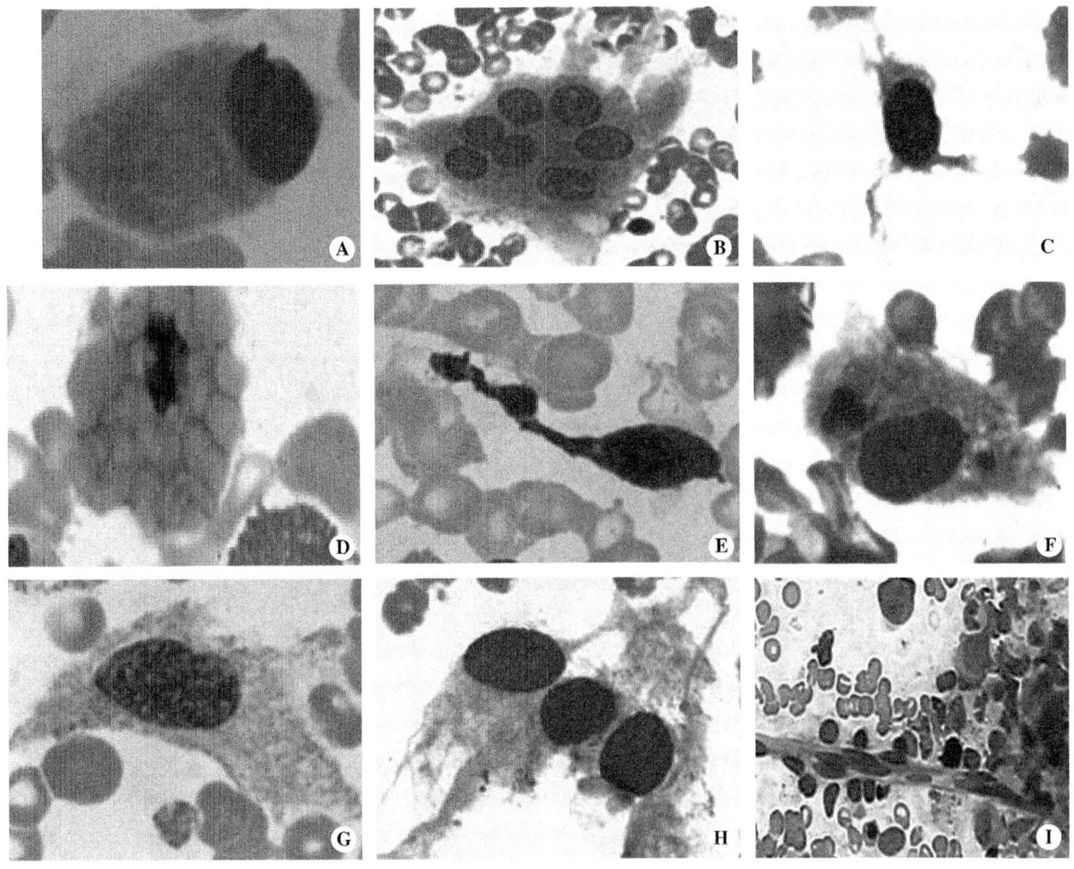

图 4-10　其他各种细胞

A. 成骨细胞，B. 破骨细胞，C. 内皮细胞，D. 脂肪细胞，E. 肥大细胞，F. 吞噬细胞，G. 网状细胞，H. 成纤维细胞，I. 纤维细胞

2. 破骨细胞（osteoclast）　为骨髓中最大的多核细胞之一。其胞体巨大，直径 60～100μm，形态不规则，边缘清楚或不整如撕纸状。胞核数常较多，1～100 个，椭圆形或圆形，核形态大小形似，彼此孤立，无核丝相连，核染色质呈粗网状，有 1～2 个较清晰的蓝色核仁。胞质极丰富，呈淡蓝色、淡红色或红蓝相间，胞质中有大量较细小淡紫红色颗粒或同时伴有粗大紫红色颗粒。破骨细胞需要与巨核细胞进行鉴别，两者最主要不同点是胞核。

3. 内皮细胞（endothelial cell）　胞体直径 25～30μm，极不规则，多呈长尾形、梭形，胞膜完整，边界清晰。胞核不规则、圆形或椭圆形，核染色质呈网状，多无核仁。胞质较少，分布于细胞的一端或两端，呈淡蓝色或淡红色，可有细小的紫红色颗粒。

4. 脂肪细胞（fatty cell）　是组织细胞摄取脂肪滴形成的，其胞体直径 30～50μm，圆形或椭圆形，胞膜极易破裂，边缘不整齐。胞核较小，常被挤在一边，形状不规则，核染色质致密，无核仁。胞质多，淡蓝色，胞质中充满大量大小不一的脂肪空泡。起初为小脂肪空泡，以后逐渐变大，最后融合成大脂肪空泡，中间有网状细丝。

5. 组织嗜碱细胞（tissue basophilic cell）　又称为肥大细胞（mast cell）。其胞体直径 12～20μm，蝌蚪形、梭形、圆形、椭圆形、多角形等。胞核较小、圆形，常被颗粒遮盖，核染色质块状，无核仁。胞质较丰富，充满粗大、圆形、排列紧密、大小一致、深紫红色的颗粒，胞质的边缘常可见突出的颗粒，有时胞体周围可见淡紫红色的红晕。有的组织嗜碱细胞胞质中颗粒排列非常致密，整个细胞呈黑色，易误认为异物而被忽略。

6. 吞噬细胞（phagocyte） 不是一种独立系统的细胞，而是胞体内包含有吞噬物质的一组细胞总称。具有吞噬功能的细胞包括：单核细胞、组织细胞、粒细胞、内皮细胞、纤维细胞等。吞噬细胞的胞体大小和形态极不一致，由吞噬物的类型及多少而定。其胞核圆形、椭圆形或不规则形，常一个核，有时双核或多核，核常被挤至细胞的一侧，核染色质较疏松，核仁有或无；胞质多少不一，淡蓝色，常有空泡，并有数量不等的吞噬物，吞噬物包括：色素、颗粒、有核细胞、红细胞、血小板、碳核、细菌等。有时吞噬细胞呈成堆存在。

7. 网状细胞（reticulum cell） 是一组异质性细胞群体，包括组织细胞及其他细胞如血窦外膜细胞，光学显微镜难以区分，必须借助于电镜、免疫组化等方法加以区分。其胞体大小不一（通常较大），为长椭圆形或不规则，长轴可达直径 20～50μm 以上，胞膜不完整，边缘多不整齐呈撕纸状（常与黏性很大的间质粘在一起，故抽出时常遭破坏）。胞核常呈椭圆形，核染色质粗网状，常有 1～2 个较清晰的蓝色核仁。胞质较丰富，淡蓝色，有少许紫红色颗粒，有时含有吞噬的色素颗粒、脂肪滴、血细胞、细菌等。

8. 成纤维细胞（fibroblast）**及纤维细胞**（fibrocyte） 成纤维细胞能合成纤维和基质，还能合成胶原蛋白、弹性蛋白，这些物质及成纤维细胞等可构成造血微环境。成纤维细胞功能处于不活跃状态时称纤维细胞，两者在一定条件下可互相转化。成纤维细胞的形态特点为：其胞体呈扁平星状或梭形；胞核呈卵圆形，有 1～2 个核仁；胞质较多，微嗜碱性。纤维细胞是骨髓中最大的多核细胞之一，其胞体大，此种细胞非常黏稠，涂片时常常被拉成一长条状，长轴直径可达 200μm 以上。常有多个至数十个、大小形态相同的椭圆形胞核，核染色质细、粗网状，核仁 1～2 个。胞质极丰富，呈淡红色或淡蓝色，多分布于细胞两端。胞质内含纤维网状物、浅红色颗粒及少许紫红色颗粒。

9. 退化细胞 退化细胞是细胞衰老退化所致，如核溶解、核固缩的细胞等，但是涂片中核溶解的退化细胞多数是由于推片时使细胞破碎所致。见图 4-11（彩图 16）。

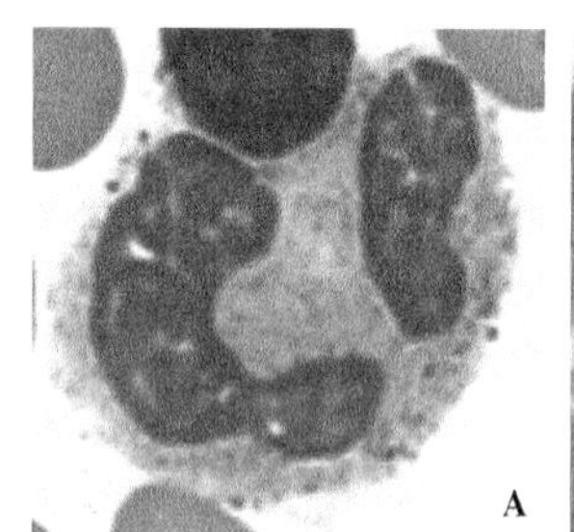

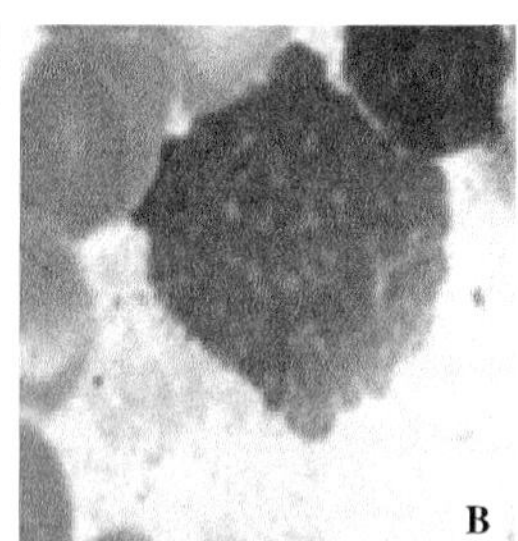

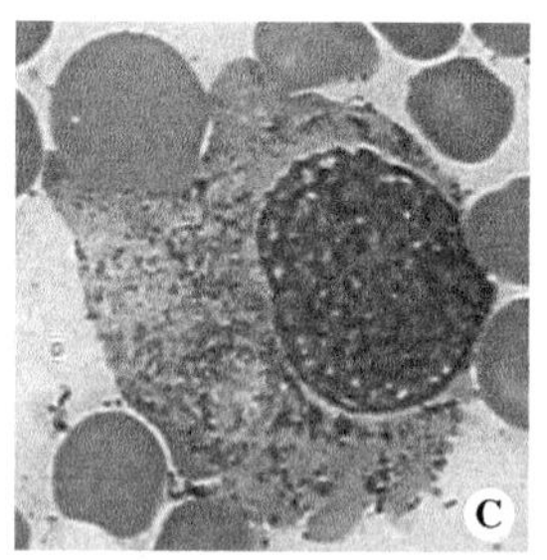

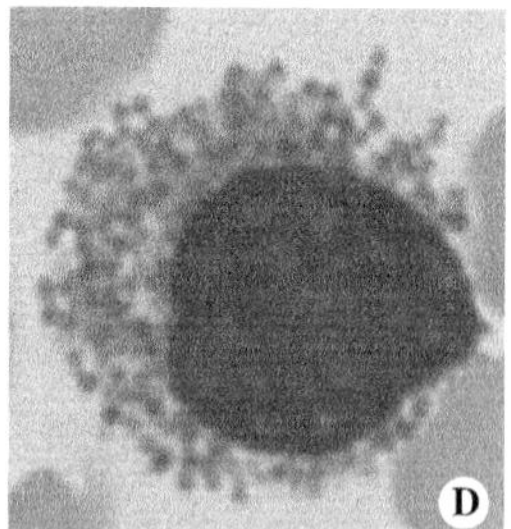

图 4-11 各种退化细胞

A. 核溶解的退化细胞，B. 涂抹细胞，C. 退化的早幼粒细胞，D. 组织嗜酸细胞

（1）核溶解的退化细胞：胞体变大，胞膜不完整，胞核也变大，核膜也常不完整，核染色结构不清楚或无结构的均匀状，胞核浅染。

（2）涂抹细胞：大小不一，通常只有一个退化的核而无胞质，胞核肿胀，结构常模糊不清，染成均匀的淡紫红色。

（3）Ferrata 细胞：为晚期早幼粒或早期中幼粒细胞在推片时人为地被推散所致的退化细胞。其胞体大，胞膜破裂、边缘不整齐，细胞扁平而无立体感。胞核较大，卵圆形，核染色质粗网状，着色较淡，常可见1～3个核仁，有时核膜不完整。胞质淡蓝色，其间散布许多嗜天青颗粒，呈推散状分布。

（4）组织嗜酸细胞：细胞较大，外形不规则。胞核呈圆形或椭圆形；核染色质呈网状，常可见核仁。胞质丰富，充满嗜酸性、粗大的橘红色颗粒，常见细胞膜破坏、颗粒散落。有人将破坏的嗜酸性粒细胞也称为嗜酸性Ferrata细胞。

（八）骨髓象中形态相似细胞的鉴别

（1）各种原始细胞较相似，需要加以鉴别，见表4-4。

表4-4　各种原始细胞的鉴别

鉴别点	原始淋巴细胞	原始粒细胞	原始单核细胞	原始红细胞	原始浆细胞	原始巨核细胞
胞体	10～18μm	10～20μm	14～25μm	15～25μm	15～25μm	15～30μm
形态	圆、类圆	圆、椭圆	圆形、不规则，可伪足突起	圆形，常有瘤状突起	圆、椭圆	圆形、不规则，常有指状突起
核形	（类）圆形	圆形	圆形、不规则，可扭曲、折叠	圆形	圆形	圆形、椭圆形或不规则
核位置	居中或偏位	居中或偏位	居中或偏位	居中	偏位	居中或偏位
核仁	1～2个、小 边界较清楚	2～5个、小 边界清楚	1个、大 边界清楚	1～3个、较大 边界欠清楚	2～5个 边界清楚	2～3个 边界模糊
染色质	颗粒状	细颗粒状	纤细疏松	粗颗粒状	粗颗粒状	较细，排列紧密
胞质	少	较少	较多	较多	丰富	较少
颜色	蓝色	蓝色	蓝色或灰蓝色	深蓝色	深蓝色	深蓝色或蓝色
颗粒	无	无或少许	无或少许	无	无	无
其他	/	/	有时胞质中可见空泡	胞质中常有假颗粒	可有空泡、核旁淡染区	胞体周围常有血小板附着，有时双核

（2）原始单核细胞应注意与原始粒细胞、原始淋巴细胞鉴别，详见表4-5。

表4-5　原始单核细胞与原始粒细胞、原始淋巴细胞的鉴别

鉴别点	原始单核细胞	原始粒细胞	原始淋巴细胞
	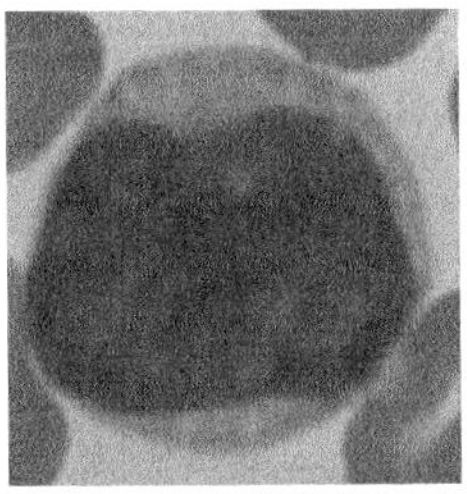	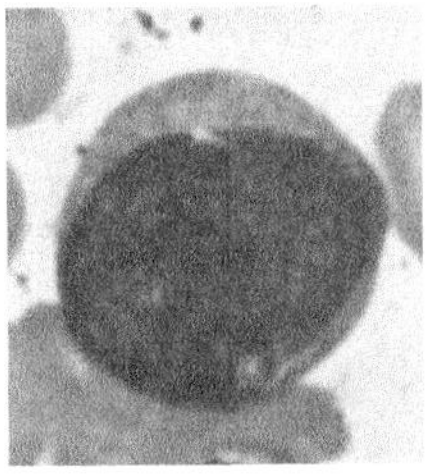	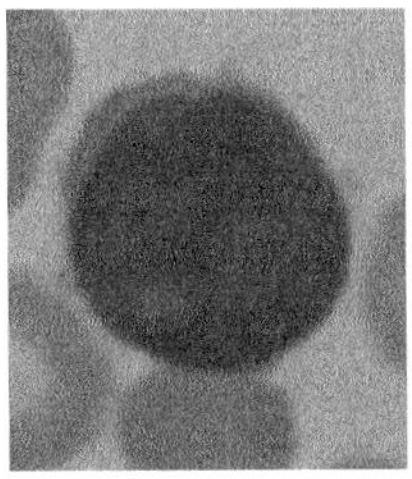
胞体	大，14～25μm 圆或不规则，可有伪足	中等，10～20μm 规则（圆或椭圆）	小，10～18μm 规则（圆形或类圆形）

续表

鉴别点	原始单核细胞	原始粒细胞	原始淋巴细胞
	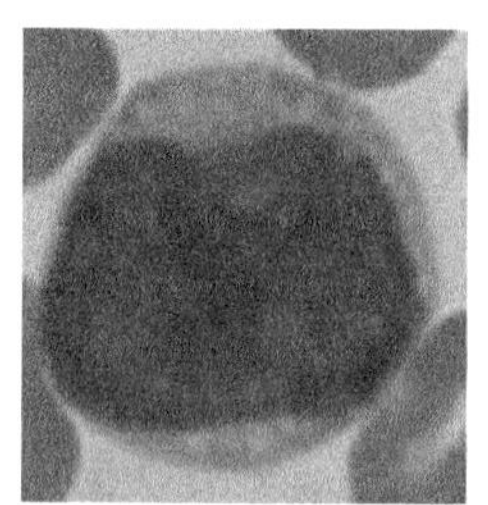	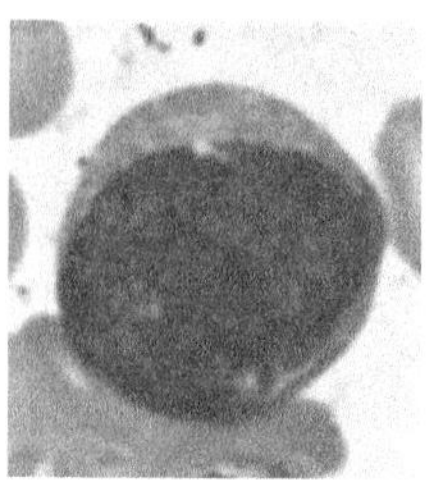	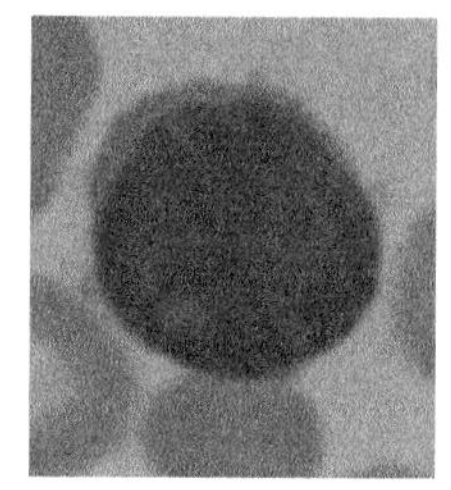
核形	规则或不规则，常折叠、偏位	规则（圆或椭圆）	规则（圆形或类圆形）
核仁	1～3个（常为1个），大而清晰	2～5个，小而清晰	1～2个，较清晰
染色质	纤细、疏松，呈细丝网状，有起伏不平感，无厚实感	细颗粒状，分布均匀，有轻度厚实感	颗粒状，排列紧密，分布不均匀，有明显厚实感
胞质量	较多	较少	少或很少
颜色	蓝色或灰蓝色	蓝色或深蓝色，透明	蓝色，透明

（3）小淋巴细胞应注意与中幼红细胞、浆细胞鉴别，详见表4-6。

表4-6　浆细胞、中幼红细胞和小淋巴细胞的鉴别

鉴别点	浆细胞	中幼红细胞	小淋巴细胞
	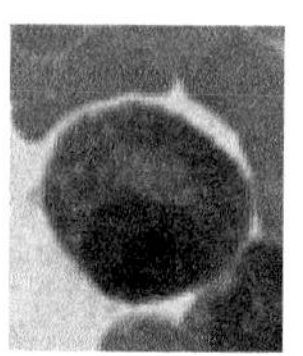	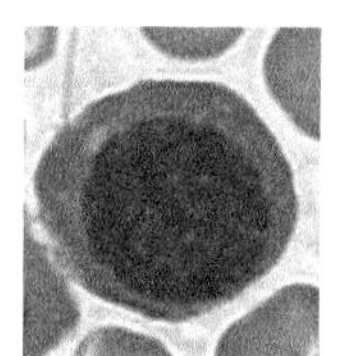	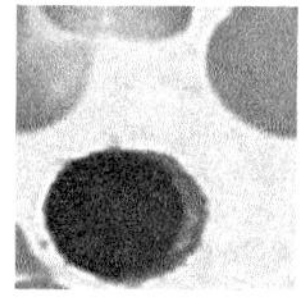
胞体	8～15μm，椭圆形	8～15μm，圆形	6～9μm，（类）圆形、蝌蚪形
胞质量	丰富	多（围绕核周）	少或极少（位于局部）
颜色	多呈深蓝色，个别呈红色	灰蓝色、灰红色	多呈浅蓝色
颗粒	偶有紫红色颗粒	无，有时可有嗜碱性点彩	常无颗粒，但有时可有少许
核形	圆形	圆形	有小切迹、类圆形或圆形
核位置	常偏位	常居中	居中或偏位
核仁	无	无	消失
染色质	块状，副染色质较明显	块状，副染色质明显	块状，副染色质不明显
其他	有核旁淡染区，泡沫浆	常无空泡	有时可见胞质突起

（4）成骨细胞与浆细胞鉴别要点，详见表4-7。

表 4-7 成骨细胞与浆细胞的鉴别

鉴别点	成骨细胞	浆细胞
	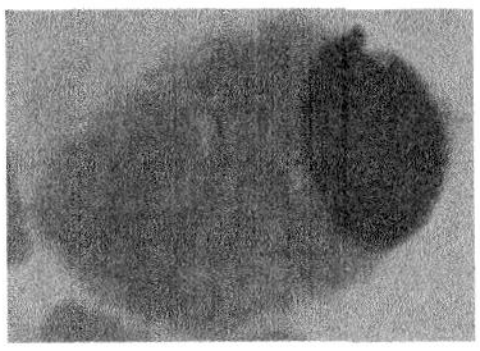	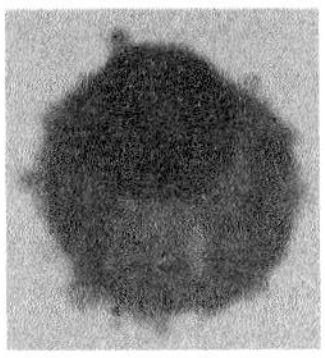
胞体大小	20～40μm	8～15μm
胞体形态	长椭圆形或不规则，边缘清楚或呈云雾状	圆形或椭圆形
胞质	丰富（较浆细胞多），常呈深蓝色	丰富，多呈深蓝色，个别呈红色
染色质	粗网状	块状
核仁	常有，1～3 个	无
淡染区	距核较远处，呈椭圆形	核旁，呈半月形
存在方式	常成堆存在，有时单个散在	常单个散在，有时成堆存在

（5）破骨细胞应注意与巨核细胞鉴别，详见表 4-8。

表 4-8 破骨细胞和巨核细胞的鉴别

鉴别点	破骨细胞	巨核细胞
	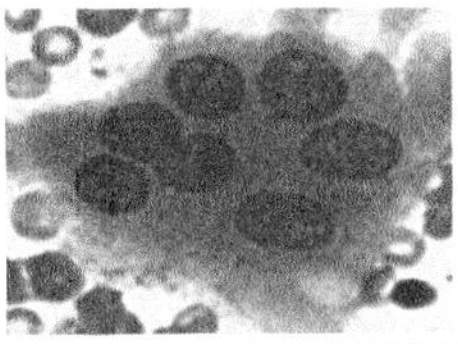	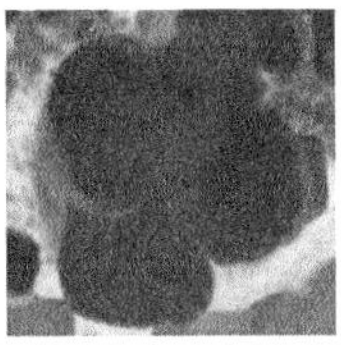
核形	圆或椭圆，1～100 个，彼此孤立，无核丝相连	不规则形，高度分叶，但彼此重叠，常分不清核叶数，如分叶常可见核丝
染色质	粗网状	条状或块状
核仁	每个核常有 1～2 个、较清楚	无
颗粒	有大量较细小、大小一致的淡紫红色颗粒或同时伴有粗大的紫红色颗粒	有大量较细小、大小一致的淡紫红色颗粒

（九）病理情况下骨髓细胞

在病理情况下，各系统中的血细胞会发生形态变化，如出现棒状小体、柴捆细胞、异常早幼粒细胞、异常中幼粒细胞、粒细胞巨幼（样）变、双核粒细胞、环形核粒细胞、粒细胞分叶过多或过少、粒细胞颗粒减少、粒细胞毒性改变，有核红细胞巨幼（样）变、有核红细胞缺铁改变、双核及多核幼红细胞、豪周小体、异常红细胞、小巨核细胞、多圆核巨核细胞、异常血小板、异型淋巴细胞、骨髓瘤细胞、戈谢细胞、尼曼-匹克细胞等等，各种异常血细胞形态特点详见相应的疾病。

二、外周血细胞形态学检验

造血系统等疾病会导致外周血中血细胞的数量、形态、功能等发生变化，因此血象检验与骨髓象检验两者密切相关。临床上做骨髓细胞学检验时，应同时送检外周血涂片（尤其是初诊和复诊的患者）。

（一）血涂片检验步骤及内容

1. 血涂片制备及染色 见临床基础检验学。

2. 计数与分类 计数、分类至少 100 个有核细胞，同时注意各种细胞（包括红细胞和血小板）的形态，并要观察整张血涂片的其他部位（尤其是尾部和边缘部位）。血涂片观察内容为：

（1）粒细胞系统：观察中性杆状核粒细胞、中性分叶核粒细胞、嗜酸性粒细胞和嗜碱性粒细胞的数量及形态，注意有无原始粒细胞、幼稚粒细胞、棒状小体、粒细胞毒性改变、粒细胞分叶过度或过少、颗粒减少、双核、巨幼（样）变等。

（2） 红细胞系统：观察有无幼稚红细胞。同时应注意观察成熟红细胞大小、形态、中央淡染区、色泽、内含物（包括疟原虫）及排列方式，注意有无大红细胞、小红细胞、多色性红细胞、点彩红细胞、红细胞碎片、球形红细胞、椭圆形红细胞、口形红细胞、靶形红细胞、泪滴形红细胞、皱缩红细胞及豪周小体、卡波氏环等数量。

（3）淋巴细胞系统：观察淋巴细胞数量及形态，有无原始淋巴细胞、幼稚淋巴细胞及异型淋巴细胞等。

（4）单核细胞系统：观察单核细胞数量及形态，注意有无原始单核细胞、幼稚单核细胞、棒状小体等。

（5）巨核细胞系统：观察血小板数量、大小、形状、颗粒、聚集性、浆色等形态学特点。注意有无大血小板、巨大血小板、畸形血小板和巨核细胞。

（6）其他：有无寄生虫及其他细胞，如疟原虫、浆细胞、淋巴瘤细胞、吞噬细胞等。

3. 计算结果 计算出各阶段细胞的百分比，并填入骨髓报告单的血涂片栏中。

4. 描述血涂片特征 一般需要描述涂片中有核细胞总数情况，以何种细胞为主，形态如何。成熟红细胞形态，血小板形态、数量及分布情况，有无寄生虫及其他明显异常细胞等。

（二）血涂片检验的重要性

不同疾病其血象或骨髓象存在着不同或相同之处。因此，观察血涂片对疾病诊断和鉴别诊断具有非常重要的意义。两者关系主要有以下五种情况：

1. 骨髓象相似而血象有区别 如溶血性贫血、缺铁性贫血和急性失血的骨髓象相似，均以中、晚幼红细胞增生为主，但血象有明显区别，溶贫血象中可见大量破碎及形态各异的红细胞，缺铁性贫血可见小细胞低色素红细胞，急性失血性贫血可见正常细胞正常色素红细胞；神经母细胞瘤骨髓转移时，骨髓中神经母细胞呈弥散性增多，与急性粒细胞白血病相似，但前者血象中中性粒细胞增多伴左移，后者白细胞增多伴原始粒细胞及早幼粒细胞增多；某些恶性肿瘤所致类白血病反应，其骨髓象与慢性粒细胞白血病相似，但血象中白细胞增多不及慢性粒细胞白血病显著。

2. 骨髓象有区别而血象相似 如传染性淋巴细胞增多症和慢性淋巴细胞白血病的血象中皆有小淋巴细胞增多，但前者骨髓中淋巴细胞稍增多，而后者骨髓中淋巴细胞却明显增多，因此骨髓象检查是区分两者的重要方法。

3. 骨髓象变化不显著而血象有显著异常 如传染性单核细胞增多症，其骨髓中的异型淋巴细胞少见，而血象中异型淋巴细胞常大于20%。

4. 骨髓象有显著异常而血象变化不显著 如多发性骨髓瘤、戈谢病、尼曼-匹克病，其骨髓中分别可见到特异性的骨髓瘤细胞、戈谢细胞、尼曼-匹克细胞，但血象中很难见到。

5. 血象中细胞较骨髓中细胞成熟 血象中血细胞来源于骨髓，因此白血病时血象中的白血病细胞较骨髓中成熟、较易辨认，故结合血象可辅助白血病细胞类型的判断。

三、骨髓细胞形态学检验

骨髓细胞检验可通过细胞形态学、细胞生物化学、细胞免疫学、细胞遗传学等多种手段进行检查，而细胞形态学又可有普通光学显微镜、相差显微镜、荧光显微镜、透视电镜、扫描电镜等多种检验方法，其中普通光学显微镜检验是最简单、最实用的，通过骨髓细胞学检验可以了解骨髓中各种血细胞数量、形态以及有无异常细胞等，从而协助诊断疾病、观察疗效及判断预后。骨髓细胞形态学检验包括骨髓常规检验（细胞分类）和骨髓特殊检验（细胞化学染色），下面介绍骨髓常规检验。

（一）骨髓常规检验的临床应用

1. 适应证 骨髓细胞学检验是诊断血液系统疾病的最重要手段，临床出现下列情况时，可进行骨髓细胞学检查。

（1）出现不明原因的外周血细胞数量及成分异常：如一系、二系或三系增多，一系、二系或三系减少，一系增多伴二系减少、外周血中出现原始细胞、幼稚细胞、异常细胞等。

（2）出现原因不明的发热、肝大、脾大、淋巴结肿大等。

（3）出现原因不明的骨痛、骨质破坏、肾功能异常、黄疸、紫癜、血沉明显增加等。

（4）血液系统疾病定期复查，化疗后的疗效观察。

（5）其他：骨髓活检、骨髓细胞表面抗原测定、造血干/祖细胞培养、血细胞染色体核型分析、电镜检查、骨髓移植、微量残留白血病测定、微生物培养（如伤寒、副伤寒、败血症）及寄生虫学检查（如疟疾、黑热病）等。

2. 禁忌证 骨髓常规检查的绝对禁忌证极少，出现下列情况应予以注意：

（1）有出血倾向或凝血时间明显延长者不宜做，而严重血友病患者应禁忌。

（2）由于血小板减少引起的出血时间延长，完成穿刺后必需局部压迫止血。

（3）晚期妊娠的妇女做骨髓穿刺时应慎重。

（4）小儿或不合作患者不宜做胸骨穿刺。

骨髓常规检查的临床应用主要包括两方面：①明确诊断血液系统疾病：可以明确诊断各种白血病、再生障碍性贫血、巨幼细胞贫血、尼曼-匹克病、戈谢病、多发性骨髓瘤、骨髓转移癌等；②协助诊断缺铁性贫血、溶血性贫血、感染性贫血、肾性贫血、脾功能亢进、特发性血小板减少性紫癜、恶性淋巴瘤的骨髓浸润、骨髓增生异常综合征等；③提高疟疾、黑热病、弓形虫及真菌等疾病的诊断率；④观察疗效及判断病情，通过复查可作出骨髓完全缓解、部分缓解、复发等意见。

（二）骨髓穿刺

1. 穿刺部位的选择 骨髓穿刺部位选择一般要从以下几个方面考虑：①骨髓腔中红髓应丰富；②穿刺部位应浅表、易定位；③应避开重要脏器。故临床上成人最为理想的穿刺部位是髂骨上棘（包括髂骨前、髂骨后上棘），其他穿刺部位包括胸骨、胫骨等。各种骨髓穿刺部位的特点详见表 4-9。

表 4-9 各种骨髓穿刺部位的特点

穿刺部位	特点
髂骨后上棘	此部位骨质薄、髓腔大，易进针，骨髓液丰富，被血窦血稀释的可能性小，故髂骨后上棘为临床上骨髓穿刺的首选部位。
髂骨前上棘	此部位骨质硬、髓腔小，故易导致穿刺失败，所以髂骨前上棘常用于翻身困难、需多部位穿刺等患者。
胸骨	胸骨是人体骨髓造血功能最旺盛的部位，但胸骨骨板薄，髓腔狭小，后方有重要脏器，故胸骨穿刺时必须十分谨慎，避免发生意外。当其他常规部位穿刺取材不佳时，可考虑胸骨穿刺。
胫骨	小于 3 岁的患者可选择胫骨粗隆。
其他部位	包括腰椎棘突穿刺、定位穿刺。定位穿刺是指直接穿刺有症状的部位，如局部压痛处、X 线下可疑病灶等，用于骨髓转移癌、浆细胞瘤等。

2. 穿刺步骤及注意事项

（1）骨髓穿刺步骤

1）穿刺前，操作人员应在穿刺部位进行穿刺位点的标记。

2）用碘伏、75%乙醇常规消毒穿刺部位及周围皮肤。

3）打开已消毒的骨髓穿刺包，带上无菌手套，对准穿刺部位铺上包内的孔巾。

4）用 2%利多卡因溶液进行局部麻醉。先在皮肤上打个小皮丘，然后与皮肤垂直进针，边进针边注射麻醉药，直至麻醉到骨膜。然后局部按摩使麻醉药充分、快速地发挥作用。

5）从穿刺包中取出骨髓穿刺针，套上针心，准备穿刺。

6）不同穿刺部位穿刺方法不同。例如髂后上棘穿刺方法为：患者侧卧或俯卧，在第 5 腰椎水平旁开 2～4cm，髂后上棘一般在臀部上方突出的部位，术者左手拇指及食指分别固定皮肤，针尖进到骨膜后，再进 0.5～1.0cm 即可。

7）穿刺针进入髓腔后，取出针芯，接 20ml 干燥注射器的针筒，迅速抽吸骨髓液 0.2ml 左右，抽吸完毕后取下针筒迅速插回针芯，并将针筒内的骨髓液注射在玻片上。

8）取玻片上骨髓小粒丰富的骨髓液部分制作骨髓涂片，骨髓涂片制备基本同血涂片，要求头体尾分明、厚薄均匀、两边留有空隙。

9）拔出穿刺针，局部敷以无菌纱布，用胶布固定。

（2）骨髓穿刺的注意事项

1）操作过程中应严格遵循无菌操作，穿刺用具应经高压灭菌处理，且应清洁、干燥，抽吸用具连接要紧密，以便抽吸。

2）骨髓液抽吸量一般 0.2～0.3ml 为宜，过多易造成骨髓稀释。骨髓液采集后应迅速涂片，以免凝固。若需作细菌培养或其他检查，也应先抽少量涂片，然后再抽所需量。

3）骨髓涂片一般送检 8～10 张。临床怀疑为急性白血病初诊患者应送 10 张以上骨髓涂片，因为急性白血病患者除需要做常规形态学检查外，还需要做一系列细胞化学染色。

4）干抽（dry tap）是指非技术错误或穿刺位置不当而抽不出骨髓液或只抽到少量血液。常见于：原发性或继发性骨髓纤维化；骨髓极度增生，细胞过于紧密结实，如白血病、真性红细胞增多症；骨髓增生减低，如再生障碍性贫血；肿瘤骨髓浸润，如恶性淋巴瘤、多发性骨髓瘤、骨髓转移癌等。当发生干抽时，在针头有时有少量骨髓组织，可用针心将其推出，制作一张涂片供检查。出现干抽，若病人外周血有幼稚红细胞或白细胞，肝脾又肿大，则提示可能有骨髓纤维化、白血病、恶性淋巴瘤；若脾不肿大，外周血有幼稚细胞，可示癌转移；若脾不肿大，外周血又无幼稚细胞，则可能是再生障碍性贫血。

5）为了更好地配合骨髓检查，初诊患者务必同时送检外周血涂片 3～4 张。外周血涂片的制备方法基本同骨髓涂片。

6）标本的标记　申请者应在骨髓涂片上做好一一对应的标记，以免在运送、检查过程中出现标本调换的错误而导致医疗差错的发生。

3. 骨髓取材情况的判断

（1）取材满意：①抽吸骨髓液时，患者感到有瞬间的酸痛感（有的患者无这种感觉）；②抽出的骨髓液中有较多的黄色小粒（多为骨髓小粒，有的是脂肪）；③显微镜下涂片中可见较多骨髓特有细胞：幼稚粒细胞、有核红细胞、巨核细胞、浆细胞、成骨细胞、破骨细胞、脂肪细胞、肥大细胞、组织细胞、吞噬细胞等；④中性杆状核粒细胞/分叶核粒细胞比值大于外周血二者之比，有核细胞数大于外周血有核细胞数。

（2）取材失败（即骨髓稀释）：如抽吸骨髓液时混进血液，骨髓小粒、油滴少或不见，骨髓特有细胞少，有核细胞少，成熟细胞/幼稚细胞＞3/5，称为骨髓部分稀释；如抽出的骨髓液与血涂片的细胞成分完全一样，称为骨髓完全稀释。

（三）骨髓细胞学检验

选择骨髓小粒多、涂片制备良好的骨髓涂片（见图 4-12，彩图 17），进行瑞氏染色，然后选择染色好的涂片在显微镜下进行观察，见图 4-13（彩图 18）。

1. 低倍镜视野检查

（1）观察取材、涂片、染色情况：取材良好的标本可见骨髓小粒及油滴，选择满意的区域进行有核细胞分类、计数。

（2）判断骨髓增生程度：骨髓中有核细胞的多少可以反映出骨髓增生程度。骨髓增生程度分级没有统一标准，有三级、五级、七级、八级等分类方法，但一般采用五级分类法，即分为增生极度活跃、增生明显活跃、增生活跃、增生减低及增生极度减低。五级分类法有多种分类方法，详见表 4-10、图 4-14（彩图 19）。

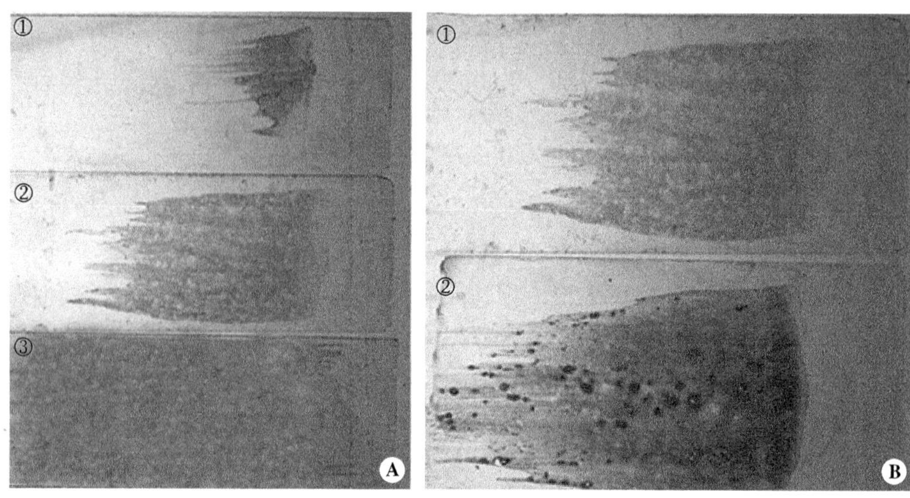

图 4-12 瑞氏染色的骨髓涂片

A. 涂片 2 涂片长短、厚薄适宜，片膜居中，符合要求，B. 取材：涂片 2 取材好，有较多骨髓小粒

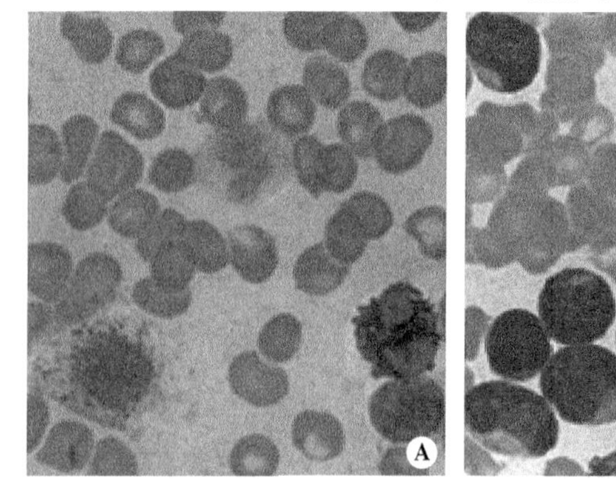

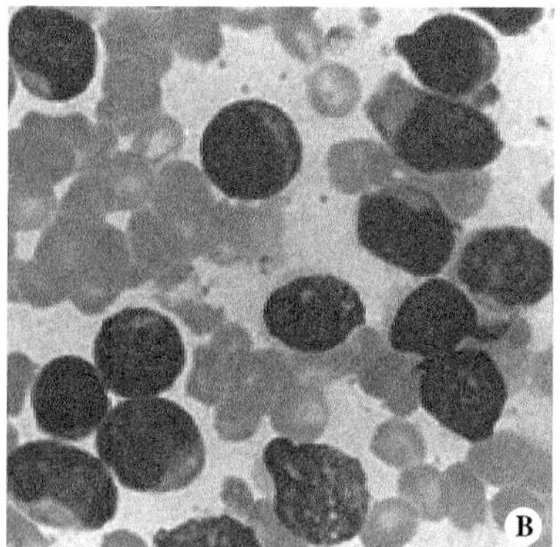

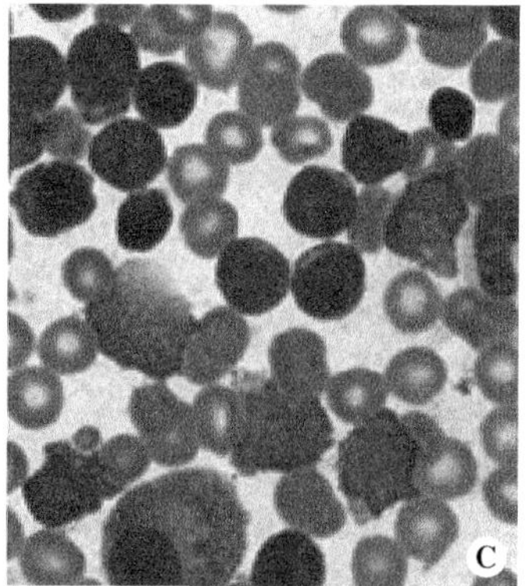

图 4-13 染色结果观察评价

A. 染色偏酸，B. 染色较好，C. 染色偏碱

表 4-10 骨髓增生程度五级分类法及标准

分级	有核细胞/红细胞	有核细胞数/一个高倍镜视野	临床意义
增生极度活跃	1：1	＞100	各种白血病
增生明显活跃	1：10	50～100	各种白血病、增生性贫血
增生活跃	1：20	20～50	健康人、贫血
增生减低	1：50	5～10	造血功能低下
增生极度减低	1：200	＜5	急性再生障碍性贫血

注：一个高倍镜下有核细胞数 10～20 个是空档，检验者应根据具体情况（如年龄）等进行判断。

（3）计数巨核细胞：由于巨核细胞胞体大、全片数量少（尾部及边缘部位较多），故巨核细胞的计数一般在低倍镜下进行，见图 4-15（彩图 20），但巨核细胞的分期需在油镜或高倍镜下进行。

（4）异常细胞筛查：观察全片有无体积较大或成堆分布的异常细胞，尤其注意观察血膜尾部及边缘部位，如戈谢细胞、尼曼-匹克细胞、海蓝组织细胞、恶性淋巴瘤细胞、骨髓转移癌细胞、异常组织细胞、巨大多核骨髓瘤细胞等，见图 4-16（彩图 21）。

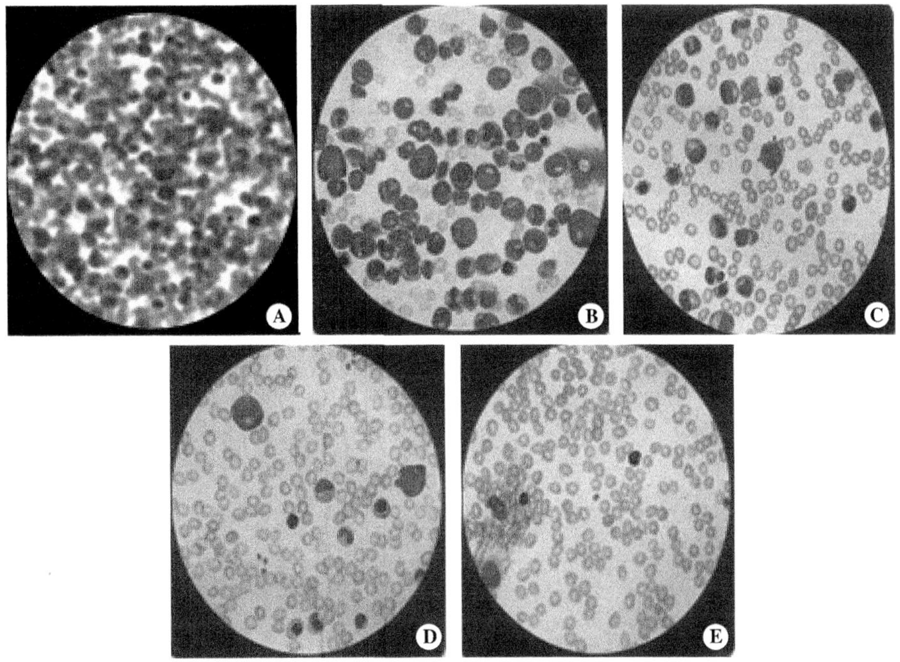

图 4-14 骨髓增生程度

A. 增生极度减低，B. 增生减低，C. 增生活跃，D. 增生明显活跃，E. 增生极度活跃

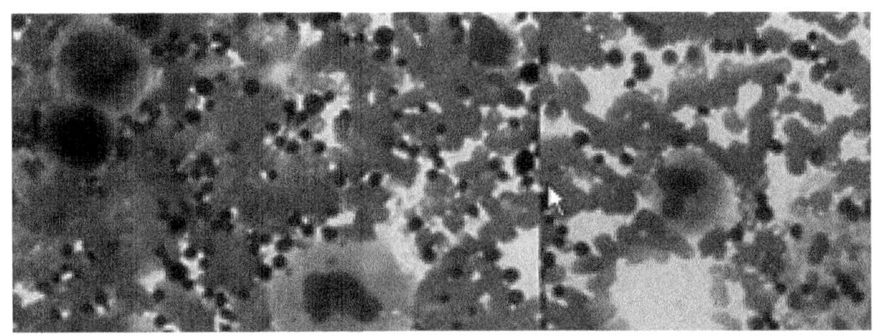

图 4-15 低倍镜下巨核细胞

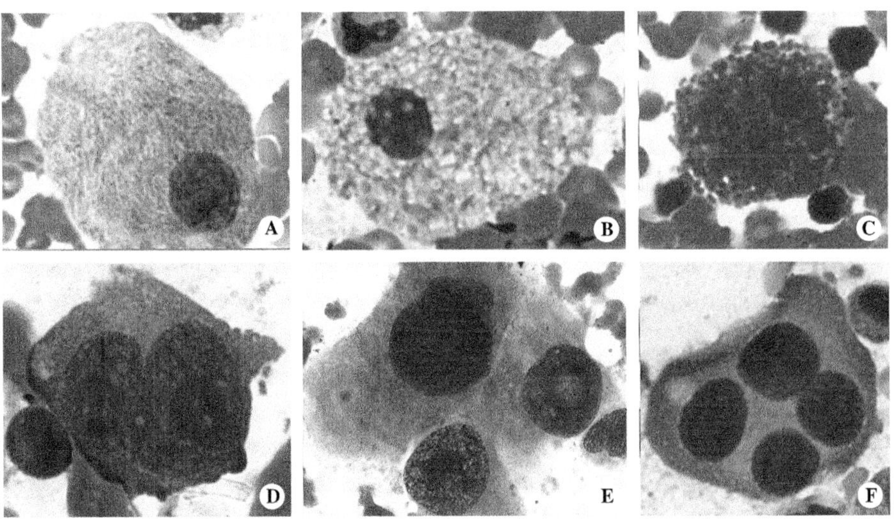

图 4-16 骨髓涂片异常细胞

A. 戈谢细胞，B. 尼曼-匹克细胞，C. 海蓝组织细胞，D. 霍奇金淋巴瘤细胞，E. 骨髓转移癌细胞，F. 多发性骨髓瘤细胞

2. 油镜视野检查 首先观察各系增生程度、形态、大致比例等情况，得出初步诊断意见，然后再进行细胞分类、计数及形态观察，必要时细胞分类、计数应在细胞化学染色后再进行。

（1）有核细胞计数及分类见表 4-11。

表 4-11 骨髓有核细胞计数及分类

计数的部位	应选择厚薄合适且均匀、细胞结构清楚、红细胞呈淡红色、背景干净的部位进行计数，一般在体尾交界处
计数的秩序	计数要有一定顺序，以免出现有些视野重复计数的现象
计数的细胞	计数的细胞包括除巨核细胞、破碎细胞、分裂象以外的其他有核细胞
计数的数目	至少计数 200 个有核细胞。增生明显活跃以上者最好计数 500 个；对于增生极度减低者可计数 100 个

由于涂片中巨核细胞较少，一般不归入骨髓细胞有核细胞计数范围，而是单独对巨核细胞计数和分类。通常计数全片或 $1.5\times3.0cm^2$ 的血膜上中巨核细胞数并分类一定数量巨核细胞。巨核细胞这种计数方法不够准确，但可供临床参考。

（2）细胞形态观察：包括红细胞、粒细胞、巨核细胞、淋巴细胞、浆细胞、单核细胞系统及其他细胞的观察，应观察各系增生程度、各阶段细胞比例及细胞形态（包括成熟红细胞和血小板的形态）。细胞形态的观察应全面，包括胞体、胞核及胞质的形态特点等，对于有病变的细胞系统观察更应仔细。

（3）其他异常细胞及寄生虫检查：注意观察有无巨大异常细胞和转移的恶性肿瘤细胞及寄生虫，如疟原虫、黑热病原虫、组织胞浆菌等。

3. 结果计算

（1）计算各系统细胞总百分比及各阶段细胞百分比：一般情况下，百分比是指有核细胞的百分比（all nucleate cell，ANC）。在某些白血病中，还要计算出非红系细胞百分比（non erythroid cell，NEC），NEC 是指去除有核红细胞、淋巴细胞、浆细胞、肥大细胞、巨噬细胞外的有核细胞百分比。

（2）计算粒红比值（granulocyte/erythrocyte，G/E）：所谓粒红比值是指各阶段粒细胞（包括中性、嗜酸性、嗜碱性粒细胞）百分率总和与各阶段有核红细胞百分率总和之比。

（3）计算各阶段巨核细胞百分比或各阶段巨核细胞的个数。

4. 填写骨髓细胞学检验报告单

（1）填写患者姓名、性别、年龄、科室、病区、床号、住院号、上次及本次髓涂片号、骨髓穿刺部位、骨髓穿刺时间、临床诊断等。

（2）填写骨髓涂片取材、制备和染色情况：可采用良好、尚可、欠佳三级评价标准。

（3）填写骨髓报告单中分类计数有核细胞总数、各阶段细胞百分比、骨髓增生程度、粒红比值等。

（4）文字描述：包括骨髓涂片、血涂片及细胞化学染色三个部分，其中骨髓涂片是报告单中的最重要部分。虽然不同单位描写的风格有所不同，但所描述的主要内容是类似的，要求简单扼要、条理清楚、重点突出。

1）骨髓涂片特征：主要包括粒细胞、红细胞、巨核细胞、淋巴细胞、单核细胞、浆细胞系统的增生程度、各阶段细胞比例及细胞形态。重点描述有病理改变的细胞系。

2）血涂片特征：分类计数 100 个有核细胞（包括幼稚细胞），计算各种细胞的百分比，同时注意观察有无其他异常细胞和微小巨核细胞；观察各种有核细胞、成熟红细胞及血小板的形态及数量有无异常；观察有无血液寄生虫。

3）细胞化学染色特征：逐项对每个细胞化学染色结果进行描述，每项染色结果的报告一般包括阳性率、阳性指数或阳性细胞的分布情况。

（5）填写诊断意见及建议：根据骨髓象、血象和细胞化学染色的结果，结合临床资料提出临床诊断意见或供临床参考的意见，必要时建议进一步做哪些检查等。诊断性质见表 4-12。对于诊断已明确的疾病，要与以前骨髓涂片进行比较，得出疾病完全缓解、部分缓解、改善、退步、复发等意见。

表 4-12　骨髓检验诊断意见及特点

诊断意见	特点
肯定性诊断	骨髓呈特异性变化，临床表现又典型者，如白血病、巨幼细胞性贫血、多发性骨髓瘤、骨髓转移癌、戈谢病、尼曼-匹克病等
提示性诊断	骨髓有较特异性改变，但特异性不强，如缺铁性贫血、再生障碍性贫血、急性白血病亚型等，同时可建议做相应检查
符合性诊断	骨髓呈非特异性改变，但结合临床及其他检查可解释临床者。如溶血性贫血、特发性血小板减少性紫癜、原发性血小板增多症、脾功能亢进等，同时可建议做进一步检查
可疑性诊断	骨髓象有变化或出现少量异常细胞，临床表现不典型，可能为某种疾病的早期、前期或不典型病例，如难治性贫血等，要结合临床，做进一步检查，并动态观察其变化
排除性诊断	临床怀疑为某种血液病，但骨髓象不支持或骨髓象大致正常，可考虑排除此病，但应注意也可能是疾病早期，骨髓尚未有明显反应。如临床上怀疑为特发性血小板减少性紫癜的患者，其骨髓中血小板和产板巨易见，即可做出排除性诊断
形态学描写	骨髓象有些改变，但提不出上述性质诊断意见，可简述其形态学检验的主要特点，并建议动态观察，同时尽可能提出进一步检查的建议

（6）填写报告日期并签名：目前国内骨髓报告单多数采用专用的软件系统，同时还可打印出一幅或多幅彩色细胞图片。骨髓报告单一式两份其中一份发给患者，另一份存档。骨髓细胞形态学检验报告单填写举例见表 4-13。

5. 标本登记及保存

（1）登记：患者姓名、年龄、临床诊断、本次检查结果、骨髓涂片号、检验日期、检验者等。

（2）保存：可用乙醚乙醇混合液（4∶1）将骨髓涂片、血涂片及细胞化学染色的涂片擦干净，贴上标签，装入特制的袋中，按一定规律放置、保存，骨髓申请单、报告单也应予以妥善保存，以供复查、总结、研究及教学使用，标本存档至少 5 年。

骨髓细胞形态学检验的流程见图 4-17。复查的患者一般不需要做细胞化学染色，而是否同时送检血涂片可根据具体情况来决定。

表 4-13 骨髓细胞形态学检验图文报告单

姓名 × × × 年龄 21 岁 性别 女 科别 内科 病区 床号 病案号 432158

采取日期 2011 年 12 月 19 日 采取部位 右髂后上棘 临床诊断 贫血待查 涂片号 2011-679-M1

细胞名称			血涂片	骨髓片		
			%	$\bar{X}$	±s	%
粒细胞系统		原始粒细胞		0.42	0.42	0.5
		早幼粒细胞		1.27	0.81	1.0
	中性	中幼		7.23	2.77	4.0
		晚幼		11.36	2.93	7.0
		杆状核	2.0	20.01	4.47	15
		分叶核	52.0	12.85	4.38	7.0
	嗜酸性	中幼		0.50	0.49	
		晚幼		0.80	0.64	
		杆状核		1.06	0.95	
		分叶核	3.0	1.90	1.48	1.0
	嗜碱性	中幼		0.01	0.03	
		晚幼		0.02	0.03	
		杆状核		0.03	0.07	
		分叶核		0.16	0.24	
红细胞系统		原始红细胞		0.37	0.36	1.0
		早幼红细胞		1.34	0.88	3.0
		中幼红细胞		9.45	3.33	30.5
		晚幼红细胞		9.64	3.50	20.0
		早巨红细胞				
		中巨红细胞				
		晚巨红细胞				
淋巴细胞系统		原始淋巴细胞		0.01	0.01	
		幼稚淋巴细胞		0.08	0.15	
		淋巴细胞	40.0	18.90	5.46	9.0
单核细胞系统		原始单核细胞		0.01	0.02	
		幼稚单核细胞		0.06	0.07	
		单核细胞	3.0	1.45	0.88	1.0
浆细胞系统		原始浆细胞		0.002	0.01	
		幼稚浆细胞		0.03	0.07	
		浆细胞		0.54	0.38	
其他		组织细胞		0.16	0.20	
		内皮细胞		0.01	0.04	
		组织嗜碱细胞		0.02	0.03	
		吞噬细胞		0.18	0.19	
		分类不明细胞		0.02	0.04	
		异型淋巴细胞				
		淋巴瘤细胞				
共数有核细胞数			100 个	200 个		

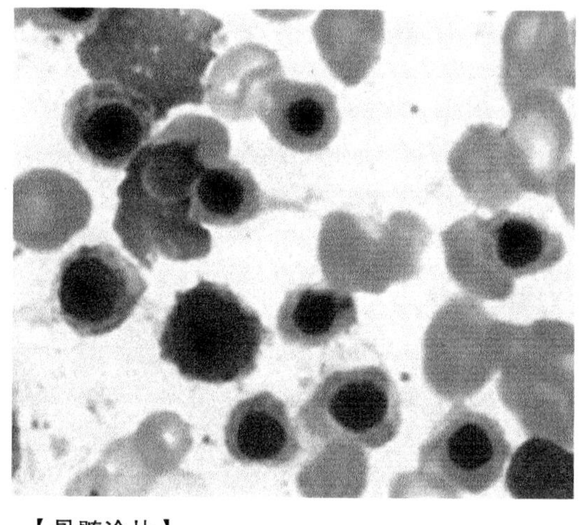

【骨髓涂片】

1. 骨髓小粒易见，涂片制备良好，染色良好。

2. 有核细胞增生明显活跃，粒红比为 1∶1.54。

3. 红系明显增生，占 54.5%，以中晚幼红细胞为主，其胞体小、边缘不整齐，浆量少、浆偏蓝。红细胞多数较小，中央淡染区明显扩大，多染性红细胞可见。全片红系分裂象细胞较易见。

4. 粒系相对减少，占 35.5%，各阶段粒细胞比例和形态无明显异常。

5. 淋巴细胞比例下降。

6. 单核细胞比例正常。

7. 全片巨核细胞约 210 个。分类 25 个，其中幼巨 1 个、颗粒巨 14 个、产板巨 9 个、裸核巨 1 个。血小板易见，呈小堆、大堆分布，形态正常。

8. 全片未见其他明显异常细胞及寄生虫。

【血涂片】

有核细胞数无明显增减，以中性分叶核粒细胞和淋巴细胞为主，形态正常。红细胞大小不一，多数较小，淡染区明显扩大。血小板易见，呈成堆存在。

【细胞化学染色】

铁染色：外铁（−），内铁阳性率为 0%。

[诊断意见及建议]

提示缺铁性贫血骨髓象，建议做血清铁、铁蛋白等测定。

检验日期 2011 年 12 月 21 日 检验者 ×××

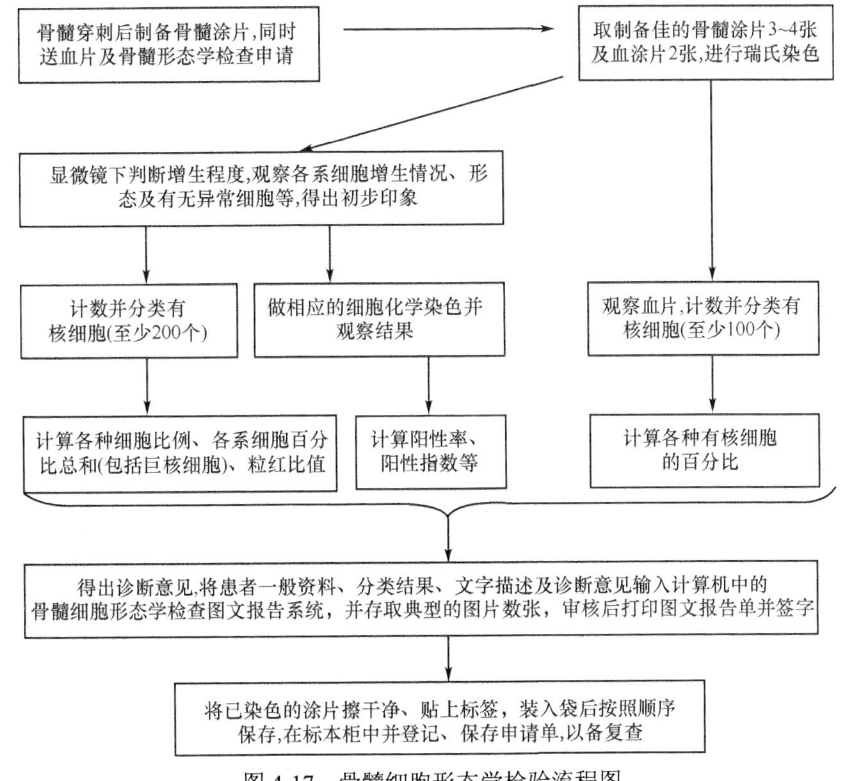

图 4-17　骨髓细胞形态学检验流程图

6. 骨髓象检验注意事项

（1）由于细胞形态的变化多种多样，故观察细胞时不能轻易地做出肯定或否定的判断，而应全面观察细胞的胞体、胞核、核染色质、核仁、胞质及颗粒等各项特征；同时应注意与周围细胞进行比较，才能做出准确的判断。

（2）同一患者的骨髓涂片，如涂片制备、染色、观察部位等不同，其显微镜下的细胞形态相差较大。如染色偏深，其细胞核染色质结构及颗粒偏粗，细胞质颜色偏深；如染液偏酸，其涂片上所有细胞均偏红；如染液偏碱，其涂片上所有细胞均偏蓝；如涂片制备偏厚，其细胞变小、浆量变少、细胞结构不清楚。

（3）血细胞的发育是一个连续的过程，在实际观察中常会遇到一些细胞介于上、下两个阶段之间，一般将它归入下一阶段。

（4）对于个别介于两个系统之间的细胞，如难以判断，可采用大数归类法（即归入正常情况下细胞多的细胞系列中）。例如介于浆细胞与幼稚红细胞之间的细胞，应归入红细胞系；介于淋巴细胞与幼稚红细胞之间的细胞，在骨髓象中归入红细胞系，在外周血则归入淋巴细胞；介于原始粒细胞与原始单核细胞之间的细胞，故应归入原始粒细胞，但如果是急性单核细胞白血病的患者，应归入原始单核细胞。

（5）急性白血病时，各系统原始细胞虽各有特征，但有时极为相似，很难鉴别，这时应注意观察伴随出现的幼稚细胞、成熟细胞，与其比较，推测原始细胞的归属。同时应结合细胞化学染色、血涂片细胞形态等进行综合判断。

（6）难以识别的细胞，可参考涂片上其他细胞后做出判断，如仍不能确定可归入“分类不明”细胞，但不宜过多，若有一定数量，则应通过细胞化学染色、集体阅片或会诊等方法进行识别。

（7）骨髓涂片中血小板数减少也可以是人为造成的。如标本凝固可导致血小板聚集在一起，而其他部位血小板明显减少或不见。所以涂片中血小板数减少的患者，要排除标本凝固的可能性。

（四）正常骨髓象

1. 成人骨髓象 目前全国尚无统一的参考区间。由于骨髓标本采集部位不同、被检者个体的差异、检验人员掌握各种细胞的程度及细胞划分标准的不同，各单位健康人骨髓中各种细胞的参考区间变化较大，尤其是巨核细胞参考区间，各单位相差很大。虽然各单位的参考区间有所不同，但符合表 4-14 者，可视为成人大致正常骨髓象。但与实际情况相比较，表中的巨核细胞参考区间偏低，产血小板型巨核细胞比例偏高。

表 4-14 正常成人骨髓象特点

骨髓增生程度	增生活跃
粒红比值	2∶1～4∶1
粒细胞系统	占 40%～60%，其中原始粒细胞＜2%，早幼粒细胞＜5%，中性中幼粒细胞约 8%，中性晚幼粒细胞约 10%，中性杆状核粒细胞约 20%，中性分叶核粒细胞约 12%，嗜酸性粒细胞＜5%，嗜碱性粒细胞＜1%
红细胞系统	占 15%～25%，以中、晚幼红细胞为主（各占 10%），原始红细胞＜1%，早幼红细胞＜5%
淋巴细胞系统	占 20%～25%，均为成熟淋巴细胞，原始淋巴细胞罕见，幼稚淋巴细胞偶见
单核细胞系统	＜4%，均为成熟单核细胞，原始单核细胞罕见，幼稚单核细胞偶见
浆细胞系统	＜2%，均为成熟浆细胞，原始浆细胞罕见，幼稚浆细胞偶见
巨核细胞系统	在 $1.5\times3cm^2$ 的血膜上，可见巨核细胞 7～35 个，其中原始巨核细胞 0～5%，幼稚巨核细胞占 0～10%，颗粒型巨核细胞占 10%～50%，产血小板型巨核细胞占 20%～70%，裸核型巨核细胞占 0～30%。血小板较易见，成堆存在
其他细胞	骨髓的标志细胞如组织细胞、组织嗜碱细胞、成骨细胞、吞噬细胞等偶见；分裂象细胞少见；不见寄生虫和异常细胞
细胞形态	红细胞、血小板及各种有核细胞形态正常

总之，正常骨髓象应具备五项条件：①有核细胞增生活跃；②各细胞系、各阶段细胞的比值在正常范围内，相互间的比例也正常；③各细胞系、各阶段细胞的形态基本正常；④无其他异常细胞和血液寄生虫；⑤可见有重叠造血细胞组成的造血岛。因正常骨髓象的变化范围很大，故对检查结果判断为“异常”应持慎重态度，应多检查几张骨髓片，以避免因制备骨髓涂片时产生的细胞数量的差异。

2. 小儿骨髓特征 由于小儿造血器官尚未成熟稳定，体内有较多的间胚叶组织，血细胞反应性增殖较强。有较轻的刺激，如贫血、感染等，很易发生髓外造血，肝、脾、淋巴结肿大；外周血中出血幼红细胞或者粒细胞增多、核左移，甚至出现类白血病反应的血象。

从初生婴儿到 4～5 岁儿童期，小儿正常骨髓象呈逐渐接近成人的动态变化。其特征是：有核细胞较成人丰富。初生时（1 天内）幼红细胞较高，粒红比值为 1，最高者可为 0. 70，外周血中也可出现幼红细胞。但 2～3 天内很快下降，至 2～3 个月时，经过一个生理性贫血阶段，而后逐渐接近成人。婴儿期幼红细胞体积较大，有早期出现血红蛋白现象，但不是巨幼红细胞。幼儿骨髓淋巴细胞与外周血一样偏高，为 0. 30～0. 50，至 6～7 岁时下降至成人水平。初生婴儿幼红细胞下降后粒细胞逐渐增多至成人水平，但幼儿期骨髓原粒和早幼粒细胞略高于成人，特别是 7 天内的新生儿，早幼粒细胞高者可达 6%～7%。

（五）骨髓象分析

1. 骨髓有核细胞增生程度　由于增生程度分级是一种较粗的估算方法，受多种因素的影响（如取材情况、年龄、观察部位、血膜厚薄等），所以判断其意义时要考虑到各方面因素对它的影响。

（1）增生极度活跃：反映骨髓造血功能亢进，常见于各种急性白血病、慢性粒细胞白血病、淋巴瘤白血病等。

（2）增生明显活跃：反映骨髓造血功能旺盛，常见于溶血性贫血、缺铁性贫血、巨幼细胞性贫血、失血性贫血、特发性血小板减少性紫癜、骨髓增生异常综合征、慢性淋巴细胞白血病、慢性中性粒细胞白血病、真性红细胞增多症、原发性血小板增多症、类白血病反应、化疗后恢复期等。

（3）增生活跃：反映骨髓造血功能基本正常，常见于正常骨髓象、传染性单核细胞增多症、不典型再生障碍性贫血、多发性骨髓瘤、骨髓造血功能较差的贫血等。

（4）增生减低：反映骨髓造血功能降低，常见于再生障碍性贫血、阵发性睡眠性血红蛋白尿、骨髓增生低下、低增生性白血病、化疗后及骨髓部分稀释等。

（5）增生极度减低：反映骨髓造血功能衰竭，常见于再生障碍性贫血、骨髓稀释、化疗后等。

2. 粒红比值改变

（1）粒红比值增加：由粒细胞增多或有核红细胞减少所致。常见于各种粒细胞白血病、类白血病反应、纯红细胞再生障碍性贫血等。

（2）粒红比值正常：由粒细胞和有核红细胞比例正常或两系细胞同时增加或减少所致。常见于正常人骨髓、多发性骨髓瘤、再生障碍性贫血、传染性单核细胞增多症、特发性血小板减少性紫癜、原发性血小板增多症、骨髓纤维化等。

（3）粒红比值下降：由粒细胞减少或有核红细胞增多所致。常见于粒细胞缺乏症、缺铁性贫血、巨幼细胞性贫血、铁粒幼细胞性贫血、溶血性贫血、红白血病、急性红血病、真性红细胞增多症、急性失血性贫血等。

3. 粒细胞系统的细胞数量及形态变化

（1）粒细胞增多

1）以原始粒细胞增多为主：①急性粒细胞白血病（原始粒细胞≥20%）；②慢性粒细胞白血病急变期（原始粒细胞≥20%）；③急性粒-单核细胞白血病。

2）以早幼粒细胞增多为主：①急性早幼粒细胞白血病（早幼粒细胞≥20%）；②粒细胞缺乏症恢复期；③早幼粒细胞型白血病反应。

3）以中性中幼粒细胞增多为主：①急性粒细胞白血病 M_{2b} 型；②慢性粒细胞白血病；③粒细胞型白血病反应。

4）以中性晚幼粒、杆状核粒细胞增多为主：①慢性粒细胞白血病；②粒细胞型类白血病反应；③药物中毒：汞中毒、洋地黄中毒；④严重烧伤、急性失血、大手术后等。

5）嗜酸性粒细胞增多：①变态反应性疾病即过敏性疾病；②寄生虫感染；③嗜酸性粒细胞白血病；④慢性粒细胞白血病（包括慢性期、加速期和急变期）；⑤高嗜酸性粒细胞综合征；⑥恶性淋巴瘤；⑦家族性粒细胞增多症；⑧某些皮肤病等。

6）嗜碱性粒细胞增多：①慢性粒细胞白血病（包括慢性期、加速期和急变期）；②嗜碱性粒细胞白血病；③放射线照射反应等。

（2）粒细胞减少：见于粒细胞缺乏症、再生障碍性贫血、急性造血停滞等。

（3）粒细胞形态变化

1）胞体：①大小改变：小原始粒细胞，胞体较小，类似小淋巴细胞；巨大型原始粒细胞见于急性粒细胞白血病；巨晚幼及分叶核粒细胞见于巨幼细胞性贫血；②胞体畸形显著呈不规则形、多形性，常见于急性粒细胞白血病。

2）胞核：①数目改变表现为胞核在异常时变为双核或多核，多见于白血病时；②胞核形态畸形，不规则，可有折叠、扭曲等各种形态，常见于白血病核染色质疏松；③核浆发育不平衡，“幼核老浆”“老核幼浆”可见于粒细胞白血病；④核固缩、核溶解、结构不清等毒性变化，多见于严重感染、肿瘤及化学药品中毒。

3）胞质：①胞质量增多，可见于白血病、巨幼细胞性贫血等；②胞质中出现中毒颗粒、空泡、Dohle 小体、奥氏小体，多见于严重感染、肿瘤及化学药品中毒及粒细胞白血病。

4）其他：Pelger-Huet 畸形及 Chediak 畸形、分裂期细胞、退化细胞易见等。

4. 红细胞系统的细胞数量及形态变化

（1）有核红细胞增多

1）以原始红细胞和早幼红细胞增多为主：①急性红血病；②急性红白血病。

2）以中幼红细胞和晚幼红细胞增多为主：①溶血性贫血；②缺铁性贫血；③巨幼细胞性贫血；④急性失血性贫血；⑤特发性血小板减少性紫癜（急性期）；⑥真性红细胞增多症；⑦铅中毒；⑧红白血病等。

3）巨幼红细胞或巨幼样变幼红细胞增多：①巨幼细胞性贫血；②急性红血病；③急性红白血病；④骨髓增生异常综合征；⑤白血病化疗后；⑥铁粒幼红细胞性贫血等。

4）铁粒幼红细胞增多：①铁粒幼红细胞性贫血；②骨髓增生异常综合征。

（2）有核红细胞减少：①纯红细胞再生障碍性贫血；②急性粒细胞白血病未分化型；③急性单核细胞白血病未分化型；④慢性粒细胞白血病；⑤化疗后等。

（3）红细胞形态变化

1）胞体：①大小改变：原、早、中、晚巨幼红细胞及类巨幼红细胞，多见于巨幼细胞型贫血、红白血病、抗代谢药治疗、转移性癌及放射性损伤等；②小红细胞、边缘不规则，常见于缺铁性贫血。

2）胞核：①数目改变表现为胞核在异常时变为双核或多核，多见于巨幼细胞性贫血、红白血病；②胞核小而致密，结构不清，常见于缺铁性贫血；③核染色质疏松，核浆发育不平衡，“幼核老浆”“老核幼浆”可见于巨幼细胞性贫血、红白血病。

3）胞质：①胞质量增多，可见于白血病、巨幼细胞性贫血等；②胞质中出现豪-周小体、嗜碱点彩、卡波氏环、变性珠蛋白小体等异常结构，多见于溶血性贫血及白血病。

4）各种异形成熟红细胞：如棘形红细胞、口形红细胞、靶形红细胞等。

5. 巨核细胞系统的细胞数量及形态变化

（1）巨核细胞增多：①骨髓增生性疾病（包括真性红细胞增多症，慢性粒细胞白血病、原发性血小板增多症、骨髓纤维化早期）；②急性巨核细胞白血病；③全髓白血病；④特发性血小板减少性紫癜；⑤Evans 综合征；⑥脾功能亢进；⑦急性大出血；⑧急性血管内溶血等。

（2）巨核细胞减少：①再生障碍性贫血；②急性白血病；③慢性中性粒细胞白血病；④化疗后。

（3）巨核细胞形态变化：①大小改变如小巨核细胞、原始巨核细胞形态不规则；②胞核改变为双核或多核及核浆发育不平衡，出现产血小板的幼巨核细胞，多见于巨核细胞白血病。

6. 单核细胞系统的细胞数量及形态变化

（1）以原始及幼稚单核细胞增多为主：①急性单核细胞白血病（原始及幼稚单核细胞≥20%）；②慢性粒细胞白血病急单变；③急性粒-单核细胞白血病。

（2）以成熟单核细胞增多为主：①慢性单核细胞白血病；②慢性粒-单核细胞白血病；③单核细胞型类白血病反应；④慢性粒细胞白血病；⑤某些感染等。

（3）单核细胞形态变化：原始单核细胞形态不规则，胞核呈不规则，可呈折叠、扭曲等多形性变化，胞质内外浆发育不平衡，出现奥氏小体等变化，多见于单核细胞白血病。

7. 淋巴细胞系统的细胞数量及形态变化

（1）以原始及幼稚淋巴细胞增多为主：①急性淋巴细胞白血病；②慢性粒细胞白血病急淋变；③淋巴瘤白血病；④慢性淋巴细胞白血病急性变等。

（2）以成熟淋巴细胞增多为主：①慢性淋巴细胞白血病；②淋巴瘤白血病；③再生障碍性贫血；④淋巴细胞型类白血病反应；⑤传染性淋巴细胞增多症；⑥传染性单核细胞增多症；⑦某些其他病毒感染；⑧巨球蛋白血症；⑨淀粉样变等。

（3）淋巴细胞形态变化：原始淋巴细胞形态不规则，胞核呈不规则，可呈折叠、扭曲等多形性变化，胞质内外浆发育不平衡，胞核及胞质中出现空泡等变化，多见于淋巴细胞白血病。

8. 其他细胞数量改变

（1）浆细胞增多：①多发性骨髓瘤；②浆细胞白血病；③再生障碍性贫血；④过敏性疾病；⑤结缔组织疾病；⑥恶性淋巴瘤；⑦急性单核细胞白血病；⑧肝硬化；⑨巨球蛋白血症；⑩寄生虫感染；⑪粒细胞缺乏症；⑫慢性细菌性感染等。

（2）组织细胞增多：①恶性组织细胞病；②感染性疾病；③恶性贫血；④真性红细胞增多症；⑤多发性骨髓瘤；⑥特发性血小板减少性紫癜等。

第二节　细胞化学染色检验

细胞化学染色（cytochemical stain）是细胞学和化学相结合而形成的一门科学。它以细胞形态学为基础，结合运用化学反应的原理对血细胞内的各种化学成分（包括酶类、脂类、糖类、铁、蛋白质、核酸等）作定性、定位、半定量分析的方法。以前又称为组织化学染色（简称组化）。

细胞化学染色的基本要求是在原位显示细胞成分和结构，故在染色时应尽量保持细胞的生前结构、化学成分和酶活性，反应产物应是具有一定稳定性的有色沉淀物。

不同细胞化学染色，染色步骤不同，但基本步骤为固定、显色及复染。

1. 固定 为了保持细胞结构及化学成分的不变，需对细胞进行固定。根据染色的成分不同，选择合适的固定液，使细胞内的蛋白质、酶类、糖类等变成不溶性物质。固定的方法有物理法和化学法。物理法包括干燥和火焰固定；化学法包括蒸汽固定和液体固定，临床上常用的是化学法固定。

（1）蒸汽固定：甲醛是一种常用的固定剂，甲醛极易挥发、氧化，故常用 40%甲醛进行蒸汽固定。即在较封闭的玻璃器皿中加入 40%甲醛，将涂片血膜朝下，固定 5～10min。

（2）液体固定：将涂片浸在甲醛、乙醇、甲醇、丙酮等固定液中，也可用两种或两种以上固定液混合而成，如 10%甲醛甲醇液、甲醛丙酮缓冲液等。

2. 显色 通过不同化学反应，使被检测的化学物质最终形成稳定的有色沉淀。常用的化学反应有以下几种：

（1）联苯胺法：过氧化氢被过氧化物酶分解产生的新生态氧，使无色的联苯胺氧化形成有色沉淀物。如过氧化物酶染色。

（2）偶氮偶联法：含萘酚的底物，在相应酶的作用下释放出萘酚，萘酚与重氮盐（如坚牢蓝紫酱 GBC、坚牢蓝 B、六偶氮付品红等）结合，偶氮偶联形成相应颜色的沉淀物。如中性粒细胞碱性磷酸酶染色、特异性酯酶染色、非特异性酯酶染色、酸性磷酸酶染色等。

（3）雪夫反应：过碘酸氧化细胞内糖类中的乙二醇基形成乙二醛基，醛基与雪夫试剂作用，使无色品红形成红色沉淀物，如过碘酸-雪夫反应。

（4）普鲁士蓝反应：细胞内、外的铁与酸性亚铁氰化钾作用，形成如亚铁氰化铁蓝色沉淀，如铁染色。

（5）金属沉淀法：金属及其化合物一般都有颜色，故形成的沉淀物为有色物质，如钙-钴法中性粒细胞碱性磷酸酶染色。

3. 复染 显色反应只是针对细胞中的特定物质，显现细胞的形态，还需要用其他染液对细胞进行复染，目的在于使各种细胞能显示出来便于辨认。选择复染液的颜色应与有色沉淀的颜色有明显的对比度，既能使细胞结构显示又能清楚地看出细胞化学染色结果。如铁染色复染常用中性红，过碘酸-雪夫反应常用甲基绿。对核着色效果较好的有中性红、核固红、甲基绿、苏木精、沙黄等；对浆着色较好的有伊红、刚果红、藻红、光绿、坚固绿等。

复染后，首先要通过显微镜观察染色是否成功（如过氧化物酶染色、碘酸-雪夫反应等可观察中性成熟粒细胞是否呈强阳性，其他项目可观察阳性对照片），然后观察相应细胞的染色结果，结果报告一般包括阳性率、阳性积分（也称为阳性指数）或阳性分布情况。

细胞化学染色临床上主要用于：①辅助判断急性白血病的细胞类型。因为不同细胞系列所含的化学物质成分、分布及含量各有不同，且随着细胞的逐渐成熟，化学物质的成分、含量等发生相应的变化，所以根据细胞化学染色结果不同，可推断细胞系列。因此临床上急性白血病细胞类型的判断常需要结合细胞化学染色；②辅助血液系统等疾病的诊断和鉴别诊断。因为血细胞在病理情况下，其化学物质成分及含量会发生改变，以辅助疾病的诊断，如中性粒细胞碱性磷酸酶染色、铁染色等。③观察疾病疗效和预后。所以，细胞化学染色是诊断血液系统疾病不可缺少的手段之一。

细胞化学染色的种类有很多，下面将逐一介绍临床常用的过氧化物酶染色、苏丹黑染色、酯酶染色、中性粒细胞碱性磷酸酶染色、酸性磷酸酶染色及铁染色。

一、过氧化物酶染色

【实验原理】 过氧化物酶（peroxidase，POX）广泛存在于生物体内，大部分含有血红素，是一种结合蛋白。血细胞所含的过氧化物酶主要为髓过氧化物酶（myeloperoxidase，MPO），MPO 是人类中性粒细胞含量最多的一种蛋白质。POX 的染色方法有多种，如复方联苯胺法、二氨基联苯胺法、四甲基联苯胺法、改良的 Pereira 染色法等等。1985 年血液学国际标准化委员会（ICSH）推荐三种方法：二氨基联苯胺法（DAB）、过氧化物酶氨基-甲基卡巴唑染色法及二盐酸联苯胺法。

二氨基联苯胺法的原理为：血细胞内的 POX，能分解 H_2O_2 而释放出新生氧，后者氧化二氨基联苯胺，形成棕黄色不溶性沉淀，定位于 POX 酶所在的活性部位。

【正常血细胞的染色反应】

1. 粒细胞系统 分化差的原始粒细胞为阴性，分化好的原始粒细胞至中性成熟粒细胞均呈阳性；且随着细胞的成熟，阳性反应的程度逐渐增强，中性分叶核粒细胞呈强阳性，衰老的粒细胞阳性程度减弱甚至阴性。嗜酸粒细胞阳性最强，嗜碱粒细胞阴性。Auer 小体染棕黄色。

2. 单核细胞系统 原始单核细胞呈阴性，幼稚和成熟单核细胞多呈弱阳性，其颗粒少而细小，分布不均。

3. 其他细胞 淋巴细胞系统、红细胞系统及巨核细胞系统的细胞均呈阴性，浆细胞、组织细胞也呈阴性，吞噬细胞有时呈阳性。见图 4-18（彩图 22）、图 4-19（彩图 23）。

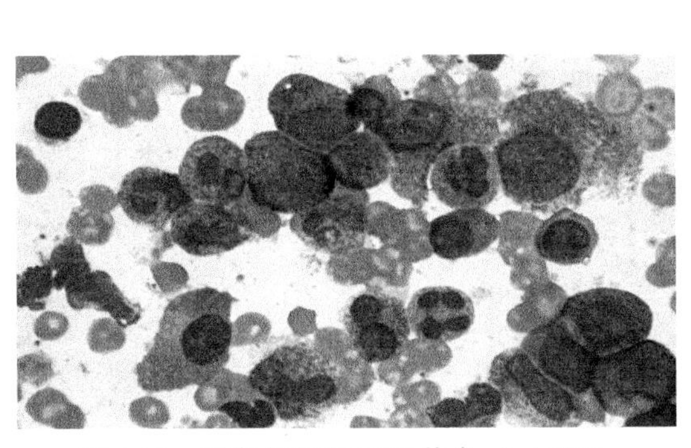

图 4-18 正常血细胞 POX 染色（×1000）
粒细胞呈阳性，淋巴细胞、幼稚红细胞、浆细胞呈阴性

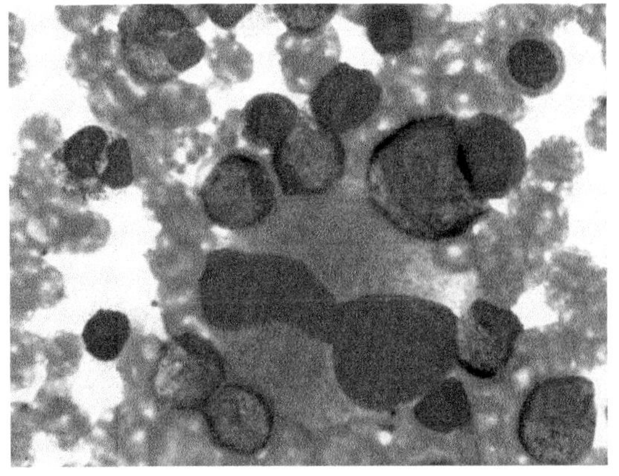

图 4-19 正常血细胞 POX 染色（×1000）
粒细胞呈阳性，淋巴细胞、幼稚红细胞、巨核浆细胞呈阴性

【临床意义】

1. 辅助鉴别白血病的类型 急性白血病时 POX 反应的强弱顺序依次为：M3＞M2b＞

M2a＞M6（粒）＞M4＞M1＞M5＞ALL。见图 4-20（彩图 24）。

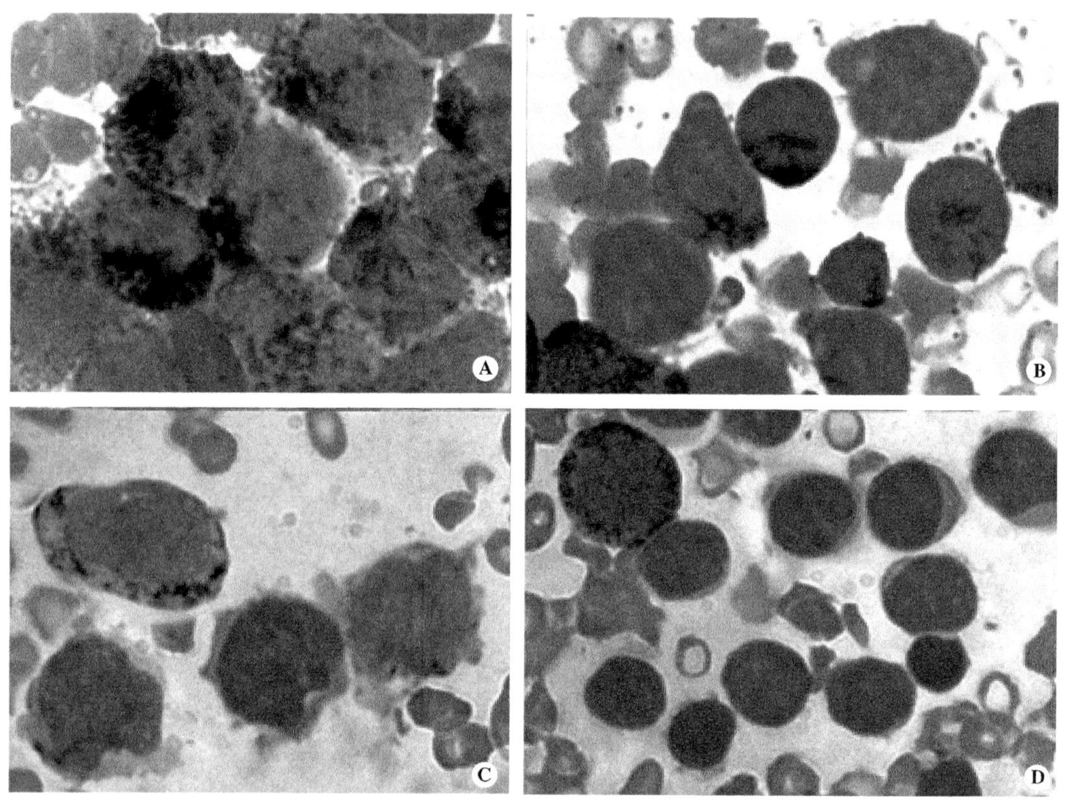

图 4-20　常见急性白血病的 POX 染色（×1000）

A. 急性早幼粒细胞白血病粒细胞呈强阳性，B. 急性单核细胞白血病单核细胞呈阴性，C. 急性粒-单核细胞白血病粒细胞呈阳性，单核细胞呈阴性，D. 急性淋巴细胞白血病淋巴细胞呈阴性

（1）急性淋巴细胞白血病：原始淋巴细胞及幼稚淋巴细胞均呈阴性。但可残留少许的原始粒细胞，呈现阳性反应，故 FAB 分型规定急性淋巴细胞白血病患者 POX 的阳性率＜3%。

（2）急性粒细胞白血病：原始粒细胞常呈阳性，但也可出现阴性。阳性为（＋）～（＋＋），阳性颗粒一般较多，颗粒较粗大，局灶性分布。

（3）急性早幼粒细胞白血病：早幼粒细胞呈强阳性，为（＋＋＋）～（＋＋＋＋）。有时需与急性单核细胞白血病鉴别。

（4）急性单核细胞白血病：原始单核及幼稚单核细胞多数呈阴性或弱阳性，其阳性颗粒少而细小，分布弥散。有时需与组织细胞白血病、恶性组织细胞病鉴别。

（5）急性粒-单核细胞白血病：原始单核及幼稚单核细胞呈阴性或弱阳性，原始粒细胞呈阳性或阴性。

（6）急性红白血病：原始粒细胞呈阳性或阴性，原始单核细胞呈阴性或弱阳性，有核红细胞呈阴性。

2. 成熟中性粒细胞 POX 活性的变化

（1）POX 活性升高：见于感染（尤其化脓性细菌）、再生障碍性贫血、急性及慢性淋巴细胞白血病等。

（2）POX 活性下降：见于骨髓增生异常综合征、放射病、退化的中性粒细胞及某些白血病等。

3. 诊断遗传性过氧化物酶缺乏症。

【应用评价】

（1）POX 染色是急性白血病形态学分型中最重要、首选的常规细胞化学染色。观察成熟中性粒细胞呈强阳性是判断染色成功的标志。

（2）观察 POX 染色的关键是如何辨认哪种细胞是白血病细胞，但由于 POX 染色片子中的细胞结构不如瑞氏染色清楚，而且阳性细胞中已有阳性颗粒的覆盖，在一定程度上干扰了白血病细胞的辨认，所以其 POX 阳性率高低与实际真值之间会有一定的误差（片中细胞种类越多误差就越大），此时应注意白血病细胞核质比较高，核染色质结构较细致。同时，由于存在着杂质的沉淀，会出现假阳性，此时往往其他细胞和背景上也有阳性颗粒；试剂失效（如过氧化氢浓度过低）会降低 POX 染色中的反应性，可导致假阴性，如果片中性成熟粒细胞呈强阳性，即可排除试剂失效。

（3）二氨基联苯胺法操作简单，敏感性较高，染色清晰，特异性好，是临床常用的染色方法。四甲基联苯胺法操作也较简单，染色效果较好，试剂无致癌作用，但对染液 pH 要求较高，如 pH<5.0 会导致假阳性结果。复方联苯胺法（Washburn 法）由于其试剂具有致癌性，所以其临床应用逐渐减少。

（4）由于 POX 染色测定 MPO 的敏感性明显低于流式细胞术对 MPO 的测定。所以，POX 染色阴性的患者并不等于白血病细胞中不存在此酶，需用流式细胞术进行确认。

二、苏丹黑 B 染色

【实验原理】 苏丹黑 B（Sudan black B，SBB）是一种脂溶性重氮染料，能溶解于细胞质内的含脂结构（如中性脂肪、磷脂、糖脂和类固醇）中，而使脂类物质显示出来，呈现棕黑色或深黑色。脂类物质在粒细胞中含量丰富，在单核细胞中也有少量。

【正常血细胞的染色反应】 结果与 POX 染色基本一致。

【临床意义】

1. 急性白血病类型鉴别 与 POX 染色基本相似。

2. 神经磷脂和脑苷脂 SSB 均为阳性，有助于对类脂质沉积病的诊断。

【应用评价】 虽然 SBB 染色结果及临床意义与 POX 染色基本相同，但二者略有差别。

（1）灵敏度及特异性有所不同。SBB 染色的特异性低于 POX 染色，POX 阳性见于髓系细胞，而 SBB 阳性也可见于淋系细胞；但 SBB 染色的敏感性高于 POX 染色，例如急性粒细胞白血病 POX 染色阴性的患者，其 SBB 染色可阳性。因为细胞化学染色的特异性比敏感性重要，所以临床上常选用 POX 染色，如患者 POX 染色阴性者可再加做 SBB 染色或直接采用细胞免疫分型来确认。

（2）POX 染色要求涂片新鲜，保持酶活性，才能得出正确的结果，而 SBB 染色则可用陈旧的涂片。

三、酯 酶 染 色

不同血细胞中所含酯酶的成分不同。根据酯酶特异性强弱分为特异性酯酶（specific esterase，SE）和非特异性酯酶（nonspecific esterase，NSE）。特异性酯酶是指氯乙酸 AS-D 萘酚酯酶染色；非特异性酯酶的种类有多种，根据 pH 不同分为酸性非特异性酯酶（即酸性 α- 醋酸萘酚酯酶）、碱性非特异性酯酶（即 α-丁酸萘酚酯酶）和中性非特异性酯酶（包括 α- 醋酸萘酚酯酶、醋酸 AS-D 萘酚酯酶等）。目前显示血细胞中酯酶的方法均采用偶氮偶联法。下面介绍血细胞中常见酯酶染色。

（一）氯乙酸 AS-D 萘酚酯酶染色（ICSH 推荐法）

【实验原理】 氯乙酸 AS-D 萘酚酯酶（naphthol AS-D chloroacetate esterase，NAS-DCE 或 CAE）几乎仅出现在粒细胞中、其特异性高，因此又称为“粒细胞酯酶”、“特异性酯酶”。

血细胞内的 NAS-DCE 水解基质液中的氯乙酸 AS-D 萘酚，产生 AS-D 萘酚，进而与基质液中的重氮盐偶联形成不溶性的有色沉淀，定位于细胞质内酶所在的部位。本试验常用的重氮盐为坚牢紫酱 GBC，形成的有色沉淀为红色。

【正常血细胞的染色反应】 见图 4-21（彩图 25）。

1. 粒细胞系统 分化差的原始粒细胞呈阴性，分化好的原始粒细胞呈阳性，自早幼粒细胞至成熟中性粒细胞均呈阳性，但酶活性并不随着细胞的成熟而增强。嗜酸性粒细胞呈阴性或弱阳性，嗜碱性粒细胞呈阳性。

2. 单核细胞系统 绝大多数为阴性，偶见个别细胞呈弱阳性，为颗粒散在分布。

3. 淋巴细胞系统 绝大多数为阴性，但自然杀伤（NK）细胞阳性率约在 50%左右。

4. 其他细胞 如浆细胞、巨核细胞、有核红细胞、血小板等均呈阴性；组织嗜碱细胞呈阳性；Auer 小体也呈阳性。

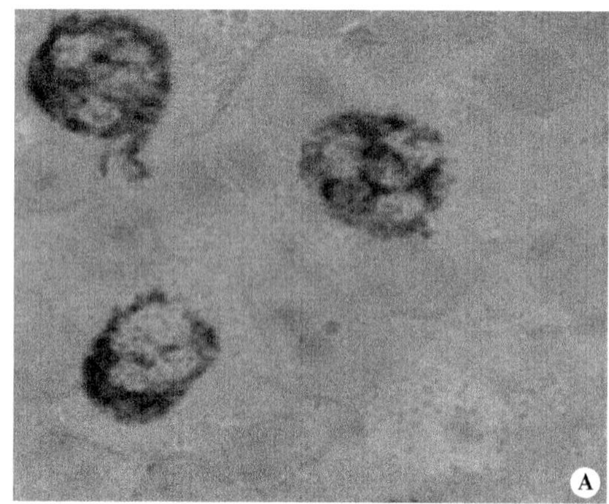

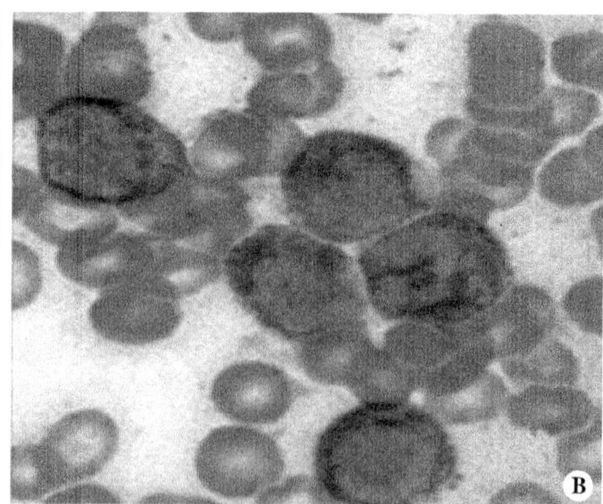

图 4-21 正常血细胞 NAS-DCE 染色（×1000）

A. 粒细胞胞浆中有大量蓝色阳性颗粒（未复染）B. 粒细胞胞浆中有大量蓝色阳性颗粒（沙黄复染）

【临床意义】

1. NAS-DCE 染色 主要用于辅助鉴别急性白血病细胞类型，是急性白血病的常规细胞化学染色，见图 4-22（彩图 26）。

（1）急性粒细胞白血病：原始粒细胞呈阳性或阴性，所以染色结果为阴性者不能排除本病的可能性。

（2）急性早幼粒细胞白血病：早幼粒细胞呈强阳性；

（3）急性单核细胞白血病：原始单核及幼稚单核细胞几乎均呈阴性，但个别细胞呈弱阳性；

（4）急性粒-单核细胞白血病：原始粒细胞及早幼粒细胞呈阳性，原始单核及幼稚单核细胞呈阴性；

（5）急性淋巴细胞白血病和急性巨核细胞白血病：白血病细胞均呈阴性。

（6）慢性粒细胞白血病：急粒变时酶活性增强。

2. 鉴别嗜碱性粒细胞与组织嗜碱细胞 前者为阴性或弱阳性，后者为阳性。

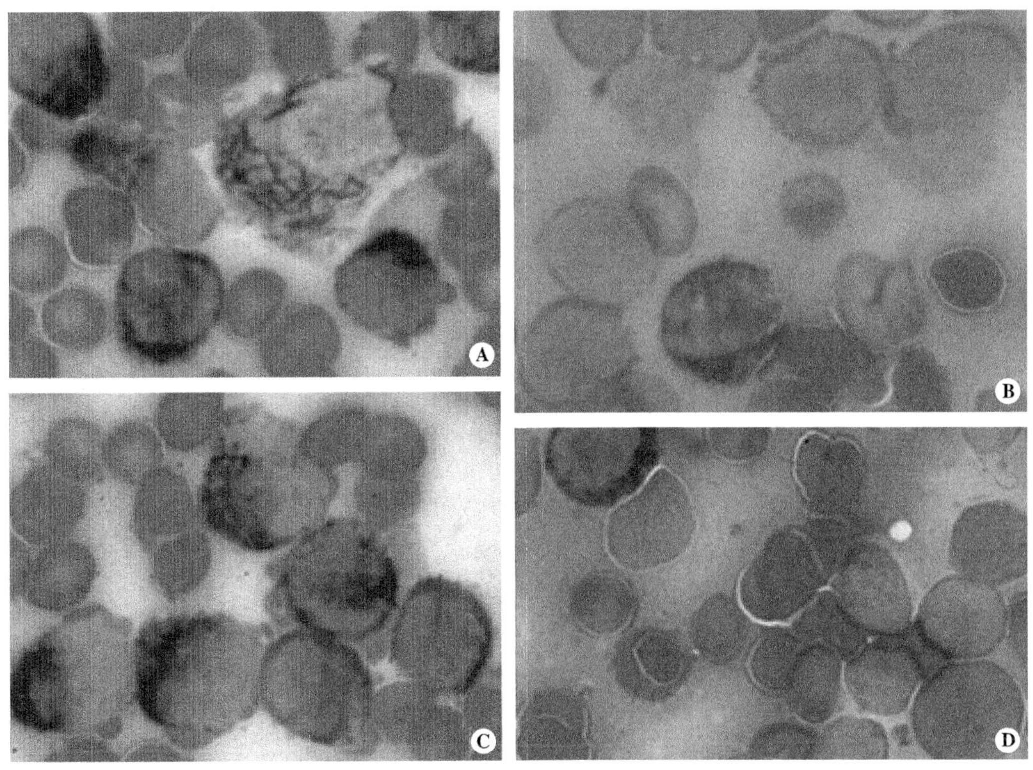

图 4-22 常见急性白血病的 NAS-DCE 染色（×1000）

A. 急性早幼粒细胞白血病呈阳性，Auer 小体呈阳性；B. 急性单核细胞白血病呈阴性；C. 急性粒细胞白血病未成熟型呈阳性；D. 急性淋巴细胞白血病呈阴性

【应用评价】 NAS-DCE 是粒细胞的特异性酯酶，它是急性白血病形态学分型时常规要做的细胞化学染色。

（1）NAS-DCE 阳性反应几乎仅见于粒细胞，能较特异地识别粒细胞系，有助于急粒和急单的鉴别，特别是对某些 POX 反应阳性的单核细胞白血病鉴别意义更大。

（2）NAS-DCE 虽为粒细胞特异性酯酶，但粒系早期细胞中该酶反应不如 POX 敏感，因此 AML-M1 的典型细胞化学反应模式常为 POX（＋）、NAS-DCE（－）。

（3）观察 NAS-DCE 染色的关键是如何辨认哪种细胞是白血病细胞，其阳性率高低与实际真值之间会有一定的误差(片中细胞种类越多误差就越大)。同时该试验存在着假阳性、假阴性的现象。假阳性主要是由于试剂质量等原因导致阳性颗粒出现在背景及阴性的细胞上；假阴性主要是试剂失效，导致所有细胞（包括中性成熟粒细胞）均阴性。所以观察结果时，可通过相应的方法排除这些因素的影响，那么 NAS-DCE 染色白血病细胞阳性对诊断粒系是很可靠的。

（二）α- 醋酸萘酚酯酶染色（ICSH 推荐法）

【实验原理】 α- 醋酸萘酚酯酶（α-naphthol acetate esterase，α-NAE）存在于单核细胞、粒细胞和淋巴细胞中，是一种中性非特异性的酯酶。由于单核细胞多呈阳性，能被氟化钠抑制；其他血细胞则呈阴性或弱阳性，故 α-NAE 又称为“单核细胞酯酶”。

血细胞内的 α-NAE 在 pH 中性条件下，水解基质液中的 α- 醋酸萘酚并释放出 α-萘酚，进而与基质液中的重氮盐偶联形成不溶性有色沉淀，定位于细胞质内酶所在的部位。本试验常用的重氮盐为坚牢蓝 B，形成的有色沉淀为棕黑色或灰黑色。单核细胞系统的阳性反应可被氟化钠抑制，所以做 α-NAE 染色时，通常同时做氟化钠抑制试验。

【正常血细胞的染色反应】

1. 单核细胞系统 分化差的原始单核细胞呈阴性，分化好的原始单核细胞呈阳性（常较强），幼稚单核及单核细胞也呈阳性，阳性反应能被氟化钠抑制。所谓抑制是指氟化钠试验的抑制率大于 50%，抑制率的计算公式为：

$$\text{氟化钠抑制率} = \frac{\text{抑制前阳性率或阳性积分} - \text{抑制后阳性率或阳性积分}}{\text{抑制前阳性率或阳性积分}} \times 100\%$$

2. 粒细胞系统 多数呈阴性，少数呈弱阳性，不能被氟化钠抑制。

3. 淋巴细胞系统 多数呈阴性，少数呈弱阳性，不能被氟化钠抑制。

4. 其他细胞 巨核细胞和血小板呈阳性，不能被氟化钠抑制；少数有核红细胞呈弱阳性，不能被氟化钠抑制；浆细胞呈阴性。

【临床意义】 α-NAE 染色主要用于辅助鉴别急性白血病细胞类型。见图 4-23（彩图 27）。

1. 急性单核细胞白血病 单核系细胞大多数呈较强阳性，阳性反应能被氟化钠抑制。

2. 急性粒细胞白血病 原始粒细胞呈阴性或弱阳性，阳性反应不能被氟化钠抑制；

3. 急性早幼粒细胞白血病 早幼粒细胞呈强阳性，阳性反应不能被氟化钠抑制；

4. 急性淋巴细胞白血病 原始淋巴细胞及幼稚淋巴细胞呈阴性或偶见局灶性颗粒状阳性，阳性反应不能被氟化钠抑制。

5. 急性粒-单核细胞白血病 原始粒细胞呈阴性至阳性，阳性反应不能被氟化钠抑制；原始单核及幼稚单核细胞呈较强阳性，阳性反应能被氟化钠抑制。

6. 红血病和红白血病 异常幼红细胞可呈阳性，阳性反应不能被氟化钠抑制。

【应用评价】

（1）α-NAE 染色是急性白血病形态学分型时常规要做的细胞化学染色，对单核细胞白血病与粒细胞白血病鉴别意义较大。一般来说 α-NAE 在急性单核细胞白血病的阳性较强，而 M3 或 M 2b 也呈强阳性，但急单被氟化钠抑制。

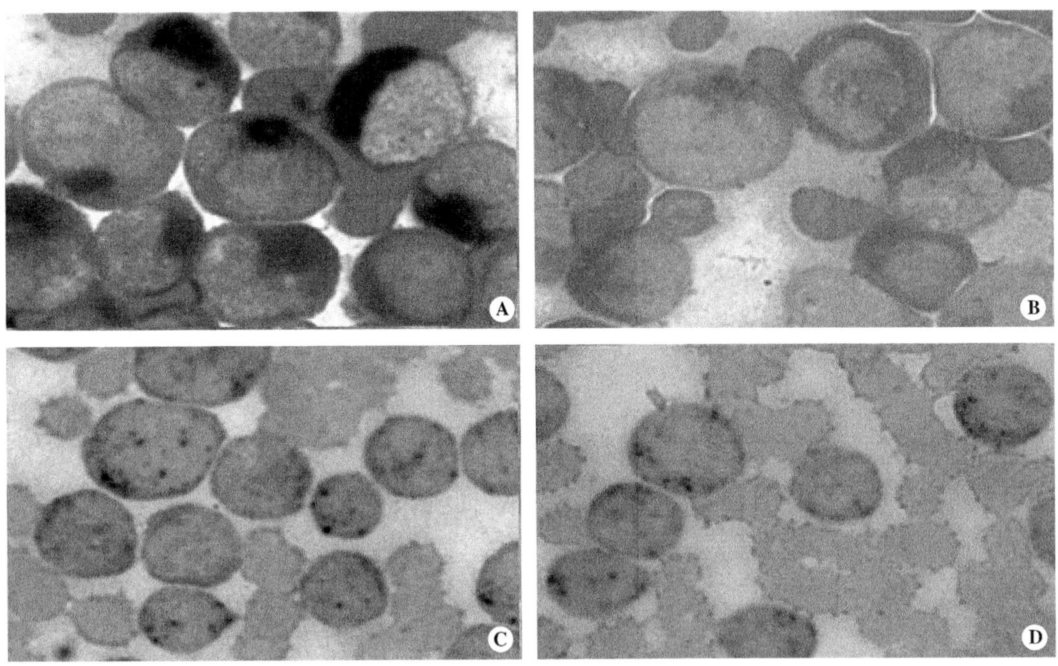

图 4-23 常见急性白血病的 α -NAE 染色（×1000）

A. 急性单核细胞白血病呈强阳性，B. 急性单核细胞白血病被 NaF 抑制，C. 急性粒细胞白血病未成熟型呈阳性，D. 急性粒细胞白血病未成熟型不被 NaF 抑制

（2）本试验存在假阳性、假阴性的现象。假阳性主要是由于试剂质量等原因导致阳性颗粒出现在背景及阴性的细胞上，并可导致氟化钠被抑制的假象；假阴性主要是试剂失效，导致所有细胞（包括成熟单核细胞）均阴性。

（3）抑制率的计算应以阳性指数来计算比较合理。由于受这些多因素的影响，要区别对待 α -NAE 染色。一般来说如果阳性较强且被氟化钠明显抑制，可以确信它的临床意义；对于抑制不明显的标本，结果的判断容易受主观等因素的影响，所以只能作为参考指标。

（三）醋酸 AS-D 萘酚酯酶染色

【实验原理】 醋酸 AS-D 萘酚酯酶（naphthol AS-D acetate esterase，NAS-DAE）存在于单核细胞、粒细胞和淋巴细胞中，是一种中性非特异性的酯酶。

血细胞内的 NAS-DAE 在 pH 中性的条件下水解基质液醋酸 AS-D 萘酚，释放出 AS-D 萘酚，进而与基质液中的重氮盐偶联形成不溶性的有色沉淀，定位于细胞质内酶所在的部位。本试验常用的重氮盐为坚牢蓝 BB，形成的有色沉淀为蓝色。单核系细胞的阳性可被氟化钠抑制，所以通常同时做氟化钠抑制试验。

【正常血细胞的染色反应】

（1）粒细胞系统中，原始粒细胞阴性或阳性，早幼粒细胞至中性成熟粒细胞均阳性，此阳性不被氟化钠抑制。

（2）单核系细胞大多数呈较强阳性，阳性反应能被氟化钠抑制。

（3）其他血细胞染色结果基本同 α -NAE 染色。

【临床意义】 基本同α-NAE染色，用以辅助鉴别急性白血病细胞类型。

【应用评价】 由于NAS-DAE染色与α-NAE染色属于同一类细胞化学染色，临床上通常选择其中一种，其应用评价见α-NAE染色。

（四）α-丁酸萘酚酯酶染色

【实验原理】 α-丁酸萘酚酯酶（α-naphthol butyrate esterase，α-NBE）主要存在于单核细胞中，是一种非特异性酯酶。

血细胞内的α-NBE在pH碱性的条件下，水解基质液中的α-丁酸萘酚并释放出α-萘酚，后者与基质液中的重氮盐偶联形成不溶性的有色沉淀，定位于细胞质内酶所在的部位。本试验常用的重氮盐为坚牢紫酱GBC，形成的有色沉淀为红色。单核细胞系的阳性可被氟化钠抑制，所以通常同时做氟化钠抑制试验。

【正常血细胞的染色反应】

1. 粒细胞系统 各阶段粒细胞均呈阴性。

2. 单核细胞系统 分化差的原始单核细胞呈阴性，分化好的原始单核细胞呈阳性，幼稚单核及单核细胞呈阳性，阳性反应能被氟化钠抑制。

3. 淋巴细胞系统 T淋巴细胞、非T非B淋巴细胞可呈阳性，B淋巴细胞呈阴性。

4. 其他细胞 巨核细胞、有核红细胞、浆细胞呈阴性或弱阳性；组织细胞也可呈阳性，但不被氟化钠抑制。

【临床意义】 α-NBE与α-NAE染色的临床意义相同。

1. 急性单核细胞白血病 大多数细胞呈阳性，阳性反应能被氟化钠抑制。

2. 急性粒细胞白血病 原始粒细胞一般呈阴性。

3. 急性早幼粒细胞白血病 早幼粒细胞常呈阴性。

4. 急性粒-单核细胞白血病 单核系部分白血病细胞呈阳性，粒系部分白血病细胞呈阴性。

5. 急性淋巴细胞白血病 原始淋巴细胞及幼稚淋巴细胞一般呈阴性。

【应用评价】

（1）α-NBE染色属于临床上常用的非特异性酯酶染色。α-NBE敏感性不如NAS-DAE，而特异性较NAS-DAE高，此酶在单核-吞噬细胞系统中活性最强，同时能被氟化钠抑制，而粒细胞、淋巴细胞、部分幼红细胞、巨核细胞和血小板等细胞中含量很少，所以α-NBE被视为单核-吞噬细胞系统所特有的标志酶。

（2）α-NBE染色也存在着假阴性和假阳性，详见α-NAE染色的应用评价。

（五）酸性α-醋酸萘酚酯酶染色

【实验原理】 酸性α-醋酸萘酚酯酶（acid α-naphthol acetate esterase，ANAE）主要存在于单核细胞和成熟T淋巴细胞中，也是一种酸性非特异性的酯酶。

血细胞内的ANAE在pH弱酸性（pH 5.8）条件下，水解基质液中的α-醋酸萘酚并释放出α-萘酚，进而与基质液中的六偶氮付品红偶联生成不溶性红色沉淀，定位于细胞质内酶所在的部位。单核细胞系统的阳性反应可被氟化钠抑制，所以做ANAE染色时，通常也同时做氟化钠抑制试验。

【正常血细胞的染色反应】

1. 单核细胞系统　单核系细胞常呈弥散型强阳性，阳性反应可被氟化钠抑制。

2. 粒细胞系统　多数呈阴性，少数呈弱阳性（胞浆局限性弥漫着色），不能被氟化钠抑制。

3. 淋巴细胞系统　T 淋巴细胞呈阳性，而 B 淋巴细胞多数呈阴性。

4. 其他细胞　巨核细胞、血小板及有核红细胞含量很少（呈弥散性反应）。

【临床意义】

1. ANAE 染色主要用于辅助鉴别急性白血病细胞类型　同 α -NAE 染色。

2. 可粗略地鉴别 T、B 淋巴细胞　成熟 T 淋巴细胞呈点样颗粒或块状阳性反应，B 淋巴细胞大多呈阴性，偶见稀疏、弥散的细小颗粒。点样颗粒或块状阳性反应是成熟 T 淋巴细胞标志，故 ANAE 染色可作为正常生理状态和某些病理情况下机体细胞免疫功能的检测方法。

3. 多发性骨髓瘤、多毛细胞白血病细胞均呈颗粒型阳性；恶性组织细胞病呈强弥散型阳性；霍奇金淋巴瘤 RS 细胞呈点样或细颗粒型阳性。

【应用评价】

ANAE 染色临床上主要用于鉴别 T、B 淋巴细胞，而目前淋巴细胞的分类常用流式细胞仪，所以 ANAE 染色在临床应用较少。

（六）酯酶双染色

在同一张涂片上进行两种酯酶染色的方法称为酯酶双染色。一般采用一种特异性酯酶加一种非特异性酯酶染色，故常用的有 α -NAE 与 NAS-DCE 双染色、α -NBE 与 NAS-DCE 双染色等。反应的原理基本上同各自的染色原理，但同一张涂片上的血细胞要分别在两种不同的基质液中作用一定时间，最后复染、显微镜观察，在同一张涂片中出现两种酯酶染色阳性的细胞或同一种细胞同时出现两种酯酶染色的阳性结果，见图 4-24（彩图 28）。酯酶双染色，尤其 α -NBE 与 NAS-DCE 双染色对急性粒-单核细胞白血病亚型的诊断与鉴别诊断具有独特的价值。

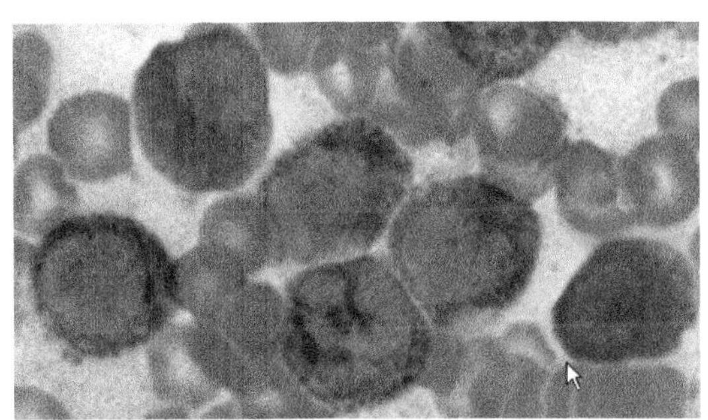

图 4-24　α-NBE（红色）与 NAS-DCE（蓝色）酯酶双染色（×1000）

四、过碘酸-雪夫反应

【实验原理】　过碘酸是一种氧化剂，能将细胞内含有乙二醇基（—CHOH—CHOH）的多糖类物质（糖原、黏多糖、黏蛋白、糖蛋白及糖酯等）氧化，形成双醛基（—CHO—

CHO）。醛基与雪夫试剂中的无色品红结合，产生紫红色化合物，定位于含有多糖类成分的细胞质中。过碘酸-雪夫反应（periodic acid-Schiff reaction，PAS）以前又称为糖原染色。

【正常血细胞的染色反应】 见图 4-25（彩图 29）、图 4-26（彩图 30）。

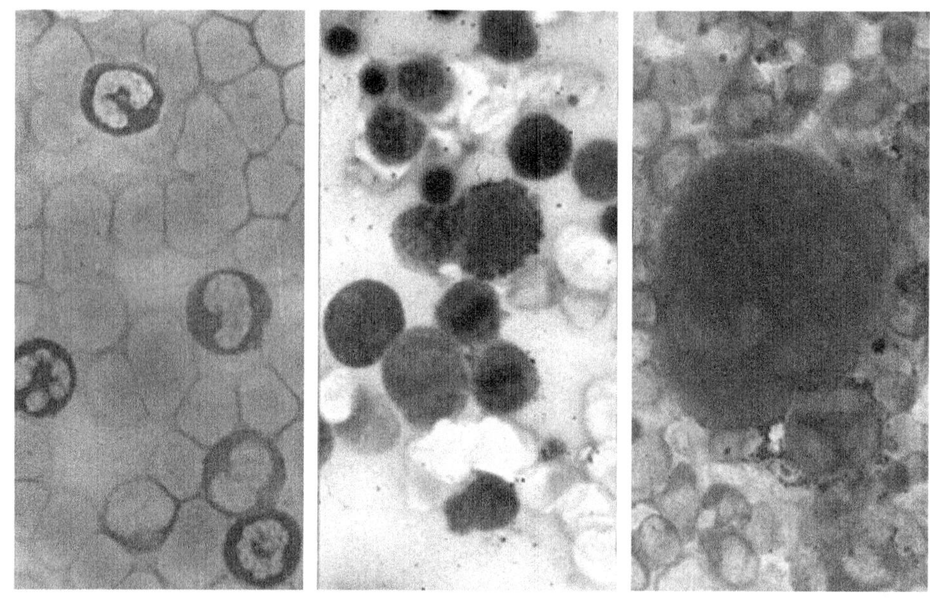

图 4-25 正常血细胞的 PAS 染色（×1000）

成熟粒细胞、巨核细胞呈强阳性，单核细胞呈弱阳性反应，正常幼稚红细胞呈阴性反应

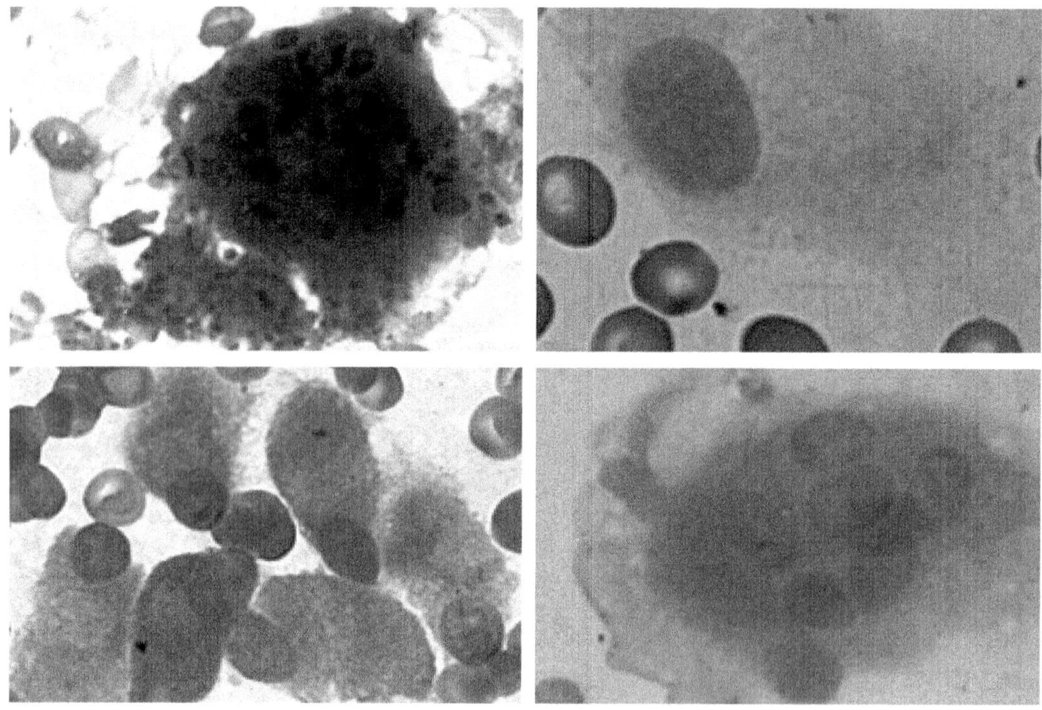

图 4-26 正常血细胞的 PAS 染色（×1000）

巨核细胞呈红色大块状阳性反应，血小板呈红色阳性反应，网状细胞、成骨细胞、破骨细胞均呈阴性反应

1. 粒细胞系统　分化差的原始粒细胞阴性，分化好的原始粒细胞至中性分叶核粒细胞均呈阳性反应，并随着细胞的成熟而逐渐增强，成熟中性粒细胞最强，阳性呈弥散性、细颗粒状；嗜酸性粒细胞中的嗜酸性颗粒本身不着色，而颗粒之间的胞质呈红色；嗜碱性粒细胞中的嗜碱性颗粒呈阳性，而颗粒之间的胞质不着色。

2. 红细胞系统　有核红细胞及红细胞均呈阴性。

3. 单核细胞系统　分化差的原始单核细胞呈阴性，其他呈阳性，绝大多数阳性呈少量、细小颗粒状，有时分布于细胞边缘的阳性颗粒较粗大。

4. 淋巴细胞系统　大多数呈阴性，少数呈阳性（阳性率常小于20%），阳性呈粗颗粒状或块状。

5. 巨核细胞系统　巨核细胞和血小板呈阳性，阳性反应的程度随细胞的发育成熟而增强，成熟巨核细胞多呈强阳性，阳性反应物质呈颗粒状或块状。

6. 其他细胞　少数浆细胞呈阳性，巨噬细胞可阳性，两者均呈细颗粒状。

【临床意义】

1. 红细胞系统疾病

（1）红血病、红白血病、骨髓增生异常综合征中有核红细胞呈阳性（均匀红色或块状），有时有核红细胞阳性反应强且阳性率高，甚至红细胞也呈阳性。

（2）缺铁性贫血、地中海贫血、巨幼细胞贫血、再生障碍性贫血、其他溶血性贫血中的有核红细胞常呈阴性，个别细胞可呈阳性且反应弱。（见图 4-27、彩图 31）

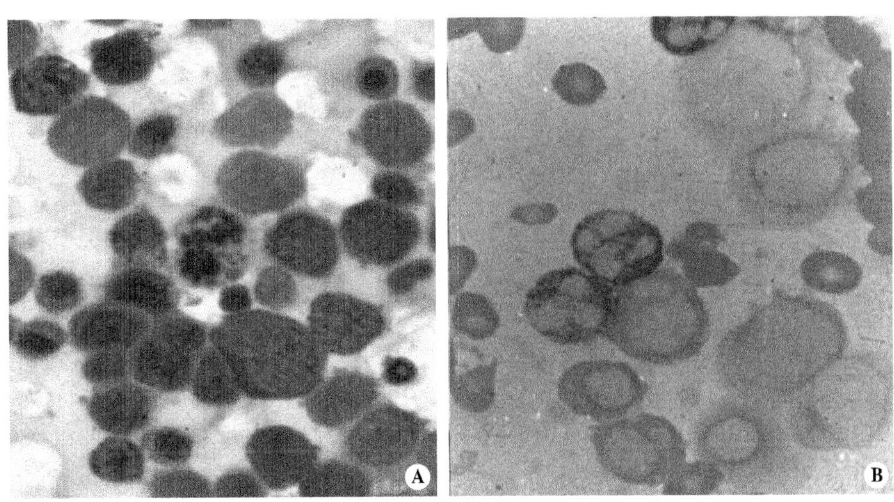

图 4-27　急性红白血病与巨幼细胞性贫血的 PAS 染色（×1000）

A. 急性红白血病幼稚红细胞呈红色阳性反应　B. 巨幼细胞性贫血幼稚红细胞呈阴性反应

2. 白细胞系统疾病　主要用于辅助鉴别急性白血病的细胞类型，因为不同细胞类型急性白血病其阳性反应可不同（指典型患者），见图 4-28（彩图 32）。

（1）急性巨核细胞白血病：部分巨核细胞呈阳性，为粗颗粒状、小块状或弥散分布。

（2）急性粒细胞白血病　部分原始粒细胞呈阳性，为细颗粒状或弥散分布。

（3）急性单核细胞白血病：原始单核及幼稚单核细胞可呈阳性，阳性呈细颗粒状，有时胞质边缘处颗粒较粗大。

（4）急性淋巴细胞白血病：原始淋巴细胞及幼稚淋巴细胞的阳性率升高，呈粗颗粒状或小块状阳性。

（5）慢性淋巴细胞白血病：淋巴细胞的阳性率增加，呈粗颗粒状或小块状。

（6）恶性淋巴瘤：淋巴瘤细胞阳性率高，阳性增强，呈小块状或粗颗粒状。

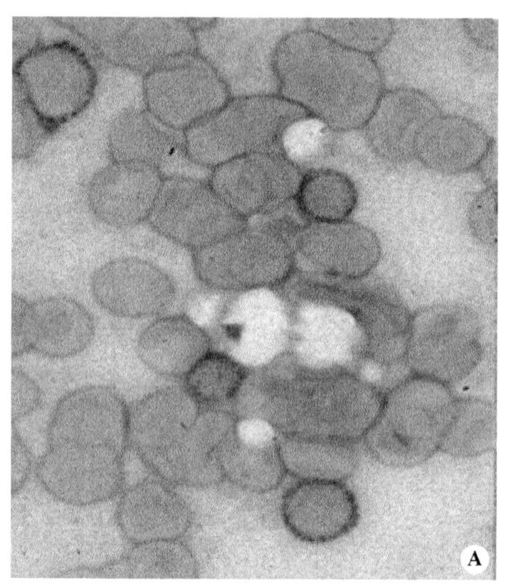

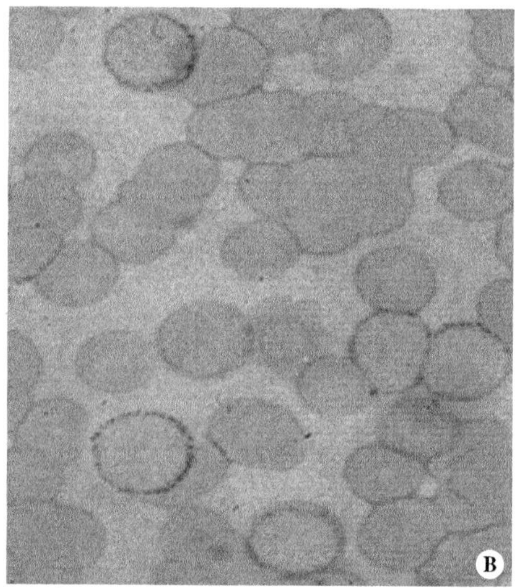

图 4-28　急、慢性淋巴细胞白血病的 PAS 染色（×1000）

A. 慢性淋巴细胞白血病细胞呈红色粗颗粒状阳性反应；

B. 急性淋巴细胞白血病细胞呈红色颗粒状阳性反应，幼稚红细胞呈阴性反应。

3. 鉴别特殊细胞

（1）戈谢细胞呈强阳性，尼曼-皮克细胞呈阴性或弱阳性。

（2）骨髓转移性腺癌细胞呈强阳性，淋巴肉瘤细胞呈阳性，Reed-Sternberg（RS）细胞呈阴性或弱阳性。

【应用评价】

（1）PAS 染色在诊断恶性红细胞系统疾病中最有价值（尤其是强阳性，意义更大），但有时也呈阴性，所以阴性不能排除恶性红系疾病的可能性；而在大多数良性红系疾病中常呈阴性，但少数患者也可出现阳性，但片中阳性率及反应强度均明显低于恶性红系疾病。

（2）在急性白血病中，如果 PAS 染色结果典型，可辅助细胞类型判断，但是实际上 PAS 染色结果常不典型，因此 PAS 染色在鉴别急性粒细胞白血病和急性单核细胞白血病中的意义不大。

（3）PAS 染色受试剂等影响，也可出现假阴性或假阳性。

五、中性粒细胞碱性磷酸酶染色

【实验原理】　中性粒细胞碱性磷酸酶（neutrophilic alkaline phosphatase，NAP）染色的方法有 Gomori 钙-钴法和 Kaplow 偶氮偶联法。因为钙-钴法操作较为繁琐且所需时间长，而偶氮偶联法的试剂盒操作方便，染色时间短，故目前国内常用偶氮偶联法。

Kaplow 偶氮偶联法　成熟中性粒细胞碱性磷酸酶在 pH9.6 左右的碱性环境中，能水解基质液中的磷酸萘酚钠底物，释放出的萘酚再与重氮盐偶联，生成不溶性的有色沉淀，定位于细胞质酶活性所在部位。

【正常血细胞的染色反应】

1. NAP 主要存在于中性成熟粒细胞（包括中性杆状核粒细胞和分叶核粒细胞）的胞质内，故中性成熟粒细胞胞质呈阳性反应，表现为胞质中出现棕黑色或棕红色颗粒；其他细胞基本呈阴性。

2. 成熟中性粒细胞 NAP 积分值的计算　血涂片染色后，在油镜下计数 100 个成熟中性粒细胞，分别记录其分级情况：(－)、(＋)、(＋＋)、(＋＋＋)、(＋＋＋＋)，见图 4-29（彩图 33），分别定为 0、1、2、3、4 分。100 个细胞中阳性细胞总数即为阳性率，100 个细胞中阳性细胞的积分之和即为积分值。

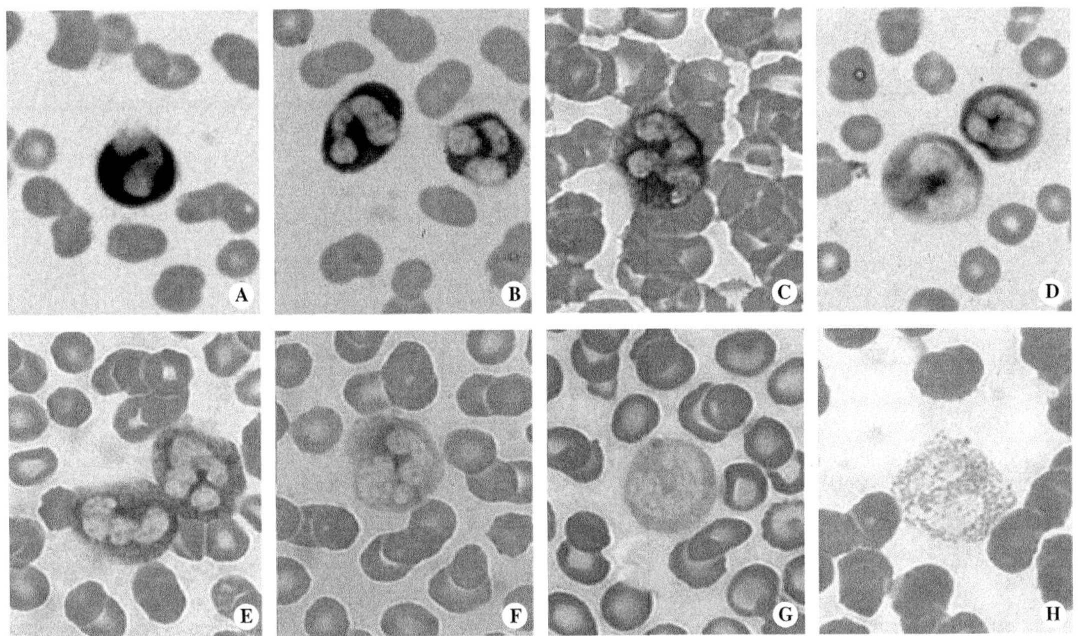

图 4-29　成熟中性粒细胞 NAP 分级情况（×1000）

中性粒细胞呈不同程度的阳性（灰黑色沉淀）

A.（++++），B.（+++），C.（++），D、E、F.（+），G.（–）H. 嗜酸性粒细胞（–）

【参考范围】　阳性率＜40%；NAP 的积分值为 30～130 分（各单位应建立各自实验室的参考值）。

【临床意义】　不同疾病其 NAP 活性有变化，而且有些生理性因素可使酶活性发生改变，如应激状态、经前期、妊娠期、新生儿等可使 NAP 活性增加。

1. NAP 积分增加　见于细菌性感染、类白血病反应、再生障碍性贫血、某些骨髓增殖性疾病（如慢性中性粒细胞白血病、真性红细胞增多症、原发性血小板增多症、骨髓纤维化）、慢性粒细胞白血病加速期或急变期、急性淋巴细胞白血病、慢性淋巴细胞白血病、恶性淋巴瘤、骨髓转移癌、肾上腺糖皮质激素、促肾上腺糖皮质激素及雄激素治疗后等。

2. NAP 积分下降　慢性粒细胞白血病慢性期（见图 4-30，彩图 34）、急性粒细胞白血病、阵发性睡眠性血红蛋白尿症、骨髓增生异常综合征、恶性组织细胞病等。

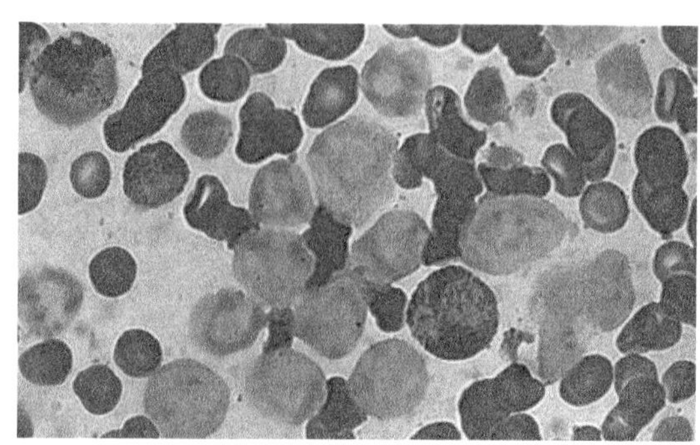

图 4-30　慢性粒细胞白血病 NAP 染色（×1000）：未见阳性反应

3. 疾病的鉴别

（1）类白血病反应与慢性粒细胞白血病：前者明显增加，后者明显下降且积分常为零。

（2）慢性中性粒细胞白血病与慢性粒细胞白血病慢性期：前者明显增加（常在 300 分以上），后者明显下降且常为零。

（3）细菌感染与病毒感染：前者明显增加，后者在正常范围或略降低。

（4）再生障碍性贫血与阵发性睡眠性血红蛋白尿：前者常增加，后者常下降。

（5）急性白血病类型鉴别：急性淋巴细胞白血病常增加，急性单核细胞白血病一般正常或减低，急性粒细胞白血病常下降。

（6）真性红细胞增多症与继发性红细胞增多症：前者常增加，后者无明显变化。

（7）原发性血小板增多症与继发性血小板增多症：前者常增加，后者无明显变化。

（8）反应性组织细胞增多症与恶性组织细胞病：前者无明显变化，后者常下降。

【应用评价】

（1）NAP 染色在临床上应用较广泛，但由于本试验结果受诸多因素的影响，如试剂、生理性波动及每个试验人员判断标准等，使结果相差较大，所以各单位应建立各自实验室的参考范围。当 NAP 积分明显增高或明显下降，对疾病的诊断才有较大的临床意义；如果积分只是轻度增高或轻度下降，仅能供参考。

（2）偶氮偶联法较钙-钴法操作简便、快速，色彩鲜艳，结果准确。

六、酸性磷酸酶染色

【实验原理】　酸性磷酸酶（acid phosphatase，ACP）存在于细胞的溶酶体颗粒中，有些细胞中的酸性磷酸酶耐酒石酸，故抗酒石酸酸性磷酸酶染色有助于某些疾病的诊断及鉴别诊断。染色方法有偶氮偶联法和 Gomori 硫化铅法，以前者为常用。

偶氮偶联法　血细胞内的 ACP 在酸性（pH5.0）条件下水解基质液中的磷酸萘酚 AS-BI，释放出萘酚 AS-BI，后者与基质液中的重氮盐偶联形成不溶性的有色沉淀，定位于细胞质内酶所在的部位。本试验常用的重氮盐为六偶氮付品红，形成红色的沉淀。

抗酒石酸酸性磷酸酶（tartrate-resistant acid phosphatase，TRAP）染色　用相同方法制备两份基质液，一份加入适量的 *L*-酒石酸（左旋酒石酸）（tartaric acid），另一份不加酒石酸。取两张相同标本的涂片，分别用这两种不同的基质液做 ACP 染色。如果血细胞内的 ACP 耐 *L*-酒石酸，两张均呈阳性；如不耐 *L*-酒石酸，不加 *L*-酒石酸呈阳性反应，而加 *L*-

酒石酸呈阴性反应。

【正常血细胞的染色反应】 粒细胞、单核细胞、淋巴细胞、巨核细胞、血小板、浆细胞、巨噬细胞均呈阳性。

【临床意义】 主要用于下列疾病的辅助诊断和鉴别诊断。

1. 鉴别多毛细胞白血病和慢性淋巴细胞白血病及恶性淋巴瘤 多毛细胞白血病的多毛细胞呈阳性（常呈强阳性），而且阳性反应不被 *L*-酒石酸抑制。慢性淋巴细胞白血病的淋巴细胞和恶性淋巴瘤细胞 ACP 染色也可呈阳性，但可被 *L*-酒石酸抑制。但 ACP 阴性者，并不能排除多毛细胞白血病的可能性（图 4-31，彩图 35）。

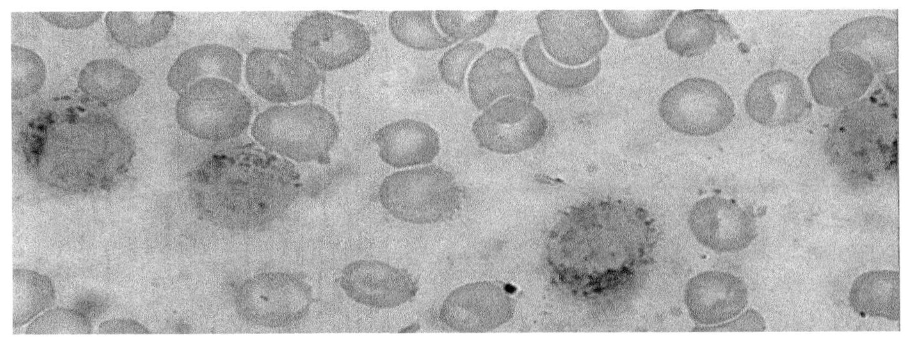

图 4-31　多毛细胞白血病抗酒石酸 ACP 染色（×1000）

毛细胞中有棕红色阳性颗粒，表明毛细胞 ACP 活性不被 *L*-酒石酸抑制

2. 鉴别戈谢细胞和尼曼-匹克细胞 前者为强阳性反应，并具有抗酒石酸功能，后者为阴性。

3. 鉴别 T 淋巴细胞和 B 淋巴细胞 前者为阳性，后者为阴性或弱阳性。在急性淋巴细胞白血病中，T-ALL 的反应最强，B 淋巴细胞增生的 ACP 反应弱阳性或阴性（图 4-32，彩图 36）。

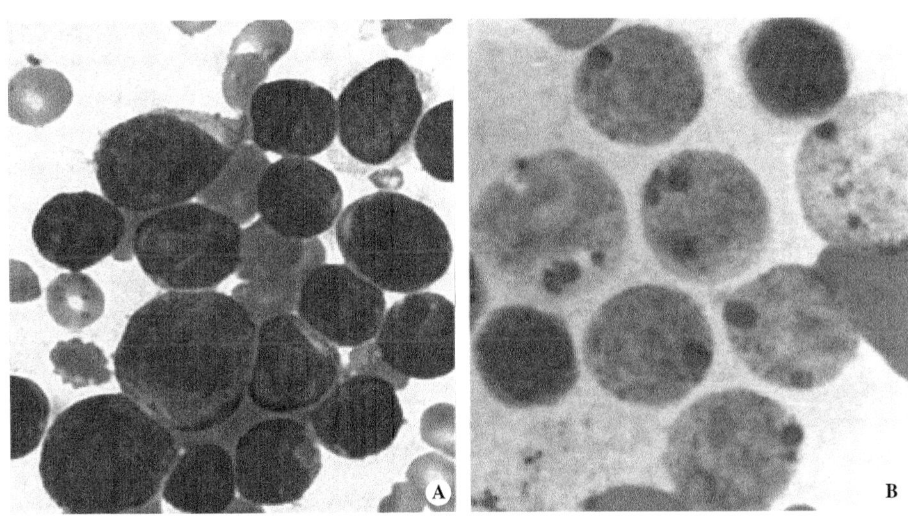

图 4-32　急性淋巴细胞白血病 ACP 染色（×1000）

A. 急性淋巴细胞白血病 B 淋巴细胞型呈阴性，B. 急性淋巴细胞白血病 T 淋巴细胞型呈阳性（橘红色颗粒）

4. 急性髓系白血病 原始单核和幼稚单核细胞为强阳性；原始粒细胞对反应不一，早

幼粒细胞和中幼粒细胞阳性较弱，异常早幼粒细胞阳性较强。

5. 鉴别 ALL 和 ANLL 前者多为颗粒型，后者呈弥散状。

6. 浆细胞呈较强的阳性，为大粗颗粒和珠状散在分布于细胞质内。

7. 转移瘤细胞呈强阳性。

【应用评价】

（1）由于 ACP 染色在多毛细胞白血病中最具有特征性，所以主要用于多毛细胞白血病的诊断，其次用于戈谢病和尼曼-匹克病的鉴别。但这些疾病在临床上均很少见，故常因为标本很少而导致试剂过期，所以临床上往往不能及时开展这项检查。该染色也存在着假阴性、假阳性现象。

（2）偶氮偶联法操作简便，结果稳定可靠；Gomori 硫化铅法操作较复杂，且结果不稳定。

七、铁　染　色

【实验原理】 健康人骨髓中的储存铁以铁蛋白和含铁血黄素的形式主要存在于骨髓小粒和幼红细胞中。骨髓中的铁在酸性环境下与亚铁氰化钾作用，形成普鲁士蓝色的亚铁氰化铁沉淀，定位于含铁的部位。铁染色（ferric stain）化学反应过程如下：

$$4Fe^{3+} + 3K_4[Fe(CN)_6] \rightarrow Fe_4[Fe(CN)_6]_3 + 12K^+$$

（含铁物质）　　　（亚铁氰化钾）　　　　　（亚铁氰化铁）

【正常血细胞的染色反应】 骨髓中的铁分为细胞外铁和细胞内铁。细胞外铁反映体内储存铁，主要存在于骨髓小粒的巨噬细胞中；细胞内铁是指存在于中、晚幼红细胞及成熟红细胞中的铁（包括铁粒幼红细胞、铁粒红细胞）。

1. 细胞外铁 观察骨髓小粒中的铁，阳性结果呈弥散性、颗粒状、小珠状或块状蓝色。根据骨髓小粒中铁的存在方式及量，将细胞外铁分为 5 级：（－）、（＋）、（＋＋）、（＋＋＋）、（＋＋＋＋），见图 4-33（彩图 37）。

－：无铁粒.

＋：少数铁颗粒或少数铁小珠（＞0. 7μm）

＋＋：较多铁颗粒和铁小珠

＋＋＋：许多铁颗粒、铁小珠，或少数蓝色小块

＋＋＋＋：极多铁粒、小珠和许多蓝色小块，密集成堆

2. 细胞内铁 观察 100 个中幼红细胞和晚幼红细胞，计算出铁粒幼红细胞的百分比（即细胞内铁阳性率）。铁粒幼红细胞是指胞质中出现蓝色铁颗粒的幼红细胞，根据蓝色铁颗粒多少、粗细分为：Ⅰ型、Ⅱ型、Ⅲ型、Ⅳ型及环形铁粒幼红细胞。

Ⅰ型：胞浆内有 1～2 个铁小粒.

Ⅱ型：胞浆内有 3～5 个铁小粒.

Ⅲ型：胞浆内有 6～10 个铁小粒.

Ⅳ型：胞浆内有＞11 个铁小粒或＞5 个粗大铁粒.

环形铁粒幼红细胞（ringed sideroblast）是指幼红细胞胞质内蓝色颗粒在 5 颗以上，围绕核周三分之一以上者。成熟红细胞中出现铁颗粒称为铁粒红细胞，见图 4-34（彩图 38）。

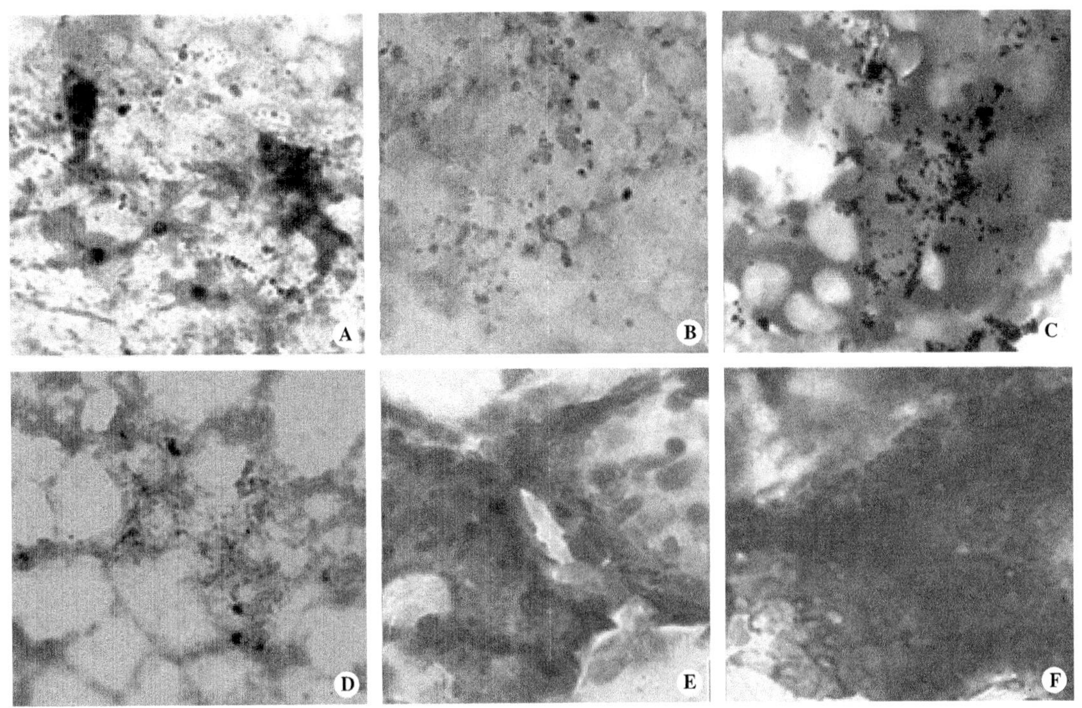

图 4-33　细胞外铁染色分级（×100）

A.（++++）　B.C.（+++）　D.（++）　E.（+）　F.（–）

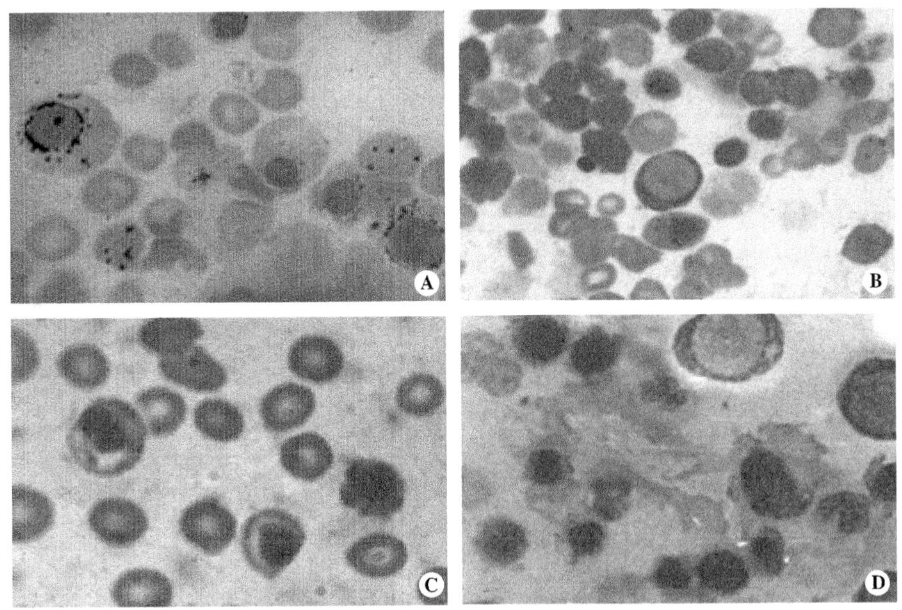

图 4-34　骨髓细胞内铁（×1000）

A. 环形铁粒幼红细胞和铁粒红细胞　B. 含 2～5 个颗粒的铁粒幼红细胞

C. 含 3 个小颗粒的巨幼红细胞　D. 细胞内无铁颗粒的幼红细胞

【参考范围】

1. 细胞外铁　（＋）～（＋＋），约 1/3 人为（＋），约 2/3 人为（＋＋）。

2. 细胞内铁　铁粒幼红细胞阳性率为 12%～44%。以Ⅰ型为主，少数为Ⅱ型。无环形铁粒幼红细胞及铁粒红细胞。不同的实验室其细胞内铁的参考范围相差较大，所以要建立自己实验室的参考范围。

【临床意义】 铁染色是临床应用最广泛的细胞化学染色之一，主要用于缺铁性贫血和环形铁粒幼红细胞增多性贫血的诊断和鉴别诊断。

1. 缺铁性贫血 其细胞外铁阴性，细胞内铁阳性率明显下降或为零。经铁剂治疗有效后，其细胞内铁先增多，待贫血纠正一段时间后细胞外铁才会增多。因此铁染色可作为诊断缺铁性贫血及指导铁剂治疗的重要方法。

2. 铁粒幼细胞贫血 因血红素（heme）合成障碍，铁利用不良，铁粒幼红细胞增多，并可见到环形铁粒幼红细胞，占幼红细胞的15%以上。有时可见到铁粒红细胞，细胞外铁也常明显增多。因此铁染色可作为诊断本病的重要方法。

3. 骨髓增生异常综合征 伴环形铁粒幼红细胞增多的难治性贫血，其环形铁粒幼红细胞大于有核红细胞15%，细胞外铁也常增加。

4. 非缺铁性贫血 溶血性贫血、巨幼细胞性贫血、再生障碍性贫血、多次输血后和白血病等，细胞外铁和内铁正常或增加；感染、肝硬化、慢性肾炎、尿毒症、血色病等，细胞外铁明显增加而铁粒幼红细胞可减少。

【应用评价】 铁染色是临床上应用最广泛的一种细胞化学染色。

（1）铁染色是检查骨髓中储存铁最简单有效的方法，虽然该指标不如血清铁蛋白敏感，但不受多种病理因素的影响使其结果一般情况下是可信的（尤其是细胞外铁），所以说铁染色是反映机体储存铁的金标准。

（2）铁染色也存在假阳性和假阴性。如骨髓涂片受试剂、玻片清洁度及操作过程等因素的影响，涂片易被外界的铁污染，导致细胞外铁、细胞内铁增加或使阴性患者呈“阳性”；临床上导致细胞外铁假阴性的原因较少，通常是由于将标本凝块误认为是骨髓小粒所致。

八、细胞化学染色小结

从上述细胞化学染色中可以看出，不同细胞系列的细胞，其各种细胞化学染色的结果也不尽相同，因此，可以借助细胞化学染色来识别不同的细胞系列。详见表4-15。

表4-15 各种血细胞的细胞化学染色结果

细胞化学染色	POX	SB	NAS-DCE	α-NAE	NAS-DAE	α-NBE	PAS	NAP	ACP	内铁
原始、早幼红细胞	-	-	-	-~+	-~+	-	-	-	+~++	-
中、晚幼红细胞	-	-	-	-~+	-~+	-	-	-	+++	-~++
原始粒细胞	-~++	-~++	-~+++	-~+	-~+	-	-~+	-	-~++	-
早幼粒细胞	++~++ ++	++~++ ++	++~+++ +	-~+	++~++ +	-	+	-	-~+	-
中性粒细胞	+++~++ +++	++~++ +++	++~++ ++	-~+	+~++	-	++~++ +	-~+++ +	++	-
嗜酸性粒细胞	++++	++++	-~+	-	-	-	+~++	-	+++	-
嗜碱性粒细胞	-	-	-~++	-	-	-	-~++	-	+	-

续表

细胞化学染色	POX	SB	NAS-DCE	α-NAE	NAS-DAE	α-NBE	PAS	NAP	ACP	内铁
单核系细胞	-~+	-~+	-，个别+	++~+++*	++~++++*	++~++++*	+	-	+	-
淋巴系细胞	-	-，个别+	-	-~+	-~+	-~+	+	-	-~++	-
巨核细胞	-	-	-	+++~++++	-~+	-	++~++++	-	+++~++++	-
浆细胞	-	-	-	-	-	-	-~++	-	+++	-
肥大细胞	-	-	+	-	-	-	++	-	++++	-
毛细胞	-	-	-	-~+	-~+	-~+	-~+	-	++~++++**	-
组织细胞	-	-	-~+	+++~++++	+++~++++	+++~++++	-~+++	-	++++	-

注：*加氟化钠阳性可被抑制，**加酒石酸阳性不被抑制。

急性白血病分为急性淋巴细胞白血病（简称急淋，ALL）和急性髓细胞白血病（AML，也简称为急非淋，ANLL）(包括 M0、M1、M2a、M2b、M3、M4、M5、M6、M7)。由于急性白血病骨髓中是以原始和/或幼稚细胞增生为主，仅仅根据瑞氏染色下的细胞形态，容易做出错误的判断，因此不论急性白血病细胞形态学表现是否典型，均应做细胞化学染色。1995年国际血液学标准化委员会（ICSH）介入了白血病分型诊断，推荐以最少细胞化学染色组合包括 MPO 染色、NAS-DCE 染色、α-NAE 染色及 SBB 染色作为急性白血病诊断的第一程序，并提供标准化染色方法。四种常见类型急性白血病为急性粒细胞白血病（M1、M2a)、急性早幼粒细胞白血病（M3)、急性单核细胞白血病（M5）及急性淋巴细胞白血病，其细胞化学染色结果见表 4-16。常用细胞化学染色与及急性白血病亚型诊断思路详见图 4-34。

表 4-16　四种常见类型急性白血病的染色结果

	M1、M2a	M3	M5	ALL
POX 染色	-或+~++	+++~++++	-或±	-
SBB 染色	-或+~++	+++~++++	-或±	-，个别+
NAS-DCE 染色	-或+~++		-，个别±	-
α-NAE 染色	±	+++~++++	++~++++	-或+
α-NAE 染色+ NaF	不抑制	不抑制	抑制	不抑制
α-NBE 染色	-	-	+	-
α-NBE 染色+ NaF	/	/	抑制	/
NAS-DAE 染色	-或+~++	+++~++++	+~++++	-或+
NAS-DAE+NaF	不抑制	不抑制	抑制	不抑制
PAS 染色	+，呈弥散状	+，呈弥散状	+，呈细颗粒状	+，呈粗颗粒状

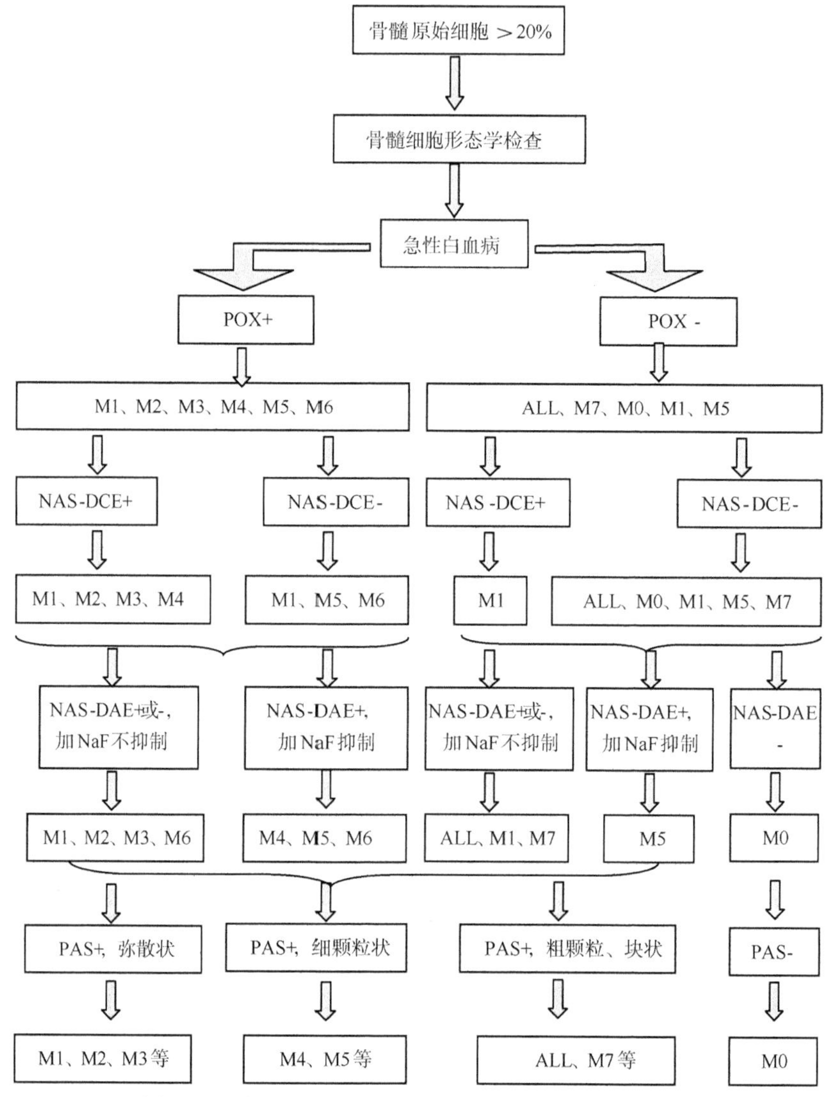

图 4-35 常用细胞化学染色与急性白血病亚型诊断思路

由于白血病细胞具有高度异质性，同一类型白血病在不同患者中，其细胞化学成分也不尽相同，经常会出现细胞化学染色结果不典型、模棱两可或结果与形态结果不相符的现象，因此，根据细胞形态学和细胞化学染色并不能对所有急性白血病的细胞类型做出正确的判断，还需要结合细胞遗传学检查、细胞免疫学检查及分子生物学检查进行综合分析。

对于原因不明贫血的初诊患者，应当将铁染色作为常规检查项目，因为缺铁是导致缺铁性贫血最常见的病因，还可了解是否有铁代谢的异常。必要时还应做 NAP 染色和 PAS 染色，用于贫血辅助诊断和鉴别诊断。

第三节 骨髓活体组织检查

骨髓活体组织检查亦称骨髓活检，是临床血液病常用而且有效的诊断检查方法。由于制片过程中固定包埋等原因，使细胞形态发生了一定的变化，切片中细胞的形态和结构不及涂片中的清晰和细致。因此，骨髓组织学检查主要是观察骨髓组织结构和空间定位，是对骨髓涂片检查有效补充的一种方法（图 4-36，彩图 39）。尤其骨髓活检受干抽和稀释的影响小，对某些血液疾病，骨髓局灶性病变为特征的疾病如再生障碍性贫血、骨髓增生异常综合征、骨髓纤维化、淋巴瘤、多发性骨髓瘤、转移瘤、淀粉样变性等，骨髓活检尤为重要。

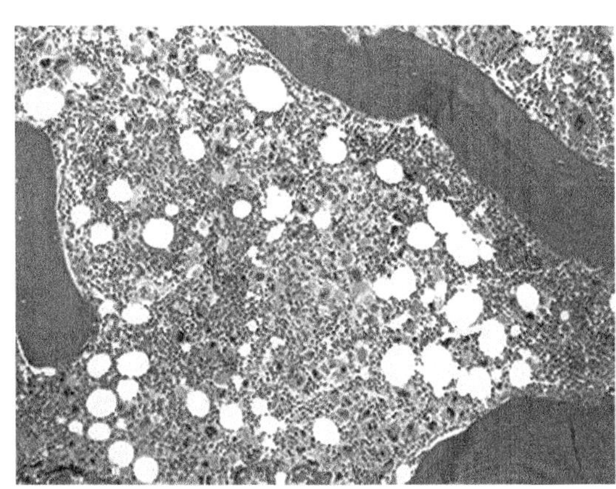
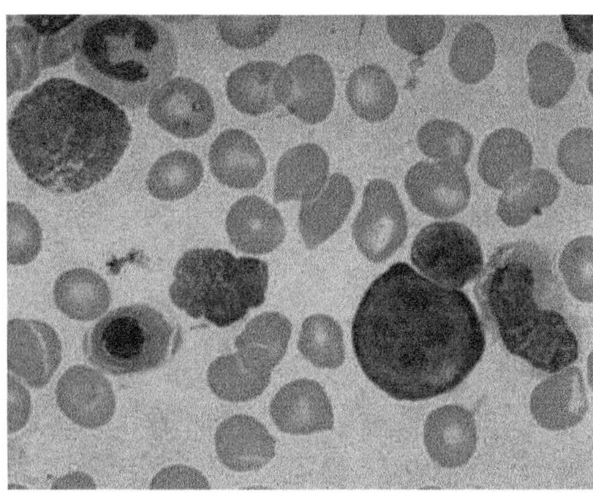

图 4-36 骨髓组织切片骨髂细胞涂片

一、骨髓活体组织检查适应证

（1）骨髓穿刺多次失败，怀疑骨髓纤维化、骨髓转移癌、多发性骨髓瘤、多毛细胞白血病、某些急、慢性白血病及骨髓硬化症等，对“干抽”有鉴别作用。

（2）全血细胞减少，反复骨髓穿刺均为“血稀”或骨髓增生低下，病态造血，怀疑再生障碍性贫血、骨髓增生异常综合征及低增生性白血病的患者。

（3）原因不明的发热、脾或淋巴结肿大、骨髓涂片检查不能确诊者。

（4）白血病治疗疗效的观察，有时骨髓涂片已达到完全缓解，但骨髓活检切片内仍可检出异常白血病性原始细胞簇，提示进入早期复发。

二、骨髓活体组织检查方法

1. 取材、制备与染色 骨髓活组织检查多选择髂前上棘或髂后上棘，常规消毒局部皮肤，操作者戴无菌手套，铺无菌洞巾，然后行皮肤、皮下和骨膜麻醉。用特制的穿刺针（图 4-37）取一小块大约 0.5～1 厘米长的圆柱形骨髓组织作病理学检查（图 4-38）。取到标本立即置于 95%乙醇或 10%甲醛中固定，后脱水、包埋、切片，染色备检。取出的材料保持了完整的骨髓组织结构，可全面了解骨髓增生程度、有核细胞密度及其布局，便于判断红髓和脂肪组织的比例，能弥补骨髓穿刺的不足。

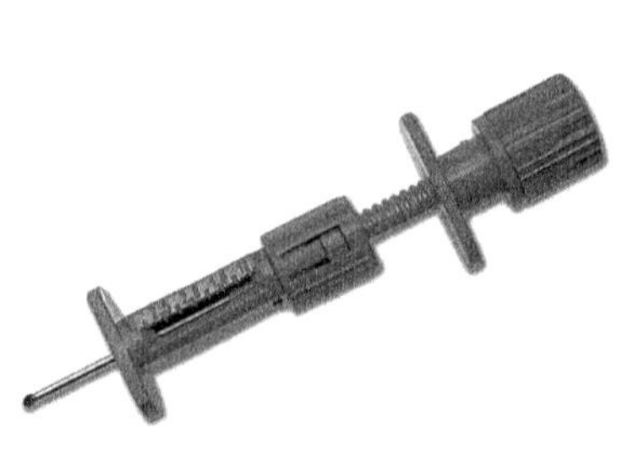

图 4-37　骨髓穿刺针

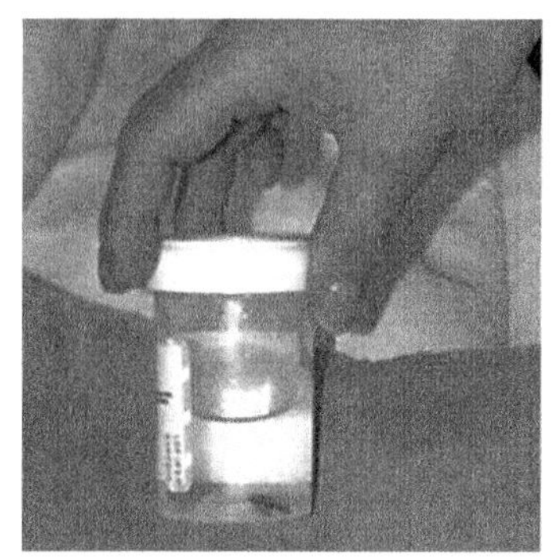

图 4-38　骨髓组织

2. 检查内容　由于切片制备方法的不同，所以切片中单个细胞的形态与涂片不完全一样。有核细胞群集，不易区分原始和幼稚细胞的类型，有时需要借助细胞化学染色加以判断（图 4-39，彩图 40）。并且难以观察细胞内的微细结构。骨髓切片观察的主要内容包括：骨髓增生程度判定、骨髓内造血细胞成分分析、骨髓内间质成分分析、骨小梁的变化、有无骨肿瘤或转移性肿瘤等骨髓组织的全面观察。

（1）骨髓增生程度：根据骨髓活检切片内造血组织与脂肪组织所占容量的大致比例进行判定。可用显微镜目镜网格测微尺测定、电脑自动分析系统测定或根据脂肪细胞与造血组织所占面积或容量凭经验测定。一般采用五级分法，与骨髓穿刺涂片的增生程度分级一致（表 4-17）。

表 4-17　骨髓增生程度五级分法

增生程度	造血组织所占%
增生极度低下（Ⅰ级）	＜20%
增生较低下（Ⅱ级）	20%～40%
增生大致正常（Ⅲ级）	40%～60%
增生较活跃（Ⅳ级）	60%～80%
增生极度活跃（Ⅴ级）	≥80%

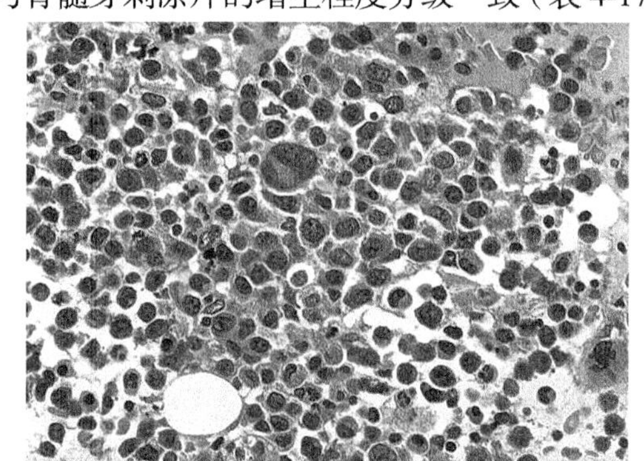

图 4-39　骨髓组织切片化学染色

（2）骨髓内造血细胞成分分析：主要观察粒系、红系、巨核系、淋巴系、单核系细胞成分增减变化，各系各阶段细胞形态的变化以及分布状况。骨髓活检不必计数。造血细胞的观察要点包括以下三点。

1）判定粒：红比值；

2）细胞形态特点：观察细胞的大小，胞核的形态、大小、核膜、核仁及染色质的特点；

3）主要细胞或异常细胞的分布方式：如散在、结节、弥漫性分布以及血细胞定位；

（3）骨髓内间质成分分析：观察要点包括

1）纤维组织增生及增生程度；

2）含铁血黄素沉着及程度；

3）噬血细胞现象；

4）肉芽肿性结节；

5）浆液、黏液、胶样变性及坏死；

6）淀粉样物质沉积等；

7）骨内膜细胞及血窦。

（4）骨小梁的变化：有无骨小梁增多、增宽和极不规则弯曲，有无骨小梁减少变窄或虫蚀样缺损等。

（5）骨肿瘤或转移性肿瘤：癌细胞通常呈巢状排列或呈实性片状或弥漫状分布，常伴纤维增生反应。

3. 骨髓活体组织检查报告的书写 血液病诊断必须结合临床病史，骨髓象和血象，再根据骨髓组织形态全面分析才能得出正确结论（见表4-18）。因此，活检报告大致上可分为：

（1）明确性诊断，找到代表疾病本质特征的形态证据，如各种白血病、骨髓纤维化等；

（2）符合性诊断，临床已有初步诊断，活检结果也支持者；

（3）疑似性诊断，活检形态有一定的特征性，但缺乏足够的诊断依据；

（4）描述性诊断，活检结果无特征性时.只能描述形态以供临床考虑。

（5）取材不合标准者，不必作诊断。

表4-18 骨髓活体组织检查报告单

姓名：李××　性别：男　住院号：03221　骨髓活检号：10-58

标本采集日期：2010年8月7日　骨髓活检部位：髂后上棘

染色方法：HGF √；MGG ；HE √；Gomori √；

Masson √；铁染色 ；PAS ；其他

临床特点：多处骨折

组织形态测定		正常值 VOL%	测定值 VOL%	组织形态测定	正常值 个/mm^2	测定值 个/mm^2
造血组织		40±9	47.8	巨核细胞	13.5	12
脂肪组织		28±8	30.2	肥大细胞	17.8	16
骨小梁		26±5	22	浆细胞	21	20
静脉窦		4.5±2.1	未测	增生程度	++	++
水肿区		0.2±0.8	（-）	M/E比值	1.5∶1～3.5∶1	2.8∶1
特征、分布、定位	粒细胞系	形态与分布均无异常		骨小梁	无异常	
	红细胞系	无异常		脂肪细胞	无异常	
	巨核细胞系	无异常		血管系统	无异常	
	单核细胞系	无异常		网硬蛋白纤维	（±）	
	淋巴细胞系	未查出淋巴样小结		胶原蛋白纤维	（-）	
	浆细胞系	无异常		骨质与骨样质	无异常	
	成骨与破骨细胞系	无异常		铁染色	未测	
	网状-巨噬细胞	无异常		其他	（-）	

意见：1. 骨髓增生程度活跃（++）。

2. 粒、红细胞与巨核细胞系统形态以及定位均无异常。

3. 巨核细胞与肥大细胞计数在正常范围内。

4. 无异常基质反应。

5. 网状纤维染色在正常范围内

结论：大致正常的骨髓组织。

报告者：张×

报告日期：2010年8月9日

4. 骨髓活体组织检查意义

（1） 可较全面而准确地了解骨髓增生程度，造血组织、脂肪细胞或纤维组织所占的容积比例；了解粒红比值及骨髓内铁储存情况，对于某些疾病（AA、IDA 及 MDS）及化疗后骨髓抑制程度有明确的诊断价值。

（2）可以发现骨髓穿刺涂片检查不易发现的病理变化，当骨髓增生极度活跃或极度低下，纤维组织增多及骨质增生而发生干抽或骨髓稀释时活检显得格外重要。

（3）比涂片能更早、更全面地发现早期的病理改变，对各种急、慢性白血病和骨髓增生异常综合征有确诊和判定预后的意义，对骨髓转移癌、恶性组织细胞病、戈谢病和尼曼-匹克病等诊断的阳性率比骨髓涂片高。.

（4）活检可协助诊断慢性骨髓增生性疾病，如真性红细胞增多症、原发性血小板增多症、骨盆纤维化等。

三、常见血液系统疾病的骨髓活体组织检查特点

1. 缺铁性贫血 骨髓切片显示增生活跃或明显活跃，以不同阶段的红系细胞增生为主，幼红细胞岛增多，粒系和巨核系细胞无明显异常，铁染色显示缺铁，骨髓贮存铁几乎消失。（图 4-40，彩图 41）

2. 再生障碍性贫血 造血组织面积缩小，造血细胞减少。非造血细胞增加，脂肪组织增多。巨核细胞明显减少，淋巴细胞、浆细胞散在分布，可见残存的孤立性幼红细胞岛，常局限于静脉窦附近。可有间质水肿，浆液渗出。急性再障切片的增生极度低下，间质水肿，脂肪细胞不增生，造血细胞缺乏，无巨核细胞。（图 4-41，彩图 42）

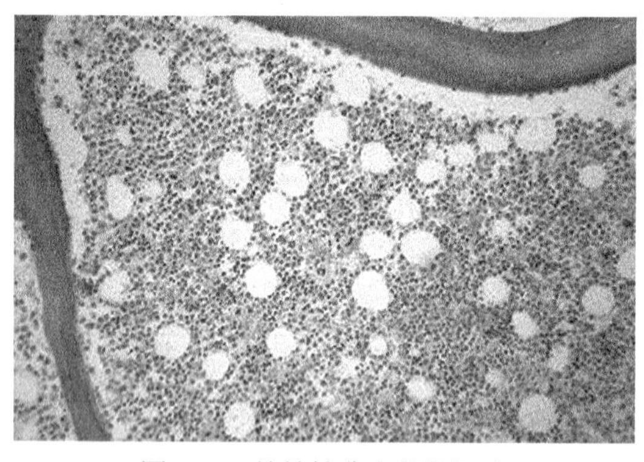

图 4-40 缺铁性贫血骨髓切片

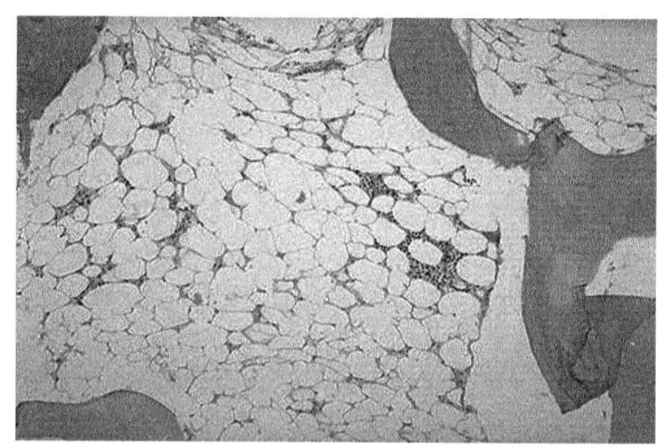

图 4-41 再生障碍性贫血骨髓切片

3.骨髓纤维化 骨髓组织纤维增多，成纤维细胞弥散分布，造血组织萎缩固定于纤维组织中，骨髓涂片常“干抽”。巨核细胞增多或正常，聚集成簇且明显多形，其他造血细胞数量减少（图 4-42，彩图 43）。

4. 急性白血病 骨髓增生极度活跃，白血病细胞弥漫浸润，不同亚型白血病增生细胞类型及比例不同，基本不见可识别的其他阶段或其他系造血细胞。白血病细胞形态异常，核仁明显，胞质少，病理性核分裂象增多。可有间质水肿、出血（图 4-43，彩图 44）。

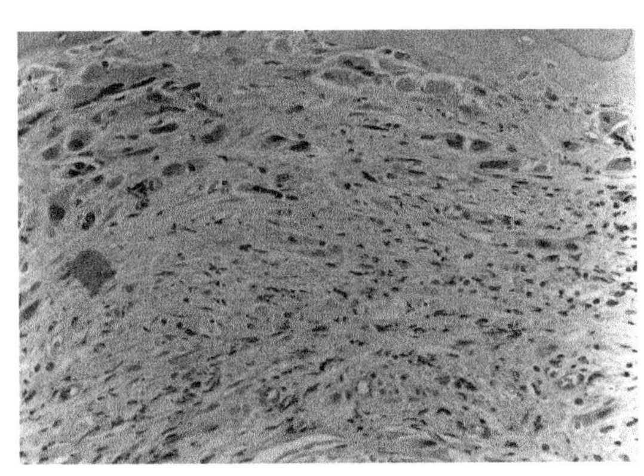

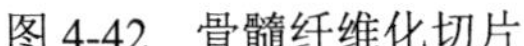

图 4-42 骨髓纤维化切片

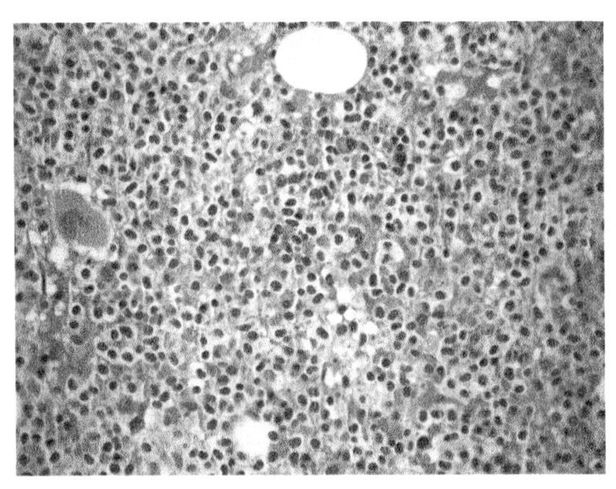

图 4-43 急性白血病骨髓切片

5. 慢性粒细胞白血病 骨髓增生极度活跃，粒系细胞大量增殖，粒/红比值显著增高。切片以中幼粒为主，伴较多晚幼粒，原始及早幼粒亦有所增加，并伴吞噬细胞增加，巨核增加，但形态正常。嗜酸和嗜碱粒细胞较多，核分裂象多见。间质轻度水肿、出血。

6. 骨髓增生异常综合征 骨髓增生明显或极度活跃。红系病态造血，出现原始红细胞岛，伴早幼红细胞过多。未成熟白细胞增多，3～5 个原始与早幼粒细胞聚集成簇，位于小梁区或小梁旁，称为未成熟前体细胞异常定位（abnormal localization of immature precursor，ALIP）。白细胞形态异常，核浆发育不平行、巨幼样变、环形核、双核及三核粒细胞等。骨髓增生异常综合征骨髓组织学特征之一是检出不典型小巨核细胞，此外间质水肿、出血，肥大细胞、浆细胞、网状纤维增多。

7. 多发性骨髓瘤 骨髓增生明显活跃，脂肪细胞与正常造血组织均减少，小梁间区有不同分化程度的浆细胞弥漫性浸润，骨小梁破坏；瘤细胞分化较好时，形态类似于正常成熟浆细胞，分化较差时，细胞形态异常，核仁明显，胞质嗜碱，胞质及核内可找到嗜酸性包涵体，骨髓间质水肿、渗出。

8. 恶性组织细胞病 骨髓增生活跃或明显活跃，骨髓正常结构随病情逐渐被破坏；幼红细胞岛及幼粒细胞岛增生正常，巨核细胞形态与数量基本正常；肿瘤性组织细胞可分为五种类型，即淋巴样组织细胞、单核样组织细胞、吞噬性组织细胞、异常组织细胞及多核巨细胞型组织细胞，其中具有较高诊断价值的是异常组织细胞及多核巨细胞型组织细胞。

9. 恶性淋巴瘤 骨髓活检对恶性淋巴瘤是必不可少的检查，是对恶性淋巴瘤分型判断是否累及骨髓的重要手段。霍奇金病骨髓浸润活检可发现 RS 细胞（Reed-Sternberg Cell），为巨大双核或多核细胞，呈对称性双核者称为“镜影核”，即“镜影细胞”，核仁巨大而明显，多数瘤细胞分布于小梁旁区或间区；非霍奇金淋巴瘤的瘤细胞多数呈灶状分布，浸润病变区均见纤维增生，即合并骨髓纤维化，较典型瘤细胞可分为四种类型，淋巴细胞型、组织细胞型、混合细胞型和未分化型。

此外，组织材料还可以进行原位杂交、聚合酶链反应，基因组杂交、基因重排和芯片技术等分子水平的检查。总之，骨髓活体组织检查对于血液肿瘤仅是作为辅助诊断，需结合骨髓涂片检查有时还需结合免疫标记，才具有诊断意义。骨髓活检与骨髓涂片检查是相辅相成的，骨髓活检可有效提高骨髓异常性疾病诊断的准确率。

第四节　造血细胞培养检验

近年来，随着各种造血因子的克隆成功和对其生物学特性的阐明，以及造血细胞分选技术的不断改进，极大地促进了造血细胞培养技术的发展。目前，造血细胞培养已广泛应用于遗传学、免疫学、肿瘤学、生物工程、分子生物学和细胞生物学等基础研究以及免疫治疗、基因治疗、生物治疗等临床研究，并且在造血细胞移植方面，主要应用于干细胞扩增、自体移植净化、造血恢复等方面的研究。体外培养造血细胞在造血系统疾病的发生机制、诊断、疗效、预后判断及治疗药物的选择等方面具有十分重要的意义，主要有以下几方面：

1. 协助诊断各种血液病　如多数 AA 患者的骨髓和外周血中的 CFU-GM、CFU-E、BFU-E 均明显降低；而 CML 患者则可比正常高 10 倍至 50 倍；AML 患者粒系、红系集落明显减少，有的仅能形成集簇。

2. 协助判断预后以及探讨发病机制　如 AA 中用不同细胞和血清成分的组合培养，可以将该病分为造血干细胞缺乏、体液调节因子异常和微环境缺陷等不同类型，进而可以判断患者的预后。

3. 测定血清中造血活性物质　可通过观察正常骨髓细胞加入待测血清后的培养情况，来判定血清中是否存在刺激或抑制造血的因子。

4. 研究药物对造血细胞的作用　在培养体系中加入一定量的待测药物，观察药物对造血祖细胞的影响，进行药物的有效筛选。

一、造血细胞培养基本条件

培养的造血细胞类别不同，培养体系略有差别，但是基本培养条件、培养所需设施、培养过程，以及培养细胞的鉴定等还是有许多共同之处。（图 4-44）

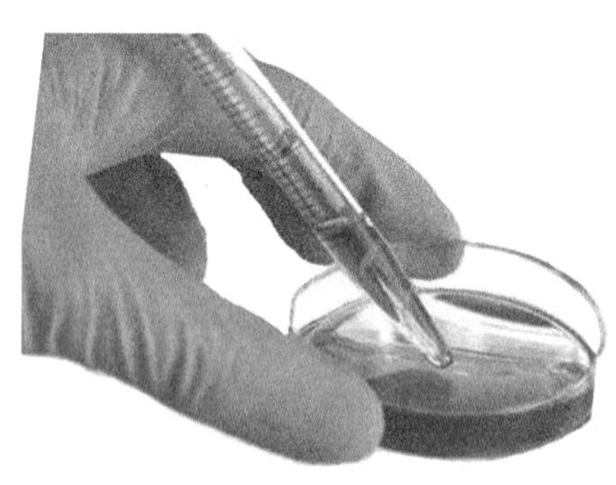

图 4-44　造血细胞培养

1. 细胞培养室条件　造血细胞培养需要稳定，无菌的工作环境。细胞培养室主要包括准备室、无菌室和观察室。无菌室最好装有空调以确保室温恒定，以及保持空气新鲜，并且每次使用无菌室之前要经紫外线照射 1 小时以上方可使用。

细胞培养室必配的仪器和设备有超净工作台、干燥箱、CO_2 恒温培养箱、冰箱、倒置显微镜、离心机、天平等。所有与细胞接触的器皿和液体均必须保证是无菌状态，也就是都要经过滤和消毒方可以使用。

2. 培养的支持物　造血细胞体外培养的支持物有血浆凝块、甲基纤维素、半固体琼脂。临床常用半固体琼脂及甲基纤维素，前者常用于 CFU-GM 等的体外培养，后者常应用于 BFU-E、CFU-E 等的培养。

3. 营养液　常用营养液有 RPMI1640、MEM、IDMEM 等，主要提供造血细胞生长所需的氨基酸、糖、脂和维生素。正常的造血细胞在营养液条件下可存活几天，但一般不会发生增殖和分化。

4. 造血生长因子（hematopoietic growth factor，HGF）　一类调节造血细胞生长的蛋白质因子。能促进不同谱系造血细胞的增殖和分化，红细胞生成素和粒细胞集落刺激因子、巨噬细胞集落刺激因子、粒细胞-巨噬细胞集落刺激因子、多集落刺激因子等都属于这一类，常用于造血细胞体外培养。

5. 天然条件培养物　临床较常用的天然培养物有新生牛血清、胎牛血清、人 AB 血清等，这些血清的质量是造血干/祖细胞培养成功的关键。需要特别注意的是血清的批号及生产日期的不同会对造血细胞培养产生明显的影响，所以目前除了含血清培养液以外，无血清培养液也开始较普遍的应用。

二、造血细胞集落形成实验

造血干细胞和祖细胞无特定的形态特征，因而不能用一般方法识别它们。在体外如有合适的条件培养液，特异性的刺激因子、温度、湿度等条件，造血祖细胞可以生存并增殖分化形成一个子细胞集落，从所形成集落的数量和形态可反映该祖细胞的数量和增殖分化潜能。每一个祖细胞称一个集落形成单位。目前可以测定的有 CFU-GEMM、CFU-L、CFU-G、CFU-M、CFU-Meg、CFU-E、早期红系造血祖细胞（BFU-E）、成纤维细胞祖细胞（CFU-F）、和白血病祖细胞（CFU-Leu）。可根据需要来选择上述有关的培养条件。通过这些造血细胞体外克隆形成，为临床造血系统疾病如再生障碍性贫血、白血病和骨髓增生异常综合征（MDS）等的发生、诊断、疗效观察提供了造血干/祖细胞水平的依据。

（一）粒-单系造血祖细胞培养

受检者血液、骨髓或脐血经过分离获得的单个核细胞在 HGF 的作用下，在体外半固体琼脂上形成由不同成熟阶段的粒细胞和单核细胞组成的细胞集落。刺激 CFU-GM 生长的造血生长因子主要有：GM-CSF，IL-3，G-CSF，M-CSF 及 SCF 等。每个集落可视为由一个粒-单核细胞系造血祖细胞增殖、分化而来。集落数的多少可以反映一定有核细胞数量条件下的粒-单核祖细胞水平。培养 7 天后，将培养皿置于倒置显微镜下观察，琼脂半固体培养基上大于 40 个细胞以上的细胞团称为集落（colony），小于 40 个细胞的团称为簇（cluster），一般 3～15 个细胞团称为小簇、16～40 个细胞团为大簇（图 4-45，彩图 45）。各实验室 CFU-GM 产率随条件不同而异。

骨　髓：（150.06±58.4）个/2×10^5 有核细胞，细胞簇与集落 5～20∶1

外周血：集落数为骨髓的 1/10

脐　血：（48±6）个/2×10^5

CFU-GM 减少常见于 AA、PNH、急性白血病、慢粒急变期、红白血病、骨髓纤维化及 MDS。CFU-GM 增加常见于 CML、部分真性红细胞增多症及部分 IDA 患者。此外，CFU-GM 生长特性与急性白血病、MDS 预后判断有一定关系。如急性粒细胞白血病中 CFU-GM 生长类型为小细胞簇型，则患者缓解率较高，而大细胞簇型和不生长型的缓解率较低；MDS 患者 CFU-GM 的集落数减低，而细胞簇与集落数的比值正常，转变成白血病的可能性低于 10%，若细胞簇与集落的比值增高以及细胞培养为大细胞簇型或无生长型者，则大多数病例变成急性白血病。

（二）红系造血祖细胞培养

在培养体系中选择甲基纤维素作为支持物，加入适量 EPO，使骨髓中红细胞系造血细胞形成 BFU-E 和 CFU-E。每个集落可视为由一个红系祖细胞增殖分化而来，所以集落数的多少可显示培养物中红系祖细胞的量。CFU-E 集落为由 8～50 个细胞组成的细胞团。BFU-E 集落为 50 个以上细胞组成的细胞团，形似烟火礼花，故称 BFU-E。在倒置显微镜下与 CFU-GM 相比，红系集落的背景稍暗、集落内细胞圆整、体积较小。因为细胞浆内有血红蛋白的合成，集落可呈暗黄色，尤其以晚期幼红细胞为主形成的集落表现更为明显（图 4-46，彩图 46）。一般实验室 BFU-E 和 CFU-E 产率为：

骨　髓：BFU-E　（25.3±7.6）个/2×10^5 有核细胞

　　　　CFU-E　（141.6±68.4）个/2×10^5 有核细胞

外周血：BFU-E　（26±4）个/2×10^5 有核细胞

脐　血：BFU-E　（76±7）个/2×10^5 有核细胞

BFU-E 或 CFU-E 减少见于 AA、单纯红细胞性再障、AML 和 ALL、慢粒急变、红白血病及铁粒幼细胞性贫血等。增加见于真性红细胞增多症、原发性骨髓纤维化及部分慢粒患者。

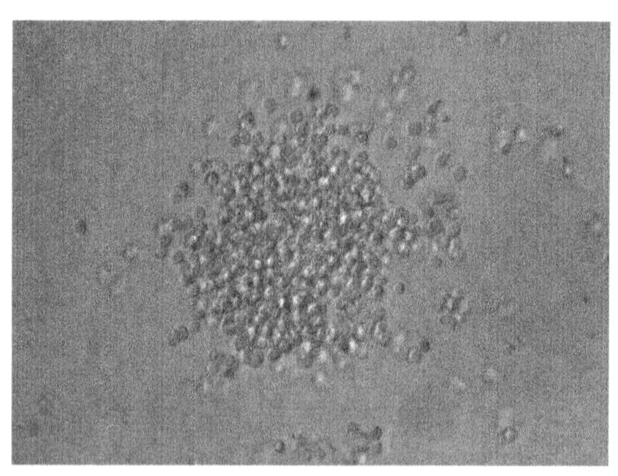

图 4-45　粒-单系细胞集落

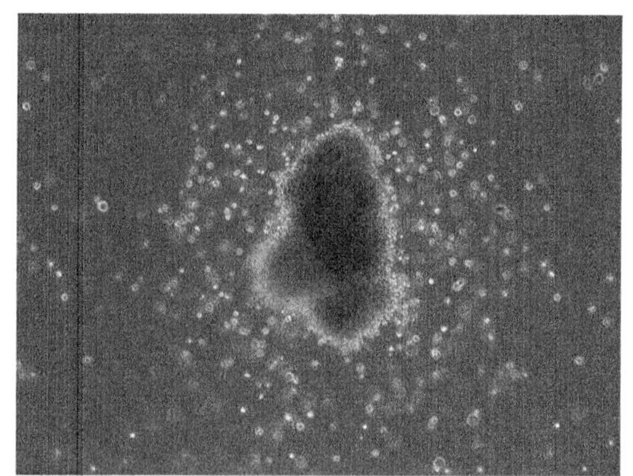

图 4-46　红系细胞集落

（三）巨核系祖细胞培养

以血浆凝块或甲基纤维素为支持物，加入再生障碍性贫血患者血清或 TPO、IL-3 及 SCF 等生长因子，使骨髓中巨核系祖细胞形成 CFU-MK。培养 10～14 天后，用倒置显微镜观察，含有 3 个巨核细胞以上者为 CFU-MK 集落，含有 20～500 个巨核细胞的集落称为 BFU-MK（图 4-47，彩图 47）。CFU-MK 可用形态学及免疫化学鉴定。血小板膜糖蛋白 GPⅡb/Ⅲa（CD41/CD61）阳性为判断 CFU-MK 的指标。各个实验室产率报道的结果差别较大，一般为骨髓：（16.4±10.3）个/10^5 有核细胞。

CFU-MK 减少常见于 AA、获得性无巨核细胞性血小板减少性紫癜、骨髓增生性疾病、血小板减少症和白血病等。CFU-MK 增加常见于慢性粒细胞白血病、在慢粒急变时仍有较高的 CFU-MK。

（四）混合祖细胞培养

以甲基纤维素作为支持物，配以各种造血生长因子如 IL-3、GM-CSF 和 EPO 或 PHA-LCM 加 EPO 作为 CFU-MIX 刺激因子，在体外培养时受检者骨髓造血细胞可形成含有红、粒、单核及巨核细胞系的混合集落（CFU-MIX 或 CFU-GEMM）。培养后 14 天，用倒置显微镜鉴别集落，每个集落至少含有 50 个细胞，大多为粒细胞和巨噬细胞，巨核细胞和有核红细胞数量不定（图 4-48，彩图 48）。难以从形态学鉴定的 CFU-GEMM，可用染色法、细胞化学及免疫荧光染色等技术来鉴定。国内外文献报道产率差别较大，国内军事医学科学院报道为（10.8±4.9）个/2×10^5个有核细胞，在 CFU-GEMM 中，单纯粒、红混合集落占 34.5%.含巨核细胞者占 47.7%，含巨噬细胞者占 56.3%。

CFU-GEMM 有助于调节多向祖细胞分化与增殖的各种刺激因子的生物活性的定量研究。CFU-GEMM 产率较低，临床疾病研究还较少，一般再生障碍性贫血 CFU-GEMM 减少，慢性粒细胞性白血病时其增殖率增高。

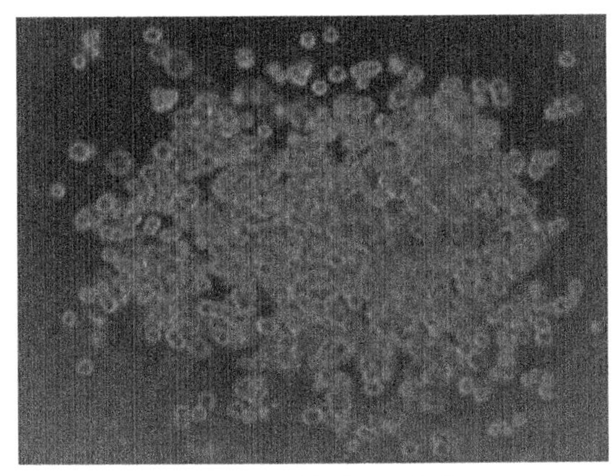

图 4-47　巨核系细胞集落

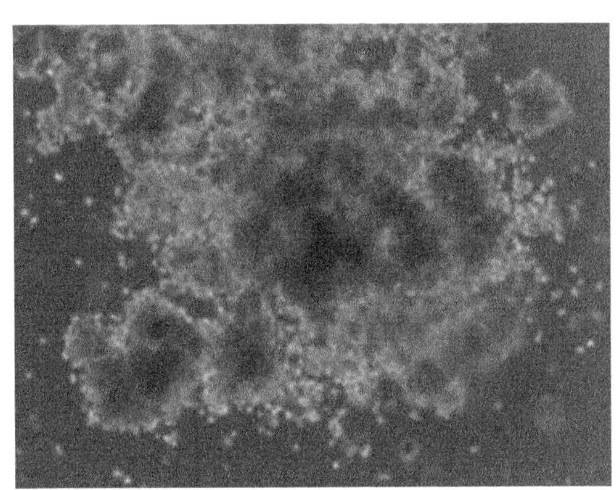

图 4-48　混合集落

三、造血细胞体内重建实验

造血干细胞具有自我更新和多向分化两个基本特征，这就要求检测造血干细胞的方法能反映这两个特征。将造血干细胞输注给受致死剂量放射线照射的同种小鼠体内，受体小鼠脾在 8～10 天形成了肉眼可见的集落，并逐步恢复造血功能而得以存活。研究证明，每一个集落是由一个造血干细胞（脾集落形成细胞）增殖分化而来，而且输入的骨髓细胞数与生成的脾集落之间具有良好的线性关系。因此体内造血重建实验是判断造血干细胞直接可靠的方法，不仅用于动物研究而且也可以用来检测分析人骨髓中的造血细胞。

（一）长期重建实验和骨髓重建实验

长期重建实验（long-term repopulating assay，LTRA）和骨髓重建实验（marrow repopulating assay，MRA）是将造血干细胞物注给受致死剂量放射线照射的小鼠或重症联合免疫缺陷小鼠（SCID），观察受体小鼠长期造血重建或骨髓重建髓系的造血情况，把具有长期多系造血重建能力的细胞称为长期重建细胞（LTRC），而定居于受体小鼠骨髓并能重建髓系造血的细胞称为骨髓重建细胞。LTRC 是一种比 CFU-S 更早的造血干细胞。

由于人的造血干细胞可以植入 SCID 小鼠，并且操作上相对容易，SCID 小鼠移植通常用来检测人的造血干细胞。但是这种细胞也不完全等同于造血干细胞，确切地应称之为 SLID 小鼠重建细胞（SCID repopulating cell，SRC），SRC 只存在于 $CD34^{+}$ $CD38^{-}$细胞群体中，比长期培养启动细胞（long-term culture initiating cell，LTC-IC）更接近于造血干细胞，被认为是用实验方法可确认的人体最原始的造血细胞。通过有限稀释法可测定造血移植物中SRC的数量,这是目前唯一可利用的定量分析人骨髓细胞中所含造血重建细胞数的方法，也是判断 HSC 体外扩增是否成功的一个重要指标。

（二）竞争性再植实验

竞争性再植实验（competitive repopulating assay）将带有不同遗传学标志的两种造血干细胞，同时输注给经致死剂量射线照射的小鼠，此时成熟细胞含量高或干细胞存在某种缺陷的细胞群体在体内造血重建功能将会受到抑制，因此通过观察不同来源造血干细胞的长期造血重建能力的差别可反映某些因素对造血干细胞造血重建能力的影响。这种具有长期造血重建能力的细胞称为竞争性再植单位（competitive repopulating unit，CRU）。

四、造血干细胞表面标志测定

体内造血重建和体外集落形成实验，是通过检测造血干细胞生物学特性和功能间接判断造血干细胞的存在，但这些方法并不能识别单个的造血干细胞。长期以来，研究者对造血干细胞或造血祖细胞的表面分子标志一直存有争议，目前认为 $CD34^{+}$是人类最早的造血干/干细胞的重要标志，细胞表面的 CD34 抗原在干细胞为强阳性，在早期祖细胞仍为阳性，它的表达一直持续到晚期祖细胞。$CD34^{+}$细胞并不是均一的细胞群体，进一步采用 CD38 分子标记分离 $CD34^{+}$的细胞亚群，发现 $CD34^{+}$ $CD38^{-}$细胞亚群是维持持久造血功能的干细胞；还发现 CD90（Thy-1）是比 CD34 更早的干细胞标志，故有学者将 $CD34^{+}$、$CD90^{+}$、Lin^{-}视为造血干细胞的标志。近来又有人认为血管内皮生长因子受体 KDR 是造血干细胞的标志，造血干细胞存在于 $CD34^{+}KDR^{+}$的细胞亚群中。研究者还在继续探寻新的更为明确的造血干细胞标志，为造血干细胞的分离和鉴定提供有益的帮助。

第五节　血液细胞染色体检验

1960 年首次发现慢性粒细胞白血病（CML）特异性染色体即 Ph 染色体以来，血液细胞染色体检验逐渐广泛应用于血液肿瘤诊断、治疗和相关基础研究领域，并促进了血液肿瘤分子生物学的发展。细胞染色体检验也称为细胞遗传学检验，主要包括染色体非显带技术、染色体显带技术、染色体高分辨技术、染色体脆性部位显示技术和早熟凝集染色体技术等。20 世纪 80 年代又发展了染色体原位杂交技术（FISH），该技术是分子杂交技术与 PCR 技术的巧妙结合，应用于原位检测染色体上的靶 DNA，不仅可用于分裂中期细胞，也可检测分裂间期细胞，拓展了检测范围，提高了检测的灵敏度。自动化染色体分析技术是细胞遗传学检验技术与计算机自动识别技术相结合的检测系统，在染色体图像处理、核型分析和资料存储等方面显示了独特优势，实现了染色体的自动化、智能化，免除了繁琐的人工操作，提供了高效、快速和简便的细胞遗传学研究手段。

一、染色体非显带技术

人类非显带染色体核型分析是染色体研究中的基本方法，它根据染色体的数目、结构进行核型分析，对染色体病患者作出初步的诊断。染色体制备的关键是获得足够的分裂中期细胞，增殖细胞如骨髓可直接得到分裂中期细胞，而外周血淋巴细胞需经体外培养，用植物凝集素（PHA）刺激细胞分裂来获得分裂中期细胞，可在显微镜下直接作出判断，也可根据照片进行分析。

（一）非显带技术分类

骨髓细胞常规染色体制备方法包括直接法和培养法两种。

1. 直接法 抗凝骨髓标本不经培养，以 PBS 稀释后加入秋水仙素，低渗液处理后，再经预固定、即可制片染色作镜检。秋水仙素能干扰有丝分裂纺锤体形成，使细胞“阻留”在分裂中期，增加可供分析的中期细胞数目，而低渗处理可使染色体铺展开便于分析。

2. 短期培养法 抗凝骨髓标本培养于含小牛血清的培养液中，经 37℃，24～48 小时后加入秋水仙素“阻留”中期细胞，其他同直接法。

（二）非显带染色体命名

1960 年，在美国丹佛（Denver）市召开了第一届国际细胞遗传学会议，讨论并确定正常人核型（karyotype）的基本特点，即 Denver 体制，它是识别和分析人类各种染色体病的基础。

1. 染色体的结构和形态 每一中期染色体的两条染色单体通过着丝粒（centromere）联结，该处为染色体的缩窄处，故又称为主缢痕（primary constriction），其位置在各个染色体上也各不相同，因而就把染色体分成大致相等或长短不同的两个部分，较短的一端称短臂（p），较长的一端称长臂（q）。①着丝粒的位置位于或接近染色体中央，称为中着丝粒染色体；②着丝粒偏于一端，称为亚中着丝粒染色体；③着丝粒接近一端，称为近端着丝粒染色体。有些近端着丝粒染色体的短臂可见一个球形小体，称为随体（satellite），在健康人类染色体中，可以出现随体的有 13、14、15、21 和 22 号染色体，但并不是每个人或每个细胞都同时出现。

2. 染色体识别的指标 着丝粒的位置和相对长度是染色体的最主要形态特征，据此获得识别染色体的三个重要指标：①染色体相对长度：即每一条染色体的长度占 22 条常染色体和一条 X 染色体总长度的百分率；②臂率：测到的长臂（q）与短臂（p）之比，即 q/p；③着丝粒指数：指每条染色体短臂的长度占该染色体总长的百分率。随体的有无也是识别染色体的重要指标之一。

3. 染色体的分组和正常核型 ①染色体的分组：人类体细胞有 23 对即 46 条染色体。其中 22 对为男性和女性共有，称为常染色体；另一对则与性别有关，称为性染色体，在男性为 XY，女性为 XX。依据染色体的识别指标，可按大小将人类染色体顺序编为 1～22 号，并分为A～G共七个组，A组为1～3号，B组为4～5号，C组为6～12号，D组为13～15号，E组为16～18号，F组为19～20号，G组为21～22号，性染色体表达为X和Y，分别归入C组和G组；②正常核型：指正常个体细胞的秋水仙素中期染色体。经显微摄像后，按以上分组排列所有的染色体，并按照编号顺序系统地排列成一套染色体图像，称为染色体核型分析（karyotyping）。这一套染色体图像就称为核型（karyotype），正常男性核型记作46，XY（图4-49），正常女性核型记作46，XX。人类染色体分组及形态特征见表4-19。

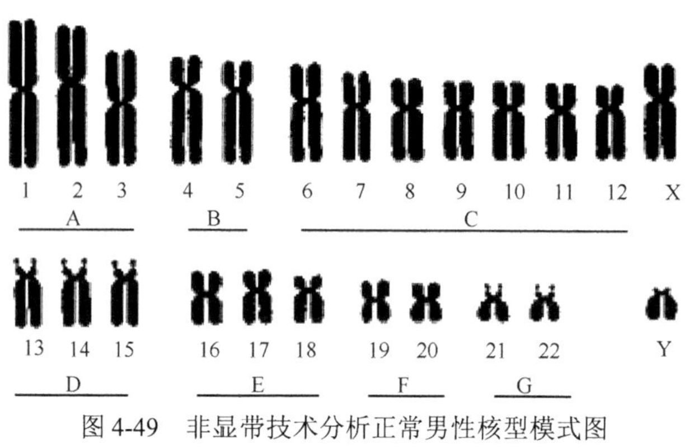

图4-49 非显带技术分析正常男性核型模式图

表4-19 人类染色体分组及形态特征（非显带标本）

组号	染色体号	形态大小	着丝粒位置	随体	副缢裂	可鉴别程度
A	1～3	最大	中央着丝粒（1、3号） 亚中着丝粒（2号）	无	1 号常见	可鉴别
B	4～5	次大	亚中着丝粒	无		难鉴别
C	6～12，X	中等	亚中着丝粒	无	9 号常见	难鉴别
D	13～15	中等	中央着丝粒（16号）	无		难鉴别
E	16～18	小	亚中着丝粒（17、18号）	无	16 号常见	16号可鉴别 17号难鉴别
F	19～20	次小	中央着丝粒			难鉴别
G	21～22，Y	最小	近端着丝粒	21、22有，Y无		难鉴别

二、染色体常规显带技术

（一）显带染色体的概念

染色体经特殊处理后在一定部位显示出深浅不同的染色体带纹，称显带染色体（banding chromosome）。这些带纹可显示染色体的细微结构，可更有效地研究染色体的结构和微小的变异，弥补了非显带技术只能从染色体的数目和整体结构来研究染色体的不足，为深入研究染色体的异常和基因定位奠定了基础。1971年巴黎会议确定的四种显带技术有奎吖染色法、Giemsa法、逆相Giemsa法和着丝粒区异染色质法，即Q带、G带、R带和C带，此外还有其他显带技术。临床实验室常采用G显带或R显带技术。

（二）显带原理

1. G 显带法 染色体标本用胰酶预处理后，再用 Giemsa 染色，即可显示出与 Q 带相类似的带纹，在普通显微镜下可看到在 Q 显带显示的亮带部位，被 Giemsa 染成深带，而暗带的相应部位染成浅带。这种显带技术即称 G 显带，所显示的带纹即称 G 带（G band）（图 4-50，4-51）。G 显带技术方法简单，带纹清晰，标本可以长期保存，目前已成为常规方法。

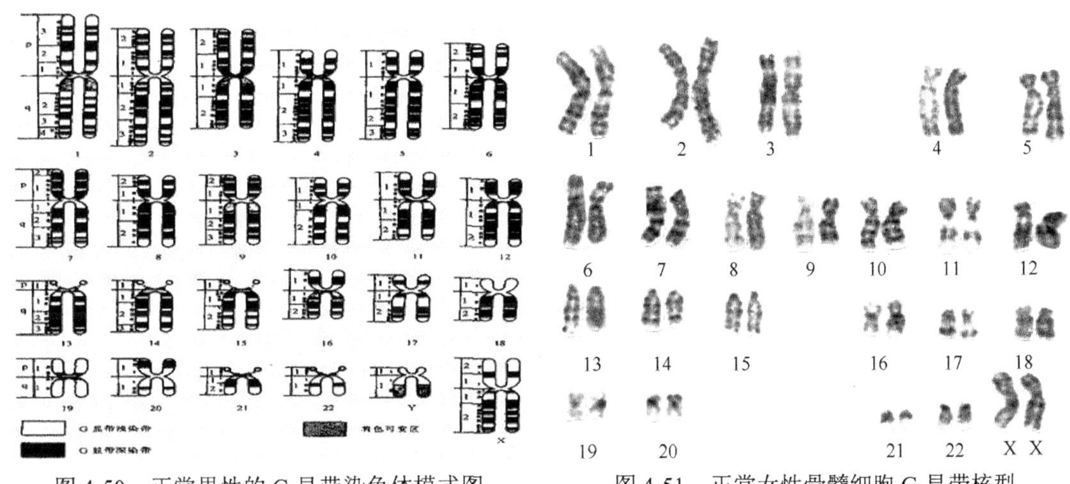

图 4-50 正常男性的 G 显带染色体模式图　　图 4-51 正常女性骨髓细胞 G 显带核型

2. R 显带法 盐溶液预处理标本后再用 Giemsa 染色，则可显示与 G 带正好相反的带纹，即在 G 带深带相应的部位变为浅带，而在 G 带浅带相应的部位染成深带，故称反带（reverse band）或 R 带（图 4-52）。由于 G 带显示的各染色体两臂末端均为浅带，若在两臂末端发生缺失等异常时，一般不易检出，而 R 带正好能将此处显示为易识别的深带，所以 R 显带技术对染色体的末端缺失或结构重排分析特别有用。

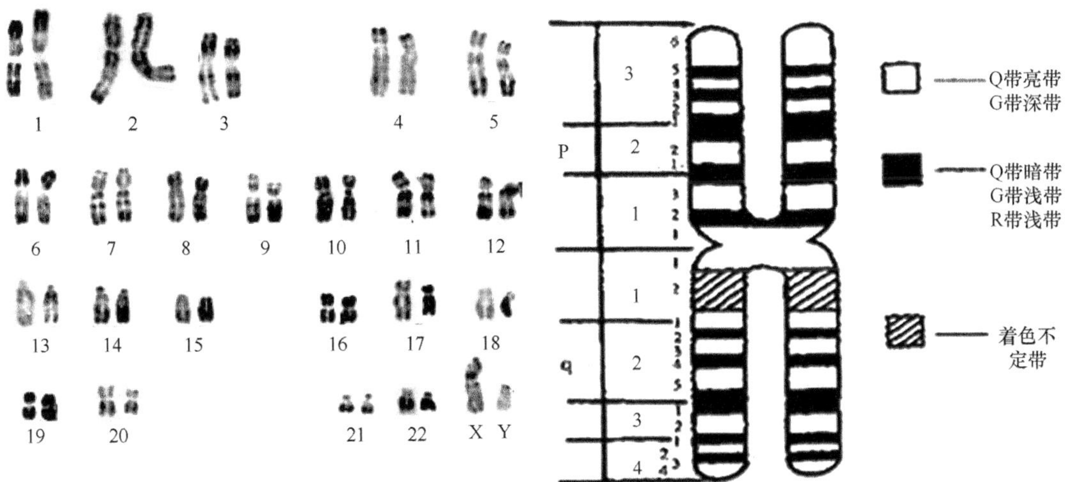

图 4-52 正常男性骨髓细胞 R 带核型

（三）显带染色体的命名

根据国际公认的《人类染色体命名的国际体制》（ISCN，1978），提出了区分每个显带染色体区、带的标准系统。染色体上有明显而恒定的形态特征，如着丝粒和某些特别显著的带，称为界标（landmark）。染色体上明暗条纹称作带（band）。两个界标之间的区域称为染色体区（region）。区的划分是以着丝粒开始向短臂（p）或长臂（q）的臂端延伸，依次编为 1 区、2 区等。用作界标的带就是该区的 1 号带，例如 9p34，即表示第 9 号染色体短臂，3 区，4 带。总之，描述一个指定的带时需要四个要素：染色体号、臂号、区号和带号。如果一个带需要再分，就称为亚带（subband），亚带的描述就是在带的后面加一小数点，再写出亚带数，如 9p34.1 即指 9 号染色体短臂，3 区 4 带的第 1 亚带。如果亚带又被再划分，则其命名只在亚带后加数字，不再加标点，例如，1q42.13 表示 1 号染色体长臂 4 区 2 带 1 亚带 3 次亚带。

三、染色体高分辨显带技术

显带技术主要应用于细胞分裂中期染色体制作，此时的染色体经历了高度螺旋化、收缩变短和带纹融汇的过程.因而显示的带纹数较少。应用细胞同步化制片技术，改进染色体显带技术。采用某些药物如氨甲蝶呤（MTX）等阻断 DNA 的合成达一定时间，使细胞高度阻滞在细胞周期的同一时期，当解除阻断作用后，各细胞的 DNA 合成重新同步进行，细胞即处于同一分裂周期，可获得分裂较早期的细胞。该方法可从早中期、前中期、晚前期细胞得到更长，带纹更加丰富的染色体。例如用显带技术制作一套单倍体的染色体，带纹数仅有 320 带，而高分辨显带技术即可显示 550 带、 850 带或更多的带纹，这种染色体即称为高分辨显带染色体。这些染色体细分出了亚带或次亚带（图 4-53），因而有助于发现更多、更细微的染色体结构异常，使染色体发生结构畸变的断裂点定位更加准确。

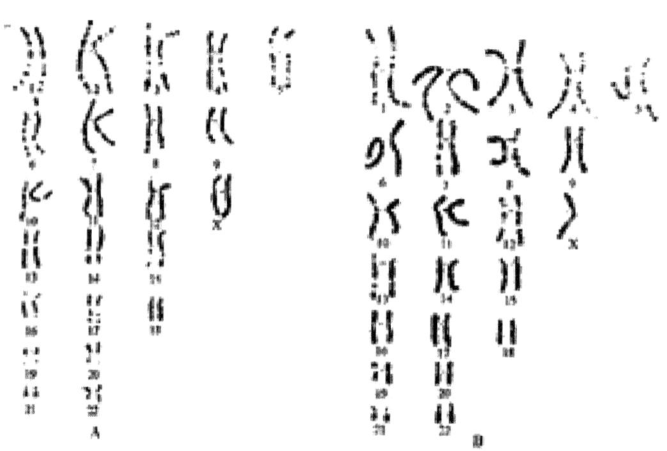

图 4-53　高分辨显带核型

四、染色体核型分析系统

染色体分析系统又称染色体图像分析系统或染色体核型分析系统，是联合应用显微镜和计算机分析软件识别分析染色体，可通过计算机直接观察和自动识别、分割染色体，与标准染色体核型比对，并自动排列。其最大的优点是清晰度高，大大减轻了劳动强度，提高了分析判断的准确度，并可方便地进行图像存储、处理，为病例分析总结提供宝贵资料。例如针对人的外周淋巴血细胞染色体的G带核型分析，研制了染色体核型自动分析系统。该系统可以对G显带染色体细胞进行分离和分割，然后自动识别排队，实现了G显带染色体核型分析，与传统的人工核型分析相比，免除了繁琐的人工操作。

五、荧光原位杂交技术

荧光原位杂交（fluorescence in situ hybridization，FISH），是一种非放射性原位杂交技术。其原理是将标记了荧光的已知序列单链DNA探针与待测染色体上互补的靶DNA进行分子杂交，如果该探针与待测染色体上的同源序列（靶序列）互补结合，通过检测荧光，即可在间期核或染色体上原位显示杂交信号，精确地把靶DNA片段定位到某条染色体的特定区带上。根据荧光的颜色、部位和强度即可对靶DNA序列进行定性、定位和相对定量分析（见图4-54，彩图49）。

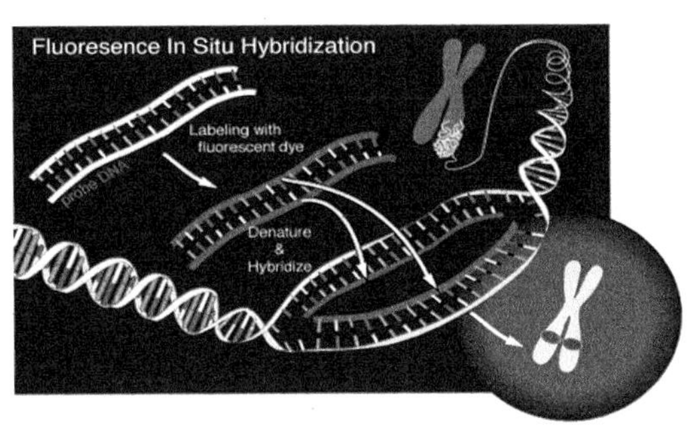

图4-54　FISH直接标记法检测靶基因的原理

FISH探针按标记方法可分为直接标记和间接标记，如用生物素（biotin）或地高辛（digoxigenin）标记称为间接标记，杂交后需要通过免疫荧光抗体检测荧光信号，因而操作较繁琐，但优点是通过抗原抗体反应放大信号，故灵敏度较高。直接用荧光素标记DNA的方法称为直接标记，该方法杂交后可立即观察到荧光信号，不需免疫荧光反应，故简便快速。

FISH技术可应用于中期或间期细胞的原位杂交。中期染色体原位杂交可用于基因定位、基因缺失、基因易位及融合基因的检测，但易受分裂相数量和质量影响。间期细胞的原位杂交可在短时间内对大量细胞进行分析，可用于检测染色体异常、肿瘤致病基因和肿瘤微小残留病灶。临床实验室检验多以间期FISH为主，如临床间期FISH技术检测慢性粒细胞白血病（CML）患者*BCR-ABL*融合基因检测，FISH检测正常人骨髓细胞时，*BCR-ABL*融合基因为阴性，可见2红2绿色分散荧光信号，荧光未重叠，而CML骨髓细胞中，*BCR-ABL*融合基因为阳性，可见1红1绿1黄三色荧光，黄色（两种荧光重叠）即为异常融合基因的表现（见图4-55，彩图50）。

近二十年来，FISH技术不断进步，先后发展出多重荧光原位杂交（multiplex fluorescence in situ hybridization，M-FISH）、光谱核型分析（spectral karyotyping，SKY）、交叉核素色带分析技术（cross species color banding，Rx-FISH）、比较基因组杂交（comparative genomic hybridization，CGH）技术等。

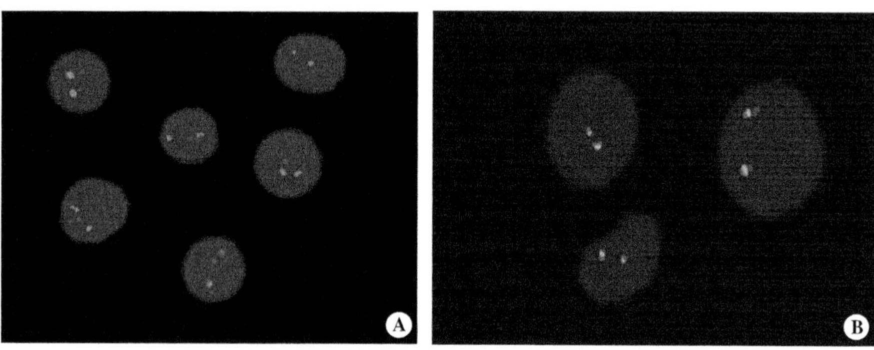

图 4-55　FISH 技术检测 CML 骨髓细胞中 BCR-ABL 融合基因

A. 正常骨髓细胞融合基因检测阴性　B. CML 骨髓细胞 BCR-ABL 融合基因检测阳性

1. 多重荧光原位杂交（M-FISH）　是利用 5 种荧光素形成不同色原，制备成全套染色体探针，能够同时标记 24 条染色体，在一次杂交中使每一条染色体都标记上不同的颜色，在荧光显微镜下可同时观察到全部染色体。该项技术一次杂交可同时观察到多条染色体间的复杂易位和确定标识染色体的来源。特别对不明染色体和隐匿易位很有效，但不能识别染色体倒位、小片段缺失和重复等异常。

2. 光谱核型分析（SKY）　该方法基本原理与 M-FISH 类似，但数据的采集和分析方式有所不同。SKY 技术将光学显微镜、CCD 成像和傅里叶光谱学相结合，能够同时获取近红外区域和可见光范围内所有的发射频谱，可使每一条染色体显示特异性颜色，从而能较完整的标示出染色体结构和数目异常，尤其是显示较小或复杂的畸变以及标记染色体的来源，弥补了 M-FISH 技术的不足。

3. 交叉核素色带分析技术（Rx-FISH）　利用同源序列 DNA 可在种间（如人与猿）杂交的特性，如用长臂猿的染色体荧光标记探针来分析人类染色体核型，杂交后可在人类的每一条染色体上呈现出不同颜色的带型，有利于显示染色体内的畸变，如臂间或臂内的转位、倒位和重复，染色体末端及间隙缺失等异常。与传统显带分析技术相比，Rx-FISH 的分析结果更为简明精确。

4. 多色显带分析技术（multicolor chromosome banding，MCB）**和多重彩色显带分析技术**（multitude multicolor chromosome banding，mMCB）　二者均属于 FISH 显带技术，该类技术将多个人类染色体微切割文库组合在一起，连接上多色荧光，构成专用的探针体系，经过与标本的杂交和信息采集，可以精确地辨认染色体畸变的断裂点，其中 mMCB 还可一次性获得染色体畸变的全体信息，特别适用于有复杂核型或有隐匿重排的病例。与 Rx-FISH 技术相比，该类显带技术更能提高染色体条带分辨率，尤其适用于肿瘤细胞遗传学的诊断和研究。

5. 比较基因组杂交（comparative genomic hybridization，CGH）　比较基因组杂交技术结合了消减杂交的手段，该技术不需要制备患者的染色体标本，只需用不同荧光标记肿瘤患者和正常人的基因组 DNA，肿瘤 DNA 一般用 FTTC 标记为绿色，正常基因组 DNA 用 TRITC 标记为红色，并将二者 1∶1 混合作为探针，与健康人分裂中期染色体进行原位杂交，竞争产生颜色。用荧光显微镜图像分析系统对绿/红荧光比值进行定量分析，绿色增加的区域表示肿瘤患者该染色体区域可能有基因扩增；反之，若红色增加，提示患者该染色体区域可能有基因缺失。通过一次实验反映出肿瘤基因组全部 DNA 扩增和缺失的情况，特别适合检测实体瘤、淋巴瘤等不易制备优质染色体标本的疾病。但 CGH 的精度有限，仅适用于对整个基因组进行筛查。

六、染色体检验的临床应用

（一）染色体异常

染色体异常（chromosome aberration）是指染色体数目和结构异常，又称染色体畸变。

1. 染色体数目异常

（1）多倍体（polyploid）：人类体细胞染色体为 46 条，称二倍体（diploid）（2n）。在病理情况下，细胞染色体数目成倍增加，称为多倍体，如三倍体（triploid）（3n）、四倍体（tetraploid）（4n）等。

（2）非整倍体（aneuploid）：染色体数目增加或减少不是成倍的，称为非整倍体。少于 46 条者称亚二倍体（hypodiploid），少于 69 条者为亚三倍体（hypotriploid）；多于 46 条者称为超二倍体（hyperdiploid），多于 69 条者称超三倍体（hypertriploid）。如果染色体数是 2n，但不是正常的 23 对，而是个别染色体增加，其他染色体相应减少，称为假二倍体（pseudodiploid）。在急白血病和恶性淋巴瘤等疾病常可见到多种非整倍体异常。

（3）嵌合体（mosaic）：同一个体具有两种或两种以上不同核型的细胞，称为嵌合体，有性染色体嵌合体和常染色体嵌合体，常见于先天性异常的患者。人体恶性肿瘤细胞核型的改变不能算嵌合体。

2. 染色体结构异常 导致染色体结构改变的基础是染色体断裂及断裂后的重排。染色体的断裂可以是自发的，也可以是某种致畸变因素引起。

（1）缺失（deletion，Del）：是指染色体长臂或短臂部分节段的丢失，包括末端缺失和中间缺失；如急性单核细胞白血病的 del（11）（q23），即在 11 号染色体长臂 2 区 3 带断裂，末端缺失。

（2）倒位（inversion，inv）：一条染色体两处断裂后，形成三个断片，中间断片作 180 度倒转后又重新接合，即倒位。臂内倒位是指染色体的长臂或短臂内发生的倒位；臂间倒位是指两处断裂分别发生于长臂和短臂，中间含着丝粒的断片倒转而再接合。如 inv（3）（q21q26）就是发生于 3 号染色体长臂内的倒位。

（3）易位（translocation，t）：是指染色体断裂的断片离开原来位置而接到同一条染色体的另一处或另一条染色体上，从而造成染色体的重排。无着丝粒的断片易位到同一染色体的另一部位又称移位；无着丝粒的断片易位到另一染色体上又称转位；两个染色体发生断裂后相互交换片段称相互易位（reciprocal translocation）。易位是白血病、淋巴瘤中十分常见的染色体结构异常。

（4）环状染色体（ring chromosome）：当染色体的长臂和短臂两末端处断裂，两端断面相互连接，即形成环状染色体，环状染色体在辐射损伤时常见。

（5）等臂染色体（isochromosome，i）：由于染色体的分裂不是纵裂，而是横裂，结果产生的两条新染色体，一条有原来染色体的两条长臂而没有短臂，而另一条则只有原来染色体的两条短臂而没有长臂，这种染色体称为等臂染色体。通过两条同源染色体的着丝粒融合，然后短臂和长臂分开，两条短臂和两条长臂借着丝粒各自连接亦可形成等臂染色体。

（6）脆性位点（fragile site）：指在接触某种特殊的化学物质或体外培养条件所出现的非随机的染色体裂隙、断裂位点。

3. 异常核型的描述 对异常染色体有简式和繁式两种描述方法，临床多使用简式描述。

染色体数目异常的描述，用“+”或“–”表示染色体增加或丢失，将之置于染色体号或性染色体之前，表示该染色体增加或丢失；置于染色体后，表示该染色体部分获得或部分丢失，如“46，XY，–5”，表示少一条 5 号染色体；“46，XY，5–”，表示 5 号染色体部分缺失。染色体结构异常的描述，如 46，XY，t（5；17）（q32；q12），表示第 5 号和第 17 号染色体出现相互易位，断点在第 5 号染色体长臂第 3 区第 2 带以及第 17 号染色体长臂第 1 区第 2 带。以下列出常用的描述染色体核型的缩写符号（表 4-20）以及异常染色体核型举例（表 4-21）。

表 4-20 描述染色体核型的常用缩写符号

缩写符号	意义	缩写符号	意义
A～G	常染色体分组号	dic	双着丝粒染色体
1～22	常染色体编号	ter	末端
ace	无着丝粒碎片	tri	三着丝粒染色体
cen	着丝粒	X，Y	性染色体
h	次缢痕	del	缺失
dup	重复	t	易位
i	等臂染色体	ins	插入
cs	染色体	inv	倒位
mat	来自母体	pat	来自父体
rec	重组染色体	rcp	相互易位
ct	染色单体	+，-	在染色体编号和性染色体前代表整个染色体增减，在其后代表染色体长度增减
Mos 或“/”	嵌合体	?	不能肯定识别的染色体或染色体结构
p	染色体短臂	:	断裂
q	染色体长臂	: :	断裂并连接
r	环形染色体	=	总数
rob	罗伯逊易位	→	从…到…

表 4-21　非显带染色体和显带染色体异常核型举例

异常核型	意义
46，XY，del 6q	6 号染色体长臂部分缺失
47，XY，+8	多一条 8 号染色体
45，X，-Y	少一条 Y 染色体
46，XY，i（17q）	17 号染色体长臂等臂染色体
46，XY，3p-	3 号染色体短臂部分缺失
46，XY，+18，-21	染色体数 46，性染色体 XY，多一个第 18 号，少一个第 21 号染色体
46，X，dic（Y）	性染色体一条为 X，一条 Y 染色体为双着丝粒染色体
45，X/46，XY	两个细胞株的嵌合
69，XXY	染色体数为 69，性染色体 XXY，三倍体
46，XY，t（9；11）（p21；q23）	第 9 号染色体短臂 2 区 1 带断裂，其远端易位至 11 号染色体长臂 2 区 3 带，而 11 号染色体长臂 2 区 3 带断裂，其远端易位至 9 号染色体
46，XY，inv（3）（q21；p26）	臂内倒位，断裂点发在 3 号染色体长臂 2 区 1 带和长臂的 2 区 6 带
46，XY，inv（16）（p13；p22）	臂间倒位，断裂点发生在 16 号染色体短臂 1 区 3 带和长臂的 2 区 2 带
46，XY，del（6q）（q15）	中间缺失，6 号染色体长臂 1 区 5 带断裂，其中间部分缺失
46，XY，del（6）（q21）	末端缺失，6 号染色体长臂 2 区 1 带断裂，其远端缺失

（二）染色体异常的临床意义

染色体检验是血液疾病检验的重要技术手段，恶性血液病中几乎均存在染色体的异常，特别是染色体易位，产生新的融合基因，常涉及癌基因的激活或新癌基因的产生，癌基因表达的产物在肿瘤的发生、发展中起着重要的生物学作用；并且特异染色体异常与肿瘤细胞的形态学、肿瘤的预后及疗效判断等密切相关，临床上已将染色体检验应用于恶性血液疾病的诊断、分型、治疗方案的选择、预后判断和微小残留病灶的检测等方面，已成为不可或缺的重要手段。

1. 白血病诊断中的应用　随着染色体检验技术发展的日新月异，急性白血病几乎 80%均可检测出染色体异常，包括数目异常和结构异常。如 AML 最常见+8，-7，-5 染色体数目异常；AML-M2 常见 t（8；21）（q22；q22）异常；AML-M3 常有 t（15；17）（q22；q12）的易位。另外在约 75%的急性淋巴细胞白血病中也常见染色体数目的异常，如超二倍体最多见。而结构异常发生率也很高，多达几十种，如 t（9；22）（q34；q11）可见于 20%～30%的前 B 细胞 ALL。95%的慢性粒细胞白血病（CML）均有 Ph 染色体，绝大多数存在 t（9；22）（q34；q11）异常染色体。这些异常的特异性染色体是诊断白血病的标志物，作为白血病遗传学分型诊断的手段，在 MICM 分型中占重要的地位。

FISH 技术发扬了遗传学和分子生物学技术的优势，不但可用于区分染色体重排的类型（易位、重复、缺失或插入性重排），检测染色体重排的断裂点和来源。还可从基因水平检测到白血病的一些标志基因，即融合基因。如 CML 的 *BCR/ABL* 融合基因，急性早幼粒细胞白血病（APL）的 *PML/RARα* 融合基因，M2b 型急性髓细胞白血病中高发的 *AML1/ETO* 融合基因，为白血病的确诊和不同亚型间的鉴别提供了有效地辅助诊断技术。

在白血病的治疗和预后方面，AML 中具有 t（15；17），inv（16），t（8；21）异常的患者对治疗反应良好，缓解期较长，而具有−5、−7、+8 及 t（9；22）的 AML 患者则预后较差。在 ALL 中，染色体数超过 50 的超二倍体者对治疗的反应良好，t（9；22）、t（4；11）及 t（8；14）者则预后差。CML 患者出现双倍 Ph，+8，i17q 等新的异常克隆时，往往预示着急变的发生。

融合基因的检测对治疗方案的选择也有明确的指导作用，如在 APL 中，发生特定的染色体相互易位 t（15，17），并产生融合基因 *PML-RARα*，用全反式维 A 酸（ATRA）治疗新生 APL 病人有效，药物的作用靶点即是 *PML-RARα* 融合基因表达的蛋白，ATRA 可降解该融合蛋白，而极少数没有该融合基因的 APL 病例则用 ATRA 治疗无效。若 ATRA 和化疗完全缓解的 APL 病例中仍能检测到 *PML-RARα* 融合基因者，极易在十个月内复发，而融合基因阴性者，复发率低。Imatinib 是一种酪氨酸激酶抑制剂，在治疗 CML 中即是以 *BCR/ABL* 融合基因的产物 p210 为治疗靶点，Imatinib 通过抑制 p210 蛋白的酪氨酸激酶活性抑制细胞恶性增殖。

微小残留白血病（minimal residual leukemia，MRL）是指白血病经化疗或造血干细胞移植后达到完全缓解，而体内残存微量白血病细胞的状态。微小残留白血病与临床确诊白血病无明显界限，仅是白血病细胞数量不同，估计仍有 10^6～10^8 个白血病细胞存在，而用常规的形态学检验方法难以检出。这些残留的白血病细胞是复发的根源，是导致白血病患者不能长期生存的重要因素。FISH 技术的灵敏度要远远超过常规技术，通过设计多种探针直接对中期或间期染色体进行检测，可发现各种染色体数目异常或结构异常，可达到在 10^3 个细胞中检出一个异常细胞的水平。常规显带技术能够观察到 500 个分裂象，异常细胞的检出率约为 1%。因此，当临床及形态学还没有复发的证据时，细胞遗传学即可检测到原已消失的克隆性染色体和（或）新生的克隆性染色体异常，可提前预报疾病即将复发。故检查 MRL 有十分重要的意义，可用于指导临床治疗，预测白血病复发以及评价自体骨髓移植的净化效果。

2. 在骨髓增生异常综合征中的应用 染色体异常见于 40%～80%的骨髓增生异常综合征（MDS），与 AML 相比，AML 多见平衡易位，而 MDS 多见大片段缺失、重排和丢失，可见染色体数目异常和结构异常，如−7、−17、−Y、5q−，7q−以及+8、+11 和 t（3；3）（q21；q26）、t（5；17）（q32；q12）等，在 MDS 与再生障碍性贫血、阵发性睡眠性血红蛋白尿（PNH）等疾病的鉴别中，染色体的检查有利于 MDS 的确诊，也有利于判断 MDS 的转归和预后。随着 MDS 向白血病转化危险性的增加，如在 MDS 的 RAEB、RAEB-T 中克隆性染色体异常的检出率也相应增高。

3. 在淋巴瘤中的应用 恶性淋巴瘤克隆起源的证据之一来自细胞遗传学的研究成果。越来越多的证据表明核型异常同恶性淋巴瘤亚型相关。如大多数 Burkitt 淋巴瘤具有 t（8；14），少数为 t（2；8）和 t（8；22）。淋巴瘤核型异常的预后价值也较明确，如约 85%的滤泡性（follicular）淋巴瘤具有 t（14；18），单独存在或与其他异常一起存在，前者预后良好而后者预后差。

4. 在造血干细胞移植中的应用 在造血干细胞移植中，性别染色体常作为遗传标志，方法稳定而简便。例如，男性受者接收了女性骨髓移植后，造血细胞中 Y 染色体消失，说明植入成功，同样女性受者接受了男性骨髓，植入的造血细胞中应出现 Y 染色体。利用显带技术等，经常发现于 13、14、15、21、22 等染色体上的随体也可以作为植入的遗传证据，如移植前具有随体的移植后随体消失，或移植前不具有随体的移植后出现了随体，均可说明植入成功。

第六节　造血细胞因子的检验

造血细胞正常的发育和生理功能是受到机体完善的造血调控机制来完成的，包括基因调控和体液调控，体液调控以造血调控因子为主，也称造血细胞因子，包括正性调节因子和负性调节因子两大类，它们在造血调控中发挥重要作用。通过对造血干祖细胞和细胞因子检测可准确地评估造血功能状态，为临床诊断和个体化治疗提供重要的参考信息。目前在临床实验室常检验的正性造血调节因子主要有 SCF，IL-3，G-CSF，M-CSF，GM-CSF，EPO，TPO 等；负性造血调节因子主要有 TNF，INF-δ，TGF-β 等。

一、造血细胞因子检测方法

目前常见的造血细胞因子检测方法主要有：生物活性检测法、免疫学检测法、分子生物学检测法、生物芯片检测法和细胞内细胞因子（intracellular cytokine，ICK）检测法。每种方法都各有特点。生物芯片检测为新技术，检测通量大，自动化程度高，检出效率高，但成本昂贵，并且多为定性，难以准确定量。目前临床最常用的方法主要为免疫学检测法，而 ICK 染色分析法具有其他方法不可比拟的优点，特别是随着流式细胞术（flow cytometry，FCM）在临床、科研中的广泛应用，利用 FCM 与 ICK 染色技术相结合，可有效地在单细胞水平检测细胞因子，不仅对细胞因子进行定量，还可检测其活性，具有很好的发展前景。

1. 生物学检测方法　基于造血调控因子的生物学活性，如集落刺激因子（CSFs）促进造血祖细胞集落形成的特性，检测 CSFs 水平和活性。在体外培养骨髓细胞，根据形成造血祖细胞的集落倍数，检测 CSFs 生物活性；用 MTT 或 3H-TdR 掺入试验检测 CSFs 依赖株生长速度，可反映体内 CSFs 的活性水平。目前常用的是体外培养细胞因子依赖细胞株（如 IL-2 依赖株 CTLL-2），可克服分离技术和供体的个体差异。生物学检测法可检测细胞的活性，试验结果反应了细胞因子在细胞内的活性状态，敏感性较高，但是由于细胞因子之间生物活性常常有交叉（如 IL-1 和 TNF-α），使该类方法特异性较差，干扰因素多，操作步骤繁琐，实验条件难掌握。

2. 免疫学检测方法　多采用 ELISA 法，有双抗夹心法和竞争抑制法，放射免疫分析法（RIA）。RIA 一般为竞争抑制法，而免疫放射分析法（IRMA）则采用双抗夹心。目前国内外使用的细胞因子检测试剂盒大多为 ELISA 法，由于生物素和亲和素放大体系的应用，使该法的敏感度大大提高，最低检出浓度为 5～10ng/L，已接近 RIA 和 IRMA。常规免疫学检测方法具有简单快速、特异性好、敏感性高和易于标准化等特点，并且检测试剂盒已商品化，实验条件较易掌握。但检测结果仅代表细胞因子的量，不能反映其生物活性，不能区分细胞因子活性和非活性状态，故一般认为免疫学方法不能取代生物学方法，两种方法联合应用较好。另外，不同厂家和不同批号的试剂盒检测结果差异较大，可能因采用的抗体不同所致，故实验室尽量选定一个厂家试剂盒。

3. 分子生物学检测方法 主要检测造血调控因子 mRNA 表达水平来反映其相对量，检测方法主要有 Northern blot 、RT-PCR 和原位杂交。RT-PCR 应用较广泛，是目前检测细胞因子最敏感的方法，尤其适用极微量的标本的半定量，而荧光定量 PCR 方法可较准确的定量检测细胞因子水平。RT-PCR 灵敏度过高，易出现假阳性，故每次试验应设立阴性对照。分子生物学检测法仅能检测基因 mRNA 表达情况，不能直接获得细胞因子的量和活性，有时与免疫学方法获得结果不一致，因 mRNA 转录水平与翻译蛋白质水平并不完全一致。

4. 细胞内细胞因子（ICK）的检测方法 常用的方法有流式细胞术和酶联免疫斑点法（ELISPOT），以流式细胞术较为常用。该类方法可以在单细胞水平检测到不同细胞亚群产生的细胞因子，不仅可确定分泌特定 ICK 的细胞数量，比较 ICK 的水平，而且还可确定产生细胞因子的细胞表面标志，为了解细胞的功能与细胞表型之间的关系提供了先进的研究工具。

FCM 检测 ICK 的基本原理是用一些特殊的试剂阻断细胞内高尔基体介导的蛋白质转运，抑制细胞因子释放，使细胞因子在胞内蓄积，再增加细胞膜的通透性，用抗细胞因子的抗体与细胞内特定的分子相结合，再用 FCM 检测不同细胞亚群分泌的细胞因子，与对照相比得出 ICK。主要步骤：分离细胞、活化细胞、封闭细胞表面的 FC 受体、细胞表面抗原染色、固定和通透、细胞内细胞因子染色、流式细胞仪测定和结果分析。

测定细胞因子 mRNA 的分子生物学方法和细胞内细胞因子的流式细胞术，有很大的优势，已在较多实验室中采用。在联合相关新技术（如同位素标记技术、光电技术等）的前提下，这两类方法可能发展成为细胞因子检测的主要方法。关于造血细胞因子（如 CSF 和 IL）检测的参考值尚未完全统一，还需不断完善检测技术，制定出合理的参考范围，提高细胞因子测定的临床应用价值。

二、造血细胞因子检测的临床应用

造血系统不同疾病或不同疾病阶段的血清中某些细胞因子水平不同，检测它们在血清中的表达水平可有助于血液系统疾病的诊断，还可辅助判断造血移植是否成功。另外，目前基因工程技术广泛应用于生物制药业，不少造血细胞因子可批量生产，供临床应用。如肾衰竭伴贫血需 EPO 治疗；粒细胞缺乏需 G-CSF，GM-CSF 治疗。检测患者血清中这些细胞因子的浓度，有助于指导临床调整治疗剂量，还可为造血细胞因子在血液疾病中的发病作用和机制研究提供有用手段。

1. 再生障碍性贫血（AA） AA 患者血清中 G-CSF 水平明显升高，并且 G-CSF 的水平可反应 AA 的疗效和预后，在急性再生障碍性贫血（AAA）治疗过程中，G-CSF 的水平呈动态变化，患者血清 G-CSF 水平增高预示其疗效及预后较差，反之，血清 G-CSF 水平逐渐降至正常水平，表明病情有好转，治疗有效。合并急性感染的 AAA 组，G-CSF 水平显著高于无感染组（$P<0.01$）。AAA 患者血清 EPO 水平也明显高于健康人，在 AAA 治疗过程中，EPO 水平降低，表明治疗有效。血清 GM-CSF 水平在 AA 患者中明显偏低，在 AAA 组、慢性再生障碍性贫血组（CAA）外周血中 GM-CSF 明显低于正常组。且 AAA 组与 CAA 组 GM-CSF 水平差异有显著性，提示 GM-CSF 水平影响 AA 粒细胞的形成，同时 CAA 组治疗后 GM-CSF 明显比未治疗 AAA 组高，表明治疗有效。总之，再生障碍性贫血中，血

清 G-CSF，EPO，TPO 等浓度一般不减少，还可增加，而 GM-CSF，SCF 和 IL-1 浓度则降低，通过对这些细胞因子的检测，有助于进一步认识再障发生的本质和进程，也为制定疾病综合治疗方案提供依据。

2. 白血病　急性白血病患者的原始细胞中 GM-CSF、G-CSF 基因表达增加。如在 APL 中，全反式维 A 酸（ATRA）治疗前后，用 ELISA 检测其血清、骨髓单个核细胞及 NB4 细胞，结果显示：治疗后 G-CSF 检出率明显升高（APL 细胞本身不分泌 G-CSF），说明在 ATRA 治疗 APL 患者过程中，G-CSF 在白细胞升高中发挥了重要作用。而在各类粒细胞减少症患者和健康人血清中 G-CSF 水平均降低。一般认为 G-CSF 水平不能作为急性白血病的诊断指标，因其升高可能是由于感染所致。

另外，在骨髓增生异常综合征（MDS）向白血病转化时，G-CSF 可升高，可能是对粒细胞减少、反复感染或接触血制品中对外源性物质的反应性升高，而不是 MDS 内在异常的反应。但慢性粒单核细胞白血病（CMML 型）中 G-CSF 增高可能是内源性增高。在多发性骨髓瘤、淋巴瘤、单核细胞白血病等肿瘤疾病时 1L-6、IL-8 常升高。

3. 骨髓移植　G-CSF 水平是骨髓移植（BMT）成功与否的预后指标之一。BMT 后早期内源性 G-CSF 水平升高，预示 BMT 可能成功，根据 G-CSF 的升高及随后下降的水平，有助于预测移植成功尚需的天数，还可以通过测定内源性 G-CSF 水平来决定 BMT 后注射 G-CSF 的最佳剂量。

4. 感染性疾病中的意义　正常机体中 CSF 含量很低，当机体受到细菌或细菌代谢产物的侵袭时，机体迅速反应，CSF 大量产生释放入血，感染控制后 CSF 水平即降至正常。G-CSF 检测可快速鉴别细菌感染，2 小时左右即可得出结果。因此，G-CSF 水平的检测可作为细菌感染的一种早期、快速、敏感的指标，有助于细菌感染的早期诊断与合理用药。

目前 CSF 测定已应用于临床，临床实验室主要以 G-CSF，M-CSF，GM-CSF 检测为主，其中用 ELISA 法测定 G-CSF 的国内外报道较多，已有商品试剂盒出售，但部分公司生产的试剂盒尚无参考范围，并且不同检测方法有不同的参考范围，故尚需规范 CSF 测定的方法和参考范围。因此在实际工作中，若国家尚未出台统一检测方法和参考范围，要结合自己实验室的情况，选择可靠方法，制定参考范围，否则难以评价 CSF 测定的意义。

白细胞介素水平常在有炎症反应或免疫应答时升高。在急性病毒性肝炎等各类病原微生物感染时 IL-1、IL-2、IL-6、IL-9、IL-10 升高；病毒性慢性活动性肝炎时 IL-8 升高。类风湿性关节炎、系统性红斑狼疮等自身免疫性疾病时 IL-4、IL-6、IL-8、IL-9、IL-10 水平升高，而 IL-1 水平下降。发生移植排斥反应时 IL-2、IL-4、IL-5 转录水平（mRNA）升高，而 IL-1 下降。

第七节　血液分子生物学检验

自 1976 年加州大学华裔科学家 Kan YW 采用核酸分子杂交技术首次对一例 α 地中海贫血病人进行了成功诊断后，分子生物学检验技术已成为现代血液疾病诊断不可或缺的手段，是对其他传统检测技术的重要补充和进一步深化。通过检测患者 DNA 或 RNA 水平的变异，达到从基因水平诊断疾病。分子生物学的技术平台主要包括 PCR 技术、DNA 测序技术、限制性片段长度多态性（RFLP）及基因芯片（DNA-chip）技术等。目前这些技术已广泛应用于血液病基因分析、基因诊断、白血病分型、指导治疗、判断预后和微小残留病检测等，并为临床治疗方案的选择提供理论依据。随着分子生物学技术的进一步发展，血液病的基因诊断和治疗、细胞内和细胞间的信号传导、特异的血液病基因或融合基因的检测及应用将成为现代血液分子生物学检验的重要内容。

一、分子杂交技术

1. Southern 印迹杂交 是研究 DNA 图谱的基本技术，是将待测的基因组 DNA 用适当的限制性核酸内切酶切割，经琼脂糖凝胶电泳分离后，将凝胶中的条带转移到固相支持物（如尼龙膜、硝酸纤维膜等）上，然后用放射或非放射性标记的 DNA 探针检测膜上的待测 DNA，只有含靶序列的 DNA 分子才能与该特定的核酸探针进行杂交，根据探针上的标记物选择相应的显示方法，对显现的杂交条带进行分析，从而检测到待测的 DNA 分子。

2. Northern 印迹杂交 是分析 RNA 分子的常用技术，因与分析 DNA 分子的 Southern 印迹杂交相对应，故被称为 Northern 印迹杂交，也是采用琼脂糖凝胶电泳将分子量大小不同的 RNA 分离开来，随后将其转移至固相支持物上，再用标记的 DNA 或 RNA 探针，依据其同源性进行杂交，最后进行放射自显影或化学显影，以目标 RNA 所在位置表示其分子量的大小，其显影强度可显示目标 RNA 在所测样品中的相对含量，即目标 RNA 的丰度，但与 Southern 杂交不同的是，总 RNA 不需要进行酶切，即是以各个 RNA 分子的形式存在，可直接应用于电泳，此外，由于碱性溶液可使 RNA 水解，因此不需要进行碱变性，而是采用甲醛等进行变性电泳，虽然 Northern 也可检测目标 mRNA 分子的大小，但更多的是用于检测目的基因在组织细胞中有无表达及表达的水平。

3. Western blot 蛋白质印迹 又称免疫印迹（immunoblotting），与 Southern 或 Northern 杂交方法类似，但被检测物是蛋白质，采用聚丙烯酰胺琼脂糖凝胶电泳（PAGE）分离待测样品中的蛋白质，再转移到固相载体如硝酸纤维素薄膜上，用抗体作为“探针”，与固相载体上的抗原，即蛋白质或多肽发生特异性结合，再用酶或同位素标记的第二抗体与一抗发生特异结合，经过底物显色或放射自显影以检测电泳分离的待测蛋白。

4. 核酸原位杂交（in situ hybridization，ISH）**技术** 是用标记的已知序列的核酸作为探针，与细胞或组织切片中的核酸进行原位杂交，用放射自显影或非放射检测体系对待测核酸进行定位、定性和半定量检测。可检测待检 DNA 在细胞核或染色体上的分布和表达水平。该法的优点是特异性高，能在成分复杂的组织中进行单一细胞的研究而不受其他成分的影响；灵敏度高，对于组织中含量极低的靶序列有极高的敏感性；可精确定位，不需从组织中提取核酸，可完整地保持组织与细胞的形态，在细胞水平研究基因的表达与定位。目前已应用于临床实验室的荧光原位杂交技术（FISH）就是一种非放射性原位杂交技术，是从遗传学和分子生物学水平诊断疾病的重要手段。

分子杂交技术在血液疾病基因分析、致病基因的定位和克隆、指导用药、白血病融合基因检测、细胞核型分析、白血病分型、血液系统疾病的预后判断和微小残留病监测等方面有广泛的应用前景。

二、聚合酶链反应

聚合酶链反应（polymerase chain reaction，PCR）技术于 1985 年由美国 Mullis 等建立。PCR 技术可以在几小时内从试管中获得大量特异核酸片段，使体外扩增核酸片段成为可能，为血液疾病的实验室诊断提供了灵敏简便的检验技术。

1. PCR 技术的原理 PCR 是一种模拟天然 DNA 合成过程的选择性体外扩增方法。在加热条件下，DNA 变性，螺旋解开，在退火条件下，引物与模板 DNA 结合，在四种 dNTP、*Taq* DNA 聚合物、镁离子及合适 pH 的缓冲液存在下，引物延伸过程完成第二轮 PCR 反应，把基因拷贝数由 2 个增至 4 个，重复上述变性、退火和延伸过程 25～30 个循环，就可把基因拷贝数以指数形式增加至上百万倍，从而达到体外扩增核酸序列的目的。

2. PCR 技术的类型 随着 PCR 技术不断发展，出现了多种以 PCR 为基础的适用于不同目的系列 PCR 技术，以下是几种在临床检验领域应用较多的 PCR 技术。

（1）逆转录 PCR：即 RT-PCR（reverse transcription PCR）是以细胞内总 RNA 或 mRNA 为材料进行的体外扩增技术。由于耐热的 DNA 聚合酶不能以 RNA 或 mRNA 作为模板，因此必须先将总 RNA 或 mRNA 作逆转录，生成与之互补的 cDNA，然后再以 cDNA 作为模板进行 PCR 扩增，得到所需要的目的基因片段。RT-PCR 常用于克隆 cDNA、合成 cDNA 探针以及分析基因表达等。

（2）定量 PCR：普通 PCR 技术只是对终点产物进行定性和半定量分析，随着科学研究的逐步深入，出现了定量 PCR（quantitative PCR，Q-PCR）技术，它是在扩增的指数期对起始模板进行定量。目前常用的 Q-PCR 技术已基本被灵敏度高、线性关系好、能精确定量的荧光实时定量 PCR（fluorescence quantitative PCR，FQ-PCR，又称为 Real time PCR）所取代。

所谓实时荧光定量 PCR 技术，是在 PCR 反应体系中加入荧光基团，利用荧光信号积累实时监测整个 PCR 进程，最后通过标准曲线对未知模板进行定量分析的方法。根据显示荧光的原理不同，该技术主要分为 TaqMan 探针杂交技术和 SYBR Green 荧光染料技术两种方法。①TaqMan 荧光探针杂交技术：PCR 扩增时在加入一对引物的同时加入一个特异性的荧光探针，该探针为一寡核苷酸，两端分别标记一个报告荧光基团（Fluorescent Molecule）和一个淬灭荧光基团（Quenching Molecule）。探针完整时，报告基团发射的荧光信号被淬灭基团吸收；PCR 扩增时，*Taq* 酶的 5’－3’外切酶活性将探针酶切降解，使报告荧光基团和淬灭荧光基团分离，从而可检测到荧光信号。即每扩增一条 DNA 链，就有一个荧光分子形成，实现了荧光信号的累积与 PCR 产物形成的完全同步（图 4-56，彩图 51）。②SYBR Green 荧光染料技术：在 PCR 反应体系中，加入过量 SYBR Green 荧光染料，荧光染料特异性地掺入 DNA 双链后，发射荧光信号，而未掺入链中的荧光染料分子不发射荧光信号，从而保证荧光信号的增加与 PCR 产物的增加完全同步。

根据最终得到的数据不同，定量 PCR 可以分为相对定量和绝对定量两种。典型的相对定量如比较经过不同方式处理的两个样本中基因表达水平的高低，得到的结果是百分比；绝对定量则需要使用标准曲线确定样本中基因的拷贝数或浓度（图 4-57，彩图 52）。

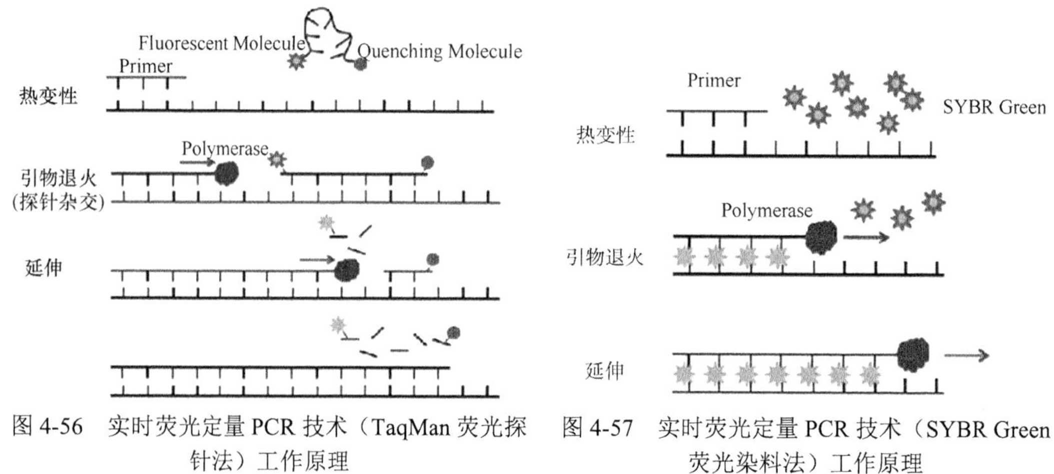

图 4-56 实时荧光定量 PCR 技术（TaqMan 荧光探针法）工作原理

图 4-57 实时荧光定量 PCR 技术（SYBR Green 荧光染料法）工作原理

比较而言，TaqMan 荧光探针杂交技术特异性好，精确度高，引物设计较简单，但实用范围较窄，标记探针价格较昂贵。荧光染料技术灵敏度高，价格低廉，实验设计较简便，但易出现假阳性，需做融解性曲线分析，优化条件。在白血病诊断中，可应用 FQ-PCR 进行融合基因的定量分析，还可监测融合基因拷贝数来判断治疗效果和预报复发的可能。如急性早幼粒细胞白血病患者经+过治疗后融合基因拷贝数呈现较大的变化，若有上升的趋势，则预示患者的疗效差，有复发的可能性，需要强化治疗以提高缓解率。

3. 多重 PCR（multiplex PCR） 即在同一反应体系中加入多对引物，以同时扩增一份 DNA 样品中多个不同序列的靶片段。多对引物间的组合必须满足二个条件：一是将反应条件较为接近的引物组合在一起，以使该反应条件能尽量适合所有被扩增片段，二是同一反应内各扩增片段的大小应不同，以便检测时能通过电泳将各片段分离开。多重 PCR 比较适用于被检测基因较大，突变点较多的基因。

4. 差异显示 PCR（differential display PCR，DD-PCR） 是以研究基因差异表达为目的，将 mRNA 逆转录技术和 PCR 技术相结合的 RNA 指纹图谱技术。其原理是提取细胞或组织中总 RNA，再逆转录成 cDNA，用不同引物对进行 PCR 扩增，扩增时加入同位素标记的核苷酸，电泳分离 PCR 产物后经放射自显影即可找到差异表达的基因。该技术利用真核生物细胞绝大多数 mRNA 3’末端均含 poly A 的结构特点，以此为依据，设计引物 oligo-dTnM（M 分别代表 A、C、G），这 3 种引物称为锚定引物。利用锚定引物将不同来源的细胞或不同生理状态的同种细胞的 mRNA 逆转录为 cDNA，并用此引物和 5’端的随机引物对逆转录产物 PCR 扩增，对 PCR 产物进行凝胶电泳后进行荧光染色，硝酸银染色或放射自显影，通过比较找出差异表达的 cDNA 条带。回收差异条带后，用相同的引物和条件进行二次扩增，克隆产物进行核苷酸序列分析，将分析结果与基因序列数据库中的序列作同源比较，就可知分离的是已知还是未知基因序列，最终确定差异表达的基因。

5. 原位 PCR（in situ PCR） 是指组织固定处理细胞内的 DNA 或 RNA，并以其作为靶序列进行 PCR 反应的过程。原位 PCR 与普通 PCR 的主要区别在于模板的制备。经脱蜡处理的组织切片或细胞悬液均可作为扩增样品，所有反应在载玻片上进行。原位 PCR 技术不仅不需要从组织细胞中分离模板 DNA 或 RNA，而且能在细胞原位进行 PCR 扩增，大大地提高了检测的灵敏度。目前，原位 PCR 已成为研究靶基因序列的细胞定位、组织分布和基因表达检测的重要手段。

三、基因芯片技术

基因芯片又称为核酸芯片、DNA 芯片和 DNA 微阵列（DNA microarray），是生物芯片的一种，该技术是二十一世纪生命科学领域广泛应用的一项高效快速的分子生物学技术。基因芯片是将大量以特定排列方式的 DNA 探针或 DNA 片段固定于固相支持物（如硅片、玻片和塑料片）上，然后样品中的 DNA 或 RNA 通过 PCR 扩增，体外转录等技术掺入荧光标记分子，与微阵列杂交后再通过荧光扫描仪及计算机分析，即可获得样品大量基因序列及表达信息。目前，基因芯片技术在血液疾病诊断中，常应用于白血病的免疫分型、细胞的基因表达检测、基因异常检测及单核苷酸多态分析等。该技术因具备高通量、高特异性、高灵敏度和重复性好等优点，已成为研究血液疾病的发病机制、病理分型、预后分析、药物代谢和药物靶点的重要工具。如利用芯片技术揭示了用 ATRA 治疗 APL 的基因调控网络，发现有 169 个基因其中包括 8 个新基因受 ATRA 的调控，获得了 ATRA 信号传导的直接靶基因信息。该技术还可将有高度异质性的弥漫性大 B 细胞性淋巴瘤（DLBCL）分为原始中心 B 细胞样和激活的 B 细胞样 DLBCL，它们有不同的基因表达谱，反应不同的细胞发育阶段。前者有较好的疗效和预后，而后者预后较差。因此利用基因谱分型对判断临床疗效和预后及发现新的肿瘤亚型有重要意义。

四、miRNA 表达谱分析技术

微小 RNA（microRNA，miRNA）是一类非编码、内源性的小 RNA，长约 21～24 个核苷酸。人类基因组编码了超过 1000 种不同的 miRNA。它在细胞增殖、分化和凋亡等多种生理过程中发挥着重要的作用，近年来有关 miRNA 与多种癌症的关系已经得到证实，目前已鉴定了 miRNA 在多种癌症中的表达谱，并报道了与白血病类型以及细胞遗传学相关的 miRNA 表达标签，某些 miRNA 与白血病和其他肿瘤的诊断和预后有关，具有较好的临床应用前景。另一方面，不断发现和鉴定新的 miRNA 分子，为揭示白血病发病机制提供新的视角。

miRNA 检测方法主要分探针杂交和扩增技术两大类别。前者包括 Northern 杂交、微阵列芯片技术、原位杂交技术和纳米金标记等技术，后者包括实时反转录聚合酶链反应、克隆测序和新一代测序技术等。克隆测序是发现 miRNA 新分子的首选方法，Northern 杂交则是验证和确认 miRNA 的重要方法，实时定量 PCR 是循环 miRNA 的高通量定量检测，而芯片技术则真正实现快速、高通量的检测，其缺点是重现性和准确性较差，对于初筛获得的结果通常需要 Northern 杂交和实时定量 PCR 进行验证。

五、单核苷酸多态性（SNP）

单核苷酸多态性（single nucleotide polymorphisms，SNP）是人类基因组中广泛存在

的 DNA 特定位置单个核苷酸变异引起一种可遗传变异，具有很高的遗传稳定性，发生频率为 1%，大约每 500～1000 bp 就有 1 个 SNP，人类大概携带 300～1000 万个 SNPs，且在基因组中具有高密度和高保守的特点。它是继限制性酶切片段长度多态性（RFLP）之后的新一代多态性遗传标记，近几年被广泛应用于生物以及医学研究的诸多领域。通过检测 SNP，做 SNP 图，建立 SNP 与各种疾病之间的联系，若能得出某些 SNP 或其特定组合与特定疾病、特定地区发病人群明显的相关性，可对特定疾病进行诊断和治疗，甚至实现个体化治疗。

目前检测分析 SNP 的方法有很多，传统的 SNP 检测方法可采用 RFLP、PCR-单链构象多态性（PCR-SSCP）、毛细管电泳及变性高效液相色谱（DHPLC），但它们只能判断有无变异，不能确切知道碱基类型。基因分型（genotyping）是指利用数据库中已有的 SNP 进行特定人群的序列和发生频率的研究，主要包括基因芯片技术、Taqman 技术、分子信标（molecular beacon）技术和焦磷酸测序法（pyrosequencing）。实现快速、高效、高通量、微型化和自动化的多态性信息分析，精确定位疾病相关基因中的 SNP 位点，为血液系统疾病诊断、特异性药物的开发和制定个体化治疗方案提供有力的工具。

六、应用评价

分子生物学技术在人类血液疾病诊断中的应用日益普及。自 1978 年首次应用人体 ß-珠蛋白基因 *HpaI* 为遗传标记建立了镰状细胞贫血的基因诊断方法后，分子生物学技术已成功应用于由凝血因子Ⅷ基因的点突变、缺失和插入引起的甲型血友病，以及基因扩增、突变、重排或融合基因形成导致的恶性血液病的基因分析和诊断；如基因表达图谱分析用于肿瘤分类分期；基因扩增分析与血液肿瘤的预后等。可见血液分子生物学技术在血液疾病基因分析、致病基因的定位和克隆、治疗指导、白血病融合基因检测、细胞核型分析、白血病分型、血液系统疾病的预后判断和微小残留病监测等方面发挥着重要作用。

1. 恶性血液病融合基因和突变基因的检测 白血病染色体相互易位是导致染色体重排的最常见原因。染色体重排在分子水平上常形成融合基因。重组产生的融合基因及其融合蛋白是疾病的特异性分子标志。融合基因检测对疾病的诊断、分型、治疗方案的选择、预后判断及微小残留病的检测都有重要的意义。

（1）慢性粒细胞白血病（CML）*BCR/ABL* 融合基因：Ph 染色体易位的后果是使位于 9q34 上的 *ABL* 原癌基因易位至 22q11 的 *BCR* 基因上，形成 *BCR/ABL* 融合基因，表达一个具有高酪氨酸激酶活性的 *BCR/ABL* 融合蛋白，后者是 CML 发病的分子基础。目前多采用逆转录 PCR（RT-PCR）检测 CML 的融合基因或 FISH 法原位检测染色体上 *BCR/ABL*。

（2）急性早幼粒细胞白血病（APL）*PML/RARα* 融合基因　APL 可用传统的 Southern 印迹、RT-PCR 及 FISH 检测，其特异性染色体易位是 t（15；17）（q22；q21），易位的结果使 15 号染色体的 PML 原癌基因与 17 号染色体上的维 A 酸受体 α（*RARα*）基因融合产生 *PML/RARα* 融合基因。临床上变异型 APL（M3v，M3b）与急性粒细胞白血病部分分化型（M2）较难鉴别，M2 的 t（8；21）可产生一种融合基因 *AML1/ETO*，这种融合基因在

M2 中的发生率为 20%～40%，在 M2b 中可达 90%，通过融合基因的检测可准确鉴别这两种白血病。融合基因的检测对治疗方案的选择有明确的指导作用，在 ATRA 和化疗完全缓解（CR）的 M3，*PML-RARα* 融合基因阳性者极易在 10 个月内复发，而融合基因阴性者，复发率低。

（3）AML 的核型在遗传学上是不均一的，在分子水平上存在着特异性染色体易位或倒位所致融合基因，特别是小于一条带的微小异常，常规核型分析不能检出，只有用分子遗传学技术，如 Southern blot、RT-PCR 或直接测序等技术才能检出基因突变。如在 10%正常核型 AML 患者中可检测出 MLL 部分串联重复，31%的 AML 患者中可见 FLT3 突变，8%的 AML 患者中可见 C-kit 点突变，其余还有 *AML-1*、*CEBPA*、*WT1*、*N* 或 *K-ras* 等点突变均可运用分子生物学技术检测出。

2. 免疫球蛋白重链（IgH）基因和 T 细胞受体（TCR）基因重排的检测 IgH 和 TCR 的编码基因具有多态性。IgH 基因重排是产生个体多样性和独特性的主要原因。由于白血病细胞源于造血干细胞，所以白血病细胞是单克隆性的。用 PCR 方法对重排基因进行扩增，正常白细胞的扩增产物大小不等，呈模糊的阶梯状，而白血病细胞扩增产物经电泳后条带是单一的。约 80%的 B 淋巴细胞白血病可检测到 IgH 基因重排。通过 PCR 方法检测 IgH 和 TCR 基因重排，有助于急性淋巴细胞白血病的分型以及微量残留的检测。

3. 遗传性血液病的诊断 血红蛋白病是常见的遗传性溶血性疾病，血友病是常见的遗传性出血性疾病。基因缺陷包括基因缺失、点突变、插入、倒位等。对于基因重排，可通过 RT-PCR 进行检测；对于点突变则可用 PCR 结合酶切位点分析，即当点突变使某一酶切位点消失或在某一区域出现新的酶切位点时，可用该酶切点两侧的引物进行扩增，然后将扩增产物用适当的内切酶切割，根据电泳图谱来判断有无内切酶切点的改变。对于与限制性内切酶位点无连锁的点突变，则可采用 PCR 结合特异寡核苷酸探针（ASO）斑点杂交法进行诊断。

4. HLA 基因多态性检测 HLA 基因分型技术呈现多元化趋势，HLA 基因分型涵盖面不断扩大，采用的技术有 PCR-序列特异性引物（PCR-SSP）、流式磁珠分析（PCR-SSO）、HLA 测序分型（SBT）基因芯片技术、HLA 单倍体基因测序等。这几种检测方法均以 PCR 为基础，进一步改良后进行 HLA 基因多态性检测十分简便有效。多应用于骨髓和器官移植的 HLA 基因配型及 HLA 基因与疾病相关性分析等。

5. 肿瘤细胞多药耐药基因的检测 多药耐药性（multidrug resistance，MDR）是指肿瘤细胞接触了一种药物以后，不但对该药产生耐药性，而且对其他结构的作用机制不同的药物也产生耐药性。研究发现，MDR 的出现常与多药耐药基因（MDR1）过度表达有关，目前已建立 Northern 印迹法、RT-PCR 法及原位杂交法，从 mRNA 水平对患者进行测定，了解肿瘤细胞的耐药特性。有研究表明，急性髓细胞白血病 MDR1 的表达与预后有密切相关，即 MDR1 阳性者 CR 率低，生存期短，且易早期复发。

6. 基因治疗 基因治疗是指改变人体活细胞遗传物质的一种治疗方法，在基因水平上将正常有功能的基因或其他基因导入到患者体内，并使之表达功能正常的基因，或表达患者原来不存在或表达很低的外源基因，使其获得治疗效果。操作方式有两种：一种为基因修正，即将缺陷基因的异常序列进行矫正或基因置换，即对缺陷基因精确地原位修复，不改变基因组，通过同源重组即基因打靶技术将外源正常的基因在特定的部位特异性修复。另一类为基因增强和基因失活，不去除异常基因，而通过导入外源基因使其表达正常产物，从而补偿缺陷基因的功能，或特异封闭某些基因的翻译或转录，以抑制异常基因表达。目前认为基因治疗的靶细胞是造血干细胞或间质干细胞等。常用的载体是逆转录病毒和腺病毒。采用含人Ⅸ因子基因逆转录病毒载体转染血友病 B 患者的原代皮肤成纤维细胞，使其表达一定浓度的Ⅸ因子，这将为血友病 B 治疗提供新的方法。基因治疗尚有许多问题没有克服，如载体的安全性、靶向性、外源基因在体内的表达调控等，还有待深入的研究。

第八节　流式细胞术

流式细胞仪（Flow Cytometer，FCM）检验技术，即流式细胞术，是以流式细胞仪作为检测手段，以免疫荧光技术作为主要标记方法的一门先进的分析技术。它在功能水平上对单细胞或其他生物粒子进行定量分析和分选，同传统的荧光镜检查相比，具有速度快、精密度高、准确性好等特点。自 20 世纪 70 年代以来，随着流式细胞分析技术及其相关技术水平的不断提高，其应用范围也日益广泛，并提供了成熟的临床常规检测项目。

一、流式细胞仪的测定原理

流式细胞仪是集电子技术、计算机技术、激光技术及流体理论于一体的高端检测仪器。从 19 世纪 30 年代到今天，流式细胞仪已经从根据简单的光散射特性和单一的荧光染色特点对单细胞进行单色分析发展到通过二十余种荧光参数对单细胞进行多色分析和分选，使得流式细胞仪在科研领域和临床检测工作中发挥着越来越重要的作用。

（一）流式细胞仪的工作原理

将待测细胞染色后制成单细胞悬液，在一定压力下将待测样品压入流动室，不含细胞的磷酸缓冲液（鞘液）在同样压力下从鞘液管喷出，鞘液管入口方向与待测样品流形成一定角度，使得鞘液包绕着样品高速流动，组成一个圆形的流束，待测细胞在鞘液的包被下单行排列，依次通过检测区域。被荧光染色的细胞在激发光源的光束照射下，产生散射光和荧光信号，这两种信号同时被前向光电二极管和 90° 方向的光电倍增管（PMT）接收，经 PMT 转换为电信号后，再通过模/数转换器，将连续的电信号转换为可被计算机识别的数字信号，经过计算处理和数据分析后将结果打印或存储。

（二）分选的工作原理

高端流式细胞仪通常具有分选功能，分选是通过分离含有单细胞的液滴而实现的。液滴从液流断开前一瞬间被充电，下落的液滴通过一个由平行板电极形成的静电场，带正电荷的液滴向负极偏转，带负电荷的液滴向正极偏转，没有充电的液滴垂直下落，这样就可以将选定的单个细胞分离开。一般情况下，偏转电压为 2000～6000 伏，对于高速分选，偏转电压可达 8000 伏。细胞通过检测区到液滴分离的间隔时间被称为延迟时间（delay），精确的延迟时间是保证高质量分选的关键，它受系统压力、喷嘴的直径、液流的速度、激发区域的位置等多方面因素的影响。

二、流式细胞仪的主要技术特点

根据用途不同，流式细胞仪可分为两大类：一类为临床型，这类仪器固定光路，每天开机不需要进行过多的调整，但功能相对较简单，可适合临床用于细胞表型分析和细胞周期和倍体分析等；另一类为科研型，这类仪器除可以完成临床型仪器的检测项目外，还可进行细胞内 pH、膜电位、染色体核型分析等工作，并具有分选功能；但这种机型对操作人员的技术要求较高。无论是临床型还是科研型流式细胞仪，其基本组成都是相同的，主要由光学系统、鞘流系统、电子系统和计算机系统四个部分组成，与检测相关的技术特点如下。

（一）激发光源

流式细胞仪所用的激发光源包括弧光灯和激光两大类。弧光灯主要有氙灯和高压汞灯两种（多为高压汞灯），激发光谱广泛，其激发波长可覆盖紫外和可见光整个范围，非常适合于 DNA 分析和使用特殊荧光染料的研究。但弧光灯在单一谱线上能量较弱且功率不够稳定，因此，其应用范围受到限制。

流式细胞仪的激发光源通常采用激光，激光光源由于其稳定性好、能量高、发散角小而得到广泛应用。激光光源按照激光器的种类可分为气体激光器、染料激光器和半导体激光器。气体激光器最常用，包括氩离子激光（激发波长 488nm）、氦-氖激光（激发波长 633nm）、氪离子激光（激发波长 647nm）、氪-氩混合气体激光（激发波长 568nm）。

（二）光信号参数

1. 前向小角度散射光（FSC）　经过聚焦整形后的光束，垂直照射在样品流上，依次通过检测区的细胞在激光束的照射下产生散射光，散射光是围绕细胞 360° 发散的，其中 1～6° 范围内的小角度散射光称为前向小角度散射光，也简称为前向散射光（FSC）。FSC 与细胞大小有关，对于同群细胞，FSC 强，说明细胞大一些；FSC 弱，说明其细胞要小一些。

2. 前向大角度散射光　在 360° 细胞散射光中，大于 8° 的前向散射光被称为大角度散射光，它可以提供细胞内的信息，特别是分叶核的信息，细胞质粒的存在与否会明显改变前向大角度散射光的强度。

3. 侧向散射光（SSC）　侧向散射光是指与光束－液流平面垂直的散射光，又称 90° 散射光，它对细胞膜、胞质、核膜的变化更为敏感，可以表示细胞体积的大小。

根据前向散射光和侧向散射光这两个参数可以把不同类型的细胞群加以区分，图 4-58 显示了外周血白细胞在侧向散射光和前向散射光散点图中的分布示意图，其中，淋

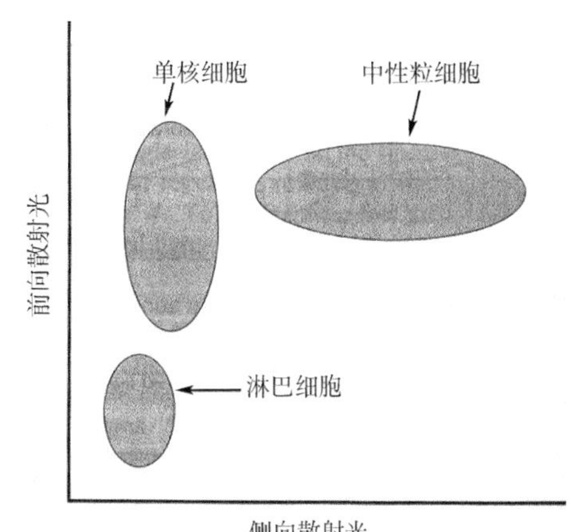

图 4-58　外周血白细胞在侧向散射光和前向散射光散点图中分布示意图

巴细胞最小，其颗粒密度也最低，因此淋巴细胞在散点图中位于左下角；中性粒细胞胞内颗粒密度最大，其大小位于淋巴细胞和单核细胞之间，因此中性粒细胞在散点图中位于中间偏右；单核细胞最大，但其胞内颗粒密度明显低于中性粒细胞，因此单核细胞位于左上方。

4. 荧光参数 荧光信号是由荧光色团受激后而发出的，大多数流式细胞仪检测荧光的方向与侧向角散射光相同，可以利用特定波长的双色性反射镜和带通滤光片将同一方向上的侧向散射光与荧光区分开。

三、免疫荧光染色

样本通过流式细胞仪检测前，通常需要采用免疫荧光染色方法使待测抗原或分子与荧光素标记的单克隆抗体进行抗原抗体反应。

（一）免疫荧光染色方法

1. 细胞膜免疫荧光染色 指采用荧光素或荧光抗体对细胞膜表面抗原或分子进行免疫荧光染色分析。见于大多数流式细胞术免疫表型分析。溶血素常用于细胞膜免疫荧光染色过程中裂解红细胞，但不适合于细胞膜表面抗原活性的检测。

2. 细胞内免疫荧光染色 指采用荧光素或荧光抗体对细胞内抗原或分子进行免疫荧光染色分析。如用于白血病免疫表型分析的针对细胞内髓性过氧化物酶（MPO）、CD3 和 CD79a 的检测和分析。细胞内免疫荧光染色的关键在于细胞膜通透增强的同时细胞骨架的完整性不受影响。细胞膜通透增强后抗体或核酸染料可以进入细胞内与细胞内抗原进行免疫标记，同时，抗原与相应抗体的结合力或核酸与染料的结合力不受固定和透膜的影响。皂角素是目前用于细胞内免疫荧光染色较好的破膜剂，70%冷乙醇作为破膜剂通常用于荧光染料 PI 与细胞内 DNA 结合分析细胞倍体和周期时相。某些情况下，当荧光染料分子的颗粒足够小时，细胞内染色不需要破膜也可以进行，如活细胞染料 DAPI、TO 和 AO 等对细胞内核酸的染色。细胞内染色不能与细胞活性检测同时进行。

3. 细胞外免疫荧光染色 指采用细胞微球技术（CBA）等方法捕获和标记血清或培养液等细胞外可溶性蛋白和小分子物质，如细胞外细胞因子、免疫球蛋白等。染色方法类似于 ELISA 技术，通过多色免疫荧光染色，对同一样本中多种可溶性蛋白同时进行芯片式集成测定。该方法具有节省样本量，缩短检测时间，避免酶联反应产生的干扰影响等有点。

为避免荧光淬灭，整个荧光染色过程和流式细胞仪测定前都需要避光；染色完成后标本保存在 4℃ 下并尽快在 4 小时内完成测定。如不能在短时间内测定，可保存在终浓度为 1%多聚甲醛溶液中达 72 小时。

（二）荧光抗体和荧光素

流式细胞术免疫荧光染色分析所用的荧光探针来源于两方面：一是荧光素标记的单克隆抗体或探针，二是单纯的荧光素。

1. 单克隆抗体 用于流式细胞术测定的单克隆抗体可分为两类，即直标抗体和纯抗体，前者指单克隆抗体与荧光素已按比例连接，不需要二次染色即可直接用于流式细胞仪测定，这类抗体产生的非特异性结合较少，适于临床常规检测。纯抗体是指抗体本身不连接荧光素，需要在标本制备过程中对抗体进行荧光素标记，又称间接染色，间接染色容易产生较多的非特异性荧光信号，不建议临床常规使用。

通常，一种荧光抗体的单一免疫荧光染色（单染色法）不能满足临床检测的要求，往往需要两种或以上荧光抗体组合染色进行双色或多色分析。例如，在进行T4或T8淋巴细胞亚群分析时，不能采用单一的荧光素标记的CD4或CD8抗体进行荧光染色，必须将二者与CD3和（或）CD45抗体进行组合染色，才能准确通过 $CD45^+CD3^+CD4^+CD8^-$ 和 $CD45^+CD3^+CD4^-CD8^+$ 组合抗体检测到的细胞群来分析T4和T8细胞亚群。选择或搭配组合抗体需要满足以下条件：① 了解不同抗体的细胞反应谱和染色模式，相同分化抗原编号的抗体可能识别不同的抗原决定簇；②抗体的多种组合可能通过空间构型阻碍与抗原的结合，因此，在抗体组合前，需要首先了解每个抗体单染色细胞时的表达率和/或表达强度；③对低表达抗原应尽可能选择荧光强度强的荧光素标记；④对于临床实验尽量选择体外诊断（IVD）试剂或分析特异性（ASR）试剂，其特异性、灵敏度、精密度和适用范围均符合临床常规检测要求。

2. 标记单克隆抗体的荧光染料　各种荧光染料标记的单克隆抗体，使流式细胞仪在检测细胞膜和细胞内各种功能性抗原、肿瘤基因蛋白等方面应用更为广泛。常用的荧光染料见表4-22。

表4-22　用于标记单克隆抗体的常用荧光染料的激发波长和发射波长

荧光染料	最大激发波长（nm）	激发激光（nm）	最大发射光（nm）
异硫氰酸荧光素（FITC）	494	488	519
Alexa Fluor 488	495	488	519
藻红蛋白（PE）	496、546	488、532	578
德州红（Texas Red）	595	595	615
藻红蛋白-德州红（PE-Texas Red）	496、546	488、532	615
藻蛋白-花青苷5（PE-Cy5）	496、546	488、532	667
多甲藻叶绿素蛋白（PerCP）	482	488、532	678
多甲藻叶绿素蛋白-花青苷5.5（PerCP-Cy5.5）	482	488、532	695
藻蛋白-花青苷7（PE-Cy7）	496、546	488、532	785
别藻青蛋白（APC）	650	595、633、635、647	660
Alexa Fluor 647	650	595、633、635、647	668
别藻青蛋白-花青苷7（APC-Cy7）	650	595、633、635	785
Alexa Fluor 405	401	360、405、407	421

3. 核酸染料　以特异性的荧光染料对细胞核染色后定量测量细胞所发出的荧光强度，可以反映细胞核中DNA/RNA的含量，并对细胞周期和细胞增殖状况进行分析。常用核酸染料见表4-23。

表4-23　常用核酸染料的激发波长和发射波长

荧光染料	与核酸结合特点	激发波长（nm）	发射波长（nm）
溴化乙碇（EB）	DNA/RNA	488	603-610
碘化丙碇（PI）	DNA/RNA	488	610-620
7-氨基-放线菌素D（7-AAD）	DNA	550	660

续表

荧光染料	与核酸结合特点	激发波长（nm）	发射波长（nm）
4,4,6-二脒基二苯基吲哚（DAPI）	DNA 链上的 A-T 碱基	340-364	461-488
Hoechst33258（HO33258）	DNA 链上的 A-T 碱基	352	461
Hoechst33342（HO33342）	DNA 链上的 A-T 碱基	350	461
Hoechst34580（HO34580）	DNA 链上的 A-T 碱基	392	498
花青苷类 TOT	DNA 双链	488	530
花青苷类 YOY	DNA 双链	457	510
吖啶橙（AO）	DNA	488	530
	RNA	488	640
派若宁（PY）	RNA	488	580
噻唑橙（TO）	RNA	488	530
LDS-751	DNA	543	712
	RNA	590	607

四、流式细胞仪的性能监测

流式细胞仪的性能是通过精密度、灵敏度和准确度等指标来评价。流式细胞仪的校准通常包括液路的稳定性、光路的稳定性、多色标记荧光颜色补偿、光电倍增管转换的线性和稳定性等。仪器校准品又称校准微球，主要成分为聚苯乙烯，它被制成各种大小或同时拥有定量免疫球蛋白结合位点的荧光微球，这种制成固定荧光强度、大小和光散射性的聚苯乙烯微球，已成为流式细胞仪质控中的常用的标准品。

在流式细胞仪获取数据前，首先采用各种标准微球对仪器散射光和荧光信号的光电倍增管电压、增益、颜色补偿等参数进行校正和检验，只有当仪器性能的校准参数均在允许范围内才能进行数据获取，进而通过同型对照或阴性对照设定检测阈值。

1. 精密度及其校准微球 精密度是通过对标准荧光微球检测其散射光和荧光的分布范围来描述的，通常以变异系数 CV%来说明，CV%小于 5 可以满足常规实验要求。但细胞周期和倍体分析对仪器的精密度要求很高，均质性细胞间的变异必须小于 2%。

2. 灵敏度及其校准微球 灵敏度常用可溶性荧光染料等价分子数（Molecule Equivalents of Soluble Fluorochrome，MESF）表达。一系列荧光微球标记有 MESF 值（包括未标记荧光的空白微球），该微球所标记荧光物质的荧光强度等同于溶液中荧光染料的分子数，根据微球的平均荧光强度进行线性回归分析，得到流式细胞仪灵敏度的回归曲线，回归曲线与 Y 轴的交点即为灵敏度，或叫作最低检测限。

3. 准确度及其校准 同精密度和灵敏度相比，准确度不很重要，这是由于干扰准确性的因素太多，非线性问题最为重要。在样品中加入内标或某些生物活细胞，如鸡或鱼的红细胞，可对仪器准确度进行有效监测。

4. 荧光补偿调整 当使用两种或以上的荧光素进行分析时，激光激发下的相邻或相近荧光素发出的荧光会产生交叉重叠，从而干扰检测结果。通过调整荧光补偿，可以保证每个检测器检测到恰当的单一荧光信号，即保证了结果的可靠性。荧光补偿是流式细胞术多色分析前必须进行的仪器校准，通常采用每种荧光素或相应的标记抗体对抗原表达量适中的细胞进行单染色，进行仪器补偿调整，也可以通过商品化荧光补偿试剂调整补偿。

5. 对照设置　对照可以分为两类，一类对照用于设定流式细胞仪的检测阈值，包括同型对照、空白对照和正常对照等；另一类用于监测抗体和试剂的质量及整个实验过程，类似于质控品，包括阳性对照、阴性对照和正常对照等。

（1）同型对照：理论上是理想的对照，主要用于监测细胞自发荧光和抗体的非特异结合，但实际使用时同型对照与测试抗体对细胞的标记偶尔会出现偏差，尤其对表达量很低的抗原进行细胞计数时。

（2）空白对照：主要用于监测细胞的自发荧光，在无法设置同型对照时，可采用空白对照设置检测阈值，如采用荧光素 TO 对网织红细胞染色时。同型对照或空白对照通常在每个实验组进行流式细胞仪测定时都需要设定，以本人多年的体会，这两种对照都不是绝对的“对照”，只能作为一种参考，在某些情况下，如阴性峰和阳性峰分界很清楚时，对照的作用不是很大。

（3）阳性对照和阴性对照：对于某些实验无法得到商品化质控品时，必须设置实验室内阳性对照和阴性对照用于监测整个实验过程。如针对 PNH 诊断进行 CD55 和 CD59 计数和针对血小板无力症和巨大血小板综合征进行血小板膜糖蛋白检测时，必须以来源于健康人的标本作为阳性对照。

（4）正常对照：除具有质控品作用外，正常对照在某些实验中也起到设定阈值的作用，如在 PI 染色进行细胞周期和倍体分析时，正常淋巴细胞和鸡红细胞的二倍体峰所在位置决定了待测细胞倍体是否正常或异常。

五、数据获取和分析

（一）数据获取

1. 获取细胞量　获取细胞量通常在 10000～20000 个，对于抗原表达较少的靶细胞，至少需要收集 2000～3000 个待测靶细胞才能保证结果的可靠性。

2. 线性参数和对数参数的选择　在数据获取时，前向散射光信号通常采用线性参数收集数据，侧向散射光和荧光信号通常采用对数参数收集数据；但在某些具体实验中，参数形式的选择需要重新调整，如在对血小板和内皮微粒检测分析时，为提高检测灵敏度，前向散射光采用对数参数收集数据；在 PI 染色进行细胞周期和倍体分析时，荧光信号通过线性形式收集可以清楚地区分各个周期时相。

3. 单参数分析和多参数分析的图形选择　单参数分析的图形多表现为直方图分析，在直方图中设门确定分析区域后，计算机可根据所选取区域的数据进行定性和定量分析，以“分析区域内细胞数目”、“细胞数占检测细胞总数的百分比”、“平均荧光强度”及“细胞变异系数 CV%”等统计参量表达。多参数分析是通过多个激光器和多色荧光标记同时对待测细胞进行检测而实现的，多参数分析可有效提高分析结果的准确性，从多个角度对细胞的异质性进行研究。常见的多参数分析图形包括二维散点图、二维等高线图、三维立体图及多参数组合分析等。

4. 获取数据的速度　细胞表型分析的获取速度一般在 200～400 个细胞/秒，细胞周期和倍体分析的获取速度不易太快，通常控制在 100～200 个细胞/秒。

（二）数据分析

1. 设门 指在细胞分布图中确定一个范围或一片区域，对其中的细胞进行单参数或多参数分析。也就是说，设门（gating）就是确定靶细胞群，是保证结果准确性的重要环节。通过设门，准确设定分析细胞群，同时去除细胞碎片和细胞聚集体对实验的干扰。第一步设门通常在前向散射光与侧向散射光散点图中进行，但对于成分复杂的标本而言，在前向散射光与侧向散射光散点图中有时很难做到准确设门，需要借助特异性的荧光参数和散射光组成的散点图进行设门，如在白血病/淋巴瘤免疫分型和 CD34 计数时，需要在 CD45/侧向散射光散点图中进行第一步设门，以准确定位靶细胞群。在进行细胞周期和倍体分析时，需要在荧光信号脉冲面积和宽度的散点图中对呈现对角线样分布的细胞群进行第一步设门，以去除细胞聚集体的干扰。"门"的形状可包括线性门、矩形门、圆形门、多边形门、任意形状门和四象限门。

2. 分析和报告参数 流式细胞仪对数据分析后，可提供百分率、荧光强度、DNA 指数（DI）、多少个细胞/μl 等常用的报告参数。①百分率：适用于检验指标集中在细胞有无的数量变化，是指表达特异性抗原或分子的细胞占分析靶细胞群的百分率。如淋巴细胞亚群计数、网织红细胞计数等；②荧光强度：适用于检验指标的变化集中在细胞抗原量的多少，是指表达特异性抗原或分子的细胞其平均荧光强度，单位为道数。如细胞周期和倍体分析时多采用 512 荧光道数；③DI：用于 DNA 倍体分析，是指样本 G0/G1 峰的平均荧光道数与人正常二倍体细胞样本 G0/G1 峰的平均荧光道数的比值，DI 为 1.0 时，表明待测细胞为二倍体细胞，DI 在 1.9～2.1 之间为四倍体，DI 在 1.0～1.9 之间为非整倍体或异倍体，DI 小于 1.0 为亚二倍体；④多少个细胞/μl：用于绝对定量，单平台法绝对定量需要借助内对照定量微球，双平台法需要借助其他检测手段得到绝对计数，最终都以多少个/μl 的浓度形式表示出来。如外周血 CD3、CD4 和 CD34 的绝对定量。

六、流式细胞术在临床血液学中的应用

随着单克隆抗体的发展，以及流式细胞仪检测方法的不断完善，以流式细胞术作为检测手段的临床常规项目越来越多，流式细胞术可用于血液病诊断和监测的定性分析和定量分析。定性分析主要集中在两方面：一是针对细胞免疫表型的分析，包括白血病/淋巴瘤免疫分型、血小板膜糖蛋白分析、红细胞和中性粒细胞膜 CD55 和 CD59 的检测、外周血淋巴细胞表型分析等；二是针对细胞核酸（DNA 和 RNA）的分析，包括网织红细胞计数、细胞周期和倍体分析等。定量分析主要用于以下几个方面，如 CD34 定量用于造血干细胞移植治疗的采集、CD3 绝对定量用于抗移植排斥治疗的监测等。

（一）白血病和淋巴瘤的免疫表型分析

【实验原理】 采用流式细胞术抗 CD45 设门法进行免疫表型分析是目前最佳的检测方法（见图 4-59），CD45 抗原在造血系统细胞上表达的荧光强度（FI）与细胞分化程度有一定关系，即分化程度高的成熟白细胞其 CD45 的 FI 也高，分化程度低的细胞其 FI 也低，红系细胞的 FI 最低；而在成熟白细胞中，各类细胞其 CD45 的 FI 亦不相同，其中淋巴

细胞和单核细胞的 FI 高于中性粒细胞。因此，根据各类造血细胞上 CD45 的 FI 和颗粒密度不同，采用 CD45-SSC（侧向散射光）设门法可以将原始细胞（低 FI，低或高 SSC）、淋巴细胞（高 FI，低 SSC）、单核细胞（高 FI，中等 SSC）、中性粒细胞（低 FI，高 SSC）、红系细胞（最低 FI，低或高 SSC）和细胞碎片（最低 FI，最低 SSC）清楚地区分开。进而，通过准确设门后，分析靶细胞群中各类分化抗原的表达情况。常用的检测和鉴别白血病各系列的特异性标志为：T 淋巴细胞白血病：胞浆抗原（c）CD3、抗 T 细胞受体（TCR）αβ、抗 TCRγδ、CD2、CD5、CD8 、CD10 和 CD7；B 淋巴细胞白血病：cCD79a、CD22、CD19、CD10 和 CD20；髓系白血病：抗髓性过氧化物酶（cMPO）、CD117、CD13、CD33、CD14、CD15 和 CD64；NK 淋巴细胞白血病：CD16、CD56 和 CD57；红白血病：血型糖蛋白 A（GlyA）和 CD36；巨核细胞白血病：CD41、CD42 和 CD61；其中，cCD3 和 cCD79a 分别表达于早期 T 细胞和 B 细胞，也分别是 T 系和 B 系主要标志，cMPO 是髓系特异标志，另外，常用的系列非特异标志为 CD34 和主要组织相容性抗原 DR（HLA-DR）。

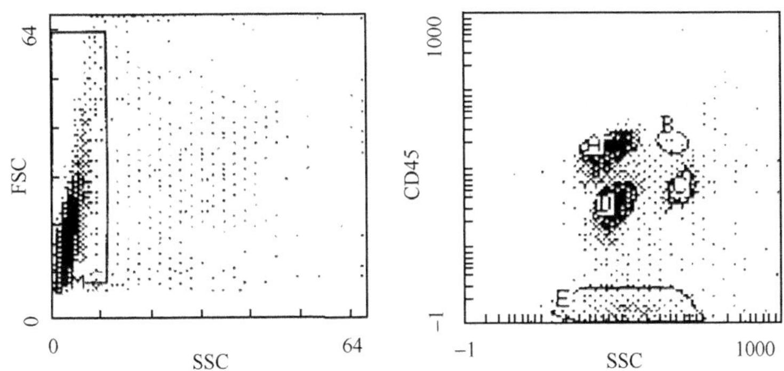

图 4-59 骨髓中各类细胞分别在前向散射光（FSC）和侧向散射光（SSC）散点图（左）及 CD45 和侧向散射光散点图（右）中的分布。各类细胞无法通过前向散射光和侧向散射光散点图区分开，但通过 CD45 设门在 CD45 和侧向散射光散点图中各类细胞清楚地区分开，A 门内细胞为淋巴细胞；B 门内细胞为单核细胞；C 门内细胞为中性粒细胞；D 门内为原始细胞；E 门内为红细胞及细胞碎片。

【临床意义】 免疫表型分析已被纳入白血病 MICM（Morphological，Immunological，Cytogenetics，Molecular biology）分型方案中，是诊断和鉴别诊断白血病和淋巴瘤的重要实验室指标。通常用于 ALL 分型、鉴别 AML 与 ALL 及确定形态学不能或很难区分的白血病类型及亚型。

【应用评价】

1. 免疫表型分析与形态学的关系 免疫表型分析补充了形态学的不足，提高了分型的准确性；同时，免疫表型分析结合形态学分型，提高了对具有异质性和非同步性抗原表达紊乱的白血病细胞的鉴别能力。

2. 抗 CD45 设门法进行免疫分型的优势 既往，白血病免疫表型分析通常根据前向角散射光和侧向角散射光这两个参数设定要分析的“白血病细胞群”，由于骨髓中各种大小和分化程度的细胞均有，只根据细胞大小（前向角散射光）和颗粒密度（侧向角散射光）很难将不同组分的细胞区分开，即很难准确定位真正的白血病细胞群，使得免疫分型的结果受到成熟细胞或其他细胞的干扰，导致结果的准确性下降。而 CD45 结合侧向角散射光，可以将原始细胞、各类成熟细胞、红系细胞和细胞碎片清楚地区分开，从而做到准确定位，去除了成熟细胞和碎片等干扰。同免疫组织化学染色法进行免疫分型比较，抗 CD45 设门法不但灵敏、计数快、计数细胞数提高 50 倍以上，同时可以进行多色分析和减少人为误差，大大提高了检测的准确性。

（二）中性粒细胞和红细胞上 CD55 和 CD59 表达的检测

【实验原理】 阵发性睡眠性血红蛋白尿症（PNH）的血细胞膜出现多种 GPI 锚蛋白缺失，如 C3 转化酶衰变加速因子（CD55），反应性溶血膜抑制物（CD59）等，因此，采用荧光素标记的抗 CD55 和 CD59，通过流式细胞术检测中性粒细胞和红细胞上 CD55 和 CD59 表达可以帮助诊断 PNH。

【临床意义】 采用流式细胞术检测外周血红细胞膜和中性粒细胞膜上 GPI 锚蛋白缺失可以帮助诊断 PNH 及鉴别其他原因引起的贫血，健康人外周血中性粒细胞和红细胞膜上 CD55 和 CD59 的表达完全阳性（表达率＞95%），而 PNH 患者 CD55 和 CD59 的表达出现缺失（表达率低于 95%）。PNH 患者血细胞膜上 CD55 和 CD59 的表达分成三型：Ⅰ型为 CD59 表达完全阳性，其荧光强度与健康人 CD59 阳性峰所在荧光道数相近；Ⅱ型为 CD59 表达部分阳性，其荧光强度处于Ⅰ型及Ⅲ型之间；Ⅲ型为 CD59 表达完全阴性。

【应用评价】 该方法的特异性和灵敏度均优于 Comb's 溶血试验，除红细胞和中性粒细胞外，B 细胞和网织红细胞上 CD55 和 CD59 的表达也可以作为诊断指标，但其他淋巴细胞上 CD55 和 CD59 的表达不能成为诊断 PNH 的指标。因为即使在健康人，淋巴细胞上 CD55 和 CD59 的表达也不是完全阳性，这主要与 $CD8^{+}T$ 细胞和 NK 细胞有关。

（三）血小板表面膜糖蛋白 GPIIb/IIIa 的检测

【实验原理】 血小板无力症（GT）患者其血小板膜糖蛋白 GPIIb/IIIa 出现表达缺失甚至产生质的异常，致使血小板在 ADP、胶原和凝血酶等刺激下也不能聚集。在变异型血小板无力症患者，其 GPIIb/IIIa 的量无明显减少，但血小板聚集活性常明显下降，其原因是血小板膜糖蛋白 GPIIb/IIIa 失去了结合纤维蛋白原和 vWF 等黏附分子的受体功能。常用检测 GPIIb/IIIa 的单克隆抗体为 CD41 和 CD61，采用抗 GPIIb/IIIa 结合纤维蛋白原抗体，通过流式细胞仪可以分析血小板膜糖蛋白和结合纤维蛋白原的表达情况。

【临床意义】 血小板表面膜糖蛋白 GPIIb/IIIa 的表达可以帮助诊断 GT。正常人 GPIIb/IIIa 均为高表达，GT 患者的 GPIIb/IIIa 均有不同程度的减少和缺失。正常人表达结合纤维蛋白原，而变异型血小板无力症患者失去了结合纤维蛋白原的表达或表达缺失。

【应用评价】 该方法灵敏度高，用血量少，无放射性污染，通常使用正常人标本做阳性对照。

（四）血小板表面膜糖蛋白 GPIb/IX 的检测

【实验原理】 发生巨大血小板综合征（BSS）时，血小板膜糖蛋白 GPIb/IX 出现缺失，使血小板黏附于内皮下组织发生功能缺陷，不能结合 vWF，瑞斯托霉素也不能使血小板聚集。常用检测 GPIb/IX 的单克隆抗体为 CD42a 和 CD42b，采用抗 GPIb/IX 抗体，通过流式细胞仪可以分析血小板膜糖蛋白 GPIb/IX 的表达情况。

【临床意义】 用于诊断 BSS，正常人 GPIb/IX 均高表达，而 BSS 的 GPIb/IX 表达缺失。

【应用评价】 同上

（五）血小板相关免疫球蛋白（PAIg）的测定

【实验原理】 特发性血小板减少性紫癜（ITP）其体内产生抗血小板自身抗体（PAIg），并与血小板抗原结合，导致血小板迅速从循环中清除。采用荧光素标记的抗 IgA/IgG/IgM，通过流式细胞术可以检测血小板抗体的形成情况。

【临床意义】 血小板自身抗体是诊断 ITP 诊断的重要指标。正常人 PAIg 为阴性，但 ITP 患者 PAIgA 或 PAIgG 或 PAIgM 阳性。

【应用评价】 应用流式细胞术及单克隆抗体鉴定血小板，可避免免疫复合物等非血小板物质的免疫球蛋白的干扰，且操作步骤比 ELISA 和放免法简便，即使严重的血小板减少病人也只需少量的血标本。但假阳性较高，PAIg 和网织血小板的联合检测有利于免疫性血小板减少疾病的诊断。

（六）网织红细胞计数

【实验原理】 采用某种染料（如噻唑橙）与细胞内 RNA 结合，再通过流式细胞仪检测被染色的网织红细胞数和网织红细胞成熟情况，网织红细胞越幼稚，细胞内 RNA 含量就越多，染料与 RNA 结合的越多，通过流式细胞术检测到的荧光就越强，反之亦然。

【临床意义】 网织红细胞计数可用于诊断贫血。流式细胞术不但能快速准确地计数网织红细胞，还能提供网织红细胞成熟指数（RMI），用于评价红细胞生成活性。RMI 较网织红细胞计数更为灵敏和准确地评价贫血治疗前后、骨髓移植和肾移植前后红细胞的生成情况。

【应用评价】 该方法在短时间内（3～5min）能够计数大量的红细胞（5 万个），克服了镜检法检测细胞数量少、细胞涂片分布不均以及操作人员之间计数差异所造成的检查结果不精确，使数据更具客观性和可靠性。

（七）红细胞血红蛋白 F（HbF）的分析

【实验原理】 正常成人红细胞中 HbF 含量很低，通常＜1%，且 HbF 的表达仅局限于红细胞中的某些群体，这些群体被称为含 HbF 的红细胞，即 F-Cells。但 β 珠蛋白生成障碍性贫血患者通常伴有 HbF 的增高，因此，F-Cells 含量的升高可作为该病的一个诊断指标；采用荧光素标记的抗 HbF 抗体，通过流式细胞术可以检测红细胞上 HbF 的表达。

【临床意义】 HbF 的测定可以帮助诊断某些红细胞疾病，如 β 珠蛋白生成障碍性贫血、某些异常血红蛋白病等，还可以帮助诊断新生儿溶血和进行某些遗传性疾病的产前诊断。

【应用评价】 流式细胞术检测 HbF 克服了酸洗脱法的缺点，操作简单、省时，重复性好，并提高了检测灵敏度，完全可以替代酸洗脱法，是目前监测胎儿红细胞的最佳方法。

（八）干/祖细胞 CD34 的计数

【实验原理】 采用荧光素标记的 CD34 抗体及其他荧光染料或抗体通过流式细胞仪可以准确计数 CD34 的百分含量和绝对值。

【临床意义】 对于有剂量要求的造血干细胞移植和骨髓移植而言，精确的造血干/祖细胞计数是确保移植成功的关键。正常人外周血 CD34 计数为 0.1%～0.3%，骨髓 CD34 计数为 1%～3%，动员后外周血 CD34 会明显升高，通常高于 1%。

【应用评价】 由于 CD34 表达量很低，流式细胞仪是目前计数 $CD34^+$的最佳。

（九）外周血淋巴细胞亚群的计数

【实验原理】 采用两种或以上不同荧光素标记的抗体，通过流式细胞术多色分析法可以计数外周血淋巴细胞亚群的变化。T 总细胞及其亚群检测的组合抗体为 CD45/CD3/CD4/CD8，B 细胞为 CD3/CD19，NK 细胞为 CD3/CD16＋56。T3 细胞的标记为 $CD45^+CD3^+$，T4 细胞为 $CD45^+CD3^+CD4^+CD8^-$，T8 细胞为 $CD45^+CD3^+CD4^-CD8^+$，调节性 T 细胞（Treg）为 $CD3^+CD4^+CD25^{high}Foxp3^+$，B 细胞为 $CD3^-CD19^+$, NK 细胞为 $CD3^+CD16^+56^+$。

【临床意义】 用于评价机体的免疫功能状态。

（1）HIV 感染和艾滋病（AIDS）的病情监测：外周血 $CD4^+$T 细胞的数量和功能检测可以帮助确定 HIV 感染后的临床分期和药物治疗时机及判断疗效等。HIV 感染后，$CD4^+$T 细胞通常低于 200 个/mm^3，当 $CD4^+$T 细胞低于 40 个/mm^3 时，预示病情凶险。

（2）传染性非典型肺炎-严重呼吸窘迫综合征（SARS）的早期诊断和病情监测：在 SARS 早期阶段，出现 $CD4^+$和 $CD8^+$T 细胞计数减低，这有助于 SARS 的诊断；随着病情逐渐好转，$CD4^+$和 $CD8^+$T 细胞的数量也逐渐恢复正常，随诊淋巴细胞数量的变化可以帮助正确判断 SARS 患者的疾病状态和预后。

（3）肿瘤病情的监测：Treg 是机体免疫系统的一个重要调控者，具有肿瘤免疫抑制功能，可以促使肿瘤的生长和转移。因此，Treg 在监测肿瘤发生发展和判断肿瘤预后方面起到重要作用，随着肿瘤患者病情的加重，Treg 数量会明显增加。

（4）其他免疫相关性疾病的病情监测：其他病毒感染、免疫系统疾病、器官移植、肿瘤化疗和放疗、免疫抑制剂和免疫增强剂的使用等与机体免疫相关的疾病均可导致淋巴细胞及其亚群的变化，通过分析淋巴细胞亚群，可以帮助判断病情的变化。

【应用评价】 流式细胞术是目前检测外周血淋巴细胞亚群的常规方法，其检测速度、灵敏度、特异性及重复性等均优于免疫荧光法，已完全取代了免疫荧光镜检技术。在进行流式细胞术淋巴细胞亚群分析时，不能采用单纯的 CD4 和 CD8 作为 T 细胞亚群检测的特异性标志，因为通常所说的 CD4 不仅仅表达于 T 辅助/诱导细胞，也弱表达于单核细胞；而 CD8 不仅仅表达于 T 抑制/杀伤细胞，也表达于 NK 细胞。因此，必须结合 T 总细胞抗原的标志（CD3）和白细胞抗原的标志（CD45）进行流式细胞术多色分析，结果才更为可靠。

（十）细胞倍体分析和周期时相的测定

【实验原理】 通过流式细胞术 PI 染色法对细胞内 DNA 含量进行定量检测，可以将具有不同 DNA 含量的细胞周期各时相 G1/G0 期（二倍体含量，2N）、S 期（介于二倍体和四倍体之间）和 G2/M 期（四倍体含量，4N）区分开，并计算出各时相的百分率。其检测原理为：PI 与细胞内 DNA 和 RNA 结合，采用 RNA 抑制剂将 RNA 消化后，通过流式细胞术检测到的与 DNA 结合的 PI 的荧光强度直接反映了细胞内 DNA 含量的多少，见图 4-60。值得注意的是，PI 不能通过细胞膜完整的细胞（如活细胞和早期凋亡细胞），在标本制备时，必须先用乙醇或其他破膜剂增强细胞膜的通透性，才能使 PI 进入细胞内与细胞内的核酸结合。乙醇通常为终浓度为 70%的冷乙醇。

【临床意义】 细胞周期和倍体分析可以帮助判断肿瘤的良恶性及组织细胞的增殖能力，异倍体是肿瘤的特异性指标，S 期和 G2/M 期的百分率可以帮助判断细胞增殖状态，通常肿瘤组织细胞的 S 期和 G2/M 期百分率明显高于正常二倍体。

【应用评价】 流式细胞术进行细胞周期和倍体分析简便快速，但不能脱离病理形态学和化学染色结果而直接作出诊断。标本质量、标本量、标本中所含肿瘤细胞数及流式细胞仪检测状态均可直接影响检测结果的准确性。当标本自溶、标本保存和处理不当、细胞数过少（低于 10^5 个细胞）、肿瘤细胞含量很低（异倍体细胞数占总细胞数 10%以下）或仪器的变异系数（CV）超过校准上限（3%）时，结果必须放弃或重复检测或校准仪器。

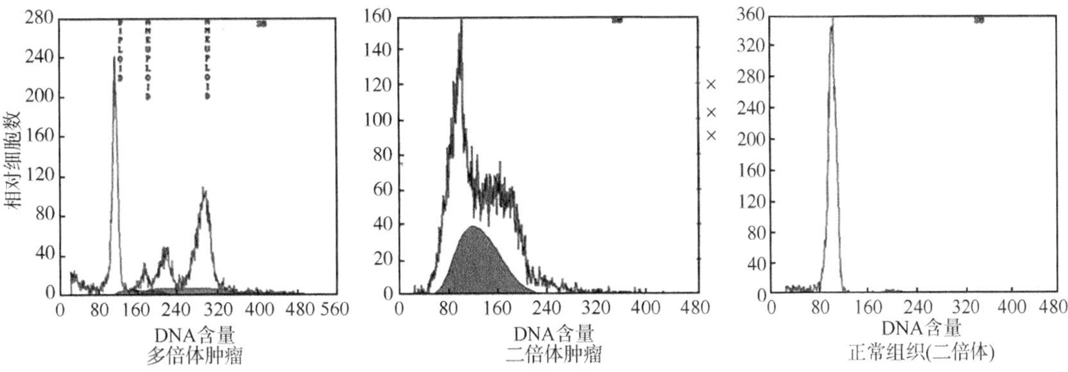

图 4-60　肿瘤组织和正常组织细胞倍体和周期时相分析的流式细胞测定图

（十一）血小板表面 GPⅡb/Ⅲa 复合蛋白和 GMP140 的测定

【实验原理】 通过流式细胞术多色分析法，结合荧光素标记的单克隆抗体，即可检测血小板膜糖蛋白 GPⅡb/Ⅲa 复合蛋白和 GMP140 的表达情况。

【临床意义】 用于判断血小板活化状态。正常机体血小板 GPⅡb/Ⅲa 复合蛋白和 GMP140 不表达，当机体由于血栓性疾病、血栓前状态及心肺手术等疾病引起血小板活化时，血小板表面 GPⅡb/Ⅲa 复合蛋白和 GMP140 就会升高。

【应用评价】 该方法快速准确，是常规检测血小板活化的实验室方法。为避免人为因素造成的体外血小板活化，需要注意抽血方式和离心速度，尽快送检（抽血后 1 小时内送检）和处理标本。

第五章　红细胞检验的基本理论

第一节　红细胞膜的结构与功能

红细胞膜与其他生物膜的结构相似，以脂质双层为主要支架，蛋白质镶嵌在脂质双层内。电镜下观察红细胞膜呈三层暗-亮-暗区带，外层含糖脂、糖蛋白和蛋白质，具有亲水性，中间层含磷脂、胆固醇、蛋白质，呈疏水性，内层主要含蛋白质，为亲水性。红细胞的许多生理功能都与红细胞膜密切相关，红细胞膜参与物质运输、信息传递、血型抗原、免疫反应、免疫调节及出凝血调节等反应，对机体的生长、发育及维持物质代谢动态平衡等方面起着重要的作用。

一、红细胞膜的组成

人的红细胞膜由蛋白质（占 49.3%）、脂质（占 42%）、糖类（占 8%）和无机离子等组成，红细胞膜的脂质含量高，蛋白质与脂质的比值约为 1∶1。此比值变化与膜的功能息息相关。

（一）膜蛋白

红细胞膜蛋白分为主体蛋白和外周蛋白。采用 SDS-聚丙烯酰胺凝胶电泳（SDS-PAGE），可将红细胞膜蛋白分成 7～8 条区带，Fairbank 分别用 1、2、3、4、5、6、7、8 命名。用非离子去污剂 Triyon-100 处理红细胞膜 1 小时，去除大部分膜磷脂和胆固醇，余下的细胞膜在相差显微镜下观察仍为双凹圆盘状，这时膜蛋白组成有区带 1、2、2.1、4.1、4.2、4.9、5，主要由收缩蛋白、锚蛋白、肌动蛋白、原肌球蛋白、肌球蛋白、加合蛋白、4.1 蛋白、4.2 蛋白、4.9 蛋白连接构成。这些蛋白被称为“膜骨架蛋白”，它们对维持红细胞的形态及功能起着重要作用。各区带蛋白相关数据见表 5-1。

表 5-1　红细胞膜主要蛋白质

区带	蛋白质	相对分子量（$\times 10^3$）	存在形式	分子数/红细胞（$\times 10^3$）	占膜蛋白（%）
1	收缩蛋白 α 链	～260	$\alpha_2\beta_2$ 四聚体	～100	15
2	收缩蛋白 β 链	～225	$\alpha_2\beta_2$ 四聚体	～100	15
2.1	锚蛋白	～215	单体	～100	
adducin	加合蛋白	～97 或～103			
3	阴离子通道	89～95	四聚体	250	25
	Na^+，K^+-ATP	～90			
	乙酰胆碱酯酶	～89			

续表

区带	蛋白质	相对分子量（×10³）	存在形式	分子数/红细胞（×10³）	占膜蛋白（%）
4.1a		～80		200	4.26
4.1b		～78			
4.2	蛋白激酶	～72		200	3～4
4.5	葡萄糖运转蛋白	～49		100	
4.9		～45＋48		20	
5	肌动蛋白	～42	12～17 亚单位聚体	500	4～5
	原肌球调节蛋白	～43			
6	三磷甘油醛脱氢酶	～35	四聚体	500	5～6
7	stomatin	～31			～2.5
	原肌球蛋白	～29	二聚体	400	1
7.2b	调节 K 通道	～31			
8		～23			
PAS1	血型糖蛋白 A（α）	～90	二聚体	2000	～5
PAS2	血型糖蛋白 A（α）		单体		
PAS2	血型糖蛋白 C（β）		单体	300	
PAS3	血型糖蛋白 B（δ）		单体	7000	
PAS4	血型糖蛋白 A 及 B		α δ 二聚体		

1. 主体蛋白　一部分镶嵌于脂质双层中，多属糖蛋白类，与红细胞功能有关，如血型糖蛋白；另一部分镶嵌于疏水的膜脂中，与阴离子转运及与膜结合的酶类有关，如带 3 蛋白。红细胞膜上的血型糖蛋白很多，用一般的蛋白染色方法不能将其显示出来，需用过碘酸-雪夫试剂（PAS）染色才能显示，红细胞膜上的血型糖蛋白有（GP）A、B、C、D。带 3 蛋白是红细胞膜中含量最多的一种跨膜糖蛋白，其跨膜区多肽链穿膜 14 次，能高速双向转运阴离子（CL^-、HCO_3^-），所以又称阴离子通道。此外带 3 蛋白胞质区还有锚蛋白、4.1 蛋白、4.2 蛋白、收缩蛋白、血红蛋白及糖分解酶等多种蛋白结合位点。

2. 外周蛋白　外周蛋白指与脂质双层疏松结合，易被水溶解的膜蛋白，包括收缩蛋白、锚蛋白、4.1～4.5 蛋白、肌动蛋白。收缩蛋白是红细胞膜骨架最主要的组成部分，位于红细胞膜内侧，由结构相似的 α 链和 β 链首尾相反方向扭合形成二聚体，二聚体再以首尾相连形成四聚体。α 链由 22 个片段，1～9 和 12～19 片段有高度同源性，称重复单位，每个重复单位由 106 个氨基酸。胰蛋白酶水解 α 链后可形成 5 个区，即 αⅠ～αⅤ，许多遗传性溶血性疾病变异多集中在 αⅠ区。β 链由 19 个重复单位组成，用胰蛋白酶水解可分成 4 个区，即 βⅠ～βⅣ。收缩蛋白四聚体游离端与短肌动蛋白纤维相连形成收缩蛋白网络，并通过 4.1 蛋白与血型糖蛋白相连，通过锚蛋白与带 3 蛋白相连。锚蛋白由 2.1～2.3 蛋白和 2.5 蛋白组成，与收缩蛋白和带 3 蛋白的胞质部分相连，从而将收缩蛋白网络连接到质膜上。4.1～4.9 蛋白位于红细胞膜内侧，4.1 蛋白有收缩蛋白、肌动蛋白、血型糖蛋白及带 3 蛋白的结合位点，4.2 蛋白可与带 3 蛋白、2.1 蛋白及 4.1 蛋白结合，从而稳定 2.1 蛋白与带 3 蛋白的结合，4.9 蛋白能与带 3 蛋白结合。肌动蛋白有两种形式，一种是纤维状，一种为球状，肌动蛋白与收缩蛋白结合时呈球状，与质膜相连时为纤维状，维持收缩蛋白四聚体结构。加合蛋白与收缩蛋白和肌动蛋白复合物结合，通过钙离子和钙调节蛋白影响膜骨架结构稳定性，从而影响红细胞的形态。

（二）膜脂质

膜脂质包括 3 种成分，其中磷脂占 60%，胆固醇和中性脂肪占 33%，其余为糖脂。磷脂主要是磷脂酰胆碱（PC）占 28%、磷脂酰乙醇胺（PE）占 27%、磷脂酰丝氨酸（PS）占 14%、鞘磷脂（SM）占 27%，磷脂酰肌醇（PI）、磷脂酸和溶血磷脂酰胆碱约占 2%～3%。红细胞膜内含游离胆固醇较多，胆固醇酯较少，其胆固醇与磷脂比值约为 0.8～1.0。红血细胞不能合成脂肪酸，主要与血浆中脂质进行交换更新，磷脂中 PC 交换最快，SM 最慢。

（三）膜糖类

红细胞膜上糖类很多，含量较多的是氨基糖类，包括氨基半乳糖（GalNH2）、氨基葡萄糖（GlcNH2）、乙酰氨基半乳糖（GalNAc）、乙酰氨基葡萄糖（GlcNAc）。此外还有岩藻糖（Fuc）和乙酰神经氨酸（NANA），又称唾液酸或涎酸。膜上的糖都与蛋白质或脂质结合，形成糖蛋白和糖脂，糖蛋白的糖链大多数伸展在膜的外侧，具有受体反应、抗原性、信息传递等多种功能。

（四）膜酶

红细胞膜上的酶分为两大类：一类位于细胞而细胞内没有，如核苷酸代谢酶类（腺苷酸环化酶等）、糖代谢酶类、ATP 酶、蛋白激酶、乙酰胆碱酯酶等；还有一类在细胞和细胞质内都有，如一些磷酸酶类、谷胱甘肽代谢酶类、葡萄糖代谢酶类等。

二、红细胞膜的结构

红细胞膜为脂质双层结构，蛋白质镶嵌在脂质双层中又相互连接形成膜的骨架。红细胞膜结构有两个最基本的特征：红细胞膜的不对称性和膜的流动性。

（一）膜的不对称性

红细胞膜的不对称性指细胞膜内外两层的组分和功能的不对称性。膜脂质、膜蛋白和复合糖在红细胞膜上均呈不对称分布，导致膜功能的不对称性和方向性，即膜内外两层流动性不同，使物质的传递具有方向性，信号的接受和传递也有一定方向性。红细胞膜的不对称性是维持其功能和正常形态的基础之一。

1. 膜脂质的不对称性 膜脂质的不对称性是指膜脂质双层的内外两层脂质分子分布的不均一性及理化性质的不同。脂质双层的外层富含 PC 和 SM，内层脂类以 PS 和 PE 为主。脂质双层的外层脂类分子密度大于内层，流动性也大于内层。膜脂质的不对称性与膜的结构和功能密切相关，这种不对称性发生变化，会使红细胞形态发生变化，如镰状红细胞贫血病人的红细胞膜内侧的 PS 有 20%外翻到膜的外侧。PS 是凝血酶原的激活剂，一旦翻转到膜的外层，能促进血液凝固，从而促使血栓的发生，镰状红细胞贫血病人临床常出现的腰痛或腹痛与小静脉栓塞，据认为这是由 PS 外翻所致。有关近年来发现 PS 外翻还与细胞的老化、凋亡、细胞识别和细胞吞饮有关。

2. 膜蛋白的不对称性　膜蛋白的不对称性是指每种膜蛋白分子在细胞膜上都具有明确的方向性和分布的区域性。膜蛋白在脂质双侧两侧的分布不对称是绝对的，有的膜蛋白位于脂质双层的外侧，有的在脂质双层的内侧，有的蛋白质是跨膜的，没有一种蛋白在脂质双层的内、外两侧是相等的，另外，糖蛋白、糖链都位于膜的外侧。某些膜蛋白需在特定膜脂存在时才能发挥其功能，如蛋白激酶 C，需要磷脂酰丝氨酸存在时才能发挥其功能；线粒体内膜的细胞色素氧化酶，需在心磷脂存在才具有活性，因而膜蛋白在膜上都有其特定的分布区域。膜蛋白的不对称性保证了膜的方向性功能。

3. 复合糖的不对称性　糖脂和糖蛋白只分布于细胞膜的外表面，这些成分可能是细胞受体，且与细胞的抗原性有关。

（二）膜的流动性

红细胞膜的流动性是指膜内部分子的运动性，主要指蛋白质和脂质的运动。在一定的温度下，膜的脂质可以从流动的液晶态转变为不流动的晶态，晶态也可以转变为液晶态。生理条件下，膜一般处于液晶态，因而膜脂总是处于流动状态；膜蛋白也随之运动，可在脂质双层中做侧向扩散和旋转运动。膜的流动性是维持红细胞的正常形态和功能必需的。如跨膜的物质运输、信息传递、细胞识别、细胞免疫、细胞分化和激素的作用等都与膜的流动性有关。当膜的流动性低于一定阈值，许多跨膜运输和酶的活动都将停止，如果流动性过高，又会引起膜的溶解。膜的骨架蛋白对维持红细胞膜的不对称性和流动性具有重要的作用，任何损伤膜骨架蛋白的因素均可影响膜的这两个特征。

三、红细胞膜的功能

（一）物质运输

红细胞内外的物质交换必须通过细胞膜。红细胞膜的脂质双层保证了脂溶性强的 O_2、CO_2 以单纯的物理扩散形式快速通过细胞膜。许多物质的运输都有各自的机制。

1. 离子的运输　红细胞膜内外阳离子浓度差别较大，其运输方式主要依赖各种 ATP 酶的主动转运。红细胞膜上的 Na^+-K^+-ATP 酶可把细胞内的 Na^+泵出细胞外，同时把细胞外的 K^+泵入细胞内，使红细胞内的 K^+相当于血浆中 K^+含量的 30 倍，又称 Na^+/K^+泵。Ca^{2+}-Mg^{2+}-ATP 酶的作用是将细胞内的 Ca^{2+}泵出细胞外，使细胞外的 Ca^{2+}浓度是细胞内的 1000 倍，并维持细胞内 Ca^{2+}浓度的恒定，又称 Ca^{2+}泵。此外还有 Na^+-Na^+、Ca^{2+}-K^+等的离子交换，维持红细胞内外的渗透压平衡，使红细胞不倍溶解。带 3 蛋白是阴离子通道其运转过程不需要能量，主要介导 CL^-与 HCO_3^-以 1∶1 交换，以维持体内酸碱平衡。

2. 水的运输　膜脂是疏水的，水分子很难通过细胞膜。红细胞膜上有水通道，称 AQP（aquaporin）-CHIP，可维持红细胞内外水平衡保护红细胞不被溶解。现在发现有 7 种 AQP，红细胞膜上的是 AQP1。

3. 葡萄糖的运转　红细胞葡萄糖的运转有葡萄糖运转体（GLUT），GLUT 家族共有 5 种，红细胞膜上的是 GLUT1，其结构特点是它的 C 端及 N 端都伸向胞质面，跨膜部分穿膜 12 次，通过变构方式将葡萄糖从细胞外运到细胞内，这个过程不需要能量。

（二）免疫功能

红细胞不仅参与机体的免疫反应，还参与免疫调控，其一些免疫功能是起其他免疫细胞无法代替的。

1. 清除免疫复合物的作用 红细胞膜上有补体 C3b 的受体（CR1），能黏附血浆中的抗原-抗体-补体复合物（IC），携带 IC 的红细胞通过肝脾时，吞噬细胞表面的 Fc 受体和 CR1 受体分别与 IC 中抗体的 Fc 段和补体 C3b 结合，红细胞与 IC 解离进入血液循环，从而促进吞噬细胞清除 IC，防止 IC 在周围组织中沉积对组织细胞的造成损伤。由于红细胞数量多，血液中 95%的 CR1 位于红细胞上，因此红细胞清除 IC 的机会比白细胞大 500～1000 倍。同时也防止了过多的 IC 黏附在吞噬细胞等免疫细胞上而引起的免疫抑制作用，间接提高了吞噬细胞、淋巴细胞等的免疫功能。

2. 对免疫细胞的调控 红细胞可将黏附的 IC 中的补体降解为 C3d，C3d 可与红细胞膜上的 CR2 受体结合，诱导 B 细胞增殖分化，产生抗体。红细胞膜上的 LEA-3（淋巴细胞功能抗原 3）与 T 淋巴细胞的 CD2 作用，激活 T 淋巴细胞的免疫功能。红细胞还能直接增强 NK 细胞的抗肿瘤作用。红细胞膜上 CR1、CR3 和吞噬细胞上的 CR1、CR3、FCR、CR4 共同作用可明显促进吞噬细胞的吞噬功能，并且红细胞上的超氧化物歧化酶（SOD）能及时清除吞噬细胞在吞噬过程中释放的大量氧自由基，从而保护吞噬细胞不被损伤。

3. 对补体活性的调节 红细胞膜上有三种抑制补体活化的分子：C3 转化酶衰变加速因子（decay accelerating factor，DAF，CD55）；反应性膜溶血抑制剂（membrane inhibitor reactive lysis，MIRL，CD59）；补体 8 结合蛋白（C8 binding protein）。DAF 可下调 C3 转化酶，使 C3 不能为 C3b，导致补体反应不能进行。阵发性睡眠性血红蛋白尿患者缺失 DAF，使 C3b 增多导致溶血。反应性膜溶血抑制剂和补体 8 结合蛋白分别抑制 C5b-8 复合物形成和与 C8 α-γ结合，进而抑制 C9 的聚合，不能形成膜攻复合物，从而保护红细胞免受损伤。这些因子都是含有糖肌醇磷脂的膜蛋白，通过糖肌醇磷脂固定在细胞膜上，又称糖肌醇磷脂锚固。

（三）抗原性

1. 血型抗原 红细胞膜上的抗原性物质是糖蛋白或糖脂，由遗传基因决定。在红细胞系统中，已发现 400 多种抗原物质，分属 20 多个血型系统。近年来研究发现许多膜蛋白都带有某种血型抗原，对这些分子结构与功能的研究有助于进一步认识血型抗原与疾病的关系。

2. 老化抗原 近年来研究发现衰老红细胞的膜上出现了称之为“老化抗原”（senescent cell antigen，SCA）的新抗原，与血浆中的自身抗体结合，吞噬细胞表面有 IgGFc 受体，可识别结合在衰老红细胞膜上的 IgG，从而将衰老红细胞吞噬。

（四）变形性

红细胞的功能和寿命与红细胞的变形性相关。红细胞的变形性有利于红细胞通过微循环，红细胞直径 7.2μm，当其通过某些微血管如直径只有 2～3μm 的脾窦毛细血管时，正常红细胞形态发生改变，由盘状变为细长条状，因而得以通过。如果膜的变形性差，红细胞就不能通过微循环。衰老或有病的红细胞因变性差，在通过微血管时受挤压破裂或阻滞于脾窦处，从而被脾窦吞噬细胞吞噬清除，因此红细胞的变形性还有利于异常红细胞清除。膜的变形性还可以防止未成熟红细胞释放入血循环，这是因为有核红细胞变形性差，不易通过骨髓血窦的毛细血管。另外，红细胞的变形性还可以影响血液黏度，变形性好可降低血液黏度，从而血流通畅。

影响红细胞变形性的因素主要有：①膜骨架蛋白组分和功能状态：如果膜骨架蛋白某些组分缺失，或骨架蛋白各组分之间以及骨架和质膜之间的结合有缺陷，都可以造成变形性降低；②脂质流动性：流动大有利于变形。流动性的变化取决于膜脂质成分的改变，如果磷脂和胆固醇的比值增高，膜流动性上升，变形性则随之增强；③细胞表面积与体积比值：正常红细胞呈双凹圆盘状，比值较大变形性良好；如果比值减小，细胞趋于球形或口形，变形性下降；④Hb 质和量：细胞内 Hb 的浓度增高或有变性的 Hb 附在膜上，均能使变形性降低；⑤膜的离子通透性：极性弱的离子易通过细胞膜，而极性强的不易通过，一些病理情况下红细胞的通透性发生改变，使 Na^+、K^+通透性增加。如果 Na^+内流大于 K^+外漏，则细胞内积水，细胞肿胀；反之如果 K^+外漏多于 Na^+内流，细胞脱水，细胞内黏度增高，以上两种情况都会造成红细胞变形性下降。

（五）红细胞膜上的受体

除了参与免疫功能的受体外，红细胞膜上的受体还有：①激素类受体：有胰岛素受体、胰高血糖素受体；②递质类受体：有去甲肾上腺素受体、异丙基肾上腺素受体；③病毒受体：如流感病毒受体；④特异受体：如红细胞生成素（EPO）受体和转铁蛋白受体。幼红细胞膜上有 EPO 受体，可接受 EPO，促使幼红细胞增殖分化。转铁蛋白受体仅存在于幼红细胞膜上，成熟红细胞膜上没有，带 Fe^{3+}的转铁蛋白与转铁蛋白受体结合，通过胞饮方式进入细胞内参与 Hb 的合成。

四、影响红细胞膜稳定性的因素

1. 红细胞膜蛋白有遗传性缺陷　包括收缩蛋白、锚蛋白、带 3 蛋白、4.1 蛋白、4.2 蛋白等的缺陷。当膜蛋白某组分蛋白缺失或结构异常导致链接缺陷时，均会引起膜的稳定性和变形性下降。膜蛋白缺陷还可导致膜脂质双层不稳定，形成囊泡丢失。

2. 红细胞酶缺陷　指参与红细胞代谢的酶缺陷。由于酶活性或酶性质改变导致红细胞膜稳定性下降，而引起溶血性疾病。临床上常见的有葡萄糖-6-磷酸脱氢酶缺陷、丙酮酸激酶缺陷症。

3. 免疫因素　红细胞结合自身抗体和（或）C3b 后，被吞噬细胞识别，整个细胞被吞噬或部分膜被反复吞噬，造成膜蛋白或膜脂质丢失，使膜稳定性下降。当补体被激活形成膜攻复合物时，可导致膜穿通。

4. 能量代谢紊乱　能量代谢紊乱，ATP 生成不足，钠-钙泵功能失调，膜钙积聚；膜收缩蛋白磷酸化减弱，影响钙与收缩蛋白-肌动蛋白网络，均可导致膜稳定性下降。

5. 生物因素　某些生物毒素如蛇毒、蜂毒、蝎毒、细菌毒素等都可直接破坏红细胞膜。

第二节 血红蛋白的结构与功能

一、血红蛋白的组成

血红蛋白是成熟红细胞内的主要蛋白质，占红细胞干重的 96%，占红细胞容积的 35%。血红蛋白分子由两种（四条）珠蛋白多肽链和亚铁血红素组成。

（一）血红素

血红素是血红蛋白的组成成分，是铁原子和原卟啉Ⅸ的复合物，具有氧结合能力。血红素中的铁原子位于原卟啉Ⅸ的卟啉环中心，通过配位键和卟啉环的四个氮原子相结合。在卟啉环平面的两侧，这个铁原子还能形成第五个和第六个配位键，使其能够结合氧原子。血红素的铁原子有＋2 和＋3 两种状态，形成的血红蛋白分别称作亚铁血红蛋白和高铁血红蛋白。

血红素在有核红细胞和肝细胞的线粒体内合成，然后离开线粒体在胞质内与珠蛋白肽链结合形成血红蛋白。血红素合成过程中酶的缺陷可引起卟啉或其前体的蓄积可导致卟啉病。铁供应不足或利用障碍，均会影响血红素的合成，使红细胞内游离原卟啉增高，其检测结果可作为判断铁代谢状况的间接指标之一。

（二）珠蛋白

人类血红蛋白珠蛋白肽链有 6 种，分别为 α、β、γ、δ、ε、ζ 链。α 链有 141 和氨基酸残基，非 α 链（β、γ、δ）有 146 个氨基酸残基。珠蛋白肽链的分子结构及合成由基因决定，编码 α 链和 ζ 链的基因位于 16 号染色体短臂上，编码 β、γ、δ 的基因位于 16 号染色体短臂上。珠蛋白肽链的合成从胚胎期开始先是 α 链和 γ 链的合成并快速达到高峰，在妊娠 3～5 月开始合成 β 链，到妊娠末期 β 链合成上升，γ 链合成开始下降，δ 链在胚胎期和成人期均是低水平，ε 和 ζ 链只在胚胎的第 3～12 周内合成。珠蛋白肽链按四级结构和血红素组成血红蛋白。

二、血红蛋白的结构

人类血红蛋白分子由四个亚基组成。每个血红蛋白四聚体都有两种类型的亚基，每种亚基有两个，每个亚基含一个血红素，亚基之间通过非共价键结合。血红蛋白的每个亚基都由一条肽链和一个血红素分子构成，肽链在生理条件下盘绕折叠成球形，将血红素包在里面，血红素分子中的铁原子与珠蛋白肽链第 8 位的一个组氨酸残基以配位键相结合，这个组氨酸占据了铁原子的第五个配位键。

生理条件下，Hb 蛋白有三种构象：脱氧 Hb，氧合 Hb 和高铁 Hb。这三种 Hb 的主要区别就在于血红素的第六位配位键，在脱氧 Hb 中，第六位配位键空缺；氧合 Hb 中，氧分子占据第六位配位键；高铁 Hb 中，这个配位键结合的时水分子。

由于正常人珠蛋白多肽链的合成从胚胎期至成人呈现规律性变化，因而正常成人血红蛋白有三种，成人主要血红蛋白即 HbA（$\alpha_2\beta_2$），分别由两条 α 链和两条 β 链组成，占血红蛋白总量的 96%～98%；成人次要血红蛋白即 HbA2（$\alpha_2\delta_2$），分别由两条α链和两条δ链组成，占血红蛋白总量的 1.2%～3.5%；HbF（$\alpha_2\gamma_2$），分别由两条α链和两条γ链组成，占总量的 2%以下。HbF（胎儿血红蛋白）是胎儿后 2/3 期和新生儿期的主要血红蛋白，占其血红蛋白总量的 80%以上，胎儿出生后，含量即迅速下降，2 岁时接近成人 HbF 水平。

三、血红蛋白的功能

血红蛋白是一种了解的最清楚的红细胞内的运输蛋白，它的主要功能是在肺部与氧结合，并将氧运输到全身各组织细胞中利用，同时将组织细胞代谢产生的 CO_2 从组织中运出，从而完成在肺和组织之间的气体交换。血红蛋白与氧结合的过程是一个非常神奇的过程，每个血红素可结合一分子氧，每一血红蛋白分子可结合 4 分子氧。血红蛋白对氧的运输作用是通过它与 O_2 的结合和脱结合（释放）来实现的，主要依赖于它的别构效应。Hb 有两种能够互变的天然构象，紧密型（T 型）和松弛型（R 型），T 型与 O_2 的亲和力低，不易与 O_2 结合；R 型则相反，它与 O_2 的亲和力高，易于结合 O_2。

当一个氧分子与血红蛋白的一个亚基结合后，珠蛋白肽链的结构发生变化，血红蛋白结构也随之发生改变，这种改变使得第二个氧分子相对于第一个氧分子来说更容易与血红蛋白的亚基结合，而它的结合又会促进第三个氧分子的结合，直到血红蛋白分子的四个亚基全部与氧分子结合。组织中释放氧的过程也是一样的，一个氧分子的离去会刺激另一个氧分子的离去，直到所有的氧分子都释放，这种现象称为协同效应。血红蛋白除了运输氧之外，还可以与二氧化碳、一氧化碳、氰离子结合，结合的方式也与氧完全一样，只是结合的牢固程度不同，一氧化碳、氰离子一旦和血红蛋白结合就很难离开，这就是煤气中毒和氰化物中毒的原理，遇到这种情况可以使用与这些物质结合能力更强的物质来解毒，比如一氧化碳中毒可以用静脉注射亚甲基蓝的方法来救治。

四、影响血红蛋白结构和功能的因素

1. 珠蛋白基因的缺失或缺陷　可以造成血红蛋白结构和功能的异常，分为两大类：一类由珠蛋白基因的缺失或缺陷导致一种或一种以上珠蛋白肽链不能合成或合成不足，如α珠蛋白生成障碍性贫血，因α珠蛋白基因缺失，α链不能合成或合成不足，结果形成两种异常血红蛋白 HbH（β_4）和 Hb Barts（$\gamma 4$），这两种血红蛋白对氧的亲和力极高，向组织释放氧能力下降，造成组织缺氧，而且极不稳定，易沉淀形成包涵体而导致溶血；另一类由于基因缺陷导致某一珠蛋白肽链一级结构中某一氨基酸缺失或被替代，影响血红蛋白稳定性和功能，如不稳定性血红蛋白病，因基因突变导致某些维持血红蛋白稳定性的氨基酸被取代或缺失，造成血红蛋白结构不稳定，易变性沉淀形成变性珠蛋白小体而导致溶血。

2. 酶缺陷　如高铁血蛋白还原酶系统酶缺陷导致形成高铁血红蛋白，失去运氧能力，而且不稳定，易形成变性珠蛋白小体而导致溶血。

3. 化学药物　常见的有氧化性的药物、硫化物、CO 等可导致 MHb、SHb、HbCO 等异常血红蛋白形成。

第三节　红细胞代谢

一、红细胞糖代谢

红细胞安全成熟后，胞浆内没有细胞器，为维持其正常生理功能，保证一定的能量代谢，仍保留了完整的糖代谢的酶类。红细胞内的主要能量物质是葡萄糖，其分解代谢途径为糖酵解途径和磷酸戊糖旁路与谷胱甘肽途径。糖代谢的中间代谢产物与产生能量对维持细胞的生命活动具有重要的作用，主要有以下几个方面的作用：①维持红细胞内高钾、低钠、低钙状态；②维持血红蛋白分子中的铁处于 2 价铁形式；③防止细胞内各种蛋白质分子（Hb、酶、膜蛋白等）中 SH 基被氧化，维持红细胞的正常形态；④调节血红蛋白对氧的亲和力。

（一）葡萄糖无氧酵解

1. 无氧糖酵解　无氧糖酵解是红细胞获得能量的唯一途径。在糖酵解途径中，葡萄糖分解成丙酮酸或乳酸。每 1 mol 葡萄糖分解净获得 2 molATP。代谢产物 NADH 是高铁血红蛋白还原酶的辅酶，其作用是维持血红蛋白分子中的铁处于还原状态以及保持血红蛋白的携氧能力等。通常情况下，红细胞内 90%～95% 的葡萄糖代谢是通过无氧酵解途径。

2. 2,3-二磷酸甘油酸（2,3-DPG）代谢支路　在葡萄糖无氧酵解过程中，1,3-二磷酸甘油酸（1,3-DPG）形成后，存在的另一条代谢途径称为 2,3-DPG 支路。该支路调节决定了 ADP 磷酸化为 ATP 的量，更重要的是调节了红细胞内 2,3-DPG 的浓度，进而调节血红蛋白对氧的亲和力。在贫血性疾病患者的红细胞中-2,3-DPC.的含量可明显增高，而且增高的程度与血红蛋白浓度呈负相关。2,3-DPC 含量代偿性增高导致血红蛋白与氧的亲和力降低，有利于向组织内释放氧。

3. 糖酵解途径的酶缺乏　糖酵解酶途径的酶缺乏，导致 ATP 生成不足，不能维持红细胞形态结构的完整，引起红细胞破裂死亡，发生溶血性贫血。现发现有 10 种酶缺乏可引起溶血，包括已糖激酶（HK）、葡萄糖磷酸异构酶（GPI）、磷酸果糖激酶（PFK）、磷酸果糖醛缩酶（PFA 或 ALD）、磷酸丙糖异构酶（TPI）、甘油醛磷酸脱氢酶（GAPD）、磷酸甘油酸激酶（PGK）、烯醇化酶（END 或 PPE），丙酮酸激酶（PK）、二磷酸甘油酸变位酶（DPGM）。

（二）磷酸戊糖途径与谷胱甘肽途径

1. 磷酸戊糖途径　红细胞内大约 5%～10%的葡萄糖进入磷酸戊糖途径（又称磷酸己糖通路）。代谢产物 NADPH 通过谷胱甘肽途径，在防止红细胞内的多种蛋白质分子中—SH 基被氧化和维持红细胞膜稳定中起重要作用。磷酸戊糖途径生成的磷酸核糖可参与嘌呤核苷的生物合成，又可合成 ATP，对血液的体外保存有重要意义。

2. 谷胱甘肽途径　NADPH 是谷胱甘肽还原酶（GR）的辅酶，以维持细胞内还原型谷胱甘肽的正常含量。还原性谷胱甘肽（GSH）是红细胞内对抗氧化性损伤的主要物质，可以使含有—SH 基团的蛋白质（如血红蛋白、膜蛋白等）保持还原状态（P-SH）。另外，GSH 在谷胱甘肽过氧化物酶（GSH-Px）的催化下，可使体内产生的 H_2O_2 降解为 H_2O，防止 H_2O_2

对红细胞的损伤。

3. 磷酸戊糖途径及谷胱甘肽途径酶缺陷　最常见的是葡萄糖-6-磷酸脱氧酶（G6PD）的缺陷，另外还有6-磷酸葡萄糖酸脱氢酶（6-PGD）、谷胱甘肽还原酶（GR）、谷胱甘肽过氧化物酶（GSH-Px）、谷胱甘肽合成酶（GSH-Syn），α-谷氨酰半胱氨酸合成酶（α-GCS）、谷胱甘肽硫转移酶（GST）等酶的缺陷。

（三）其他

1. 网织红细胞的糖代谢　网织红细胞胞质有线粒体，含有较完整的线粒体酶系统，因此网织红细胞内的葡萄糖不仅可以通过无氧糖酵解途径和磷酸戊糖途径代谢，也可以通过三羧酸循环代谢。网织红细胞的耗氧量是成熟红细胞的60倍，葡萄糖的消耗量是成熟红细胞的7.5倍以上，这种能量代谢特点，可以促进ADP高速率磷酸化为ATP，并提供合成血红素的琥珀酸。

2. 红细胞的其他能源代谢　红细胞还可利用其他物质作为能源，包括：腺苷、肌苷、果糖、甘露糖、半乳糖、二羟丙糖、乳酸等。在某些特定情况下具有重要意义，如血液储存等。

二、红细胞铁代谢

铁是人体必需的微量元素，是合成血红蛋白的主要原料；另外铁还是肌红蛋白、细胞呼吸酶（细胞色素氧化酶、过氧化物酶、过氧化氢酶等）的重要组成成分。当铁缺乏时，除会引起缺铁性贫血外，还会影响组织和细胞的氧化还原功能，造成多方面的功能紊乱。

（一）铁的分布

铁在人体内的分布很广，几乎所有组织都含有铁，以肝、脾含量最为丰富。正常人体铁的总量约为3～5g（男性约为50mg/kg、女性约为40mg/kg）。其中近2/3的铁为血红蛋白铁，约占全部铁的63%。转运铁仅占0.1%，但转运中的铁是最活跃的部分。组织中各种酶和辅酶中的铁也很少，但对每一个细胞的代谢至关重要。血红蛋白、肌红蛋白、各种酶和辅酶中含的铁和血浆中运输的铁为生理性铁。易变池铁指铁离开血浆进入组织或细胞间，与细胞膜或细胞间的蛋白短暂结合的铁，约占总铁的2%。贮存铁是指以铁蛋白（ferritin）和含铁血黄素（hemosiderin）的形式贮存的铁，铁蛋白的铁是可以被立即动用的贮存铁，而含铁血黄素是不能被立即动用的贮存铁。

（二）铁的来源与吸收

1. 铁的来源　人体内代谢所需的铁，有内、外两方面的来源。

（1）内源性铁：来源于体内红细胞衰老破坏时所释放出的铁。红细胞衰老破坏后所释放出的铁，经处理可作为铁的来源而被再利用，正常人每天约有6.3g血红蛋白被处理，释放出约21mg铁，是吸收的外源性铁的15～20倍。

（2）外源性铁：主要来源于食物，含铁量较高的食物中有海带、紫菜、木耳、香菇、肝、肉类和动物血等，用铁的炊具烹调食物可使食物中的铁含量大大增加，食物中铁的被吸收量可因人体对铁的需要情况而变化。

2. 铁的吸收 铁的吸收部位主要在十二指肠和空肠上段的黏膜，是主动的细胞转运。亚铁（二价）比高铁（三价）易于吸收，食物中的铁主要是高铁，在胃蛋白酶和游离盐酸作用下食物中的铁游离出来，并在维生素C等还原物质作用下，将高铁还原成亚铁，有利于铁的吸收。在肠道内，肠道黏膜细胞分泌到肠腔内的转铁蛋白与铁结合后，再与肠黏膜微绒毛上的受体结合而进入肠黏膜细胞。在黏膜细胞内，Fe^{2+}被铜蓝蛋白及其他亚铁氧化酶氧化成Fe^{2+}后，与细胞内的转铁蛋白结合，穿过细胞膜进入毛细血管。多余的铁以铁蛋白的形式存于细胞内，3～5天后随肠黏膜细胞的更新脱落而排出体外。铁的吸收量主要取决于体内铁贮存量以及红细胞生成的速度。一个健康人从一般的膳食中能吸收所有铁的5%～10%，而缺铁的人可吸收约20%。

（三）铁的转运与利用

铁从上皮细胞转运进血浆的速度取决于机体铁的需要量，但需求增加时，其转运速度加快。自由铁是有毒的，因此体内的铁参与形成血红素或与蛋白相结合。进入血浆中的铁与血浆转铁蛋白结合后被运送至利用和贮存场所，1分子转铁蛋白能结合2个三价铁离子。幼红细胞和网织红细胞膜上的转铁蛋白受体与转铁蛋白结合成受体-转铁蛋白复合物后，通过胞饮作用进入细胞后，转铁蛋白与被还原成Fe^{2+}的铁分离，转铁蛋白则返回细胞表面，再回到血浆中。Fe^{2+}随后进入线粒体内，在线粒体粗面内质网上的血红素合成酶催化下，与原卟啉结合成血红素，再与珠蛋白结合成血红蛋白。当红细胞衰老死亡时，被肝、脾和骨髓内的巨噬细胞吞噬，在巨噬细胞内，血红蛋白先被氧化成高铁血红蛋白，而后血红素与珠蛋白分解，被释放出来的铁几乎全部在巨噬细胞中。

（四）铁的贮存与排泄

铁主要以铁蛋白和含铁血黄素的形式贮存在肝、脾、骨髓和血浆中。铁蛋白的分子近似球形，由两个部分组成，包括不含铁的蛋白质外壳（称去铁铁蛋白）和中心腔，中心腔含铁多少不一，最多可容纳约4500个铁原子，具有巨大贮铁能力。含铁血黄素是变性聚合的铁蛋白，是贮存铁的一种形式，也是难以动员和利用的铁。骨髓中存在于巨噬细胞内外的含铁血黄素和铁蛋白，由于其在幼红细胞外，所以称为细胞外铁。存在于幼红细胞内的铁蛋白，称为细胞内铁，这种幼红细胞称为铁粒幼细胞。在铁代谢平衡的情况下贮存铁很少动用，当机体缺铁时，首先是贮存铁被消耗，可合成全身1/3～2/3的血红蛋白，当贮存铁耗尽后再继续缺铁时才会出现贫血。

正常人每天排出约1mg铁，主要由肠道脱落的细胞从粪便排出体外，少量由胆汁、尿液、皮肤和汗液排泄。成年女性由于月经、妊娠、哺乳等原因，平均每天排泄约2mg。

（五）铁代谢异常

正常情况下，人体内铁的摄入、利用和排泄靠自身进行动态调节和平衡，这个动态平衡一旦被打破，就会发生铁代谢紊乱。临床上常见的有：各种原因导致的铁缺乏而引起的缺铁性贫血、铁利用障碍导致的铁粒幼细胞性贫血和慢性疾病性贫血；另外也可见铁过量，常见原因有吸收增加和肠外铁剂运用等，可有几个因素引起：①遗传性血色素沉积病：这是一种常染色体隐性遗传病，导致肠道对铁吸收过多；②继发性血色素沉积病；③因无效造血或溶血引起的红细胞增生；④食物中铁过多；⑤不合理的铁剂口服治疗；⑥大量输血；⑦不合理的肠外铁剂治疗。

三、红细胞核苷酸代谢

细胞分裂增殖的基本条件之一是 DNA 的合成，影响 DNA 合成的常见因素是叶酸（folacin）和维生素 B_{12}（vitamin B_{12}）缺乏。

（一）维生素 B_{12} 和叶酸在 DNA 合成中的作用

从肠道吸收入肝的叶酸在叶酸还原酶 、二氢叶酸还原酶和 NADPH 的作用下，转变为具有活性的四氢叶酸（TPH）。TPH 是 DNA 合成过程中的辅酶，其重要作用是参与体内“一碳单位”的转运，从而参与核苷酸的代谢，特别是胸腺嘧啶核苷酸的合成。当叶酸缺乏时，dUMP 甲基化形成 dTMP 受阻，使 dTTP 形成减少，DNA 合成受阻。维生素 B_{12} 的作用是使 5-甲基四氢叶酸去掉甲基转变为四氢叶酸，从而参与胸腺嘧啶核苷酸的合成，因而具有间接促进胸腺嘧啶核苷酸合成的作用。当叶酸、维生素 B_{12} 缺乏时，DNA 合成障碍，合成速度减慢，细胞周期 S 期延长可导致细胞核发育障碍。其中造血组织受的影响最大，在更新较快的细胞，如胃肠道上皮细胞中也存在着类似的改变，因而临床上常表现为巨幼细胞贫血并伴有胃肠道症状。

（二）叶酸的代谢

叶酸又称蝶酰谷氨酸，是由蝶啶、对氨基苯甲酸和 *L*-谷氨酸组成，是一种水溶性 B 族维生素，性质不稳定，不耐热，易被光和热分解，烹煮、腌制及储存过久均可被破坏。人体自己不能合成叶酸，必须从食物中获得所需叶酸。叶酸广泛存在于植物和动物制品中，其中新鲜绿叶蔬菜中含量丰富，柠檬、香蕉、瓜类、香菇、酵母及动物内脏（尤其是肝脏）等亦含大量叶酸。

叶酸主要在十二指肠及近端空肠吸收，食物中的叶酸是多聚体，为多谷氨酸盐，其溶解度低，需先在小肠内被 γ-谷氨酰胺羟基肽酶分解为单谷氨酸盐或双谷氨酸盐后方可被吸收。吸收后的叶酸在肝脏内还原为四氢叶酸被运送到到各组织细胞发挥作用，也可再度转变为多谷氨酸盐贮存在肝脏内，一般体内贮存量可用 4 个月。

WHO 建议每日叶酸的需要量正常成人为 200μg，婴儿 60μg，儿童 100μg，哺乳期妇女 300μg，孕妇 400μg。人体内叶酸的贮存量约为 5～20mg，仅可供成人 4 个月之用。在某些情况下，如妊娠期和生长发育期、溶血性贫血、白血病、恶性肿瘤等，每日叶酸的需要量明显增高，约为正常情况的 3～6 倍，若不能及时补充，容易造成叶酸的缺乏。

叶酸及其代谢产物主要由肾脏排泄，粪便中有少量排泄，胆汁中叶酸浓度是血液中得 2～10 倍，但大部分可经空肠再吸收。

（三）维生素 B_{12} 的代谢

维生素 B_{12} 是一种含钴的维生素，又称氰钴胺或钴胺素，是一种结构复杂的水溶性维生素，耐热而不耐酸碱。具有甲基钴胺和腺苷钴胺两种代谢活性形式，血浆中主要形式是甲基钴胺。人体自身不能合成维生素 B_{12}，所需的维生素 B_{12} 主要从食物中获取，如动物的肝、肾、肉类、禽蛋、乳类和海洋生物等。

食物中的维生素 B_{12} 与蛋白结合，经胃酸和胃蛋白酶作用后，与蛋白分离，再与胃黏膜壁细胞合成的 R 蛋白结合成 R-维生素 B_{12} 复合物（R-B_{12}）。R-B_{12} 进入十二指肠经胰蛋白酶作用，R 蛋白被降解，维生素 B_{12} 与胃底黏膜壁细胞分泌的内因子结合形成维生素 B_{12}-内因子复合体，该复合体又与回肠黏膜绒毛上的特异性受体结合，通过胞饮作用进入回肠黏膜细胞，在回肠黏膜细胞内维生素 B_{12} 与转钴蛋白Ⅱ结合后进入血液循环，或被运送到各组织细胞利用，或贮存于肝脏内。体内维生素 B_{12} 的贮存量约 4～5mg，通常可用 3～6 年，一般情况下是不会缺乏的，因此单纯因食物中含量不足导致的缺乏很罕见。

影响维生素 B_{12} 吸收和转运的因素有：胃肠疾病导致的胃酸、胃蛋白酶分泌减少；全胃切除和一些疾病如恶性贫血的内因子完全缺乏时对维生素 B_{12} 吸收和转运的影响最大，因为胆汁中的维生素 B_{12} 亦不能再吸收；胰腺分泌胰酯白酶缺乏等。

维生素 B_{12} 除参与 DNA 的合成外，还参与体内许多生化反应，与人体关系密切的还有腺苷钴胺参与促使甲基丙二酰辅酶 A 转变为琥珀酰辅酶 A 的反应，当维生素 B_{12} 缺乏时，该反应受阻导致丙酰辅酶 A 大量堆积而形成非生理性的单链脂肪酸，影响神经鞘磷脂的形成，造成神经的脱髓鞘改变，出现各种神经系统的症状，是维生素 B_{12} 缺乏所致的巨幼红细胞性贫血的显著特点。

维生素 B_{12} 每天经尿液、粪便排出，唾液、泪液及乳汁中也有少量排出。

第四节　红细胞的衰老和死亡

一、红细胞的衰老

健康人红细胞平均寿命为 120 天，主要因衰老而消亡，其凋亡机制目前还不十分清楚。红细胞在体内的破坏场所主要在单核-巨噬细胞系统，器官主要是在脾脏和肝脏，其次为骨髓和其他部位。

成熟红细胞没有核糖体，细胞已不能再合成蛋白质，因而随着细胞的老化，细胞的体积、细胞密度、细胞质以及质膜成分均会发生改变，细胞内所含的许多酶系统的生物活性也逐渐降低，随着红细胞的衰老，其生理和生化功能均会发生改变。

1. 红细胞糖代谢的改变　①随着红细胞的老化，各种重要代谢过程所需的酶活性下降，如葡萄糖酵解途径中的三个关键性的限速酶如己糖激酶、磷酸果糖激酶和丙酮酸激酶的活性均有降低，其他酶如磷酸葡萄糖异构酶、醛缩酶、3-磷酸甘油醛脱氢酶和磷酸甘油酸激酶等的活性也有下降，结果使整个糖酵解的速率迅速减低。ATP 生成减少（生存 60 天后的红细胞 ATP 的生成即开始减少），从而影响了红细胞的能量供应和生理功能，如钠泵、钙泵转运失常，导致红细胞肿胀，细胞膜上钙积聚。另外由于衰老红细胞内参与糖酵解途径的酶活性降低，导致 2,3-DPG 浓度亦降低，使氧解离曲线左移，氧释放量减少；②磷酸戊糖途径的酶活性也逐渐下降，NADPH 生成减少，导致 GSH 减少，使红细胞抗氧化能力下降，红细胞膜被氧化和血红蛋白氧化变性，形成变性珠蛋白小体，沉积在红细胞膜的胞质面，使红细胞膜局部变僵硬，红细胞变形性下降，容易被破坏。

2. 红细胞膜的改变　①衰老红细胞的膜脂质含量降低，特别是膜磷脂减少，导致膜脂质流动降低；②衰老红细胞的膜蛋白含量下降并且出现异常蛋白，用 SDS-PAGE 凝胶电泳发现老化红细胞膜出现高分子聚合物，且与膜收缩蛋白有关；③由于衰老红细胞的抗氧化能力下降，红细胞膜被氧化损伤，血红蛋白氧化变性形成变性珠蛋白小体，沉积在红细胞膜的胞质面，使红细胞膜局部僵硬；④衰老红细胞膜出现囊泡化，红细胞存活越久，其表面出现许多突起，逐渐形成囊泡（vesicles）而脱落。红细胞膜的这些改变均可使红细胞膜变僵硬，表面积与体积之比降低，脆性增加，红细胞变形性下降。

衰老红细胞膜表面唾液酸的含量减少，细胞膜表面出现了老化抗原（SCA），可被血浆中的自身抗体识别而被吞噬细胞清除。

3. 血红蛋白的改变　随着红细胞的老化，血红蛋白的成分也会发生改变，衰老红细胞由于糖代谢途径中的酶活性降低，NADPH 和 GSH 含量均会有一定程度的下降，导致高铁血红蛋白的浓度增加，易形成变性珠蛋白小体。此外衰老红细胞内 HbA2 的比例明显增加。

红细胞的衰老是一个多因素影响的复杂过程，衰老的红细胞体积缩小、密度增高、变形性下降、脆性增加，在通过脾窦毛细血管时容易破坏。健康人体内衰老的红细胞大部分是在经过脾脏时被阻留破坏的，其次是肝脏和骨髓中破坏。

二、红细胞的死亡

1. 红细胞的消亡　正常人每天约有 1/120 的红细胞被破坏，红细胞破裂后释放出得血红蛋白分解为珠蛋白和血红素，血红素再分解为卟啉和铁。铁和珠蛋白被再利用，卟啉在肝脏内经处理变成间接胆红素，经过胆道进人小肠，在小肠细菌的作用下变成尿胆原，然后以粪胆原形式经大便排出，或以尿胆原的形式经尿液排出。红细胞衰亡的机制和形式目前仍不十分清楚，认为有以下途径：①红细胞碎裂，老龄红细胞由于各种原因造成变形性下降，导致红细胞在通过微血管时被挤压碎裂；②渗透性溶解，老龄红细胞由于糖代谢的降低，ATP 生成减少，钠泵失常，导致红细胞肿胀溶解；③补体诱导的红细胞溶解，老龄红细胞对抗体、补体所致的细胞溶解敏感性增高而破裂；④被吞噬细胞吞噬，见于抗体被覆的红细胞和已受损伤的红细胞。

2. 无效造血　红细胞系统在造血组织骨髓内增值、分化、成熟过程中，由于营养因素或先天性膜、酶、血红蛋白结构异常等因素，于有核细胞阶段或释放人周围血循环中立刻破裂而溶血，称为原位溶血或无效造血（ineffective erythropoiesis），常见于珠蛋白生成障碍性贫血和巨幼细胞贫血，也可见于骨髓被肿瘤细胞浸润时。

第六章 红细胞检验的基本方法

第一节 溶血的检验

溶血性贫血是由于红细胞寿命缩短，破坏增加，超过骨髓造血代偿能力所发生的一类贫血。典型者表现为“二增加”，即红细胞破坏增加、红细胞代偿性增加。根据红细胞破坏的场所，分为血管内溶血和血管外溶血两大类；根据发生机制，可分为红细胞内在缺陷和外在因素两大类。前者包括红细胞膜缺陷、酶缺陷及血红蛋白异常等；后者见于免疫性、感染、物理和机械损伤、中毒及其他疾病。溶血性贫血诊断首先应确定是否有溶血，因此，要有显示红细胞破坏增加和红细胞代偿性增生的实验室检查依据。

一、血浆游离血红蛋白测定（邻-甲苯胺法）

正常情况，血浆中血红蛋白大部分与结合珠蛋白结合，仅有微量游离血红蛋白，生理状态下结合珠蛋白可与其结合。当血管内溶血时，红细胞因溶血而破坏所释放的血红蛋白超出了结合珠蛋白的结合能力，导致血浆游离血红蛋白（plasma free hemoglobin，FHb）浓度升高。血管外溶血时，血浆游离血红蛋白浓度一般正常。测定血浆游离血红蛋白可辅助判断红细胞的破坏程度，是判断血管内溶血的指征。

【原理】 FHb测定主要有色原比色定量法、直接分光光度法、免疫学检测法三类方法。其中色原比色定量法最常用，是利用血红蛋白中的亚铁血红素具有类过氧化物酶活性特点，可催化 H_2O_2 释放新生态氧，使邻-甲联苯胺脱氢，生成的蓝色物质在630nm处有一吸收峰，加强酸（pH 1.5）后转变黄色产物，其吸收峰在435nm，通过分光光度计比色测定，根据制作的血红蛋白标准曲线可以测算出待测的血浆游离血红蛋白的量。

【参考范围】 0～40mg/L

【临床意义】

1. 明显增高 见于各种血管内溶血，包括溶血性输血反应、蚕豆病、阵发性睡眠性血红蛋白尿、冷凝集素综合征、行军性血红蛋白尿、微血管病性溶血性贫血及机械性损伤（如体外循环心脏手术）等，其中溶血性输血反应FHb可高达150～5000mg/L。

2. 轻度中度增高 见于温抗体型自身免疫性溶血性贫血、珠蛋白生成障碍性贫血等。

二、血清结合珠蛋白测定（醋酸纤维薄膜电泳法）

血浆珠蛋白（haptoglobin，Hp）是肝产生的 α_2 糖蛋白，其与游离的血红蛋白具有特殊的亲和力，可形成稳定的Hp-Hb复合物。正常情况下，血浆中的Hp-Hb复合物可在单核-巨噬系统内被消除。溶血时血浆中的血红蛋白与Hp结合增多，血清中结合珠蛋白的含量可反映溶血的情况。

结合珠蛋白降低程度与溶血程度呈正相关，即溶血越严重，血清结合珠蛋白越低。如果血管内溶血超出结合珠蛋白的结合能力，即可出现血红蛋白尿。

【原理】 在被测血清中加入过量的血红蛋白，血清中 Hp 与 Hp 立即可发生结合反应生成 Hp-Hb 复合物，通过电泳方法将结合的 Hp-Hb 复合物与未结合的 Hb 分开，测定 Hp-Hb 复合物的量，从而得到血清中结合珠蛋白的含量。

【参考范围】 0.5～1.5g/L

【临床意义】

1. 降低 见于各种溶血，尤其是血管内溶血，Hp 明显下降或测不出。严重血管外溶血者也可导致 Hp 下降。严重肝病、先天性无珠蛋白血症、传染性单核细胞增多症等血清结合珠蛋白也明显减低，此时不能以此指标判断有无溶血。

2. 增高 见于感染、创伤、系统性红斑狼疮、恶性肿瘤、类固醇治疗、妊娠、胆道堵塞等（血清结合珠蛋白为急性期反应蛋白），此时乳血清结合珠蛋白正常，也不能排除并溶血的可能。

此外，醋酸纤维薄膜电泳法有助于鉴别血管内与血管外溶血。血清中结合珠蛋白含量明显减少或缺如者，电泳仅有一条未结合的 Hb 区带，而没有 Hp-Hb 区带。在严重的血管内溶血（如 PNH）时，还可出现一条高铁血红素清蛋白区带，而血管外溶血（如遗传性球形红细胞增多症）则无该区带。

三、血浆高铁血红素白蛋白检测

严重的血管内溶血时，产生的血浆游离血红蛋白大量增加，超过了 Hp 的结合能力，游离的血红蛋白氧化成为高铁血红蛋白（methemoglobin，Hi），Hi 可进一步分解为珠蛋白和高铁血红素，后者能与血中的结合珠蛋白结合，当结合珠蛋白消耗完后，高铁血红素与白蛋白结合形成高铁血红素白蛋白（methemalbumin，MHAIb），MHAIb 是一个溶血严重的指标。

【原理】 高铁血红素白蛋白可与硫化铵形成一个易识别的铵血色原，该物质在波长 558nm 处有强的吸收峰，可用分光镜和分光光度计观察结果。

【参考范围】 正常人呈阴性。

【临床意义】 本试验阳性表示患者存在严重的血管内溶血。试验阴性不能排除血管内溶血存在。

四、尿含铁血黄素试验

尿含铁血黄素试验（urinary hemosiderin determination test）又称 Rous 试验。当游离的血红蛋白在血液中增多而通过肾滤过时，被肾小管上皮细胞吸收、降解，部分铁离子以含铁血黄素的形式沉积于肾小管上皮细胞，细胞经更新脱落随尿液排出，形成含铁血黄素尿。尿含铁血黄素试验阳性提示慢性血管内溶血。

【原理】 尿中的含铁血黄素为不稳定的铁蛋白聚合物，其中的高铁离子（Fe^{3+}）可与亚铁氰化钾作用，在酸性环境下产生普鲁士蓝色的亚铁氰化铁沉淀，故观察经处理后的尿沉渣可见闪光的蓝色颗粒（直径为 1～3μm）。

【参考范围】 正常人呈阴性。

【临床意义】 阳性见于慢性血管内溶血，如阵发性睡眠性血红蛋白尿症，阳性结果可持续数周；也可见于溶血性输血反应、机械性红细胞损伤、血色病。

急性血管内溶血时，本试验初期为阴性（此时期上皮细胞内尚未充分将吸收的血红蛋白转变成含铁血黄素，且含有含铁血黄素颗粒的肾小管上皮细胞需一个衰老的过程），后期可出现阳性。

第二节 红细胞膜缺陷的检验

人类红细胞膜为脂质双层分子结构，蛋白质镶嵌在脂质双层中或衬于其内侧面。当红细胞膜蛋白质的数量或结构发生变化，看导致红细胞形态和功能异常，甚至发生溶血性贫血。

一、红细胞渗透脆性试验

红细胞渗透脆性试验（erythocyte osmotic fragility test，EOF）检测红细胞对不同浓度低渗盐溶液的抵抗力。

【原理】 将红细胞混悬于不同浓度的低渗盐溶液中，由于其胞内渗透压比较大，水分子由细胞外向细胞内渗透达一定程度时，红细胞可发生膨胀破裂。通过观察红细胞在不同低渗溶液中的溶血情况，可反映红细胞对低渗盐溶液的抵抗力，该抵抗能力与红细胞表面积与容积的比值有关，比值小则红细胞抵抗力较小，渗透脆性增加；反之抵抗力增大，渗透脆性降低。

【参考范围】

开始溶血：75.2～82.1 mmol/L（3.8～4.8 g/L）NaCl 溶液。

完全溶血：47.5～54.7mmol/L（2.8～3.2 g/L）NaCl 溶液。

【临床意义】

1. 渗透脆性增加 主要见于遗传性球形红细胞增多症、椭圆形红细胞增多症和部分自身免疫性溶血性贫血。

2. 渗透脆性降低 主要见于珠蛋白生成障碍性贫血、血红蛋白 C（D、E）病、低色素性贫血、阻塞性黄疸、脾切除术后及肝疾病等。

二、自身溶血试验及其纠正试验

【原理】 自身溶血试验（autohemolysis and correction test，AHCT）是通过观察红细胞经 37℃孵育一定时间（48h）后是否发生溶血的情况，以检测红细胞是否存在膜异常（可引起钠内流倾向明显增加，ATP 消耗过多而致溶血）或糖酵解途径酶缺乏（可引起 ATP 生成不足致溶血）等异常，此为自身溶血试验；在孵育时添加葡萄糖或 ATP 作为纠正物，观察溶血是否纠正，此为纠正试验。

【参考范围】 正常人红细胞孵育 48h，不加纠正物的溶血率＜3%，加葡萄糖的溶血率＜1.0%，加 ATP 纠正物的溶血率＜0.8%。

【临床意义】

（1）遗传性球形红细胞增多症自身溶血率增加，葡萄糖或 ATP 可纠正。

（2）G-6-PD 缺乏症等戊糖旁路代谢缺陷的患者自身溶血率增加，能被葡萄糖和 ATP 均能纠正。

（3）丙酮酸激酶缺乏症时，自身溶血率增加，不能被葡萄糖纠正，加 ATP 可纠正。

（4）获得性溶血性贫血或自身免疫性溶血时，试验结果各异，对诊断意义不大。

（5）本试验对遗传性球形红细胞增多症有较大诊断价值，对其他红细胞异常的敏感性和特异性相对较差，仅作为筛选试验。

第三节　红细胞酶缺陷的检验

生理状态下，成熟红细胞内拥有完整的糖代谢酶类，以维持和保障与其生理功能相适应的能量的代谢。成熟红细胞内不含糖原，葡萄糖是其最基本的能量来源。红细胞内缺乏有氧氧化酶系统，其最主要的能量来源于无氧糖酵解，其次为戊糖旁路途径。糖代谢及能量需求完全依赖红细胞的有关酶系统。参与红细胞糖代谢过程任何酶的缺陷均可影响红细胞的能量代谢，表现为红细胞因代谢异常而发生溶血破坏，进而导致贫血。临床上最常见的为葡萄糖-6-磷酸脱氧酶（G6PD）缺乏症和丙酮酸激酶缺乏症，通过对红细胞酶缺陷的相关检验，可有助诊断此类的溶血性贫血。

一、高铁血红蛋白还原试验

【原理】　高铁血红蛋白还原试验（methemoglobin reduction test，MHb-RT）是在血液中加入亚硝酸盐使红细胞中的亚铁血红蛋白变成高铁血红蛋白（MHb，褐色），在正常红细胞 G6PD 代谢生成的 NADPH（还原型辅酶Ⅱ）和亚甲蓝的递氢作用下，MHb 被还原为红色的亚铁血红蛋白。当 G6PD 缺乏时，红细胞由于 NADPH 生成减少或缺乏，MHb 不被还原或还原的速度显著减慢，通过比色原理测定溶液颜色的变化可反映红细胞 G6PD 的活性。

【参考范围】　正常人 高铁血红蛋白还原率≥75%（≥77%）。

【临床意义】　G6PD 缺乏时，高铁血红蛋白还原率下降。中间缺乏（杂合子）为 31%～74%，严重缺乏（半合子或纯合子）＜30%（脐带血＜40%）。

二、葡萄糖-6-磷酸脱氢酶荧光斑点试验和活性测定

（一）葡萄糖-6-磷酸脱氢酶荧光斑点试验

【原理】　G6PD 催化下面的反应：

$$\mathrm{G6P} \xrightarrow{\mathrm{G6PD}} \mathrm{6GPA} \quad (\mathrm{NADP^+} \rightarrow \mathrm{NADPH})$$

在 G6PD 和 $NADP^+$存在下，G6PD 能使 $NADP^+$还原成 NADPH，NADPH 在紫外线照射下会发出荧光。通过检测有无荧光及强度可反应 G6PD 活性有无异常。

【参考范围】 正常人 出现强荧光。

【临床意义】 G6PD 缺陷者荧光很弱或无荧光；杂合子或某些 G6PD 变异者可有轻到中度荧光。

（二）葡萄糖-6-磷酸脱氢酶活性测定（改良的 WHO 推荐法）

【原理】 红细胞中 G6PD 催化葡萄糖-6-磷酸转化为 6-磷酸葡萄糖酸。红细胞内还存在 6-磷酸葡萄糖酸脱氢酶（6-PGD），可催化生成的 6-磷酸葡萄糖酸进一步转化为核酸-5-磷酸（R-5-P），该反应过程中，6-磷酸葡萄糖酸和核酸-5-磷酸的生成都伴有 $NADP^+$还原为 NADPH。通过测定 $NADP^+$还原为 NADPH 的速率，可换算出 G6PD 的活性。

$$G6P \xrightarrow{G6PD} 6\text{-}GPA \xrightarrow{6\text{-}PGD} R\text{-}5\text{-}P$$

（NADP⁺ → NADPH；NADP⁺ → NADPH）

由于 G6PD 催化所生成的 6-PGA 在 6-PGD 的催化下被进一步氧化，使另外的 $NADP^+$ 被还原。因此，本测定方法并非仅仅测定 G6PD 本身的活性，它也同时受 6-PGD 活性的影响。尽管如此，在大多数的情况下，本方法的测定结果还是与 G6PD 的活性成比例的，且该法较 G6PD 荧光斑点试验和定性试验敏感性高，特异性强。

【参考范围】

红细胞 G6PD 活性：（12.1±2.09）IU/gHb。

红细胞 6-PGD 活性：（8.78±0.78）IU/gHb。

【临床意义】 G6PD 活性降低 主要见于 G6PD 缺乏或减少者、蚕豆病。也可见于药物反应及感染。

三、丙酮酸激酶荧光斑点试验和活性测定

（一）丙酮酸激酶荧光斑点试验

【原理】 丙酮酸激酶（pyruvate kinase，PK）在二磷酸腺苷（ADP）存在的情况下，催化磷酸烯醇丙酮酸（PEP）转化成丙酮酸，在 LDH 作用下下丙酮酸转化为乳酸，同时 NADH（有荧光）氧化为 NAD（无荧光）。在长波紫外光照射下检测以上反应过程荧光消失的时间可反应 PK 的活性。

$$\text{磷酸烯醇式丙酮酸} \xrightarrow{PK} \text{丙酮酸} \xrightarrow{LDH} \text{乳酸}$$

（ADP → ATP；NADH → NAD^+）

【参考范围】 正常人 丙酮酸激酶活性荧光斑点在 25min 内消失。

【临床意义】 荧光斑点不消失或时间延长，说明丙酮酸激酶活性缺乏，中度缺乏（杂合子）时，荧光 25～60min 消失，严重缺乏（纯合子）时，荧光 60min 不消失。

本法适用于丙酮酸激酶缺乏的过筛试验。

（二）丙酮酸激酶活性测定

【原理】 同丙酮酸激酶荧光斑点试验，通过检测 NADH 转变为 NAD，反映丙酮酸激

酶的活性。由于 NADH 在 340nm 中有一吸收峰（NAD 无此吸收峰），分光光度计检测反应过程中 NADH 氧化引起的该波长下吸光度的降低，可推算丙酮酸激酶的活性。

PK 是一种变构酶，在低 PEP 浓度时，PK 活性可被微量的果糖-1,6-二磷酸（FDP）刺激而增加。因而可应用低 PEP 浓度及加入微量的 FDP，观察其刺激的反应，有助于在高浓度及加入微量的 FDP，观察其刺激的反应，有助于对在高浓度 PEP 时酶活性近于正常的 PK 变异型的诊断。

【参考范围】

（1）正常成人：（15.0±1.99）U/gHb。

（2）低 PEP 浓度的正常红细胞 PK 活性：正常范围的（14.9±3.71）%。

（3）低 PEP 浓度加 FDP 刺激后正常红细胞 PK 活性：正常范围的（43.5±2.46）%。

【临床意义】　先天性丙酮酸缺乏，PK 活性降低或消失，纯合子的 PK 值在正常活性的 25%以下，杂合子为正常的 25%～50%。

继发性丙酮酸激酶缺陷，如白血病、再生障碍性贫血、MDS 等，PK 活性也可降低。

第四节　血红蛋白异常的检验

血红蛋白是成熟红细胞内最主要的成分，是由珠蛋白和亚铁血红素构成的结合蛋白。血红蛋白异常大体上分为两大类，一类是由于珠蛋白基因缺失或缺陷导致珠蛋白肽链的分子结构异常，称为异常血红蛋白；另一类是由于珠蛋白基因缺失或缺陷，导致珠蛋白肽链合成量不足或完全缺失，称珠蛋白生成障碍性贫血。

一、血红蛋白电泳检测

血红蛋白电泳是发现异常血红蛋白的重要方法，因所用支持物不同，有纸上电泳、琼脂糖电泳和醋酸纤维薄膜电泳，后者具有设备经济、操作简单、电泳时间短、分辨力较高、区带分离清晰、容易洗脱定量、标本容易保存等优点，故已作为首选的和临床实验室常规应用的方法。

【原理】　血红蛋白电泳（hemoglobin electrophresis）是根据不同血红蛋白的等电点不同，当其处于一定的 pH 缓冲液时带不同的电荷，若血红蛋白的等电点小于缓冲液的 pH 时带负电荷，电泳时在电场中泳向阳极，反之，血红蛋白带正电荷泳向阴极。在一定电压下经过一定时间的电泳，不同血红蛋白因其所带电荷不同、分子量不同，其泳动方向和速度不同，因而可分离出相应的区带。通过对各电泳区带进行比色或电泳扫描，对各种血红蛋白进行相对定量分析。

约有 1/3 的异常血红蛋白可用常规的电泳方法分离出异常区带，其余的因其结构异常不引起电荷改变（如中性氨基酸取代中性氨基酸），或改变不明显，不能与 HbA 分开，称为潜隐或静止性血红蛋白（silent hemoglobin）。此时可用等电点聚焦电泳、高效液相层析等技术分离或检出，故常规电泳未分离出异常区带还不能完全排除异常血红蛋白的存在。

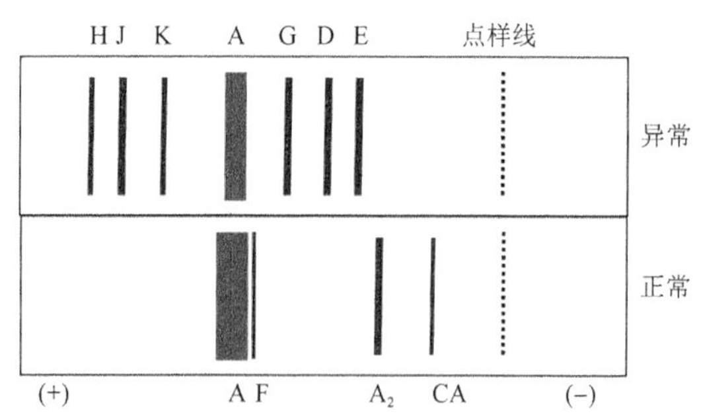

图 6-1 pH8.5 血红蛋白电泳区带示意图

【参考范围】

1. pH8.6 TEB 缓冲液醋酸纤维薄膜电泳 正常血红蛋白电泳区带；HbA＞95%，HbF＜2%，HbA_2 为 1.0～3.1%。pH8.6 TEB 缓冲液适合于检出 HbA、HbA_2、HbS、HbC，但 HbF 不易与 HbA 分开，HbH 与 HbBarts 不能分开和显示，应再选择其他缓冲液进行电泳分离（图 6-1）。

2. pH6.5 TEB 缓冲液醋酸纤维薄膜电泳 主要用于 HbH 和 HbBarts 的检出。HbH 等电点为 5.6，在 pH6.5 TEB 缓冲液中电泳时泳向阳极，HbBarts 则在点样点不动，其余的血红蛋白都向阴极移动。

【临床意义】 通过与正常人的血红蛋白电泳图谱比较，可发现异常血红蛋白区带，如 HbH、HbE、HbBarts、HbS、HbD 和 HbC 等异常血红蛋白。

HbA_2 增高 多见于为 β 珠蛋白生成障碍性贫血，为杂合子的重要实验室诊断指标。HbE 病时也在 HbA_2 区带位置处增加，但含量很大（在 10%以上）。HbA_2 轻度增加亦可见肝病、肿瘤和某些血液病。

二、抗碱血红蛋白检测

【原理】 抗碱血红蛋白具有比 HbA 更强的抗碱作用。将待检的溶液与一定量的碱性（NaOH）溶液混合，碱变作用后加入半饱和硫酸铵中止反应。HbF 抗碱变性作用强，不易变性沉淀存在于上清液中，而其他 Hb 发生变性沉淀，过滤分离沉淀，取滤液置 540nm 处测定吸光度，检测出 HbF 的浓度。

此试验检测的是抗碱血红蛋白，除 HbF 外，Hb Barts 和部分 HbH 也具有抗碱能力，需进一步通过电泳鉴别。

【参考范围】

成人＜2%；

新生儿＞40%，2～4 个月后逐渐下降，1 岁接近成人水平。

【临床意义】

1. HbF 绝对增多 珠蛋白生成障碍性贫血时 HbF 增加，重型者达 30%～90%，中间型常为 5%～30%，轻型小于 5%。遗传性胎儿血红蛋白持续综合征时 HbF 可高达 100%。

2. HbF 相对增多 可见于骨髓纤维化、白血病、浆细胞瘤等恶性疾病及再生障碍性贫血、PNH、卟啉病等。

3. HbF 生理性增多 见于孕妇和新生儿。

三、异丙醇沉淀试验

【原理】 非极性溶剂异丙醇能够血红蛋白分子内部的氢键结合减弱，导致血红蛋白的稳定性降低。在 37℃条件下，不稳定血红蛋白与一定浓度的异丙醇溶液混合后可迅速发生变性而沉淀，通过观察反应一定时间后有无沉淀出现及沉淀物的性状，可筛检不稳定血红蛋白。

【参考范围】 正常人：血红蛋白液为阴性（30min 内不沉淀）。

【临床意义】 不稳定血红蛋白病的患者红细胞内含有不稳定血红蛋白，试验常于 5min 时出现沉淀，20min 开始出现绒毛状沉淀。当血液中 HbF、HbH、HbE 含量大于＞4%、G6PD 缺乏症、α 珠蛋白合成障碍性贫血时均可出现阳性结果。

四、热变性试验

【原理】 热变性试验（heat instablility test）又称为热不稳定试验，根据不稳定血红蛋白较正常血红蛋白更容易遇热变性，观察血红蛋白液在 50℃时是否出现沉淀，对不稳定血红蛋白进行筛检。

【参考范围】 正常人热沉淀血红蛋白＜5%。

【临床意义】 血红蛋白沉淀率增加，提示样本存在不稳定血红蛋白。

五、血红蛋白基因聚合酶链反应技术检测

血红蛋白异常引起的溶血性贫血也被称为“血红蛋白病”，是一组由于生成血红蛋白的珠蛋白肽链的结构异常或合成肽链的速度改变而引起血红蛋白功能异常所致的疾病。其中，珠蛋白生成障碍性贫血主要是由于 α 或 β-珠蛋白基因缺陷，导致 α-珠蛋白链或 β-珠蛋白链缺如或合成不足，进而引起贫血。

【原理】 血红蛋白珠蛋白肽链生成障碍性贫血常伴有珠蛋白（α 或 β）肽链基因的缺失、点突变。应用聚合酶链反应（PCR）技术（或多重 PCR），结合膜反向杂交技术、DNA 印迹法、酶切法或直接测序等技术，能分析检测血红蛋白基因序列是否存在异常，同时还可判断样本基因缺陷的遗传型（纯合子或杂合子）及定位等。

【参考范围】 正常人无珠蛋白基因的疾病相关突变及缺陷的检出。

【临床意义】 血红蛋白异常基因的检测，可在分子水平上进行血红蛋白的诊断和研究。

第五节　铁代谢指标的检验

铁是造血的重要原料，其代谢异常可影响红细胞中血红蛋白的生成，进而导致贫血。通过对机体铁的存储、转运、利用等代谢状态的检测，可有助于因铁原料缺乏（缺铁性贫血）、铁利用不良性（铁粒幼细胞性贫血）所致贫血的诊断。

一、血清铁测定（measurement of serum iron）

【原理】 血清中，铁主要以 Fe^{3+}形式与转铁蛋白（transferrin，Tf）结合存在。在酸性（pH5.0）环境和还原剂（如抗坏血酸、羟胺盐酸盐等）存在的条件下，转铁蛋白中的铁由 Fe^{3+}还原为 Fe^{2+}形式，转铁蛋白对 Fe^{2+}的亲和力降低，解离出来的 Fe^{2+}可与显色剂（如

2，2’-联吡啶、菲咯嗪等）反应，生成有色络合物，同时作铁标准对照，计算出血清铁的含量。

【参考范围】

正常成年男性为 11.6～31.3μmol/L；

正常成年女性为 9.0～34.4μmol/L。

【临床意义】

1. 降低 见于各种原因引起的缺铁性贫血（IDA）患者、慢性长期失血、恶性肿瘤和感染；

2. 增高 见于铁粒幼细胞贫血、再生障碍性贫血、巨幼细胞性贫血、慢性溶血等。

二、血清铁蛋白测定（measurement of serum ferritin）

【原理】 通常采用固相放射免疫法。用经人铁蛋白免疫动物（如兔）获取的抗人脾铁蛋白，与铁蛋白相结合，再用 ^{125}I 标记（兔）抗人脾铁蛋白与固相上结合的铁蛋白相结合，将未结合的放免标记物后，再洗脱结合放免标记的铁蛋白，用 γ 计数器测定数值与标准曲线比较，计算出铁蛋白值。

【参考范围】 健康成年男性为 27～329μg/L（平均 94μg/L），女性 9～125μg/L（平均 34μg/L）。

【临床意义】

1. 降低 常见于缺铁性贫血（是诊断早期缺铁性贫血的主要指标）、慢性贫血、失血等。

2. 增高 见于血色病、含铁血黄素沉积症、输血性铁负荷过多、恶性肿瘤、急性感染及急性肝炎等。

三、血清总铁结合力测定

【原理】 血清总铁结合力（total iron binding capacity，TIBC）是指血清中转铁蛋白能与铁结合的总量，指通常情况下，仅有 1/3 的转铁蛋白与铁结合）。

在血清中加入定量铁标准液，使未结合的转铁蛋白全部与铁结合达饱和状态，过剩的铁用吸附剂（轻质碳酸镁）吸附除去，再测血清铁含量，算出总铁结合力及未饱和铁结合力（UIBC）。

【参考范围】

TIBC：男性为 50～77μmol/L，女性为 54～77μmol/L。

UIBC：25.1～51.9μmol/L。

【临床意义】

1. 增高 见于缺铁性贫血和红细胞增多症等。

2. 降低或正常 见于珠蛋白生成障碍性贫血、慢性感染、恶性肿瘤、肾病综合征、肝疾病和溶血性贫血等。

四、血清转铁蛋白测定

【原理】 血清转铁蛋白测定（measurement of serum transferrin）免疫散射比浊法。利用抗转铁蛋白血清与待检测的转铁蛋白结合形成抗原抗体复合物，其光吸收和散射浊度增加，与标准曲线比较，可计算出转铁蛋白含量。目前还有放射免疫法和电泳免疫扩散法。

【参考范围】 免疫散射比浊为 28.6～51.9μmol/L。

【临床意义】

1. 增高 见于缺铁性贫血、中晚期妊娠和慢性失血等。

2. 降低 常见于严重的营养不良症、肾病综合征、溶血性疾病、慢性腹泻、肝硬化、恶性肿瘤、某些炎症性疾病等。遗传性转铁蛋白缺乏症，转铁蛋白含量明显降低，在纯合子型患者中几乎接近消失。

第六节　DNA 合成代谢检验

叶酸与维生素 B_{12} 是合成核蛋白、参与代谢的必需物质，当叶酸或维生素 B_{12} 缺乏时，胸腺嘧啶脱氧核糖核苷酸合成减少，骨髓幼红细胞 DNA 合成受影响；叶酸、维生素 B_{12} 缺乏是造成巨幼细胞贫血的主要原因。血清叶酸及红细胞叶酸、血浆或血清维生素 B_{12} 测定是诊断二者缺乏最直接的有效方法。

一、血清和红细胞叶酸测定

【原理】 叶酸测定（measurement of folic）常用放射免疫法（RIA），原理为核素与叶酸结合，产生 γ-放射碘叶酸化合物的放射活性与血清或红细胞的叶酸含量成正比，检测其放射活性，与已知标准对照，计算出叶酸量。

【参考范围】

血清叶酸：成年 8.61～23.8nmol/L，女性为 7.93～20.4nmol/L。

红细胞叶酸：成年 340～1020nmol/L 红细胞。

【临床意义】 叶酸减少有助于诊断由于叶酸缺乏引起的巨幼细胞性贫血。红细胞与血清叶酸的浓度相差 40 倍以上，体液组织叶酸缺乏但未发生巨幼细胞贫血时，红细胞叶酸测定对判断叶酸缺乏尤其有价值。

二、血清维生素 B_{12} 测定

【原理】 维生素 B 测定（measurement of vitamin）常采用放射免疫法。～抗氧化剂和氰化钾在碱性环境下（pH＞12），将人血清中的维生素 B_{12} 从载体蛋白中释放出来。加入 ^{57}Co 标记的维生素 B_{12}，与固定在微晶纤维颗粒上纯化的维生素 B_{12} 结合物竞争结合，检测其放射活性，其量与受检血清的维生素 B_{12} 含量成反比，与标准管作对照，换算出维生素 B_{12} 含量。

【参考范围】 成人为 148～660pmol/L。

【临床意义】

1. 降低 常见于巨幼细胞性贫血及恶性贫血；吸收障碍或损失过多；全部或大部分胃切除、萎缩性胃炎、吸收不良综合征、慢性胰腺炎、回肠切除等，维生素 B_{12} 亦降低；

2. 增高 可见于骨髓增殖性疾病：慢性粒细胞白血病、红白血病、骨髓纤维化、真性红细胞增多症；恶性肿瘤、肝细胞损伤时也可增加。

三、血清内因子阻断抗体测定

【原理】 常采用放射性免疫法。维生素 B_{12} 的吸收靠胃壁细胞分泌的内因子。内因子阻断抗体能阻断维生素 B_{12} 与内因子的结合而影响维生素 B_{12} 的吸收。用 ^{57}Co 标记的维生素 B_{12} 与血清中的内因子结合，形成 ^{57}Co 标记的维生素 B_{12}-内因子复合物；当存在内因子抗体时，形成的复合物的量减少。检测其放射活性，与阳性对照管进行比较，可得知内因子抗体的存在。

【参考范围】

正常人为阴性，比值≤1.00±0.10。

阳性：比值≥阳性的对照组血清比值±0.10.

【临床意义】 内因子阻断抗体阳性：多见于维生素 B_{12} 缺乏引起的巨幼细胞性贫血、恶性贫血等。

第七节 免疫性溶血性贫血的检验

免疫性溶血性贫血时，机体存在能与红细胞上自身抗原（或与外来物质结合形成的抗原）结合的相应抗体，进而在补体的参与作用下引发溶血，最终导致贫血。根据抗体具有不同的性质、特异性及反应特点，可对免疫性溶血性贫血进行实验检测及诊断。

一、抗人球蛋白试验

【原理】 抗人球蛋白试验（antiglobulin test，AGT）也称为 Coombs'试验，根据检测目的不同，分为直接抗人球蛋白试验（direct antiglobulin test，DAGT）和间接抗人球蛋白试验（indirect antiglobulin test，IAGT）。

直接抗人球试验是检测红细胞表面有无不完全抗体，应用抗人球蛋白试剂[抗 IgG 和（或）抗 C3d]与红细胞表面的 IgG 分子结合，如红细胞表面存在自身抗体时，试验出现凝集反应。

间接抗人球蛋白试验检测血清中有无不完全抗体，应用 Rh（D）阳性 O 型正常人红细胞与受检者血清混合孵育，如血清中存在不完全抗体，该抗体可使反应体系中的红细胞致敏，再加入抗人球蛋白（AHGS），可出现凝集反应。

【参考范围】 正常人直接抗人球蛋白试验和间接抗人球蛋白试验均为阴性。

【临床意义】

（1）自身免疫性溶血性贫血（auto immune hemolytic anemia，AIHA）、冷凝集素综合征、新生儿同种免疫性溶血、阵发性冷性血红蛋白尿、药物性免疫性溶血等，直接抗人球蛋白试验阳性；当抗体与红细胞结合后，有过剩抗体时直接和间接试验阳性。

（2）结缔组织病（SLE）、淋巴细胞增殖疾病（淋巴瘤）、癌肿、Evan 综合征、传染性单核细胞增多症与铅中毒等，直接抗人球蛋白试验可呈阳性。

二、冷凝集素试验

【原理】 冷凝集素综合征的患者血清中存在冷凝集素，为 IgM 类完全抗体，在低温时可使自身红细胞、O 型红细胞或受检者血型相同的红细胞发生凝集。凝集反应的高峰在 0～4℃，当温度回升到 37℃时凝集消失。在 4℃下观察红细胞的凝集反应情况，可检测冷凝集素效价。

【参考范围】 正常人血清抗红细胞抗原的 IgM 冷凝集素效价<1：16（4℃）。

【临床意义】 冷凝集素综合征患者为阳性，效价可达 1：1000 以上。多发性骨髓瘤、淋巴瘤、传染性单核细胞增多症、支原体肺炎、梅毒、疟疾、流行性感冒等可引起冷凝集素效价继发性增高。

第八节　阵发性睡眠性血红蛋白尿症的检验

阵发性睡眠性血红蛋白症（paroxysmal noctural hemoglobinuria，PNH）是获得性的造血干细胞基因突变引起的溶血病，生成的异常血细胞（涉及红细胞、血小板、粒细胞与淋巴细胞多个系列）缺乏一组通过糖肌醇磷脂连接在细胞表面的膜蛋白，根据对补体的敏感性将 PNH 患者体内的红细胞分为三型：PNH Ⅰ型对补体敏感性正常；PNH Ⅱ型对补体中度敏感；PNH Ⅲ型对补体极度敏感。体外对患者的补体敏感红细胞检测有助诊断 PNH。

一、酸化血清溶血试验

【原理】 酸化血清溶血试验（acidified-serum hemolysis test）也称 Ham test，PNH 患者体内存在对补体敏感的红细胞，此类缺陷的红细胞在体外酸化（pH6.4～6.5）血清中孵育，血清提供的补体激活可使其破坏而溶血，而正常红细胞不被溶解，无溶血现象。通过观察试验的溶血情况可筛查是否存在对补体敏感缺陷的红细胞。

一般采用 ABO 型或与患者同型血清进行实验，若采用患者自身血清，红细胞的溶解更为显著。

【参考范围】 正常人呈阴性

【临床意义】 阳性主要见于 PNH。若患者经过多次输血，其血中所含补体敏感红细胞相对减少，可呈弱阳性或阴性。

再生障碍性贫血-阵发性睡眠性血红蛋白症综合征及某些自身免疫性溶血性贫血发作严重时亦可呈阳性。

二、蔗糖溶血试验

【原理】 蔗糖溶血试验（sucrose hemolysis test）是利用蔗糖溶液提供的低离子强度环

境下，补体与红细胞膜结合增强，经一定时间孵育后引起细胞膜损伤，蔗糖溶液在进入补体敏感的红细胞内，导致渗透性溶血。通过直接观察（定性）或比色测定（定量）试验的溶血情况，可筛查是否存在对补体敏感的缺陷红细胞。

【参考范围】

定性试验：正常为阴性；

定量试验：正常溶血率＜5%。

【临床意义】 阳性或溶血率增加见于 PNH 患者，部分自身免疫性溶血性贫血亦可为阳性。白血病、骨髓硬化时可出现假阳性。

本试验较 Ham 试验敏感，但特异性不如 Ham 试验，故可作为 PNH 的筛选试验。

三、蛇毒因子溶血试验

【原理】 蛇毒因子（CoF）是从眼睛蛇毒中提取的一种蛋白质，可直接激活血清中的补体 C3，通过旁路途径激活补体系统，进攻 PNH 病人红细胞，造成溶血。本试验为特异性 PNH 试验。

【参考范围】 正常人溶血率＜5%。

【临床意义】 溶血率增加，PNH 的可能性大，可反映 PNH Ⅲ型红细胞的溶血情况，正常红细胞 PNH Ⅰ型和 PNH Ⅱ型等的红细胞均不发生溶血，因而溶血率的大小可大致说明 PNH Ⅲ型红细胞所占比例。

四、血细胞表型检测

【原理】 PNH 患者血细胞膜表面糖化磷脂酰丝氨酸锚蛋白的缺失，导致调节细胞对补体敏感蛋白的锚链接蛋白 CD55（退变加速因子）及 CD59（反应性溶血性膜抑制物）不能连接于红细胞膜上。将荧光标记的抗 CD55 及 CD59 的单克隆抗体作为分子探针，用流式细胞仪分析检测，可对 CD55 及 CD59 的表达异常的血细胞（红细胞、中性粒细胞）定量，从而协助诊断 PNH。

【参考范围】 红细胞 CD55、CD59 及粒细胞 CD55、CD59 表现为单一阳性峰，阳性细胞群百分比为：

RBC CD55＞97%

WBC CD59＞97%

【临床意义】 PNH 时 CD55 和 CD59 阳性细胞群百分比明显减低和缺如。

第七章 红细胞检验的临床应用

第一节 概 述

红细胞检验主要用于各种原因引起的贫血、卟啉病和红细胞增多症等红细胞相关性疾病的诊断和监测。贫血是最常见和最重要的红细胞疾病综合征，为全身循环红细胞总量减少，不能对周围组织充分供养的一种病理状态。

一、贫血的实验诊断

贫血（anemia）是由于多种原因引起的外周血单位体积血红蛋白（Hb）浓度、红细胞计数（RBC）及红细胞比容（Hct）低于参考范围下限的一种症状。贫血需要结合临床表现、实验室指标和影像学进行诊断。实验室指标是诊断贫血的重要依据，包括反映外周血红细胞浓度变化的血液一般检查、网织红细胞、外周血红细胞形态、骨髓细胞形态和病理检查、病因检查等。

（一）血液一般检查

Hb、RBC 和 Hct 是贫血诊断和贫血程度划分的依据。

1. 贫血诊断标准 成年男性 Hb 浓度<120 g/L，RBC 计数<4.0×10^{12}/L，Hct<0.40；成年女性 Hb 浓度<110 g/L，RBC 计数<3.5×10^{12}/L，Hct<0.35；孕妇 Hb 浓度<100 g/L，RBC 计数<3.5×10^{12}/L，Hct<0.30。

2. 贫血程度分级 根据 Hb 浓度减低的程度分为 4 级，轻度贫血 Hb 浓度>90 g/L；中度贫血 Hb 浓度（60～90）g/L；重度贫血 Hb 浓度（30～60）g/L；极重度贫血 Hb 浓度<30 g/L。

（二）网织红细胞

网织红细胞计数（Ret%）、网织红细胞绝对值（Ret 绝对值）、网织红细胞生成指数（RPI）和网织红细胞血红蛋白含量（CHr）是骨髓造血功能的重要监测指标。

1. 鉴别贫血类型

（1）增生性贫血：网织红细胞增多，Ret%>3.0%，Ret 绝对值>100×10^{9}/L，RPI>3.0，主要见于溶血性贫血。

（2）骨髓造血功能低下：网织红细胞减少，Ret%<0.5%，Ret 绝对值<20×10^{9}/L，RPI<1.0，主要见于再生障碍性贫血。

2. 诊断铁缺乏 CHr 直接反应新生红细胞中 Hb 的合成水平，CHr 降低是诊断铁缺乏的一项早期、敏感指标。

3. 监测贫血治疗效果、骨髓移植的重建和放化疗后骨髓抑制等情况。

（三）外周血红细胞形态检查

血涂片中的红细胞、白细胞、血小板的数量、大小和形态对贫血诊断提供了重要信息。红细胞数量的多少对生成减少性和破坏增多性贫血、红细胞体积的变化对大细胞性和小细胞性贫血、红细胞形态的异常对膜缺陷病和 Hb 异常病的诊断具有重要价值。泪滴状红细胞、细胞缗钱状形成和 Hb 在红细胞中的分布等，分别对骨髓纤维化、多发性骨髓瘤/冷凝集综合征和缺铁性贫血的诊断有参考价值。

（四）骨髓细胞形态及病理检查

用于诊断与骨髓增生和骨髓病态造血相关的贫血。

（1）根据骨髓增生情况，将贫血分为增生性贫血和增生低下性贫血，前者如溶血性贫血，后者如再生障碍性贫血等。

（2）根据骨髓细胞形态学和组织病理学是否异常，帮助诊断不同类型的贫血。例如，巨幼细胞贫血时，红系、粒系和巨核系三系细胞出现巨幼变；骨髓增生异常综合征（MDS）时，可见红系、粒系、巨核系三系细胞出现病态造血；急性白血病时，可见原始和（或）幼稚细胞增多；再障时，三系造血细胞减少、非造血细胞增多。

（五）病因检查

贫血的诊断以查明贫血的性质和病因最为重要，选择恰当的实验室指标，可以帮助最后诊断。除以上提到的实验室指标外，血清学指标如血清铁、血清铁蛋白、叶酸和 B_{12} 水平、血红蛋白电泳、溶血相关实验、流式细胞术免疫分型、CD55 和 CD59 计数、免疫组化染色、骨髓铁染色、DNA 序列等对贫血的最后诊断非常重要，这将在本章以下各节针对不同疾病进行详细介绍。

二、贫血的分类

根据临床表现不同，贫血分类方法也不同，如按照细胞形态学变化分类、按照骨髓增生程度分类、根据病因及发病机制不同进行分类。形态学分类法直观、简单，对贫血诊断有实用价值，但很难概括贫血的全貌。病因及发病机制分类有利于贫血的诊断和治疗，但对多种因素所致的贫血无法进行归类。

（一）细胞形态学分类

血液一般检查提供的平均红细胞容积（MCV）、平均红细胞血红蛋白量（MCH）、平均红细胞血红蛋白浓度（MCHC）和红细胞容积分布宽度（RDW）用于细胞形态学分类。贫血实验室诊断形态学分类路径见图 7-1。

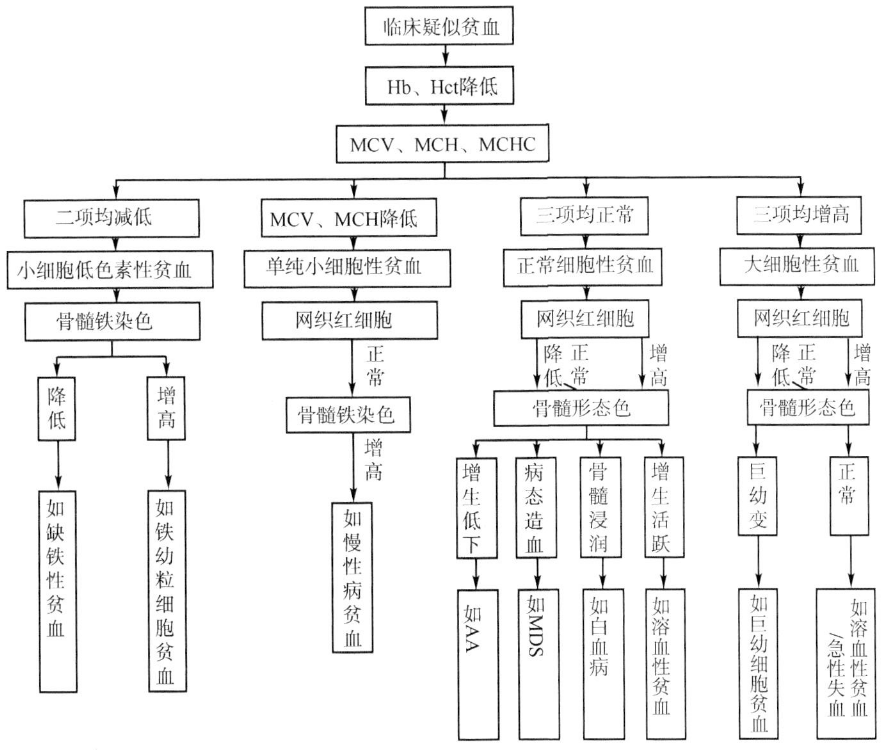

图 7-1　根据形态学特征对贫血进行分类诊断的思路

1. 根据 MCV、MCH 和 MCHC 分类　贫血被分为四类，见表 7-1。

表 7-1　根据 MCV、MCH 和 MCHC 对贫血进行形态学分类的标准

类型	MCV（fl）	MCH（pg）	MCHC（g/L）	疾病举例
正常细胞性贫血	正常	正常	正常	急性失血，再生障碍性贫血，溶血性贫血
大细胞性贫血	>100	>34	正常	巨幼细胞贫血
单纯小细胞性贫血	<80	<27	正常	慢性病性贫血
小细胞低色素性贫血	<80	<27	<320	缺铁性贫血，铁粒幼细胞贫血

2. 根据 MCV 和 RDW 分类　贫血被分为六类，见表 7-2。

表 7-2　根据 MCV 和 RDW 对贫血进行形态学分类

类型	MCV（fl）	RDW（%）	疾病举例
正细胞均一性	正常	正常	急性失血，溶血性贫血
大细胞均一性	增高	正常	再生障碍性贫血，骨髓异常增生综合征
小细胞均一性	降低	正常	慢性病性贫血，轻型地中海贫血
正细胞不均一性	正常	增高	铁粒幼细胞性贫血
大细胞不均一性	增高	增高	巨幼细胞贫血
小细胞不均一性	降低	增高	缺铁性贫血

（二）骨髓增生程度分类

1. 增生性贫血 骨髓增生活跃或明显活跃，多见于溶血性贫血、失血性贫血、缺铁性贫血等；

2. 巨幼细胞贫血 骨髓增生活跃或明显活跃，三系均见巨幼细胞变化；

3. 增生低下性贫血 骨髓增生低下或重度低下，见于再生障碍性贫血、纯红细胞再生障碍等。

（三）病因和发病机制分类

分为红细胞生成减少、红细胞破坏增多和红细胞丢失过量三种。

1. 红细胞生成减少

（1）骨髓衰竭：再生障碍性贫血，范可尼贫血等。

（2）红系祖细胞增殖、分化障碍：纯红细胞再生障碍，慢性肾衰竭所致贫血（肾性贫血）等。

（3）无效造血：骨髓增生异常综合征（MDS），先天性红系造血异常性贫血等。

（4）骨髓受抑：放化疗后贫血等。

（5）骨髓浸润：血液恶性肿瘤，实体瘤骨髓转移所致贫血等。

（6）DNA 合成障碍：叶酸和维生素 B_{12} 缺乏所致巨幼细胞性贫血等。

（7）血红蛋白合成障碍：缺铁性贫血，原发性肺含铁血黄素沉着症，珠蛋白生成障碍性贫血等。

（8）红系造血调节异常：低氧亲和力血红蛋白病等。

（9）原因不明：慢性病性贫血，铁粒幼细胞性贫血。

2. 红细胞破坏增多（溶血性贫血）

（1）红细胞内在异常（先天性溶血性贫血）：① 遗传性红细胞膜缺陷病（膜缺陷病）：球形红细胞增多症，椭圆形红细胞增多症，靶形红细胞增多症，口形红细胞增多症等；②先天性红细胞酶缺陷病（酶缺陷病）：葡萄糖-6-磷酸脱氢酶缺陷病（G6PD），丙酮酸激酶缺乏症等；③ 血红蛋白异常病：珠蛋白生成障碍性贫血，异常血红蛋白病等。

（2）红细胞外在异常（获得性溶血性贫血）：① 免疫性：自身免疫性包括温抗体型自身免疫性溶血性贫血、冷凝集综合征、阵发性冷性血红蛋白尿症等，同种免疫性包括新生儿 ABO 溶血症、新生儿 Rh 溶血症、血型不合输血等，药物免疫性包括药物诱发性免疫溶血性贫血；② 阵发性睡眠性血红蛋白尿症（PNH）；③ 机械性：红细胞破碎综合征，心源性溶血性贫血；④ 物理性：烧伤所致溶血；⑤ 化学性：化学物质所致溶血；⑥生物性：微生物、寄生虫、动物毒素所致溶血；⑦ 脾功能亢进；⑧ 微血管病性溶血性贫血：弥散性血管内凝血（DIC）、溶血尿毒症综合征（HUS）等。

3. 红细胞丢失过量

（1）急性失血性贫血：由于短暂、快速、大量失血所致，见于消化道大出血、大量咯血、创伤、手术失血、内脏破裂和宫外孕等失血。

（2）慢性失血性贫血：由于长期、缓慢、小量失血所致，见于月经过多、痔疮、慢性创面出血、疟疾和出血性疾病等。

第二节　红细胞生成减少性贫血中的应用

红细胞生成起源于多能造血干细胞，红细胞生成素（EPO）作用于红系定向祖细胞，促进红细胞生成。红细胞生成不足或减少的病因和发病机制复杂多样，有时是多因素叠加的结果。本节主要介绍缺铁性贫血、铁幼粒细胞贫血、巨幼细胞贫血、再生障碍性贫血、纯红细胞再生障碍和慢性病贫血。

一、缺铁性贫血

【概述】　缺铁性贫血（iron deficiency anemia，IDA）是指体内储存铁缺乏，不能满足正常红细胞生成需要而发生的贫血。缺铁性贫血是临床上最常见的一种贫血，多发生于生育年龄的妇女和婴幼儿。正常情况下，机体内铁的消耗和补充处于动态平衡，当出现铁摄入量不足、吸收量减少、需要量增加、铁利用障碍或丢失过多等情况时，出现体内铁贮存渐进性耗尽，从而导致缺铁（骨髓储存铁缺乏，血清铁蛋白降低）、缺铁性红细胞生成（运铁蛋白也缺乏，血清铁和运铁蛋白饱和度降低，血清可溶性转铁蛋白受体增多）、甚至缺铁性贫血（出现血红蛋白浓度降低）。该病发病隐匿，常呈慢性过程，患者多有足够的代偿能力适应贫血的变化。

明确缺铁性贫血的病因诊断是有效和根治治疗的关键。造成缺铁的病因可分为铁摄入不足和丢失过多两大类。铁摄入不足的常见原因包括：①饮食含量不足：营养不良、偏食、进食困难等；②需要量增加：妊娠期妇女、哺乳期妇女、生长较快婴幼儿等；③吸收障碍：胃酸缺乏、胃切除术后、慢性萎缩性胃炎、使用制酸药等。铁丢失过多的原因包括：月经过多、妊娠失血、出血性疾病引起的出血及泌尿系失血等。

缺铁性贫血的临床表现由贫血和原发病两方面组成。贫血的一般表现有皮肤黏膜苍白、乏力、心悸、头晕、头痛、耳鸣和眼花等；由于各种含铁酶活性下降可出现皮肤黏膜及其附属器官的改变，包括扁平甲、反甲、舌乳头萎缩、舌炎等；各系统表现有心脏杂音、心脏扩大、食欲不振、便秘、萎缩性胃炎、异食癖等。儿童容易出现精神行为方面的异常，包括异食癖、易激动、注意力不集中等。

【实验室检查】

1. 血象　早期轻度贫血时，血红蛋白浓度降低，红细胞数可在正常范围，红细胞形态已有变化，RDW 可增高。中度贫血时，红细胞数和血红蛋白浓度均降低，呈典型的小细胞低色素性贫血，MCV、MCH 和 MCHC 均降低，镜下可见红细胞大小不等，以小细胞为主，中心淡染区扩大，甚至呈环形，见图 7-2（彩图 53）。RDW 增高。网织红细胞可正常或轻度增高，服用铁剂有效者网织红细胞增高迅速，常于一周左右达高峰。网织

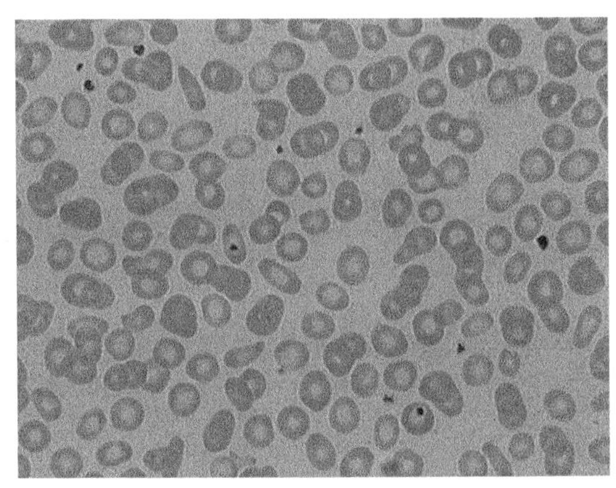

图 7-2　缺铁性贫血外周血红细胞形态

红细胞血红蛋白含量（CHr）降低，该项指标敏感性和特异性均很高。白细胞数一般正常，血小板计数正常或略增高。

2. 骨髓象 增生活跃，幼红细胞增生明显活跃，以中、晚幼红细胞为主。幼红细胞体积较小，外形不规则，胞浆量减少且发育滞后，细胞核小而致密，核周围可出现局部浓缩块状，表现为“核老质幼”的核质发育不平衡改变。髓系和巨核系无显著改变。骨髓铁染色细胞内、外铁均减少，尤以细胞外铁为明显，提示骨髓单核-吞噬细胞系统的储存铁缺乏。骨髓检查不一定需要，除非需要与其他疾病相鉴别。

3. 生化检验

（1）血清铁蛋白（SF）、红细胞铁蛋白（EF）：血清铁蛋白反映了体内储存铁的情况，红细胞铁蛋白反映了红细胞合成血红蛋白后残留的微量铁蛋白情况。血清铁蛋白减少见于铁缺乏症，是早期敏感指标，但在急性炎症、肝病时可反应性增高而影响对结果的判断。红细胞铁蛋白对缺铁性贫血的敏感性低于血清铁蛋白，而且操作相对复杂，但很少受其他因素影响。

（2）血清铁（SI）、总铁结合力（TIBC）及运铁蛋白饱和度（TS）：血清铁降低，总铁结合力多升高，运铁蛋白饱和度降低。血清铁和运铁蛋白饱和度受生理、病理因素影响较大，其敏感性和特异性均低于血清铁蛋白。运铁蛋白饱和度相对稳定，但敏感性低于血清铁蛋白。

（3）可溶性转铁蛋白受体（sTfR）：血清中的 sTfR 主要是组织受体从早期的红细胞表面分离后形成，红细胞出现铁缺乏时，细胞表面的转铁蛋白受体发生脱落，形成可溶性转铁蛋白受体。因此，sTfR 浓度升高反映了组织水平铁供应减少，是提示缺铁性红细胞生成期的首选指标。

（4）红细胞游离原卟啉（FEP）：由于铁缺乏导致血红蛋白合成减少，造成红细胞内 FEP 蓄积，FEP 增高及 FEP/Hb 比值升高，反映了缺铁性红细胞生成增多。

4. 其他检查 为明确贫血病因，需要多次进行粪便的潜血和虫卵、尿常规、肝肾功能及胃镜等多方面相关检查。

【诊断】

缺铁分为三个阶段：储铁缺乏（ID）、缺铁性红细胞生成（IDE）及缺铁性贫血（IDA），三者总称为铁缺乏症。根据病史、体检和实验室检查，缺铁并不难诊断，一旦诊断缺铁后，还应进一步查找病因和原发病。目前，国内成人尚缺乏公认的诊断标准，现引用张之南和沈悌主编的“血液病诊断及疗效标准”制定的标准。

1. 缺铁性贫血的诊断标准

（1）小细胞低色素贫血：男性 Hb＜120g/L，女性 Hb＜110g/L，孕妇＜100g/L；MCV ＜80 fl，MCH＜27pg，MCHC＜0. 32；红细胞形态可有明显低色素表现。

（2）有明确的缺铁病因和临床表现。

（3）血清（血浆）铁＜8.95μmol/L（50μg/dl），总铁结合力＞64.44μmol/L（360μg/dl）。

（4）运铁蛋白饱和度＜0.15。

（5）骨髓铁染色显示骨髓小粒可染铁消失，铁粒幼红细胞＜15%。

（6）红细胞游离原卟啉（FEP）＞0.9μmol/L（50μg/dl）（全血），或血液锌原卟啉（ZPP）＞0.96μmol/L（60μg/dl）（全血），或 FEP/Hb＞4.5μg/gHb。

（7）血清铁蛋白（SF）<12μg/L。

（8）血清可溶性运铁蛋白受体（sTfR）浓度>26.5nmol/L（2.25mg/L）（R&D systems）。

（9）铁剂治疗有效。

符合第 1 条和 2～9 条中任何两条以上者，可诊断为缺铁性贫血。

2. 储铁缺乏的诊断标准（符合以下任何一条即可诊断）

（1）血清铁蛋白<12μg/L。

（2）骨髓铁染色显示骨髓小粒可染铁消失。

3. 缺铁性红细胞生成的诊断标准　符合储铁缺乏的诊断标准，同时，有以下任何一条符合者即可诊断。

（1）运铁蛋白饱和度<0. 15。

（2）红细胞游离原卟啉>0.9μmol/L（50μg/dl）（全血），或血液锌原卟啉（ZPP）>0.96μmol/L（60μg/dl）（全血），或 FEP/Hb>4.5μg/gHb。

（3）骨髓铁染色显示骨髓小粒可染铁消失，铁粒幼红细胞<15%。

（4）血清可溶性运铁蛋白受体浓度>26.5nmol/L（2.25mg/L）（R&D systems）。

4. 非单纯性缺铁性贫血的诊断标准　具有合并症的缺铁性贫血，即缺铁性贫血患者同时合并有感染、炎症及肿瘤等，肝脏疾病或慢性病贫血合并缺铁，此时血清铁、总铁结合力、血清铁蛋白、FEP 及 ZPP 等铁参数因合并症的存在将受到影响，不能正确反映缺铁。非单纯性缺铁性贫血除应符合贫血的诊断标准外，尚应符合以下任何一条即可诊断。

（1）红细胞内碱性铁蛋白<6. 5μg/细胞。

（2）血清可溶性运铁蛋白受体浓度>26.5nmol/L（2.25mg/L）（R&D systems）。

（3）骨髓铁染色显示骨髓小粒可染铁消失。

（4）铁剂治疗有效。

缺铁性贫血需要与珠蛋白生成障碍性贫血、慢性病贫血和铁粒幼细胞贫血进行鉴别，见表 7-3。

表 7-3　常见小细胞性贫血的实验室指标变化

贫血	SF	SI	TS	sTfR	骨髓铁染色	血液学特点
缺铁性贫血	降低	降低/正常	降低	增高	降低	MCV、MCH 降低
珠蛋白生成障碍性贫血	正常/增高	增高/正常	正常/增高	增高	增高/正常	MCV、MCH 降低 Ret 增高 靶形 RBC
慢性病贫血	增高	降低/正常	降低/正常	正常	正常/增高	MCV、MCH 正常/降低
铁粒幼细胞贫血	增高	增高	增高	降低	增高 铁粒幼细胞增高	MCV、MCH 降低

二、铁幼粒细胞贫血

【概述】　铁粒幼细胞贫血（sideroblastic anemia，SA）是由于多种不同原因引起的铁利用障碍性贫血。发病机制主要与血红素的合成障碍有关，当血红素合成发生障碍时，铁的摄取过多，堆积于线粒体中形成环状铁粒幼细胞。其特征为：骨髓中出现较多的环状铁粒幼细胞，体内铁总量增加，可见大量铁沉着于单核-巨噬细胞和各器官的实质细胞内；铁动力学显示为红细胞无效生成、循环红细胞中血红蛋白浓度减少及低色素性贫血。

铁粒幼细胞贫血可分为遗传性和获得性两大类。遗传性包括伴性遗传和常染色体遗传，多见于男性，常于青少年时期发病，早期主要表现为贫血，部分患者出现肝脾肿大，晚期可出现色素沉着或糖尿病等血色病表现。获得性包括特发性和继发性，特发性铁粒幼细胞贫血又称难治性铁粒幼细胞贫血，多见于中年和老年人，男女均可发病，临床表现以贫血为主，程度轻重不一，进展缓慢，可伴有肝脾肿大；继发性可继发于结核、类风湿性关节炎、骨髓增生性疾病、淋巴瘤、浆细胞骨髓瘤及药物（异烟肼、吡嗪酰胺、氮芥）等，贫血相对较轻。

【实验室检查】

1. 血象 红细胞计数减少，Hb 降低，MCV、MCH 和 MCHC 降低，RDW 增高，网织红细胞正常或减低。白细胞数和血小板计数正常或减低。血涂片可见红细胞大小不均，小细胞低色素为突出。红细胞同时存在低色素和正常色素两种细胞群的双形性，是本病的特征。可见异形、碎片、靶形红细胞、有核红细胞和点彩红细胞增多。

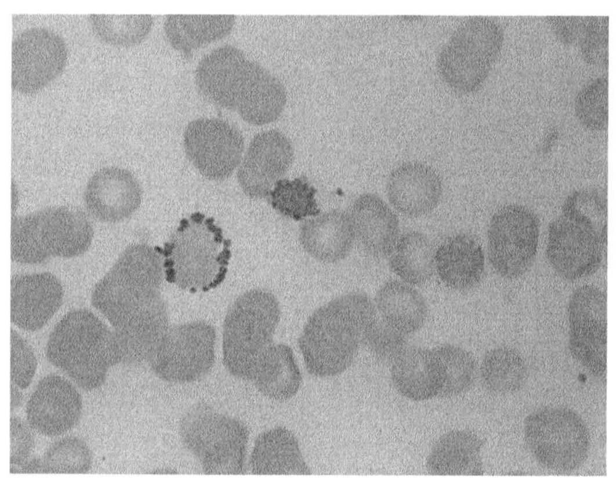

图 7-3 环状铁粒幼红细胞（骨髓铁染色）

2. 骨髓象 增生活跃，红系明显增生，以中幼红细胞为主。幼红细胞形态异常，可见巨幼变、双核、核固缩，胞质常缺少或有空泡。粒系细胞相对减少，巨核细胞一般正常。骨髓铁染色对诊断非常重要，细胞外铁和细胞内铁均明显增加，环状铁粒幼红细胞增多，占 15%以上，并可见含有铁颗粒的成熟红细胞，见图 7-3（彩图 54）。

3. 生化检验 铁代谢的各项指标与缺铁性贫血明显不同，血清铁、血清铁蛋白、运铁蛋白饱和度均明显增高甚至达到饱和，血清总铁结合力正常或降低。

【诊断】 铁粒幼细胞性贫血的诊断依据有：小细胞低色素或呈双相性贫血，骨髓红系明显增生，细胞内、外铁明显增多，并伴有大量环形铁粒幼细胞出现；血清铁蛋白、血清铁、运铁蛋白饱和度增高，总铁结合力下降。临床分型还需结合患者的病史和临床表现。与其他常见小细胞贫血的鉴别见表 7-3。

三、巨幼细胞贫血

巨幼细胞贫血（megaloblastic anemia，MgA）是由于细胞 DNA 合成障碍引起骨髓和外周血细胞异常的贫血，其特点为细胞核发育障碍，细胞分裂减慢，与胞浆的发育不同步，即细胞的生长和分裂不平衡。细胞体积增大，呈现形态与功能均不正常的巨幼改变。骨髓中粒系、红系和巨核系三系细胞出现巨幼变为其特征，外周血表现为大细胞性贫血并有中性粒细胞核右移。

巨幼细胞贫血主要由于叶酸和/或维生素 B_{12} 缺乏所致。叶酸和维生素 B_{12} 是合成核蛋白参与核酸代谢的必需物质。由于机体的摄入不足、吸收不良、需求量增加或排泄过多，导致叶酸缺乏引起脱氧胸腺嘧啶核苷酸合成减少，导致维生素 B_{12} 缺乏引起四氢叶酸生成障碍，影响脱氧胸腺嘧啶核苷酸的形成。引起叶酸和/维生素 B_{12} 缺乏的常见病因有营养不良、妊娠及哺乳、溶血性疾病、恶性肿瘤、慢性肠炎、空肠手术、腹泻、药物干扰、血液透析、胃酸和内因子缺乏、寄生虫感染等。此外，某些抑制 DNA 合成的药物（如甲氨蝶呤、氟尿嘧啶，羟基脲等）、先天性缺陷（如遗传性乳清酸尿症）和 MDS 等也可引起巨幼细胞贫血。根据病因对巨幼细胞贫血进行分类，常见的有营养性巨幼细胞贫血，恶性贫血，酶缺乏所致巨幼细胞贫血和慢性溶血性贫血、恶性病时的巨幼细胞增生症。在我国，以叶酸缺乏所致的营养性巨幼细胞贫血为主，维生素 B_{12} 缺乏者少见，恶性贫血罕见。

巨幼细胞贫血起病隐匿，临床主要表现为贫血和胃肠道症状，维生素 B_{12} 缺乏和恶性贫血患者可出现神经系统症状。除乏力、头晕、心悸等贫血一般症状外，严重者可出现轻度黄疸。偶有感染及出血倾向等白细胞和血小板减少症状。胃肠道症状主要表现为反复发作的舌炎，舌面光滑，乳突及味觉消失，食欲不振。腹胀、腹泻及便秘偶见。神经系统症状主要由于脊髓后、侧索和周围神经受损所致，表现为乏力、手足对称性麻木、下肢步态不稳、行走困难等，小儿及老年患者常表现为脑神经受损的精神异常，如抑郁、嗜睡和精神错乱。

【实验室检查】

1. 血象　呈大细胞正色素性贫血，RBC 和 Hb 的下降不平行，RBC 下降更明显。MCV ＞100fl、MCH 增高，RDW 增高。网织红细胞正常或减低，严重者可呈全血细胞计数减少。血涂片可见红细胞大小不等、椭圆形大红细胞多见，中央淡染区消失。异形红细胞增多，可见巨红细胞、点彩红细胞、cabot 环、Howell-Jolly 小体等。中性粒细胞胞体偏大，核右移，核分叶过多，可达 6～9 叶以上，偶见中性巨杆和巨晚幼粒细胞，见图 7-4（彩图 55）。可见巨大血小板。红系改变同时伴有中性粒细胞核右移，常提示巨幼细胞贫血。

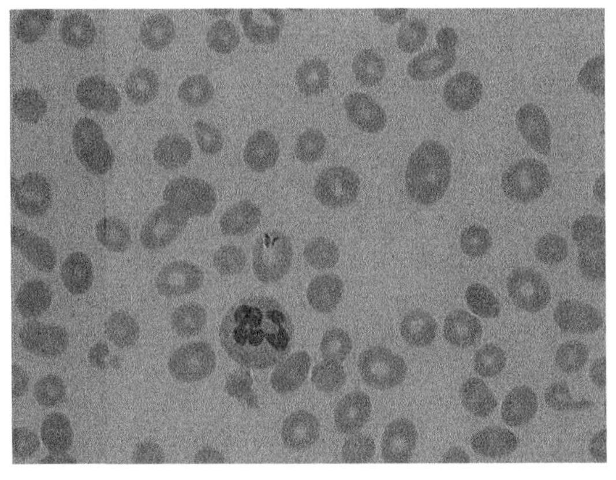

图 7-4　巨幼细胞贫血的血象

2. 骨髓象　骨髓增生明显活跃或活跃，以三系细胞均出现巨幼变为特征。红系增生明显活跃，粒红比降低，各阶段的巨幼红细胞出现，其比例常＞10%，可见核畸形、碎裂和多核巨幼红细胞，cabot 环及 Howell-Jolly 小体可见，呈现“核幼浆老”的发育不平衡现象，粒系自中幼阶段以后可见巨幼变，部分分叶核细胞分叶过多，各叶大小差别甚大，可畸形。巨核细胞系统也出现巨幼变和分叶过多。骨髓形态学检测对巨幼细胞性贫血的诊断起决定性作用，特别是粒系巨幼变对诊断更有价值。

3. 细胞化学　骨髓铁染色细胞外铁和细胞内铁均增高，糖原染色发现原、幼红细胞阴性。

4. 生化检查

（1）血清叶酸和维生素 B_{12} 测定：血清叶酸（放射免疫法）＜6.91 nmol/L（3ng/L），血

清维生素 B_{12}（放射免疫法）＜74.0npmol/L（100ng/ml）。血清叶酸降低见于叶酸缺乏、叶酸和维生素 B_{12} 混合缺乏，血清 B_{12} 降低见于维生素 B_{12} 缺乏、叶酸和维生素 B_{12} 混合缺乏。由于部分正常人有血清维生素 B_{12} 降低现象，且叶酸和维生素 B_{12} 均在细胞内而不是在血浆中，故该项试验仅作为初筛试验。

（2）血清高半胱氨酸和甲基丙二酸测定：血清高半胱氨酸在叶酸缺乏及维生素 B_{12} 缺乏时均升高。血清甲基丙二酸水平升高仅见于维生素 B_{12} 缺乏。

5. 其他检查

（1）红细胞叶酸测定：红细胞叶酸（放射免疫法）＜226.6 nmol/L（100ng/L），见于叶酸缺乏、维生素 B_{12} 缺乏。

（2）维生素 B_{12} 吸收试验：用于判断维生素 B_{12} 缺乏的病因，尿中维生素 B_{12} 排泄量（放射免疫法）正常人应＞8%，巨幼细胞贫血及维生素 B_{12} 吸收不良者＜7%，恶性贫血者＜5%。如内因子缺乏，加入内因子可使结果正常。

（3）脱氧尿嘧啶核苷抑制试验：叶酸或维生素 B_{12} 缺乏时，脱氧嘧啶核苷利用减少，^{3}H-TdR 的掺入量较正常人明显增多，加入叶酸或维生素 B_{12} 可纠正。可被叶酸纠正的为叶酸缺乏，可被维生素 B_{12} 纠正的为维生素 B_{12} 缺乏。

（4）内因子抗体：恶性贫血可出现血清内因子阻断抗体阳性。

（5）诊断性治疗试验：巨幼细胞贫血用药治疗后 48 小时网织红细胞开始升高，5～10 天达高峰。

（6）其他：血清间接胆红素轻度增高，血清铁及运铁蛋白饱和度增高，恶性贫血患者胃液中游离胃酸消失，对组胺反应下降。

【诊断】 血象、骨髓象检查的形态学特征对巨幼细胞贫血有确诊意义。同缺铁性贫血一样，病因诊断对治疗具有重要的指导意义。结合病史、临床表现、实验室检查甚至诊断性治疗试验进行综合分析。目前，国内成人尚缺乏公认的诊断标准，现引用张之南和沈悌主编的“血液病诊断及疗效标准”制定的国内标准。

叶酸缺乏的巨幼细胞贫血

1. 临床表现

（1）贫血的症状。

（2）常伴有消化道症状，如食欲不振、恶心、腹泻和腹胀等。舌质红，乳头萎缩，表面光滑。

2. 实验室检查

（1）大细胞性贫血：MCV＞100fl，多数红细胞呈大卵圆形，网织红细胞常减低。

（2）白细胞和血小板常减少，中性粒细胞核分叶过多（5 叶者＞5%或 6 叶者＞1%）。

（3）骨髓增生明显活跃，红系呈典型巨幼红细胞生成。巨幼红细胞＞10%。粒系和巨核系亦有巨幼变，特别是晚幼粒细胞改变明显，核质疏松、肿胀，巨核细胞有核分叶过多，血小板生成障碍。

（4）生化检查：

A. 血清叶酸测定（放免法）＜6.91 nmol/L（3ng/L）。

B. 红细胞叶酸测定（放免法）＜227 nmol/L（100ng/L）。

具备上述生化检查 A 和 B 项者，可能同时具有临床表现的（1）、（2）项，诊断为叶酸缺乏。叶酸缺乏的患者，如有临床表现的（1）、（2）项，加上实验室检查（1）及（3）或（2）者，则诊断为叶酸缺乏的巨幼细胞贫血。

维生素 B_{12} 缺乏的巨幼细胞贫血

1. 临床表现

（1）贫血症状。

（2）消化道症状及舌痛、色红，乳突消失，表面光滑。

（3）神经系统症状主要为脊髓后侧束变性，表现为下肢对称性深部感觉及振动感消失，严重的可有平衡失调及步行障碍。亦可同时出现周围神经病变及精神忧郁。

2. 实验室检查

（1）大细胞性贫血，MCV＞100fl，红细胞呈大卵圆形。网织红细胞常减低。

（2）白细胞和血小板常减少。中性粒细胞核分叶过多（5 叶者＞5%或 6 叶者＞1%）。

（3）骨髓呈典型的巨幼红细胞生成，巨幼红细胞＞10%，粒系和巨核系亦有巨型变。

（4）生化检查。

A.血清维生素 B_{12} 测定（放免法）＜74 pmol/L（100 ng/ml）。

B.红细胞叶酸测定（放免法）＜227 nmol/L（100ng/L）。

具备上述实验室检查中的生化检查 A、B 项者，诊断为维生素 B_{12} 缺乏，这类患者可能同时伴有临床表现的（1）、（2）、（3）项或仅有（3）。如加上实验室检查（1）及（3）或（2）项，诊断为维生素 B_{12} 缺乏的巨幼细胞贫血。

四、再生障碍性贫血

【概述】 再生障碍性贫血（aplastic anemia，AA），简称再障，是一组由化学物质、生物因素、电离辐射及不明原因引起的骨髓造血功能衰竭，以造血干细胞衰竭、骨髓脂肪化、外周血全血细胞减少为特征的疾病。根据病因不同再障被分为遗传性和获得性两类。遗传性再障进一步分为 Fanconi 贫血、先天性角化不良症等，Fanconi 贫血是一种以进行性骨髓造血功能衰竭伴多种先天性畸形为特征的异质性常染色体隐性遗传病。获得性再障进一步分为特发性（原发性）和继发性，通常所指的再障是获得性再障。至少半数以上的再障为原因不明的特发性（原发性）再障，继发性再障的病因主要有：①化学因素：氯霉素、苯及其相关制剂等；②物理因素：γ线、X 线等；③生物因素：肝炎病毒、EB 病毒等；④其他：脑垂体功能减退、妊娠并发再障等。

再障发病机制极为复杂，发病呈明显的异质性和重叠性，无单一原因可以解释，可能发病机制包括：①造血干细胞缺陷：包括造血干细胞质的异常和量的减少，尤其是后者是各型再障的恒定发现；②造血微环境缺陷和造血生长因子异常：研究发现再障的基质细胞分泌的多种造血生长因子出现紊乱，影响了造血干细胞的增殖分化，但目前资料提示再障患者的造血微环境并非发病的决定因素；③免疫功能紊乱：研究表明，再障患者 T 细胞亚群分布异常，T 细胞异常激活，产生的造血抑制因子如干扰素-γ升高。这提示，再障患者免疫功能特别是细胞免疫出现异常，骨髓造血组织（造血干细胞）作为靶器官遭受免疫损伤是再障发病的重要机制。

根据病程、临床表现、血象和骨髓象特点，国内将再障分为急性再障和慢性再障，国外将再障分为非重型再障和重型再障（包括Ⅰ型和Ⅱ型）。重型再障Ⅰ型相当于急性再障，非重型再障和重型再障Ⅱ型相当于慢性再障。急性再障：起病急，进展迅速，病程短。贫血呈进行性，常伴有严重出血、感染、甚至败血症。慢性再障：起病缓慢，病程较长。以贫血为主，出血和感染较轻，为非重型再障；当慢性再障病情恶化，血象和骨髓象转化为急性再障表现，为重型再障Ⅱ型。

【实验室检查】

1. 血象 血常规显示红细胞数、白细胞数和血小板计数均降低，网织红细胞绝对值也降低，淋巴细胞相对增多。急性 AA 时，网织红细胞<1%，绝对值<15.0×10^9/L；中性粒细胞<0.5×10^9/L；血小板<20×10^9/L。慢性 AA 各指标较急性 AA 为高。Hb 减低，呈中度或重度的贫血。血涂片示全血细胞减少，红细胞多为正细胞性，少数为大细胞性，血小板多呈小型。

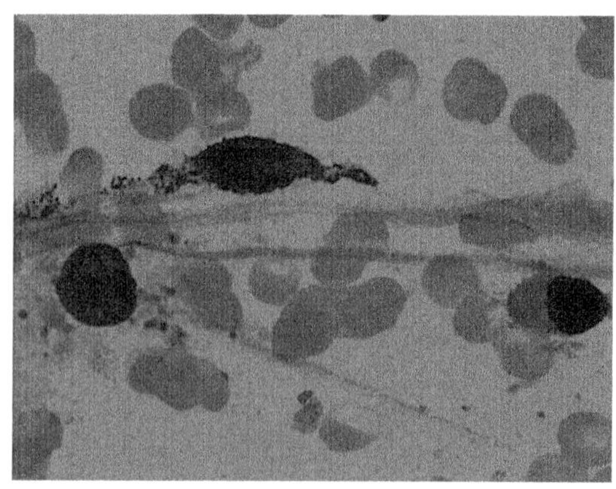

图 7-5 再生障碍性贫血的骨髓象

2. 骨髓象 急性 AA 时，多部位穿刺均显示三系增生不良或极度不良，有核细胞明显减少，骨髓颗粒减少，脂肪滴增多。其中造血细胞明显减少，尤其是巨核细胞，非造血细胞比例增高，如有骨髓小粒，染色后镜下为空网状结构，其中大多为脂肪细胞及非造血细胞（见图 7-5，彩图 56）。慢性 AA 增生低下，代偿期可增生活跃，但巨核细胞明显减少或缺如，非造血细胞比急性 AA 时少。

3. 骨髓活检 骨髓增生减退，造血组织减少，主要组织由脂肪组织替代，三系造血细胞均减少，巨核细胞和粒细胞常减少或缺如，非造血细胞增多。间质组织常见水肿、出血。

4. 其他检验 骨髓铁染色可见细胞内、外铁均增加；集落细胞培养可见粒-单系祖细胞（CFU-GM）和红系祖细胞（BFU-E）的集落均减少；染色体数目多无变化，但可见染色体断裂、易位、环状或多着丝点等畸形；红细胞生成素（EPO）含量升高。

【诊断】 根据全血细胞减少，网织红细胞减少，骨髓增生减低，再障不难诊断，但应排除其他原因引起的全血细胞减少的疾病。再障是一组异质性疾病，不同类型的再障其治疗原则和预后也不相同，现引用张之南和沈悌主编的“血液病诊断及疗效标准”制定的国内标准。

急性再障（亦称重型再障Ⅰ型）诊断标准：① 临床表现：发病急，贫血呈进行性加剧，常伴严重感染、内脏出血。② 血象：除血红蛋白下降较快外，须具备下列诸项中两项：网织红细胞<1%，绝对值<15×10^9/L；中性粒细胞<0.5×10^9/L；血小板<20×10^9/L。③ 骨髓象：多部位（包括胸骨骨髓）增生减低，三系造血细胞明显减少，非造血细胞相对增多；骨髓小粒中非造血细胞相对增多。

慢性再障（包括非重型再障和重型再障Ⅱ型）诊断标准：① 临床表现：发病较急性再障缓慢，贫血、感染、出血相对较轻。② 血象：血红蛋白下降速度较慢，网织红细胞、中性粒细胞及血小板减低，但达不到急性再障的程度。③ 骨髓象：三系或两系减少，至少一个部位增生不良，如增生活跃，则淋巴细胞相对增多，巨核细胞明显减少；骨髓小粒中非造血细胞（如脂肪细胞等）增加。④如病情恶化，临床、血象及骨髓象与急性再障相同，则称重型再障Ⅱ型。

五、纯红细胞再生障碍

【概述】 纯红细胞再生障碍（pure red cell aplasia，PRCA）是以骨髓单纯红系造血衰竭为特征的一组异质性综合征，粒系和巨核系无明显受累。按病因不同，可分为先天性和获得性。先天性包括 Diamond-Blackfan 综合征、先天性红细胞生成异常综合征（CDA），多发在 1 岁半以下小儿，可合并轻度畸形。获得性又分为继发性和原发性，获得性病因较多，如药物（氯霉素等）、肿瘤（胸腺瘤、恶性淋巴瘤、慢性淋巴细胞白血病）、感染（细菌或病毒感染）和自身免疫性疾病等。

纯红细胞再生障碍发病机制尚未完全阐明，免疫因素可能是其主要发病机制。研究表明，纯红细胞再生障碍的体液免疫异常表现为部分患者血浆内有 IgG 型抑制物，对不同分化阶段红细胞都表现有抑制作用；细胞免疫异常表现为 T 细胞和 NK 细胞对红系造血细胞的抑制作用。用免疫抑制治疗能取得一定疗效。此外，红系造血细胞直接损伤可能是其非免疫性机制，这见于某些病毒感染或药物，如微小病毒 B19 感染，这一机制介导的纯红细胞再生障碍多呈急性自限性经过。

临床表现不一，可表现为一过性急性自限性和慢性持续型。前者呈现亚临床表现；后者表现为不同程度的贫血及其相关症状，多无出血、发热和肝脾肿大。获得性者有原发病症状。

【实验室检查】

1. 血象 程度不同的贫血，呈正细胞正色素性。白细胞和血小板计数多正常。网织红细胞显著减少（＜1%绝对值减少），如网织红细胞＞2%，则应质疑该病的诊断。

2. 骨髓象 细胞增生度正常，以孤立性红系造血障碍为突出特征，红系各阶段均严重减少，原始红细胞常消失。粒系及巨核系各阶段比例在正常范围内，无病态造血现象。急性自限型在骨髓恢复期表现为红系造血活跃，可见巨大原始红细胞。

3. 其他检验 集落细胞培养 BFU-E 及 CFU-E 减少，溶血性贫血试验如抗人球蛋白（Coombs test）及酸溶血试验（Ham test）阴性，乳酸脱氢酶和间接胆红素水平正常，铁代谢指标无缺铁证据，血清中多种抗体阳性。

【诊断】 根据临床表现和实验室检查，特别是骨髓幼红细胞明显减少而其他细胞系正常，可做出诊断。进一步需要查找病因，特别是有无胸腺瘤、淋巴增殖性疾病和自身免疫性疾病等，现引用张之南和沈悌主编的“血液病诊断及疗效标准”制定的国内标准。

1. 临床表现

（1）有贫血症状和体征，如心悸、气短、苍白等。

（2）无出血，无发热。

（3）无肝脾肿大。

2. 实验室检查

（1）血常规：血红蛋白低于正常值（男性＜120g/L，女性＜110g/L，网织红细胞＜1%，绝对值减少。白细胞计数及血小板计数均在正常范围内（少数患者可有轻度白细胞或血小板减少），白细胞分类正常，红细胞及血小板形态正常。

（2）红细胞比容较正常减少。

（3）MCV、MCH 和 MCHC 在正常范围内。

（4）骨髓象：骨髓红系各阶段显著低于正常，幼稚红系应小于 5%，粒系及巨核系的各阶段在正常范围内。红系严重减少时，粒系百分比相对增加，但各阶段比例正常。个别患者的巨核细胞可以增多。三系细胞无病态造血，且罕有遗传学异常，无髓外造血。

（5）Ham 试验及 Coombs 试验阴性，尿 Rous 试验阴性（频繁输血者 Rous 试验可阳性）。血清铁、总铁结合力及铁蛋白可增加。部分患者 IgG 增高。

3. 部分患者有胸腺瘤 有些继发性患者发病前有氯霉素或苯等接触史，有些患者合并恶性肿瘤或自身免疫性疾病（如 SLE）或其他血液病（如慢性淋巴细胞白血病）。

4. 个别 MDS 以纯红细胞再障形式为最初表现，染色体（如 5 号染色体）核型异常。儿童患者应注意与急性淋巴细胞白血病前期鉴别（通常先表现为“急性红系造血停滞”，2～3 个月后发生急性淋巴细胞白血病）。

纯红再障的诊断要点是血象及骨髓象红系明显减少，其他各项检查是为了与其他贫血相鉴别。

六、慢性病贫血

【概述】 慢性病贫血（anemia of chronic disease，ACD）是由慢性感染、炎症或肿瘤性疾病为原发病所致的一类贫血。以结核、类风湿关节炎、骨髓炎、各种肿瘤为最多见。发病原因可能为：①铁从巨噬细胞动员到血浆有障碍，铁代谢障碍致血红蛋白合成减少；②某些红细胞外在因素导致红细胞寿命缩短；③红细胞生成素释放减少和骨髓对红细胞生成素反应迟钝。

临床表现多为轻度至中度贫血，发病缓慢，常伴有慢性感染（如结核）、炎症（类风湿关节炎、系统性红斑狼疮）或肿瘤的相应症状。

【实验室检查】

1. 血象 多呈正细胞性正色素性贫血，少数为小细胞低色素性贫血。网织红细胞多正常。

2. 骨髓象 粒红比例正常或红系增生减低，骨髓铁染色红细胞中铁粒减少，细胞外铁增多，多存在于巨噬细胞中。

3. 其他化验 红细胞游离原卟啉（FEP）增多，血清铁水平低于正常，总铁结合力也低于正常，运铁蛋白饱和度正常或降低，血清铁蛋白高于正常。

【诊断】 诊断慢性病贫血需先排除这些疾病本身造成的失血性、肾衰竭、药物导致骨髓或肿瘤侵犯骨髓引起的贫血。血象和骨髓象的变化特异性不强，而血生化指标有助于与缺铁性贫血相鉴别。慢性病贫血的总铁结合力常低于正常，运铁蛋白饱和度是正常或稍低的，血清铁蛋白及骨髓铁正常或增多，红细胞游离原卟啉在这两种贫血中都增加，但以缺铁性贫血为更高，慢性病贫血多呈缓慢增多，贫血严重时才明显。

第三节　红细胞破坏增多性贫血中的应用

红细胞破坏增多性贫血又称溶血性贫血，是由于某种原因红细胞病理性破坏增加，超过骨髓代偿能力而引起的一类贫血，本病特点为红细胞寿命缩短。

溶血性贫血有多种分类方法，根据发病缓急临床上分为急性和慢性；根据溶血场所不同分为血管内溶血和血管外溶血，前者主要在血液循环中被破坏，后者主要在单核-巨噬细胞中被破坏；根据病因和发病机制分为遗传性和获得性，遗传性多由红细胞内在缺陷（包括膜、酶、血红蛋白合成异常）所致，但葡萄糖-6-磷酸脱氢酶缺乏症需要在外因存在下才发病，获得性多由红细胞外在因素（包括免疫、药物、生物、物理）所致，但阵发性睡眠性血红蛋白尿症是获得性的以红细胞内在缺陷为特征的溶血性疾病。

溶血性贫血的实验诊断包括三个方面：①确定溶血性贫血：典型的表现为贫血、黄疸、网织红细胞计数增加。实验室检查有红细胞破坏增多和红系造血代偿性增生的证据。与红细胞寿命缩短或破坏过多相关的实验室检查有：血游离胆红素增加、尿胆原阳性、血清结合珠蛋白降低、血中游离 Hb 增加、尿血红蛋白阳性、尿含铁血黄素试验阳性、血清乳酸脱氢酶活性增加、外周血涂片中破碎和畸形红细胞升高、红细胞寿命测定明显缩短等；与红细胞生成代偿性增生相关的实验室检查有：网织红细胞计数升高、外周血涂片可见有核红细胞、骨髓涂片显示红系增生明显活跃，粒红比例缩小或倒置灯。②确定溶血性贫血的病因：根据病史、临床表现和辅助检查对不同类型的溶血性贫血进行确诊。例如，遗传性溶血性贫血选择红细胞脆性试验、自身溶血试验、红细胞酶缺陷的相关试验、血红蛋白电泳、异常血红蛋白的检测等；获得性溶血性贫血选择抗人球蛋白试验、冷凝集素试验、冷热溶血素试验、蛋白电泳等；药物所致溶血性贫血选择高铁血红蛋白检测、G6PD 筛选试验、包涵体试验和药物依赖性抗体检测等；机械性损伤所致溶血性贫血在血涂片中可检出畸形红细胞和红细胞碎片。③确定溶血的性质和类型：血管内溶血多为急性发作，典型特征为血红蛋白血症和血红蛋白尿，以获得性溶血性贫血多见；血管外溶血多为慢性，主要发生于脾，常伴有脾肿大，临床表现一般较轻，可有血清游离血红蛋白轻度升高，不出现血红蛋白尿。严重的溶血两者常同时存在。根据临床特征和实验室检查可对两者进行鉴别，见表 7-4。

表 7-4　血管内溶血和血管外溶血的鉴别

特征	血管内溶血	血管外溶血
病因	获得性多见	遗传性多见
红细胞主要破坏场所	血管内	单核-巨噬细胞系统
病程	多为急性	常为慢性，急性加重
贫血、黄疸	常见	常见
肝脾肿大	少见	常见
红细胞形态学改变	少见	常见
红细胞脆性改变	变化小	多有改变
血红蛋白血症	常＞100mg/L	轻度增高

续表

特征	血管内溶血	血管外溶血
血红蛋白尿	常见	无或轻度
尿含铁血黄素	慢性可见	一般阴性
骨髓再障危象	少见	急性溶血加重时可见
LDH	增高	轻度增高

本节主要介绍与红细胞膜缺陷相关的遗传性球形红细胞增多症、遗传性椭圆形红细胞增多症，与红细胞酶缺陷相关的葡萄糖-6-磷酸脱氢酶缺乏症、丙酮酸激酶缺乏症、阵发性睡眠性血红蛋白尿症，与血红蛋白异常相关的珠蛋白生成障碍性贫血、异常血红蛋白病、卟啉病，与免疫和非免疫等红细胞外部因素异常相关的自身免疫性溶血性贫血。

一、遗传性球形红细胞增多症

【概述】 遗传性球形红细胞增多症（hereditary spherocytosis，HS）是一种红细胞膜骨架蛋白异常引起的遗传性溶血病，是先天性红细胞膜缺陷引起的家族性溶血性贫血中最常见的一种，其特点是外周血中出现较多的小球形红细胞。

本病呈常染色体显性遗传方式，少数可为常染色体隐性遗传，散发病例可能由基因突变所致。本病的红细胞膜缺陷主要涉及红细胞骨架蛋白，造成骨架蛋白的不稳定性。目前发现，锚蛋白、膜收缩蛋白、带 3 蛋白缺乏及蛋白 4.2 等膜蛋白的缺乏导致特定基因突变及其编码蛋白异常，不能为红细胞脂质膜提供足够的支持，红细胞表面积减少，使红细胞不能维持正常的双凹盘形状而变为球形。球形红细胞的变形性降低，在脾脏内滞留并被巨噬细胞吞噬破坏。此外，红细胞骨架蛋白缺陷引起继发性代谢改变，如 ATP 酶活性升高、ATP 的消耗和糖酵解率加快、细胞内 pH 下降（细胞内酸中毒），这些变化造成球形红细胞的变形性进一步降低，加速在脾脏内的破坏。

本病多呈慢性溶血过程，主要表现为贫血、间歇性黄疸和脾肿大。感染或机体负荷增加（如妊娠、肝病、重体力活动）可诱发溶血加重，甚至发生再障危象，出现血红蛋白急剧下降和网织红细胞减少，持续 1～2 周。胆石症是本病常见并发症，多数病例有家族史。

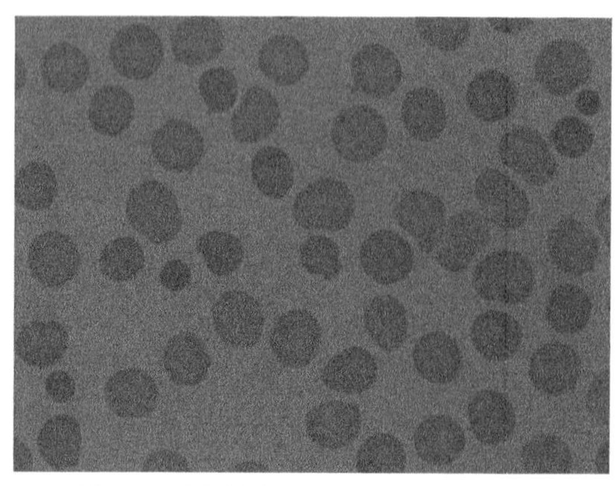

图 7-6 遗传性球形红细胞增多症的血象

【实验室检查】

1. 血象 多呈轻或中度贫血，危象发作时贫血迅速加重，轻型患者可无明显贫血。MCV 多在正常范围或轻度降低，MCHC 常升高，这与球形细胞轻度脱水有关。白细胞和血小板多正常。外周血涂片可见红细胞呈球形，直径变小，厚度增加，染色深及中心淡染区消失，多在 10%以上，甚至高达 60%～70%。网织红细胞计数增高，但在危象期可明显降低，见图 7-6（彩图 57）。

2.骨髓象 红系造血增生明显，幼红细胞比例升高，可占有核细胞的 25%～60%。再障危象时骨髓幼红细胞明显减少，偶见特征性的巨早幼红细胞。骨髓检查并非必需。

3. 红细胞渗透性脆性试验　本病红细胞渗透脆性增强，正常人常于 0.42%～0.46%的低渗盐水中开始溶血，0.28%～0.32%完全溶血。而本病多在 0.50%～0.75%开始溶血，0.40%完全溶血。常用的渗透性脆性试验有新鲜渗透性脆性试验和孵育渗透性脆性试验，后者敏感性较高，但外周血无球形红细胞者，其渗透性脆性试验可呈阴性。

4. 红细胞膜分析　红细胞膜蛋白组分可发现异常。

5. 红细胞膜蛋白定量测定　多数患者有一种或多种膜蛋白缺乏。

6. 红细胞膜蛋白异常基因的检测　采用分子生物学技术，如单链构象多态性分析（SSCP）、聚合酶链反应（PCR）结合基因测序等可检出膜蛋白基因的突变位点。

7. 其他化验　血清间接胆红素测定升高，尿胆原测定升高，红细胞寿命测定缩短等。

【诊断】

典型患者根据贫血、黄疸和脾大等临床表现及相关实验室检查，结合家族遗传史，不难做出诊断。部分患者因临床表现轻微，可能在再障危象发作时才就诊，此时，网织红细胞降低，骨髓幼红细胞减少，为此，对原发病诊断应予注意。现引用张之南和沈悌主编的“血液病诊断及疗效标准”制定的国内标准。

1. 临床表现

（1）贫血轻重不等，于再障危象或溶血危象时加重，多表现为小细胞高色素性贫血。

（2）黄疸或轻或重或呈间歇性。

（3）脾脏可轻至中度肿大，多同时有肝大，常有胆囊结石。

（4）半数以上病例有阳性家族史，多呈常染色体显性遗传。

2. 实验室检查

（1）具备溶血性贫血的实验室检查特点，红细胞 MCHC 增高。

（2）可见胞体小、染色深、中心淡染区消失的小球形红细胞，数量可从 1%～2%到 60%～70%，大多在 10%以上（正常人＜5%），但也有约 20%患者缺乏典型的球形红细胞。

（3）红细胞渗透脆性试验（OF）：正常人开始溶血 0.42%～0.46%，完全溶血 0.28%～0.32%。本病多于 0.50%～0.75%开始溶血，0.40%完全溶血。如开始溶血在 0.50%以下，但高于对照管 0.08%以上亦有诊断意义。如常温下检验结果正常，经 24 温育后渗透脆性增加，开始溶血浓度较正常人对照高出 0.08%以上，亦可认为有诊断意义。

（4）自溶试验（48 小时）：溶血＞5%，温育前先加入葡萄糖或 ATP 可明显减少溶血。

（5）酸化甘油溶血试验（AGLT50）：阳性（150 秒以内）。

（6）应用 DS 聚丙烯酰胺凝胶电泳进行红细胞膜蛋白分析：部分病例可见收缩蛋白等膜骨架蛋白缺少。

若外周血有较多小球形红细胞（＞10%），红细胞渗透脆性增加，有阳性家族史，无论有无症状，遗传性球形红细胞增多症诊断可成立；若外周血有较多小球形红细胞，OF 增加，但家族史阴性，须除外免疫性溶血性贫血、不稳定血红蛋白病等原因产生的球形红细胞增多，方可确定诊断；若有阳性家族史，但外周血小球形红细胞不够多（5%左右），需做渗透脆性试验、自溶试验、酸化甘油溶血试验等加以证实；若外周血小球形红细胞不够多，又无阳性家族史，则诊断本病需借助较多试验，包括红细胞膜蛋白组分分析、基因分析等，并需除外先天性非球形红细胞溶血性贫血等方可确诊。

二、性椭圆形红细胞增多症

【概述】 遗传性椭圆形红细胞增多症（hereditary elliptocytosis，HE）是一组由于红细胞膜蛋白异常引起的异质性家族遗传性溶血病，其特点是外周血中含有大量的椭圆形成熟红细胞。HE 大多为常染色体显性遗传，极少数为常染色体隐性遗传。男女均可发病，多数为杂合子，少数为纯合子。

遗传性椭圆形红细胞增多症的原发病变是膜骨架的异常，主要涉及膜骨架水平方向相连接的蛋白，即膜收缩蛋白-膜动蛋白-4.1 蛋白-膜收缩蛋白，这些膜蛋白的缺陷导致膜骨架稳定性降低，当红细胞从骨髓释放入血液循环后，有缺陷的红细胞通过微循环时由于切变力的作用变成椭圆形红细胞并在脾脏中被破坏。

根据临床表现和实验室检查可分为隐匿型、溶血代偿型和溶血性贫血型。隐匿型无贫血和明显的溶血证据；溶血代偿型有慢性溶血但骨髓可代偿，无贫血；溶血贫血型贫血、黄疸和脾肿大较显著，感染等因素可诱发溶血加重，可出现再障危象，多见于纯合子。

【实验室检查】

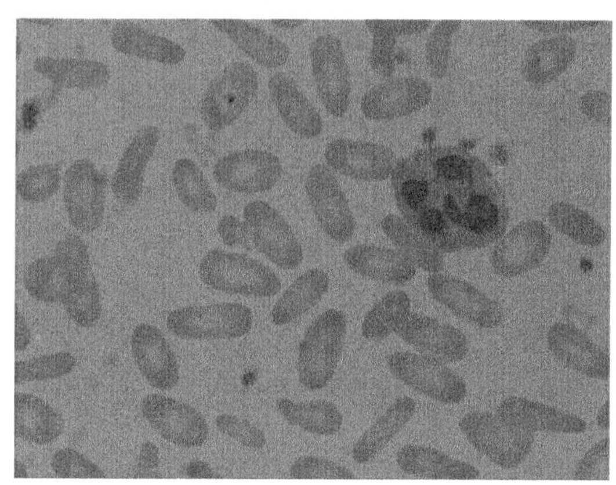

图 7-7 遗传性椭圆形红细胞增多症的血象

1. 血象 轻重不等的贫血，外周血涂片可见成熟红细胞呈椭圆形、卵圆形、棒状或腊肠形，细胞横径与纵径之比＜0.78，硬度增加，中心淡染区消失，数量＞25%，见图 7-7（彩图 58）。

2. 骨髓象 红系增生活跃，为增生性贫血骨髓象。

3. 脆性试验 红细胞渗透脆性试验和红细胞自溶试验多增高。

4. 红细胞膜蛋白分析 4.1 蛋白缺乏或迁移异常，膜收缩蛋白缺乏，出现分子量异常的膜收缩蛋白 α 链或 β 链。红细胞膜骨架中二聚体含量增加，而正常人 90%～95%的膜收缩蛋白为四聚体。

5. 红细胞膜蛋白基因突变的检测 采用分子生物学技术检测膜基因突变。

【诊断】 根据临床表现、红细胞形态和家族史，大多数遗传性椭圆形红细胞增多症可得到诊断。现引用张之南和沈悌主编的“血液病诊断及疗效标准”制定的国内标准。

1. 临床表现和分型

（1）隐匿型：无症状，无溶血及贫血表现。

（2）溶血代偿型：有溶血表现，但无贫血，可有轻度黄疸和脾肿大。

（3）溶血性贫血型：贫血、黄疸和脾肿大较显著，且在慢性溶血过程中可发生胆石症和再生障碍或溶血危象。

2. 实验室检查

（1）轻重不等的溶血性贫血血象和骨髓象，隐匿型可完全正常。

（2）典型表现为外周血涂片可见多数椭圆形红细胞，呈椭圆、棒状或卵圆形多种形态，占红细胞的 25%以上（常在 50%以上）。椭圆形红细胞的轴率（即短径/长径）均小于 0.78。可伴有少数异形红细胞或球形红细胞。

（3）少数兼有球形特征的椭圆形红细胞增多症，渗透脆性和自溶试验增高。

3. 其他　能排除珠蛋白生成障碍性贫血、缺铁性贫血、巨幼细胞贫血、骨髓纤维化、骨髓增生异常综合征以及丙酮酸激酶缺乏症等可伴有少数椭圆形红细胞的疾患。

4. 家族史　本病大多属常染色体显性遗传，多数患者有阳性家族史。

凡符合以上四项即可确诊，如无阳性家族史，椭圆形红细胞占 50%以上者亦可诊断。

三、葡萄糖 6-磷酸脱氢酶缺陷症

【概述】　葡萄糖-6-磷酸脱氢酶（glucose-6-phosphate dehydrogenase，G6PD）缺乏症是红细胞 G6PD 活性降低和/或酶性质改变导致以溶血为主要表现的疾病，是遗传性红细胞酶病中最常见的一种，除少数变异型外，一般都需要有氧化剂的刺激才发生溶血。G6PD 缺乏症是 X 性联不完全显性遗传，由于 G6PD 基因突变所致。携带 G6PD 变异基因的男性和纯合子女性表现为酶缺陷，而杂合子女性因 Lyon 现象（两条 X 染色体中一条随机失活），细胞 G-PD 活性可由正常至明显缺乏不等，故男性患者多于女性。多发于我国南方地区，广西、海南和云南省最常见。

葡萄糖-6-磷酸脱氢酶是红细胞糖代谢磷酸己糖旁路中的一个关键酶，它参与的磷酸己糖旁路代谢途径是红细胞产生还原型烟酰胺腺嘌呤二核苷酸磷酸（NADPH）的唯一来源。NADPH 是红细胞重要的还原物质，可将氧化型谷胱甘肽转变为还原型谷胱甘肽（GSH），而 GSH 具有保护血红蛋白以及其他酶类免受氧化损害的作用。G6PD 缺乏导致红细胞中 NADPH 和 GSH 减少，当接触氧化物质（药物、蚕豆及感染）后，红细胞膜受到直接的氧化损伤，同时，血红蛋白形成不溶性的变性血红蛋白或硫化血红蛋白团块，通过二硫键附着于细胞膜，成为海因小体（Heinz body）。结果，红细胞变硬，变形性降低，容易被脾和肝中巨噬细胞破坏。因此，G6PD 缺乏所致的溶血主要表现为血管外溶血，但也可发生血管内溶血。

一般情况下，G6PD 缺乏症并无临床表现，有溶血的患者与一般溶血性疾病的临床表现大致相同。临床上 G6PD 缺乏症有 4 种表现类型：

1. 新生儿高胆红素血症　患儿出生后一周内出现黄疸，并进行性加重，严重者可造成核黄疸，导致明显的神经系统损害及后遗症甚至死亡。该病是酶缺乏高发区新生儿高胆红素血症最常见病因。发病机制尚不清楚，可能与红细胞破坏加快所致的胆红素产生增加和肝对胆红素的清除障碍有关。

2. 蚕豆病　G6PD 缺乏症者进食新鲜蚕豆（哺乳期婴儿可因母亲进食蚕豆诱发，亦有进食干蚕豆和接触花粉而发病者）数小时至数天后引起的急性溶血性贫血。蚕豆引起的溶血机制尚未完全阐明，可能与蚕豆中富含的两种嘧啶葡萄糖苷配基-蚕豆嘧啶和异乌拉米尔在体内能降低红细胞的 GSH 含量，造成溶血有关。蚕豆并非引起所有 G6PD 缺乏症患者发生溶血，而且同一患者也非每次进食蚕豆均有发病。本病以儿童居多。

3. 先天性非球形细胞性溶血性贫血　是一组红细胞 G6PD 缺乏所致的慢性自发性血管

外溶血性贫血。溶血表现从轻度至重度不等，并多无明显诱因，但氧化性物质（如药物、化学物质及蚕豆等）和病毒感染可加重溶血。

4. 急性溶血性贫血（药物、感染等诱因引起） 患者在疾病稳定期无贫血表现，只有在某些诱发因素作用下（如使用有氧化性质的药物、某些类型的感染和代谢紊乱状态）才发生急性溶血。患者用药 2～4 天后出现全部急性溶血的症状和体征，如苍白、黄疸、深色尿、腹痛和腰背痛，严重者因急性肾衰竭死亡。药物诱发的溶血过程多呈自限性，感染诱发的溶血一般表现较轻。

【实验室检查】 分为 G6PD 活性筛选试验和活性定量测定两类。

1. G6PD 活性筛选试验

（1）高铁血红蛋白还原试验：G6PD 活性正常者，还原率在 75%以上（脐血在 78%以上），中间缺乏值（杂合体）为 31%～74%（脐血为 41%～77%），严重缺乏值（纯合体或半合体）为 30%以下（脐血为 40%以下）。

（2）荧光斑点试验：G6PD 活性正常者：10 分钟内出现荧光；中间缺乏值：10～30 分钟之间出现荧光；严重缺乏值：30 分钟不出现荧光。

（3）硝基四氮唑蓝纸片法：G6PD 活性正常者：滤纸片呈紫蓝色；中间缺乏值：滤纸片呈淡紫蓝色；严重缺乏值：滤纸片仍为红色。

2. 红细胞 G6PD 活性定量测定 能准确定量分析酶活性，方法有多种。

（1）NBT 定量法，其正常值为 13.1～30.0NBT 单位。

（2）WHO 推荐的 Zinkham 法：其正常值为（12.1±2.09）U/gHb（37°C）。

（3）ICSH 推荐的 Glock 与 McLean 法，其正常值为（8.34±1.59）U/gHb（37°C）。

（4）Chapman 和 Dean 法，其正常值为 2.8～7.3 U/gHb（25°C）。

（5）G6PD/6PGD 比值法。通常应用的有两种方法，一是按照 WHO 推荐的 Zinkham 法，同时测定 G6PD 活性和 6PGD 活性，计算 G6PD/6PGD 比值；二是分别以 6PG 和 G6P 作为底物，用 NBT 定量法分别测定 G6PD 和 6PGD 的活性，计算 G6PD/6PGD 比值。其正常值为：WHO 推荐法：G6PD/6PGD≥0.95；NBT 法：G6PD/6PGD≥0.98（新生儿≥1.09）。

3. 变性珠蛋白小体（Heinz 小体）**试验** 采用结晶紫活体染色或相差显微镜检查，可见红细胞上有蓝色颗粒，这是沉淀在变形红细胞上的变性珠蛋白。正常红细胞不具有 Heinz 小体，但 Heinz 小体对 G6PD 缺乏的诊断不具有特异性，也见于其他原因引起的溶血。

4. 基因突变检测 基因测序、限制性酶切、聚合酶链反应等多种分子生物学技术用于检测突变位点。

5. 其他化验 急性溶血者具有血管内溶血的实验室检查特征；先天性非球形细胞性溶血性贫血具有慢性血管外溶血的实验室特征，红细胞形态一般无明显异常，可有少数异形或破碎的红细胞。

【诊断】 G6PD 缺乏症病情轻重不一，可表现为血管外溶血，也可表现为血管内溶血，但均缺乏特异性，本病的诊断主要依靠实验室检查。诊断葡萄糖-6-磷酸脱氢酶（G6PD）缺乏症包括两方面内容：一是确定 G6PD 缺乏的诊断；二是明确由此酶缺乏所致的溶血性贫血的诊断。

G6PD 缺乏的实验诊断标准：①一项筛选试验 G6PD 活性属严重缺乏值。②一项 G6PD 活性定量测定其活性较正常平均值降低 40%以上。③两项筛选试验 G6PD 活性属中间缺乏值。④一项筛选试验 G6PD 活性属中间缺乏值，伴有明确的家族史。⑤一项筛选试验 G6PD 活性属中间缺乏值，伴有 Heinz 小体生成试验阳性，但要有 40%的红细胞有 Heinz 小体，每个红细胞有 5 个或 5 个以上的 Heinz 小体，并排除血红蛋白病。符合上述任何一项者，均可确定红细胞 G6PD 缺乏的诊断。

在急性溶血期，如 G6PD 活性正常而高度怀疑其溶血为 G6PD 缺乏所致，应采用下列方法以确定有无 G6PD 缺乏：①将全血高速离心沉淀后，取底层红细胞测 G6PD 活性，如受检者红细胞 G6PD 活性明显低于正常对照的底层红细胞，则可诊断为 G6PD 缺乏。②低渗处理红细胞，测低渗处理后的溶血液 G6PD 活性，如明显降低，亦可诊断为 G6PD 缺乏。③急性溶血后 2～3 个月复查 G6PD 活性，能较准确反映患者 G6PD 活性。

G6PD 缺乏所致新生儿高胆红素血症的诊断标准：① 生后早期（多为 1 周内）发生黄疸，成熟儿的血清总胆红素在 205.2μmol/L（12mg%）以上，未成熟儿在 256.5μmol/L（15mg%）以上，主要为间接胆红素增多。② 有溶血的其他证据（如贫血、网织红细胞增多、尿胆原增加等）。③ 符合 G6PD 缺乏的实验诊断标准。具备以上 3 条，又能排除其他原因所致的黄疸者可确诊；不具备第 2 条和（或）有其他原因并存者，应疑诊为 G6PD 缺乏所致的溶血。

蚕豆病的诊断标准：① 半个月内有食蚕豆史。② 有急性溶血的证据。③ 符合 G6PD 缺乏的实验诊断标准。需符合上述三项方可诊断蚕豆病。

先天性非球形红细胞溶血性贫血（CNSHA）：① 慢性溶血过程，具有黄疸、贫血、脾肿大三大特征，有些病例可能为不完全表现，如只有贫血及（或）黄疸，或贫血及脾大等。② G6PD 活性属严重缺乏值，其活性接近零。③ 排除其他红细胞酶缺乏及（或）异常血红蛋白病。需符合上述三项方可诊断为 G6PD 缺乏所致的 CNSHA。

药物性急性溶血性贫血：① 两天内有服用可疑药物史。② 有急性溶血的证据。③ 符合 G6PD 缺乏的实验诊断标准。需符合上述三项方可诊断为由 G6PD 缺乏所致的药物性溶血。

其他诱因（如感染、糖尿病酸中毒等）所致的急性溶血性贫血：①有急性溶血证据。② 符合 G6PD 缺乏的实验诊断标准。③无常见诱因存在（药物、蚕豆等）。④有某种特定的诱因存在，且此种诱因能在其他 G6PD 缺乏者引起溶血。如符合上述四项，则可考虑为其他诱因所致的 G6PD 缺乏溶血性贫血。

四、丙酮酸激酶缺乏症

【概述】 丙酮酸激酶缺乏症（pyruvate kinase deficiency，PKD）是因丙酮酸激酶（PK）基因缺陷导致红细胞内无氧糖酵解途径中常见的 PK 酶活性减低或性质改变所致的溶血性贫血。PKD 是仅次于 G6PD 缺乏症的常见红细胞酶病，是引起先天性非球形红细胞溶血性贫血最常见的病因，也可以引起新生儿高胆红素血症，但在我国少见。本病是常染色体隐性遗传病，纯合子和双重杂合子表现为溶血性贫血，单纯杂合子可没有临床表现。PKD 多表现为慢性溶血性贫血（贫血、黄疸和脾肿大），贫血终生存在，感染后溶血加重甚至发生再障危象。如果只有 PK 活性改变，但无溶血表现者，则称为 PK 缺乏。

丙酮酸激酶有四种同工酶：L、R、M1 及 M2，这四种 PK 同工酶表达的调节与个体的不同发育阶段有关，当 PK 同工酶发生基因点突变，引起氨基酸置换而致 PK 酶活性低下，导致红细胞 ATP 生成明显减少，细胞能量代谢障碍，中间产物如二磷酸甘油酸（2,3DPG）、磷酸烯醇式丙酮酸（PEP）和磷酸甘油酸（2PGA）等堆积。红细胞膜两侧离子梯度不能维持（细胞内 K^+丧失和脱水，膜内 Ca^{2+}堆聚），细胞膜僵化，细胞皱缩，造成不可逆的细胞损伤，选择性地被脾脏或肝脏内的巨噬细胞破坏，发生血管外溶血。

【实验室检查】

1. PK 活性筛选试验 红细胞自溶血试验阳性，加 ATP 可完全纠正，加葡萄糖不能纠正。PK 荧光斑点试验，PK 活性正常者荧光在 20 分钟内消失；PK 活性中间值缺乏值（杂合体值）者荧光在 25～60 分钟消失；PK 活性严重缺乏值（纯合体值）者荧光 60 分钟不消失。

2. PK 活性定量测定（国际血液学标准化委员会推荐的 Blume 法） 正常值为（15.0±1.99）U/gHb（37° C）；低底物浓度正常值为正常活性的 14.9%±3.71%（37° C）；低底物浓度＋FDP 正常值：正常活性的 43.5%±2.46%（37° C）；纯合子值为正常活性 25%以下，杂合子值为正常活性 25%～50%。

3. ATP 测定 参考范围（4.23±0.29）U/gHb，PK 缺乏时低于正常 2 个标准差以上。

4. 中间代谢产物正常值（37 °C） 2，3DPG 参考范围为（12.27±1.87）U/gHb；PEP 参考范围为（12.2±2.2）μmol/gRBC；2PGA 参考范围为（7.3±2.5）μmol/gRBC。当 PK 缺乏时，以上各值较正常增加 2 个标准差以上。

【诊断】 PK 缺乏症的诊断主要依赖红细胞 PK 活性测定。PK 缺乏的实验诊断标准：①PK 荧光斑点试验属严重缺乏值范围。② PK 荧光斑点试验属中间缺乏值范围，伴有明确的家族史和（或）二磷酸甘油酸（2，3DPG）含量有 2 倍以上的升高或有其他中间产物变化。③PK 活性定量测定属纯合子范围。④PK 活性定量测定属杂合子范围，有明确的家族史和（或）中间代谢产物变化。符合上述四项中任何一项，均可建立 PK 缺乏的实验诊断。如临床上高度怀疑为 PK 缺乏，而 PK 活性正常时，应进行低底物 PK 活性定量测定，以确定有无 PK 活性降低。

PK 缺乏所致新生儿高胆红素血症的诊断标准：①生后早期（多为 1 周内）出现黄疸，成熟儿血清总胆红素超过 205.2μmol/L（12mg%），未成熟儿超过 256.5μmol/L（15mg%），主要为间接胆红素增高。②有溶血的其他证据（如贫血、网织红细胞增多、尿胆原增加等）。③符合 PK 缺乏的实验诊断标准。具备以上三项，又排除了其他原因所致的黄疸者可确诊；不具备第 2 项和（或）有其他原因并存者，应疑诊为 PK 缺乏所致的溶血。

PK 缺乏所致先天性非球形红细胞溶血性贫血的诊断标准：①呈慢性溶血经过，有脾大、黄疸、贫血（有不完全性先天性非球形红细胞溶血性贫血，可以只具备其中的两条。②符合 PK 缺乏的实验诊断标准。③排除其他红细胞酶病及血红蛋白病。④排除继发性 PKD。符合以上四项方可诊断为遗传性 PKD 所致的先天性非球形红细胞溶血性贫血。

五、阵发性睡眠性血红蛋白尿症

【概述】 阵发性睡眠性血红蛋白尿症（paroxysmal nocturnal hemoglobinuria，PNH）是一种以补体介导的血管内溶血为特征的获得性造血干细胞克隆性疾病。由于造血干细胞 X-连锁 PIG-A 基因突变，引起血细胞膜上多种糖肌醇磷脂（GPI）连接蛋白（如嗜水气单胞菌溶素变异体 FLARE、CD55 和 CD59）的缺失，在骨髓及外周血产生了病态造血细胞系，致使血细胞对补体异常敏感，引起慢性血管内溶血。根据血细胞被容破的程度，将 PNH 血细胞分为Ⅰ型细胞、Ⅱ型细胞和Ⅲ细胞。Ⅰ型细胞为未被破坏的正常血细胞；Ⅱ型细胞为部分被破坏的血细胞；Ⅲ型细胞为完全被破坏的血细胞。

临床上以间歇发作的睡眠后血红蛋白尿为特征。一般发病隐匿，病程迁延。首发症状多为乏力、头晕、苍白、心悸等慢性溶血性贫血的表现。感染、疲劳等诱因可诱发血红蛋白尿。患者有血栓形成倾向，感染和出血也常见。

【实验室检查】

1. PNH 异常血细胞检测　根据血细胞上 FLARE、CD59 和 CD55 的表达情况，判断是否存在 PNH 异常红细胞。健康人血细胞上 FALRE、CD59 和 CD55 完全表达，表达率通常高于 95%，且为单一阳性峰。而 PNH 患者 FLARE、CD59 和 CD55 的表达出现缺失，出现双峰或三峰，甚至单一阴性峰，表达率通常低于 95%。见图 7-8。

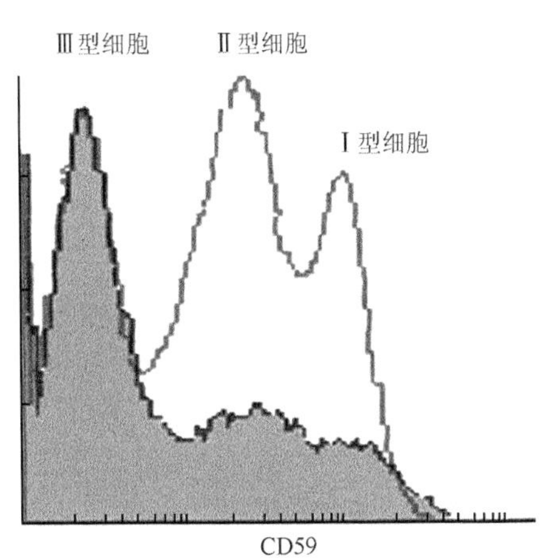

图 7-8　PNH 异常血细胞检测的流式细胞术测定图

（1）PNH 异常红细胞检测：首选 CD59，不推荐单独使用 CD55（不容易区分Ⅱ型和Ⅲ型细胞），但可以联合使用，联合使用时 CD55 采用藻红蛋白（PE）标记。流式细胞术常规设门采用前向角散射光/侧向角散射光（FSC/SSC），CD235a 供选择。

（2）PNH 异常白细胞检测：FLARE 是最佳诊断选择，采用流式细胞术结合 FLARE/CD24/CD14/CD33 组合抗体检测粒细胞和单核细胞上 FLARE 表达情况。CD55 和 CD59 是最早用于检测粒系 PNH 克隆的标志物，CD55 更适合于单核细胞。常规设门采用 CD45/SSC 或 CD15/SSC。

2. 补体相关溶血试验

（1）酸化血清溶血试验（Ham 试验）：近 80%PNH 患者为阳性，偶见于自身免疫性溶血性贫血、球形红细胞增多等。多次输血者，由于其补体敏感红细胞相对减少而出现假阴性。

（2）蔗糖溶血试验：阳性见于 PNH、AA-PNH、自身免疫性溶血性贫血、巨幼细胞性贫血、遗传性球形细胞增多症等。敏感性较 Ham 试验强，常与 Ham 试验同用。但特异性较 Ham 试验弱。

（3）蛇毒因子溶血试验：近 80%患者为阳性，敏感性强于 Ham 试验，弱于糖水试验。

（4）补体溶血敏感性试验：PNH 患者阳性，可对 PNH 异常红细胞进行半定量，根据溶血轻重，将 PNH 异常红细胞分为Ⅰ、Ⅱ和Ⅲ型细胞。

3. 其他化验

（1）血象：贫血严重，呈正常细胞性或大细胞性，当频繁溶血导致铁丢失过多时可呈小细胞低色素性。红细胞计数和血红蛋白浓度低于正常，网织红细胞计数增高。部分患者白细胞计数和血小板计数低于正常。血涂片可见有核红细胞和红细胞碎片。

（2）骨髓象：三系细胞可增生活跃，尤以红系造血旺盛为特征，可见巨幼细胞样变；

也可呈增生低下表现。骨髓铁染色可见细胞内外铁减少，这是由于长期血管内溶血，造成机体缺铁所致。

（3）尿液分析：PNH 发作时，尿隐血为阳性。多数患者尿含铁血黄素试验（Rous test）呈持续阳性。溶血发作期间或前后可有轻度白蛋白尿，尿胆原轻度增加。

（4）血液生化检查：溶血发作时游离血红蛋白、非结合胆红素、乳酸脱氢酶升高，结合珠蛋白和血清铁蛋白降低，符合血管内溶血的表现。

【诊断】 临床表现符合 PNH，实验室检查发现 PNH 异常血细胞或 2 项及以上补体相关溶血试验阳性皆可诊断。如只有 1 项补体相关溶血试验阳性，需具备以下条件：①两次以上阳性，或一次阳性并可重复阳性者；②有溶血的其他直接或间接证据，或有肯定的血红蛋白尿出现；③能除外其他溶血，特别是遗传性球形红细胞增多症、自身免疫性溶血性贫血、葡萄糖-6-磷酸脱氢酶（G6PD）缺乏症所致的溶血和阵发性发冷性血红蛋白尿症等。本病与再生障碍性贫血关系密切，可相互转化，称为再生障碍性贫血-阵发性睡眠性血红蛋白尿综合征，兼有两者的临床特点。

六、珠蛋白生成障碍性贫血

【概述】 珠蛋白生成障碍性贫血（thalassemia），又名地中海贫血或海洋性贫血，是由于一种或几种珠蛋白基因的缺陷或缺失，相应常珠蛋白肽链合成缺乏或不足而引起的遗传性溶血性疾病，呈常染色体不完全显性遗传。本病呈世界性分布，最多见于地中海区域、中东地区、印度及东南亚，在我国以西南和华南一带为高发区，北方少见。

按照受累珠蛋白链种类命名，分为 α、β、γ、δ、αβ 和 εγδβ 珠蛋白生成障碍性贫血，其中前两种在临床上最为重要。按照珠蛋白缺乏程度，α 珠蛋白链缺乏者称 α 珠蛋白生成障碍性贫血，α 珠蛋白链完全不能合成者称 α^0 珠蛋白生成障碍性贫血，尚能合成少量者称 α^+ 珠蛋白生成障碍性贫血。β 珠蛋白链缺乏者称 β 珠蛋白生成障碍性贫血，完全不能合成者称 β^0 珠蛋白生成障碍性贫血，尚能合成少量者称 β^+ 珠蛋白生成障碍性贫血。若 β 和 δ 两种珠蛋白链均缺乏者，则为 $(\beta\delta)^0$ 或 $(\beta\delta)^+$ 珠蛋白生成障碍性贫血。依次类推。

【实验室检查】

1. 血象 贫血轻重不等，红细胞大小不均，靶形红细胞和异性红细胞增多，见图 7-9（彩图 59）。染色后可见包涵体。红细胞脆性降低。

2. 异常血红蛋白组分的检测 采用血红蛋白电泳技术检测各类异常血红蛋白组分及其相对含量。β 珠蛋白生成障碍性贫血患者 HbF 增加及 HbA_2 增加，见图 7-10。α 珠蛋白生成障碍性贫血患者 HbH 或 HbBart 增加。

3. 骨髓象 骨髓增生活跃，以红细胞增生极度活跃为主，粒红比例倒置，呈无效性增生和原位溶血。染色后可见包涵体。

4. 基因突变检测 通过分子生物学技术，分析基因突变或缺失类型。β 珠蛋白生成障碍性贫血主要为基因突变，是一组高度异质性的遗传性疾病。α 珠蛋白生成障碍性贫血主要是 α 珠蛋白基因缺失或突变所致。

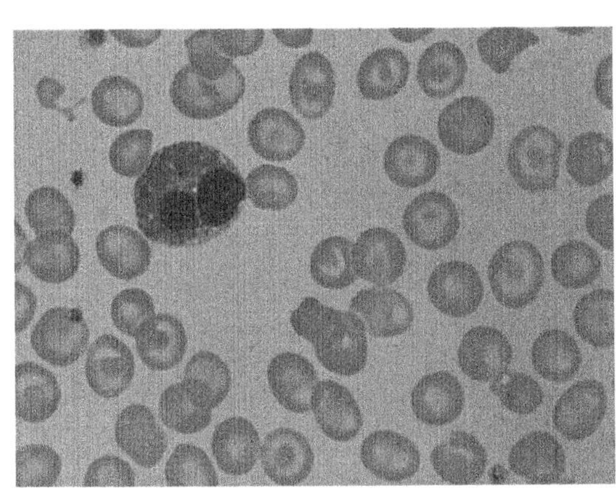

图 7-9　靶形红细胞

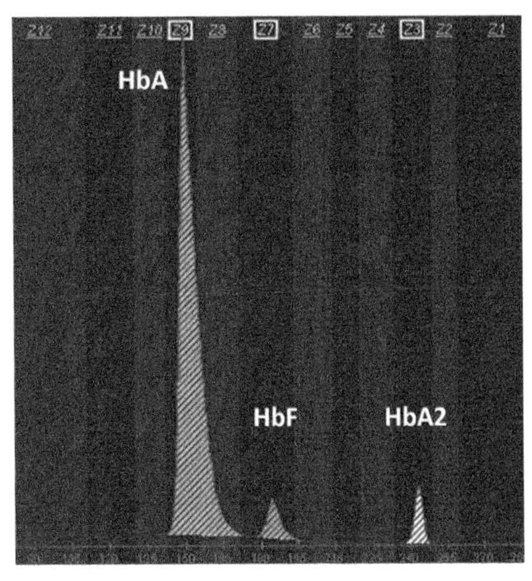

图 7-10　β 珠蛋白生成障碍性贫血患者血红蛋白电泳图谱

5. 珠蛋白体外合成速率分析　β 珠蛋白生成障碍性贫血的珠蛋白链体外合成速率显示 β / α 降低，α 珠蛋白生成障碍性贫血的珠蛋白链合成速率测定 α / β 比值<0. 5。

【分型和诊断】　根据实验室检查和临床表现对 α 和 β 珠蛋白生成障碍性贫血进行分型和诊断，血红蛋白电泳和基因分析是确诊依据。

1. β 珠蛋白生成障碍性贫血　简称 β -地贫，由于 β 珠蛋白链合成不足所致，是珠蛋白生成障碍性贫血中发病率最高的类型。β 链基因位于第 11 号染色体，一对 β 链和一对 α 链组成 $\alpha_2\beta_2$，形成血红蛋白 A（HbA），这是成人的主要血红蛋白，占血红蛋白总量的 95%以上。当 β 链基因发生突变，β 珠蛋白链合成受到抑制，使 HbA（$\alpha_2\beta_2$）生成减少，未能与 β 链配对的 α 链代偿性增高，并与 γ 链组成的 HbF（$\alpha_2\gamma_2$）及与 δ 链组成的 HbA_2（$\alpha_2\delta_2$）代偿性增多。此外，α 链沉淀后在红细胞内形成 α 链包涵体，导致红细胞在骨髓内或脾脏内被破坏。按照基因突变遗传学特征，分为纯合子和杂合子 β 珠蛋白生成障碍性贫血，前者指患者自父母双方各继承一个相同的异常 β 珠蛋白基因，后者指患者自父母双方继承一个正常 β 珠蛋白基因，一个异常 β 珠蛋白基因。

根据基因突变遗传学特点和临床表现分为：

（1）重型 β 珠蛋白生成障碍性贫血：出生 3～6 个月起出现贫血，肝脾肿大，颧骨隆起，眼距增宽，鼻梁低平等特殊的地中海贫血面容，X 线检查可见外板骨小梁条纹清晰呈直立的毛发样等骨骼改变，发育滞后。血红蛋白<60g/L，呈小细胞低色素性贫血，红细胞形态不一，大小不均，有靶形红细胞（10%以上）和红细胞碎片，网织红细胞增多，外周血出现较多有核红细胞。骨髓中红细胞系统极度增生。HbF 达 30%～90%。珠蛋白链体外合成速率显示 β / α 降低至 0～0.3，患者携带 2 个异常基因，可为 β 纯合子或 β 双重杂合子。父母均为 β 珠蛋白生成障碍性贫血。

（2）中间型 β 珠蛋白生成障碍性贫血：多在 2～5 岁时出现贫血，症状和体征较重型轻，可有地中海贫血面容，血红蛋白 60～100 g/L，成熟红细胞形态与重型相似，网织红细胞增多，可见有核红细胞。HbF>3.5%。珠蛋白链体外合成速率显示 β / α 降低，基因分型比较复杂，可表现为β纯合子、β双重杂合子、β纯合子复合α珠蛋白生成障碍性贫血、β和δβ珠蛋白生成障碍性贫血的双重杂合子、β珠蛋白生成障碍性贫血与异常血红蛋白如 HbC、HbE 和 HbS 等的杂合子、β珠蛋白生成障碍性贫血与 HbLepore 的杂合子等。父母均为β珠蛋白生成障碍性贫血。

（3）轻型β珠蛋白生成障碍性贫血：临床无症状或有轻度贫血症状，偶见脾肿大。血红蛋白稍降低但＞100g/L，末梢血中可有少量靶形红细胞，红细胞轻度大小不均。MCV＜79fl，MCH＜27pg，红细胞脆性降低，HbA_2＞3.5%或正常，HbF 正常或轻度增加（不超过5%）。基因型为β杂合子。父母至少一方为β珠蛋白生成障碍性贫血。需要与缺铁性贫血和其他珠蛋白生成障碍性贫血鉴别。

（4）静止型β珠蛋白生成障碍性贫血基因携带者：临床无症状，血红蛋白正常，MCV＜79fl，MCH＜27pg，红细胞脆性降低，网织红细胞正常。HbA_2＞3.5%或正常，HbF 正常或轻度增加（不超过 5%）。基因型为β杂合子。父母至少一方为β珠蛋白生成障碍性贫血。

2. **α珠蛋白生成障碍性贫血** 简称α-地贫，由于α珠蛋白基因缺失引起α珠蛋白链合成障碍所致。α链基因位于第 16 号染色体，包含来自父母的各 2 个基因（αα/αα）。一对α链可以和一对β链组成 $\alpha_2\beta_2$，形成血红蛋白 A（HbA），这是成人的主要血红蛋白；一对α链可以和一对δ链组成 $\alpha_2\delta_2$，形成血红蛋白 A_2（HbA_2），出生 6～12 个月后占 Hb 总量的2%～3%；一对α链还可以和一对γ链组成 $\alpha_2\gamma_2$，形成胎儿血红蛋白 F（HbF），是胎儿期的主要血红蛋白，出生半年后降至 1%左右。当α链基因发生突变，α珠蛋白链合成障碍使含有此链的血红蛋白（HbA、HbA_2 和 HbF）生成减少。在胎儿期和新生儿期导致γ链过剩，在成人造成β链过剩。过剩的γ链和β链可聚合成 HbBart（γ_4）和 HbH（β_4），这两种血红蛋白对氧有高度亲和力，阻碍红细胞对组织充分供氧，造成组织缺氧。

按照基因突变遗传学特点和临床表现分为：

（1）重型α珠蛋白生成障碍性贫血（血红蛋白 Bart 胎儿水肿综合征）：胎儿在宫内死亡或早产后数小时内死亡。胎儿苍白，皮肤剥脱，全身水肿，轻度黄疸，肝脾肿大，体腔积液，巨大胎盘。孕妇有妊娠高血压综合征。脐血血红蛋白明显降低，红细胞中心淡染、形态不一、大小不均，有核红细胞显著增多，靶形红细胞增多。血红蛋白 HbBart 成分＞70%，少量 HbPortland，可出现微量 HbH。缺失 4 个α珠蛋白基因，基因型为（－－－－/－－－－）。父母均为α珠蛋白生成障碍性贫血。

（2）血红蛋白 H 病（中间型α珠蛋白生成障碍性贫血）：轻度至中度贫血，可有肝脾肿大和黄疸，可有地中海贫血面容。红细胞形态基本同重型β珠蛋白生成障碍性贫血，红细胞内可见包涵体。骨髓中红细胞系统增生极度活跃。血红蛋白电泳出现 HbH 区带，HbH 成分占 5%～30%，也可出现少量 HbBart（C 出生时 HbBart 可达 15%）。珠蛋白链合成速率测定α/β比值＜0.5。基因类型为（－－－－/－α）或（－－－－/$\alpha\alpha^T$）。父母均为α珠蛋白生成障碍性贫血。

（3）轻型α珠蛋白生成障碍性贫血（标准型α珠蛋白生成障碍性贫血或特性，α珠蛋白生成障碍性贫血 1）：无症状或有轻度贫血症状，肝脾无肿大。出生时 HbBart 可占 5%～15%，几个月后消失，红细胞有轻度形态改变，可见靶形红细胞，血红蛋白稍降低或正常，MCV＜79fl，MCH＜27pg，红细胞脆性降低，血红蛋白电泳正常，可检出£珠蛋白链。基因型可为（－－－－/αα）、（－α/－α）、（－α/$\alpha\alpha^T$）、（$\alpha\alpha^T$/$\alpha\alpha^T$）。父母一方或双方为α珠蛋白生成障碍性贫血。需与缺铁性贫血、慢性病贫血和其他珠蛋白生成障碍性贫血进行鉴别。

（4）静止型α珠蛋白生成障碍性贫血基因携带者（静止型α珠蛋白生成障碍性贫血特性，α珠蛋白生成障碍性贫血2）：出生时HbBart约为1%～2%，随后很快消失，无贫血，血红蛋白电泳正常，红细胞形态多为正常，少部分患者表现为MCV＜79fl，MCH＜27pg，红细胞脆性试验阳性。基因型可为（$-\alpha/\alpha\alpha$）、（$\alpha\alpha^{T}/\alpha\alpha$）。父母至少一方为α珠蛋白生成障碍性贫血。

七、异常血红蛋白病

异常血红蛋白病（hemoglobinopathies）是由于珠蛋白链中单个或多个氨基酸的替代、缺失、插入及肽链延长等原因导致珠蛋白链分子结构异常的一组遗传性疾病。结构异常可以发生在任何一种珠蛋白链，但β珠蛋白链异常较为常见。珠蛋白基因突变是异常血红蛋白产生的基础。突变类型表现为：单一碱基突变（如HbS）、两个碱基突变（如HbC Harlem）、基因缺失（如Hb Niteroi、Hb Wayne）、密码子重复和嵌入（如Hb Niteroi、Hb Grady）、融合基因（如Hb Kenya）等。

异常血红蛋白以英文字母命名，分为HbC、HbD、HbE等；以是否出现临床表现，分为静止性或潜隐性异常血红蛋白病（无临床表现）和具有临床意义的异常血红蛋白病（因分子构成异常改变了血红蛋白生理功能而出现临床症状和体征）两大类，后者有：①不稳定血红蛋白：先天性变性珠蛋白小体（Heinz小体）溶血性贫血。②氧亲和力增高血红蛋白：家族性红细胞增多症。③血红蛋白M：家族性紫绀症。④镰状细胞综合征：镰状细胞贫血（纯合子）、镰状细胞性状（杂合子）、双杂合子状态（血红蛋白S-β珠蛋白生成障碍性贫血、血红蛋白C病、血红蛋白D病等）。

（一）镰状细胞贫血

【概述】 镰状细胞贫血（sickle-cell anemia）又称HbS病，是由于HbA的β珠蛋白链第6位上谷氨酸被缬氨酸替代后形成异常血红蛋白S（HbS）的常染色体显性遗传病，主要见于非洲黑人。HbS在脱氧状态下相互聚集，形成多聚体，当有足够的多聚体形成时，红细胞即由正常的双凹形盘状变为镰刀形（或称新月状形），此过程称为“镰变”。镰变后的镰状细胞僵硬，变形性差，在微循环中易遭破坏而发生溶血，多为血管内溶血，当镰状细胞被单核-巨噬细胞系统识别和捕获，也可造成血管外溶血。镰状细胞也使血液黏滞性增加，血流缓慢，可引起微血管堵塞。微血管堵塞后加重缺氧和酸中毒，造成更多的红细胞发生镰变，如此恶性循环，溶血加重，血管堵塞，出现镰状细胞危象，甚至组织损伤和坏死，严重者出现广泛的器官损害。

患者出生半年内血红蛋白主要是HbF，可无临床表现。半年后，HbF逐渐由HbS替代，症状和体征逐渐出现。表现为一般状态较差，贫血，黄疸，肝脾肿大，生长发育不良，易感染，下肢皮肤慢性溃疡是常见症状，并出现相应脏器受损表现，如心力衰竭、骨髓造血组织过渡代偿性增生所致骨质疏松、脊椎变形呈双凹形或“鱼嘴形”、脑血栓形成、蛛网膜下腔出血等。本病病情稳定时，患者可耐受临床症状，但病情加重出现镰状细胞危象时，则有严重临床表现，甚至导致死亡。镰状细胞危象分为五型：梗塞型（疼痛型）、再生障碍型、巨幼细胞型、脾滞留型和溶血型。

【实验室检查】

1. 血象 血红蛋白呈中度至重度下降，危象时进一步降低。网织红细胞计数明显增多，多高于 10%。血涂片可见红细胞大小不均，多染性，嗜碱性点彩细胞增多，有核红细胞、靶形红细胞、异形红细胞及 Howell-Jolly 小体可见。镰状细胞不多见，但有助于诊断。白细胞和血小板计数一般正常。

2. 骨髓象 红系显著增生，在再障危象时增生低下，在巨幼细胞危象时出现巨幼样变。

3. 镰变试验 红细胞镰变试验阳性。在外周血中加入还原剂（如 2%偏亚硫酸氢钠），制成湿片后加封，在高倍显微镜下检查有无镰状细胞出现。

4. 渗透脆性试验 红细胞渗透脆性显著降低。

5. 血红蛋白电泳 主要出现 HbS 条带，也可出现 HbF 条带，HbA2 正常，HbA 可缺如。

6. 生化检验 血清间接胆红素轻度至中度增高，溶血危象时显著增高，以血管外溶血为主，也可发生血管内溶血。

【诊断】 本病诊断并不困难，根据种族和家族史、镰变试验阳性、血红蛋白电泳显示主要成分为 HbS，再结合临床表现，即可明确诊断。

（二）不稳定血红蛋白病

【概述】 不稳定血红蛋白病是由于 α 或 β 珠蛋白链氨基酸组成改变，致使血红蛋白分子结构不稳定的一类血红蛋白病。基因突变是本病的分子病理学基础，由于基因突变导致血红蛋白构象改变，珠蛋白发生变性和沉淀，形成了胞内包涵体，又称海因小体（Heinz body）。海因小体附着于细胞膜，造成红细胞变形性降低，易于在微循环中尤其在脾脏内被破坏。

不稳定血红蛋白已被发现上百种，但多半无临床意义，其引起的临床表现差异很大。多数患者由于骨髓代偿性增生而不出现贫血，或仅有轻度的溶血性贫血，出现贫血、黄疸和脾肿大，若不稳定血红蛋白被氧化形成高铁血红蛋白，则出现紫绀。当患者出现感染或服用药物（氧化性药物）时病情加重，甚至出现溶血危象。

【实验室检查】

1. 血象 血红蛋白正常或降低，网织红细胞计数增多，但与贫血不完全平行。血涂片可见红细胞大小不均，多染性，嗜碱性点彩细胞增多。

2. 热变性试验 阳性，需做正常对照，以排除假阳性。

3. 异丙醇试验 阳性，需排除 HbF 沉淀引起的假阳性。

4. 乙酰苯肼试验 变性珠蛋白小体阳性。

5. 血红蛋白电泳及高效液相分析 检测异常蛋白成分。

6. 蛋白质化学结构分析和（或）基因分析 分析新发现的异常血红蛋白。

【诊断】 主要依据是通过热变性试验、异丙醇试验及乙酰苯肼试验证明不稳定血红蛋白的存在。如果发现血红蛋白的氧亲和力异常，对诊断更有价值。必要时进行蛋白组分、化学结构及基因分析。

（三）血红蛋白 M 病

【概述】 血红蛋白 M 病是指珠蛋白链氨基酸组成改变导致高铁血红蛋白（即血红

蛋白 M）形成的异常血红蛋白病。本病是常染色体显性遗传病，高铁血红蛋白是由于基因突变导致珠蛋白α、β或γ链氨基酸被替代，使血红素的铁易于氧化为高铁（Fe^{3+}）状态而形成。

临床主要表现为紫绀，部分患者可有轻度溶血性贫血。服用氧化剂类药物（如磺胺类）可使症状加重。

【实验室检查】

1. 血象　网织红细胞计数增高。血涂片可见红细胞大小不均，中央淡染区扩大，形态异常，有靶形红细胞。

2. 血红蛋白光谱分析　出现异常血红蛋白吸收光谱。

3. 血红蛋白电泳　HbM 阳性。

4. 高铁血红蛋白检测　增高。

【诊断】　有紫绀及家族史，结合血红蛋白光谱分析和血红蛋白电泳可明确诊断。需与药物和化学物质等原因引起的高铁血红蛋白紫绀症鉴别。

八、自身免疫性溶血性贫血

【概述】　自身免疫性溶血性贫血（autoimmune hemolytic anemia，AIHA）是由于机体免疫调节功能紊乱，产生自身抗体和/或补体，结合于红细胞表面，造成免疫损伤的一种获得性溶血性贫血。

根据有无病因分为原发性和继发性两种，根据抗体作用于红细胞的最佳温度分为温抗体型和冷抗体型自身免疫性溶血性贫血，前者多见。温抗体一般在 37℃时作用最活跃，可分为温性不完全抗体及温性溶血素，主要为 IgG，是不完全抗体；结合抗体的致敏红细胞在单核-巨噬细胞系统（主要在脾）内被破坏，发生血管外溶血。冷抗体在 20℃下作用最活跃，包括冷凝集素、双相溶血素等；冷凝集素主要为 IgM，是完全抗体，可结合补体，在 0～5℃表现为最大反应活性，多见于冷凝集素综合征；另有一种特殊冷抗体，即 Donath Ladsteiner（D-L 或冷热）抗体，为 IgG 型双相溶血素，见于阵发性冷性血红蛋白尿；冷抗体型自身免疫性溶血性贫血多发生血管内溶血。

自身免疫性溶血性贫血患者产生抗红细胞自身抗体的机制仍未阐明，可能有以下几种解释：① 与自身免疫耐受状态破坏，导致免疫系统对自身细胞或组织产生体液或细胞免疫反应造成自身免疫性疾病；② 由于病毒、细菌等病原微生物及其释放的毒素或化学物质等作用于红细胞膜，改变其抗原性，而产生了自身抗体，出现自身凝集等；③ 当免疫系统监视功能出现异常时，如淋巴增殖性疾病、胸腺瘤等，使免疫组织丧失识别自身红细胞的能力，有助于产生自身抗体。

AIHA 病情程度变化较大，临床表现呈多样化。一般起病隐袭，表现为头晕、虚弱、乏力和其他贫血伴发症状，可有黄疸和脾轻度肿大。急性型多见小儿，尤其是继发感染，起病急骤，有急性溶血症状和体征。冷凝集素综合征多发生于寒冷季节，以中老年患者多见，手足发绀，复温后消失为其典型表现。阵发性冷性血红蛋白尿少见，多继发于感染，受冷后突然发病，出现寒战，发热，血红蛋白尿及肝脾肿大等急性血管内溶血的表现。

【实验室检查】

1. 血象 红细胞计数和血红蛋白浓度减低，贫血多呈正细胞正色素性，也可为大细胞性。外周血涂片可见红细胞大小不等、球形红细胞增多和数量不等的有核红细胞，冷抗体型可见红细胞凝集现象。网织红细胞计数多增高（再障危象除外）。白细胞数正常或轻度升高，偶可减少，血小板计数多正常，少数患者合并 Evans 综合征，出现血小板计数减少。

2. 骨髓象 红系造血明显活跃，偶见轻度巨幼样变，呈增生性贫血表现。

3. 抗人球蛋白试验 即 Coombs 试验。90%以上患者直接抗人球蛋白试验阳性，主要是抗 IgG 和抗 C3 型。间接抗人球蛋白试验可为阳性或阴性。直接抗人球蛋白试验是诊断 AIHA 的重要实验室检查。

4. 冷凝集素试验 阳性见于冷凝集素综合征。4℃时效价明显增高，多高于 1∶1000，甚至 1∶16000，30℃在白蛋白或生理盐水内凝集效价仍高者更有诊断意义。

5. 冷热溶血试验（Donath-Ladsteiner 试验） 阵发性冷性血红蛋白症为阳性。

6. 其他 血清胆红素增高，以间接胆红素为主。尿胆原增多。血清乳酸脱氢酶升高。急性溶血时可出现血红蛋白尿或含铁血黄素尿。温抗体型 AIHA 可出现红细胞渗透脆性试验阳性、Rh 血型抗体阳性，或其他少见血型抗体抗体。

【诊断】 根据溶血性贫血的临床和实验室依据，尤其直接抗人球蛋白试验阳性，近期无输血和特殊药物应用史，可诊断本病。如抗球蛋白试验阴性，但临床表现较符合，肾上腺皮质激素或脾切除术有效，除外其他溶血性贫血特别是遗传性球形细胞增多症可诊断为抗人球蛋白试验阴性的 AIHA。

除直接抗人球蛋白试验阳性外，温抗体型 AIHA 还表现为红细胞渗透脆性试验阳性，血涂片中可见较多球形红细胞，抗人球蛋白抗体以抗 IgG 加抗 C3d 为主、其次为抗 IgG、少见抗 C3d。冷凝集素综合征还表现为冷凝集素试验阳性，几乎都是 IgM；直接抗人球蛋白试验以 C3 为主。阵发性冷性血红蛋白症还表现为冷热溶血试验阳性。

九、卟　啉　病

【概述】 卟啉病（porphyria）又称紫质病，是血红蛋白合成过程中酶的缺陷引起卟啉或其前体在体内蓄积而导致的一组疾病。卟啉为四吡咯环结构，其还原型称为卟啉原，氧化型为卟啉。卟啉作为代谢物或自然代谢的衍生物，广泛存在于人体内，它参与血红蛋白、肌红蛋白、细胞色素、过氧化物酶和超氧化物歧化酶等物质的合成。卟啉是体内一种光敏性物质，是卟啉病出现光敏反应的原因。

血红蛋白在线粒体内进行合成的过程中，原卟啉Ⅸ在 Fe^{2+}作用下形成血红蛋白，血红蛋白在琥珀酰辅酶 A、甘氨酸和 δ-氨基酮戊酸合成酶（ALA-S）作用下生成 δ-氨基酮戊酸（ALA），并转移到细胞浆，在 δ-氨基酮戊酸脱水酶（ALA-D）作用下，生成卟胆原（PBG），PBG 在卟胆原脱氢酶（PBG-D）作用下生成羟甲基胆色烷，一方面，羟甲基胆色烷自发地转换成尿卟啉原Ⅰ和尿卟啉Ⅰ，尿卟啉原Ⅰ在尿卟啉原脱羧酶作用下，生成粪卟啉原Ⅰ和粪卟啉Ⅰ；另一方面，羟甲基胆色烷在尿卟啉原合成酶（UPG-S）作用下，生成尿卟啉原Ⅲ，后者即可转化成尿卟啉Ⅲ，也可在尿卟啉原脱羧酶作用生成粪卟啉原Ⅲ，进而转化成粪卟啉Ⅲ，粪卟啉原Ⅲ由胞浆转运到线粒体内，在粪卟啉原氧化酶（CPG-O）作用下生成三羧基卟啉原，后者在 CPG-O 作用下生成原卟啉原Ⅸ，原卟啉原Ⅸ在原卟啉原氧化酶作用下生成原卟啉Ⅸ，后者进一步生成血红蛋白，从而形成循环网络。

根据卟啉的主要来源，卟啉病分为肝细胞型和红细胞生成型。根据临床实用性，卟啉病分为迟发性皮肤型卟啉病、肝性红细胞生成型卟啉病、先天性红细胞生成型卟啉病、红细胞生成型原卟啉病、三羧基卟啉病、急性间歇型卟啉病、ALA-D 缺陷型卟啉病、遗传性粪卟啉病、混合型卟啉病等。

卟啉病主要表现为多毛、皮肤色素沉着和光敏性皮炎症状，如皮肤曝光部位出现发红、水疱、糜烂、溃疡、结痂、瘢痕等。尿液多呈明显红色。部分先天性红细胞生成型卟啉病患者牙齿呈棕红色，紫外线照射检查时出现红色荧光。还可出现肝脾肿大、腹痛等消化系统症状、精神和神经系统症状等。

【实验室检查】

1. 血液中卟啉含量

（1）原卟啉：红细胞原卟啉：增多见于肝性红细胞生成型卟啉病，ALA-D 缺陷型卟啉病。红细胞游离原卟啉：显著增加见于红细胞生成型原卟啉病，在荧光显微镜下可见红细胞有红色的荧光，是本病诊断的简便和可靠方法。血浆游离原卟啉：增高见于红细胞生成型原卟啉病。

（2）尿卟啉：红细胞尿卟啉原脱羧酶活性在遗传性迟发性皮肤型卟啉病的活性降至正常人的 50%左右，而症状性迟发性皮肤型卟啉病的活性正常。红细胞尿卟啉Ⅰ增加见于先天性红细胞生成型卟啉病，血液在紫外线照射下可发出红色荧光，提示血液中的红细胞、网织红细胞中含有较多的尿卟啉Ⅰ。

（3）粪卟啉：红细胞粪卟啉Ⅰ增加见于先天性红细胞生成型卟啉病，

（4）红细胞卟胆原脱氨酶活性：急性间歇型卟啉病时，红细胞卟胆原脱氨酶的活性降至正常人的 50%左右。

2. 尿液中卟啉及其前体物质含量

（1）尿卟啉及其异构体：增加见于 ALA-D 缺陷型卟啉病.，尿卟啉和 7 羧基卟啉均增加见于迟发性皮肤型卟啉病、肝性红细胞生成型卟啉病，尿卟啉Ⅰ大量增加见于先天性红细胞生成型卟啉病。

（2）粪卟啉：增加见于 ALA-D 缺陷型卟啉病，粪卟啉Ⅰ大量增加见于先天性红细胞生成型卟啉病，粪卟啉Ⅲ大量增加见于遗传性粪卟啉病。

（3）卟胆原和 ALA：均大量增加见于急性间歇型卟啉病，大量卟胆原（无色）曝光后转为尿卟啉或粪卟啉，可呈现紫红色。ALA 明显增多但卟胆原轻度增多这见于 ALA-D 缺陷型卟啉病。

3. 粪便卟啉含量

（1）原卟啉：增多可见于红细胞生成型原卟啉病和混合型卟啉病。

（2）粪卟啉、异粪卟啉：增多见于混合型卟啉病，异粪卟啉和 7 羧基卟啉排除增多见于迟发性皮肤型卟啉病，粪卟啉Ⅰ增加见于先天性红细胞生成型卟啉病，粪卟啉Ⅲ大量增加见于遗传性粪卟啉病，以三羧基卟啉为主粪卟啉增加见于三羧基卟啉病。

【诊断】 卟啉病是一组由于血红蛋白生成酶缺陷所引起的一组疾病，临床表现多样，实验诊断依据是卟啉及其前体物质增多和血红蛋白合成有关酶活性降低。结合遗传史、家族史、临床表现及实验室检查综合诊断卟啉病。各型卟啉病的实验室指标变化见表 7-5。

表 7-5　各型卟啉病的实验室指标变化

类型	遗传方式	血			尿				粪		
		UP	CP	PP	ALA	PBG	UP	CP	UP	CP	PP
迟发性皮肤型卟啉病	常显						++++	+++		+	
肝性红细胞生成型卟啉病	常隐	+	+	+			++++	+++		++	
先天性红细胞生成型卟啉病	常隐	++++					++++	+++			
红细胞生成型原卟啉病	常显			++++							+++
三羧基卟啉病	常隐							++++		++++	
急性间歇型卟啉病	常显				++	++++	+	+			
ALA-D 缺陷型卟啉病	常隐			++	++++	++	++	++			
遗传性粪卟啉病	常显				+	+++	++	++++		++++	
混合型卟啉病	常显				+	+++	+++	++		++	++++

注：UP：尿卟啉；CP：粪卟啉；PP：原卟啉。常显：常染色体显性；常隐：常染色体隐性。+：轻度增多；++：中度增多；+++：大量增多；++++：极大量增多。

第四节　真性红细胞增多症中的应用

【概述】　真性红细胞增多症（polycythemia vera，PV）是原因未明的一种以红系增生为主的骨髓增生性疾病，其特点为外周血液中红细胞数量、红细胞比容和血红蛋白浓度异常增高。PV 起源于单个多能造血干细胞的病态增生，为克隆性造血干细胞病，红系、粒系和巨核系均显著增生，尤以红系增生为主。其红细胞生成增多不依赖于正常红系细胞造血调节，几乎所有病例都携带 JAK2v617F 或功能类似的 JAK2 基因突变。

临床表现为多血症，皮肤及黏膜呈绛紫色，尤以两颊、口唇、眼结合膜、手掌等处为著；脾脏肿大，伴有高血压，甚至血栓形成或出血。晚期可发生骨髓纤维化、骨髓衰竭，甚至发展为白血病。与白血病相比，本症特点为慢性、良性增生及无器官浸润。

【实验室检查】

1. 血象　血液呈暗紫色，红细胞数增多，血红蛋白增高，红细胞比容增高，网织红细胞百分率不增多。血涂片可见红细胞形态正常，嗜多色和嗜碱性、点彩红细胞增多。白细胞数增高，以中性粒细胞增高为主，核左移。血小板数增高。

2. 骨髓象　可见“干抽”现象，骨髓液为深红色，有核细胞增生明显活跃，三系均增生，以红系增生为主。巨核细胞增多，可成堆出现。各系各阶段比值及形态大致正常。骨髓铁减少或消失。

3. 可见体外内源性红系克隆性生长。

4. 分子生物学检验　常伴有 JAK2 基因突变，最常见的是 JAK2 V617F，即 JAK2 蛋白的第 617 位缬氨酸被苯丙氨酸替代，从而导致骨髓对一些细胞因子的异常反应。

5. 生化检验　血清促红细胞生成素（EPO）水平低于正常。血清维生素 B_{12} 增高，动脉血氧饱和度正常，血清铁正常或减低，未饱和铁结合力正常或增高。

6. 红细胞沉降率　减慢。

7. 血液流变学　全血容量增加，红细胞容量增加，全血黏度增加。

【诊断】

除临床表现外，真性红细胞增多症的诊断主要依据实验室检查结果。主要标准包括：①血红蛋白浓度：男性＞185g/L，女性＞165g/L，或红细胞比容增加大于平均正常预测值的 25%；②存在 JAK2 V617F 突变或其他功能相似的突变。次要标准包括：①骨髓活检有与年龄相关的红细胞、粒细胞和巨核细胞三系明显增生；②血清 EPO 低于参考范围；③体外内源性红系克隆生长。诊断时，需要符合两条主要标准和一条次要标准，或一条主要标准加两条次要标准。

第八章　白细胞检验的基本理论

血细胞的生成是一个较长的细胞增殖、分化、成熟、释放的过程，从细胞的形态和特征方面看，可将血细胞生成的动力过程分为三个阶段或三个细胞池：增殖细胞池、成熟存储池、功能池。①增殖细胞池：具有增殖能力的造血细胞都归入增殖细胞池中，增殖细胞池又分为造血干细胞池、造血祖细胞池和骨髓分裂细胞池。骨髓分裂细胞池可以再进一步分为几个不同生长阶段的细胞室，如：粒系细胞分裂细胞池可分为原粒细胞、早幼粒细胞、中幼粒细胞等细胞室。分裂细胞池中的幼稚细胞具有一定增殖能力，但不能自我更新，而是在分裂过程中不断成熟。因此，分裂细胞池常被喻为增大器，由造血干细胞及祖细胞分化而来的细胞，在分裂细胞池中经过一定次数的细胞分裂之后，生成较多数量的血细胞。研究表明，造血细胞的增殖取决于环境信号，即在造血环境中存在的造血刺激因子和造血抑制因子的作用，也取决于对造血因子产生反应的基因和基因产物。实验证明，增殖细胞核抗原（proliferation cell nuclear antigen，PCNA）、*c-myc*、*c-ras*、*c-fos*、*c-myb* 等基因的表达是细胞进入 S 期所必需的，而 *crc*、*fgr*、*fes*、*fos* 等原癌基因的表达与细胞的分化有关。②成熟存储池：此池中的细胞已失去增殖能力，它们经进一步成熟与存储后逐渐被释放人血。③功能池：主要指外周血中的各类成熟细胞。

第一节　细胞动力学

一、粒细胞的动力学

人骨髓粒系增殖性细胞的 DNA 合成时间约为 12 小时。由原始粒细胞到晚幼粒细胞平均经过 4 次细胞分裂。因此，幼稚的骨髓细胞在这一阶段发育中，细胞数量可以平均增长 16 倍。骨髓中的多能造血干细胞在刺激因子的作用下，生成粒-单系祖细胞（CFU-GM），然后再进一步分化为形态上可识别的：原始粒细胞→早幼粒细胞→中幼粒细胞→晚幼粒细胞→杆状核粒细胞→分叶核粒细胞五个阶段细胞。根据细胞生物化学与代谢特征，可将这一过程分为四个阶段，即：①增生池（proliferation pool）或称分裂池（mitotic pool）；②成熟池（maturation pool）；③贮存池（storage pool）；④循环池（circulation neutrophil pool，CNP）及边缘池（marginated neutrophil pool，MNP），原始粒细胞、早幼粒细胞及中幼粒细胞共同构成增生池，骨髓中晚幼粒细胞、杆状核粒细胞及分叶核粒细胞构成成熟池和贮存池，前三池的动力学过程是在骨髓内进行的，后一池动力学过程是在组织和血液内进行的。根据中性粒细胞动力学过程和生理状态分为骨髓、血液和组织三部分。

（一）骨髓阶段

当机体需要更多的血细胞时，在微环境、神经和体液等多种因素的调控下，骨髓中的造血干细胞分化复制产生粒系祖细胞，进而进一步分化、增殖。分裂池中从原粒到中幼粒细胞共分裂四五次，其中原粒、早幼粒各一次，中幼粒分裂两次。这样从一个原始细胞最后可生成约 16～32 个晚幼粒细胞，其中以中幼粒阶段所增生的细胞比例最高。原始粒细胞的增殖周期时间为 14 小时，早幼粒细胞约为 18 小时，中幼粒细胞约为 54 小时。从原始粒细胞增生发育到晚幼粒细胞已不再具有分裂能力。有研究表明，杆状核粒细胞的平均更新时间为 49.9 小时，骨髓粒细胞更新时间为 71.8 小时。

骨髓贮存池所含粒细胞无增生能力，通过放射性 3H-TdR 自显影证明，细胞进入与离开贮存池数量上没有改变。从中幼粒细胞到血液的过渡时间估计为 5～7 天，从晚幼粒细胞发育成杆状、分叶核粒细胞约经过 3～5 天，并不断贮存于骨髓贮存池中等待释放。而在感染、应激状态时，可迅速动员进入血液，其过渡时间可缩短至 48 小时。正常时，贮存池中成熟的中性粒细胞储量为（2～3）$\times 10^{11}$ 个，比外周血中成熟的粒细胞总数高 15～50 倍。人中性粒细胞平均生成速度仅为每日（0.85～1.6$\times 10^{9}$ 个细胞/kg 体重，遇到炎性刺激时，其生成能力有很大的伸缩性。

粒细胞的生成受多种调节因子调节，从作用上可分为正性刺激调节因子和负性抑制调节因子，在正性调节中又可分为两大类：一类为促进白细胞生成，如集落刺激因子（colony stimulating factor CSF），一类为刺激储存的白细胞释放，如白细胞增多诱导因子（leukocytosis inducing factor，LIF）和白细胞生成素 G（leukopoietin-G，LP-G）等。粒细胞集落刺激因子（G-CSF）由单核细胞、成纤维细胞、激活的内皮细胞和骨髓细胞产生，其前体由 207 氨基酸残基（AA）组成，其中 30AA 为信号区，含 3 个 O-糖基化位点。G-CSF 能特异性诱导粒系祖细胞增殖与分化，能有效地诱导 $CD34^{+}/CDD33^{+}$细胞形成集落，并与其他造血调节因子共同作用，支持造血祖细胞生长左右。粒、单集落刺激因子（GM-CSF）是另一种能刺激粒系和单核系集落形成的因子，其前体由 144 个 AA 组成，17AA 的信号区，有 2 个 N-糖基化位点。GM -CSF 具有促进造血干、祖细胞增殖分化作用，同时刺激粒、单核、巨噬细胞和淋巴细胞的生长和成熟，也有促进巨核细胞和嗜酸性粒细胞生长作用。LIF 不能直接刺激粒细胞生成，但可加速骨髓库存细胞的释放。LP-G 也能促进粒细胞释放，其作用有种族特异性。

粒细胞生成负性抑制调节因子包括乳铁蛋白（lactoferrin，Lf）、粒细胞抑素（granulocyte chalone）、酸性异铁蛋白（acidic isoferritin，AIF）、前列腺素 E（prostaglandin E，PGE）、转化生长因子 β（trans growth factor-β，TGF-β）、巨噬细胞炎症蛋白（macrophage inflammatory protein，MIP）、干扰素（interferon，IFN）、集落抑制因子（colony inhibiting activity，CIA）等多种因子，其作用原理各不相同，如乳铁蛋白 IL-1β 介导，降低单核细胞释放 IL-1β，进而减少 IL-1β 诱导的 CSF 的释放和生成；而粒细胞抑素则作用于早幼粒细胞和中幼粒细胞的 G_1 期，阻止细胞进入 S 期，抑制 DNA 的合成，RNA 和蛋白质的合成也减少。酸性异铁蛋白由单核巨噬细胞产生，起抑制 CFU-GM 的增殖分化作用，从而限制粒细胞和单核细胞的生成，正常骨髓对 AIF 敏感，而白血病细胞对其甚不敏感。

除上述调节因子外，还有不少激素也参与粒细胞的调节，如肾上腺素、雌激素等。这些因子中，临床应用最多的为集落刺激因子，在肿瘤化疗、各种疾病引起的白细胞减少症、骨髓移植的造血重建及急性白血病的诱导治疗，集落刺激因子对抗感染、提高白细胞数、改善贫血状况、减少疾病的继发感染和死亡率具有重要意义。

（二）外周血液阶段

离开骨髓贮存池进入外周血液，粒细胞不再重新返回入骨髓造血组织。贮存池中的杆状核和分叶核细胞中只有约 1/20 的细胞数释放到外周血循环中，其余仍然保存在原地以便不断补充外周血的消耗及应激状态时的大量动员使用。全身外周血液粒细胞约半数运行于循环池中，另半数粒细胞附着于血管内皮细胞表面，形成边缘池，粒细胞在边缘池与循环池之间可进行交换，呈动态平衡。用 $DF^{32}P$ 测定粒细胞从血液中的消失时间（$t_{1/2}$）为 6～7 小时，每小时大约有 10%的粒细胞进行更新，生存期约为 36 小时（表 8-1）。故临床上检查白细胞及粒细胞数量，仅能了解在血液循环池中的粒细胞数量的多少，而不能反映粒细胞在体内的全貌。

表 8-1 血液中性粒细胞动力学的定义、计算方法及平均值

项目	计算方法	平均值
循环池（CNP）	中性粒细胞%×全身血容量	31×10^7/kg
血液总池（TBNP）	循环粒细胞总数	70×10^7/kg
边缘池（MNP）	循环粒细胞总数-循环池细胞数	39×10^7/kg
半衰期（$T_{1/2}$）	标记粒细胞从循环中减少一半所需时间	6.7h
更新率（NTR）	（0.693×TBNP）÷$T_{1/2}$	163×10^7/kg/d

注：血液总池（tolal blood neutrophil pool，TBNP）＝循环池+边缘池的总称。

正常情况下，粒细胞数要维持骨髓、血液、组织之间的动态平衡，需要通过依靠以下几个环节之间的协调有关：①造血干细胞向粒细胞系分化发育速度；②幼粒细胞的分裂次数及细胞增殖周期的长短；③粒细胞从骨髓贮存池释放到外周血的速度；④粒细胞在循环池和边缘池之间动态平衡的保持；⑤粒细胞从血液逸出到各组织的速度；⑥粒细胞的半衰期。

在上述各环节中，除了细胞之间直接的相互作用之外，还通过各种正性刺激调节因子和负性抑制调节因子之间的相互作用，保持在稳定水平。其数量可受环境、气候、年龄、生理、情绪等生理因素及感染、应激状态、肿瘤、放化疗、药物、等病理因素影响，导致外周血粒细胞的计数和（或）质量的变化。

（三）组织阶段

血液中的粒细胞以随机方式逸出血管壁，进入组织或体腔中，主要发布在毛细血管丰富的脏器如肺、肝、脾、胃肠道和口腔等处，执行其防御及清除异物的功能。在细菌、真菌、病毒或立克次体感染，过敏反应等情况时，受粒细胞生成因子 GM-CSF 和 G-CSF 的调节，粒细胞的生成率增加，从骨髓释放至外周血及进入组织的粒细胞增多，吞噬和杀菌功能增强。

（四）粒细胞的清除

粒细胞的生理性清除与其生成和分化是同样重要的，都是细胞生命的基本特征。在正常情况下，每天产生的粒细胞与组织中清除的数量相平衡。老化的粒细胞以凋亡的方式死亡，进而被巨噬细胞清除掉。人成熟中性粒细胞的自发性凋亡一般在几小时至数天内发生。

正常人不但从肝脏、脾脏等处清除大量粒细胞，每天还从唾液中丢失 10^8～10^9 个，从尿液中丢失 2×10^6 个粒细胞，从肺、呼吸道和胃肠道等处也易渗出大量粒细胞。按粒细胞动力学和病理生理特征，粒细胞清除分为四大类：①由于某些致病因素如药物、化学毒物、放射性损伤、免疫因素、全身感染、异常细胞骨髓浸润、无效造血等损伤骨髓导致数量或质量异常，使造血功能障碍，②在应激状态、感染及过敏反应、注射肾上腺素等情况可引起外周循环的粒细胞数量变化。③由于某种原因导致单核-巨噬细胞系统破坏粒细胞超过骨髓生成能力导致粒细胞数量下降。④各种混合因素导致的粒细胞减少，如慢性特发性粒细胞减少症、周期性粒细胞减少症等。

二、淋巴细胞-浆细胞动力学

淋巴细胞是起源于骨髓多能干细胞分化为淋巴干、祖细胞，进人中枢淋巴器官（胸腺或骨髓），再进一步增殖、分化、发育，在不同部位分化成熟为一个复杂而均一的细胞群体，它包括多种形态相似而功能不同的细胞，约占成人白细胞总数的 1/4 左右，淋巴细胞大致可以分为三大类：T 细胞、B 细胞和自然杀伤细胞（natural kill cell，NK 细胞）。T 细胞承担细胞免疫功能，B 细胞负责体液免疫功能，N K 细胞不需要预先接触抗原就能发挥杀伤某些被病毒感染的宿主细胞和肿瘤细胞，发挥天然免疫作用。正常成人外周血淋巴细胞数约为（1.5～6）$\times10^9$/L，其中 T 淋巴细胞占总数的 60%～80%左右。

（一）T 淋巴细胞

胸腺是培育和选择 T 细胞的重要器官。巨噬细胞和交错突细胞形成胸腺内环境，胸腺上皮细胞分泌的胸腺素（thymosin）和胸腺生成素（thymopoietin）也参与形成 T 细胞分化增殖的微环境，能促进胸腺细胞的分化，使淋巴干细胞在胸腺内完成准备阶段的发育。胸腺细胞的分化成熟，除与胸腺激素有关外，尚需如巨噬细胞产生的白细胞介素-1（IL-1）和前列腺素 E（PGE 等细胞因子参与对胸腺细胞诱导分化成熟具有一定作用。T 细胞的分化在胸腺特定微环境中进行，其诱导机制涉及两个方面：一是可能通过细胞间的直接接触，通过其表面抗原或受体的相互作用；二是胸腺上皮细胞分泌的胸腺激素和非上皮样基质细胞分泌的细胞因子，对胸腺细胞的发育分化具有一定的作用。刚进入胸腺的早期始祖 T 细胞在皮质区微环境作用下分化表达 TCR^+、$CD2^+$、$CD3^+$、$CD4^-$、$CD8^-$双阴性细胞（double negative，DN），该双阴性细胞在胸腺皮质区进一步增生分化为 TCR^+、$CD2^+$、$CD3^+$、$CD4^+$、$CD8^+$双阳性细胞（double positive，DP）又叫前 T 细胞，其表面的 CD4、CD8 分子分别是 MHC Ⅱ类和Ⅰ类分子受体，与胸腺皮质上皮细胞表面 MHC Ⅱ类和Ⅰ类分子发生有效结合时就可被选择而继续发育分化，经过阳性和阴性选择分化为 $CD4^+$/$CD8^+$单阳性细胞（single positive，SP），SP 细胞是成熟的 T 细胞，获得识别抗原肽 MHC Ⅱ类和Ⅰ类分子复合物的能力，迅速离开胸腺定居于外周免疫器官和组织。

（二）B 淋巴细胞

哺乳动物的胚胎肝和骨髓是 B 淋巴细胞发生的场所，出生后红骨髓既是造血器官，又是培育 B 细胞的中枢器官。骨髓多能干细胞与造血微环境中的基质细胞相互作用后，B 细胞直接在骨髓内分化发育成熟的，故又称为骨髓依赖性淋巴细胞（bone marrow dependent lymphocyte）。B 细胞的分化过程分为两个阶段，即抗原非依赖期和抗原依赖期。早期阶段不需要抗原刺激，在骨髓中进行，发育经过 pro-B 在骨髓内丢失 CD34 分化为前 B 细胞（pre-B cell），再发育为 μ^+的未成熟 B 细胞（$SmIgM^+$），未成熟 B 细胞在骨髓或离开骨髓进入外周 B 细胞池，分化为 μ^+、δ^+的成熟 B 细胞（$SmIgM^+$、$SmIgD^+$、$CD32^+$、$CD35^+$）；由于大量的前 B 细胞没有特异性的 SmIg 表达，所以不能接受抗原刺激而进行分裂或分化为成熟的 B 细胞，大部分在原位死亡。随着各种 SmIg 的表达，B 细胞逐渐分化发育为成熟 B 细胞，具有免疫活性。后期阶段主要在外周免疫器官内进行。新生的成熟 B 细胞在 1～2 天内离开骨髓，进入外周免疫器官。

（三）浆细胞

浆细胞是成熟 B 细胞受抗原刺激发生活化、增殖、分化，并发生 Ig 重链类别转换，B 细胞表面的大部分标志均可丧失，并可出现一新的浆细胞特有标志，如浆细胞抗原-1（PCA-1）等分子。是 B 细胞发育的终末细胞。淋巴细胞发育至原始、幼稚、成熟浆细胞约需 7～10 天。一种浆细胞只能产生一种类别的 Ig 分子，并且丧失产生其他类别的能力。浆细胞寿命较短，其生存期仅数日，随后即死亡，被单核-巨噬细胞系统清除。

三、单核-巨噬细胞的动力学

单核-巨噬细胞系统包括血液中的单核细胞和组织中的的巨噬细胞，单核-巨噬细胞和粒细胞有着共同的造血祖细胞，在 GM-CSF 作用下，进一步分化为两个不同的细胞系：G-CFU 和 M-CFU。后者在 M-CSF 的诱导下定向分化为单核细胞系，并经历原始单核细胞、幼稚单核细胞和成熟单核细胞。

（一）骨髓

骨髓中有单核细胞由原始单核细胞分化成熟为单核细胞需要 30～48 小时，原始、幼稚单核细胞构成生成池。幼稚单核细胞的整个周期约 29 小时，分化为 2 个单核细胞。成熟单核细胞大多数处于 G_1 期，少部分处于 S 期。成人骨髓中单核细胞总数约为 7.3×10^9/L。与中性粒细胞不同，仅少数单核细胞在骨髓内停留数小时或数天，而很多单核细胞几乎在它们由单核细胞衍生后立即离开骨髓，成为血液中的单核细胞，因此骨髓中几乎不存在单核细胞的贮存池。

（二）血液

进入血液中的单核细胞迅速发布在循环池与边缘池，并在两者之间进行动态交换，边缘单核细胞池（MMP）约为循环单核细胞池（CMP）的 3 倍。成人循环池内单核细胞总数估计为 1.7×10^9/L，在血循环中滞留 8～71h 离开血管进入组织，正常成人每小时达 1.6×10^7 个。正常单核细胞的平均更新率平均为 7×10^6 个/（kg · h），受炎症刺激时，幼单核细胞增殖周期缩短，其产量在 12h 内可增加 4 倍，在短时间内产生更多的单核细胞以满足人体的需要。

（三）组织

循环血液中的单核细胞移向结缔组织或器官，在组织内自发继续分化，细胞逐渐长大，胞质内的溶酶体大量增多，线粒体及粗面内质网也增多，阿米巴运动及吞噬能力增强，经过 5～9 天后成为一个典型的巨噬细胞，成熟的巨噬细胞不再分裂。机体中巨噬细胞主要分布在肝，其次是肺、腹腔及机体其他组织。感染、毒物刺激或组织损伤能刺激骨髓产生单核巨噬细胞，加速巨噬细胞的更新。巨噬细胞分泌的某些体液因子对单核细胞的产生具有增强和调节作用，GM-CSF、G-CSF 和 IL-3 可增强巨噬细胞的产生，而干扰素则可抑制巨噬细胞的发生。在正常情况下，巨噬细胞处于静止期（G_0）状态，分化能力较低，可能生存数月，有些甚至可存活数年或更长时间。巨噬细胞在体内发挥吞噬作用后，或在体内崩解，被其他吞噬细胞所清除，或通过各种途径排出体外。在某些情况下，也可转化为某种特殊类型的细胞，如类上皮细胞，异物巨细胞等。

第二节　细胞的功能

离体血液在试管中离心时在红细胞和血浆之间有一个灰白色的细胞层，这部分细胞统称为白细胞，它是由一组形态、功能和在发育与分化阶段不同的非均质性的混合细胞的总和，依据形态、功能和来源而分为粒细胞、淋巴细胞、单核细胞三类。

一、粒细胞的功能

周围血的粒细胞由中性粒细胞（neutrophilic granulocyte，N）、嗜酸粒细胞（eosinophi，E）和嗜碱粒细胞（basophil，B）共同组成。这些形态和功能不同的细胞，用不同的方式和机制消除入侵的病原体和过敏原，调节机体免疫功能，在机体应激和抵御病原微生物中起重要作用。

（一）中性粒细胞的功能

中性粒细胞是外周血中主要的吞噬细胞，在防御急性感染时起重要作用。它对侵入机体的细菌和异物的吞噬是通过渗出、游走、变形运动、吞噬、消化等功能实现的。

1. 趋化功能　中性粒细胞可通过细胞表面的特异性受体对炎症组织释放的趋化因子刺激反应，产生定向趋化运动，包括采用变形、伪足伸出和定向游走等方式穿过血管壁，集中到炎症损伤部位，目前已发现的中性粒细胞的趋化因子主要有：C3a、C5a、白三烯、炎症组织的降解产物、细菌毒素及其产物、纤维蛋白的降解产物和自由基 O_2^-等。

2. 黏附作用　中性粒细胞可黏附于天然表面如玻璃、人工表面和损伤的血管壁等表面功能，是中性粒细胞的重要功能之一，中性粒细胞与血管内皮细胞上黏附分子的激活和相互识别，进而与血管内皮细胞发生的黏附作用，是炎症前期的重要内容。粒细胞与血管内皮细胞的黏附作用，可使中性粒细胞穿越内皮细胞层，在趋化因子作用定向运动到达炎症部位。

3. 吞噬功能　细菌在免疫球蛋白和补体的调理作用下，黏附于粒细胞表面，粒细胞向被吞噬物伸出伪足，将其包裹，形成吞噬体（phagosome）。中性粒细胞胞浆颗粒的溶酶体中含有许多酶和杀菌物质，这些物质进入溶酶体，形成吞噬-溶酶体（phagolysosome）或称为消化泡，进行消化、分解、杀菌等作用。

4. 杀菌功能　中性粒细胞的杀菌作用分为非氧杀菌和有氧杀菌，两种作用相互配合，协同完成杀菌及消化过程。

非氧杀菌作用：中性粒细胞胞浆中含有两种颗粒，一种为嗜天青颗粒，含有过氧化物酶、溶菌酶、酸性磷酸酶、酸性水解酶等，一种具有特征性的中性颗粒，含有碱性磷酸酶、乳铁蛋白、溶菌酶等，在吞噬-溶酶体的形成过程中，颗粒中各种抗菌蛋白水解酶随即释放出来，此过程称为脱颗粒作用（degranulation），即启动了非氧杀菌消化进程。颗粒中的抗菌蛋白分为杀菌性和消化性两种，颗粒中的乳铁蛋白、阳离子蛋白等具有抑菌或杀菌作片；但消化后的杀菌作用则依靠颗粒中的蛋白水解酶、酸性水解酶、中性蛋白酶（组织蛋白酶G、弹性蛋白酶）的消化降解，这些酶协同作用，使死亡的细菌被彻底消化。

依氧杀菌作用：中性粒细胞的依氧杀菌在吞噬后数秒内开始，主要缓冲呼吸爆发（respiratory burst）作用及活性氧物质 ROS 产生。中性粒细胞在吞噬作用时要大量消耗氧，NADPH 氧化酶的激活是呼吸爆发作用和整个有氧性杀菌过程的主要环节。在吞噬作用发生数秒钟内，中性粒细胞的氧耗率可提高 100 倍，磷酸已糖通路活性可增强 10～20 倍，激活的 NADPH 氧化酶从 NADPH 上获得电子使氧分子（O_2）转变为超氧阴离子（O_2^-）。这一过程伴随着氧消耗量的骤然增高，将此中性粒细胞大量耗氧生成 O_2^- 的生理行为称呼吸爆发作用。O_2^- 仅有微弱的杀菌作用，但产生高毒性的氧衍生物（ROO，H_2O_2，OCL^-，OH^- 等）具有极强的杀伤性。MPO 催化 H_2O_2 生成毒性更强的 OCL^-，杀菌能力高于 $H_2O_2$100～1000 倍，在中性粒细胞氧化杀菌过程中的主力作用。故将 O_2-MPO-OCL^-途径称为 H_2O_2-MPO 系统或简称 MPO 系统。但产生的 ROS 可能会分泌到细胞外及损伤对溶酶体酶的抑制能力而造成周围组织的损伤，因此，中性粒细胞的杀菌防御功能具有两重性。中性粒细胞的氧化损伤是炎症及心血管病变的重要原因。ROS 除对异物有极强的破坏作用外，微量的 ROS 参与信号传导的调控、调节转录因子的活化、基因表达及调节凋亡；因此把 ROS 也看作第二信使物质。OCL^-与胺反应又生成的氯胺有极强大的杀菌作用，同时，在炎症反应中氯胺也具有信号调节功能。

活性氮物质（reactive nitrogen species，RNS）：中性粒细胞嗜天青颗粒中有氧化氮合酶（NOS），粒细胞也能够在代谢过程中产生氮自由基，即 NO。NO 具有杀菌作用，但 NO 能抑制中性粒细胞的呼吸爆发，因此，此杀菌作用是中性粒细胞正常的非氧杀菌或 MPO 系统缺陷时的一种补充作用。

（二）嗜酸性粒细胞的功能

嗜酸性粒细胞与中性粒细胞不同，它在组织中能生存较长时间（可能是几周），也有黏附、趋化、吞噬、脱颗粒作用和呼吸爆发作用，但其吞噬作用和杀菌能力均弱于中性粒细胞。嗜酸性粒细胞迁移进入组织由局部趋化因子启动。这些分子可能与生理性转归（嗜酸性粒细胞直接进入胃肠道的固有层）及嗜酸性粒细胞聚集进入炎症组织有关。趋化因子是一类低分子量（8000～10 000）的细胞因子，调节白细胞运动的作用。介导嗜酸性粒细胞聚集的趋化因子包括花生四烯酸衍生物如白三烯 B4（LTB4）、某些脂质介质如血小板活化因子、细菌产物、白介素（如白介素 16）和各种化学因子等。大部分趋化因子通过与嗜酸性粒细胞上的受体 CCR3 结合面与嗜酸性粒细胞发生相互作用。嗜酸性粒细胞颗粒主要含有大多数的溶酶体酶及组胺酶、毒性蛋白（ECP）、神经毒素（END）、嗜酸粒细胞过氧化物酶（EPO）等。嗜酸粒细胞可吞噬多种小异物如：细菌、真菌、免疫复合物、致敏红细胞及惰性颗粒等；嗜酸性粒细胞参与对寄生虫的免疫反应，借助细胞表面的 FC 受体和 C3 受体粘着于寄生虫体上，并释放颗粒内所含的碱性蛋白和过氧化物酶等酶类，可直接注入寄生虫体内杀灭它。在超敏反应中，嗜酸性粒细胞可吞噬嗜碱性粒细胞所排出的生物活性颗粒并释放组胺酶类，破坏嗜碱性粒细胞释放组胺活性，而限制嗜碱粒细胞在 I 型超敏反应中的活动，所以，这对超敏反应有一定的调节作用。

（三）嗜碱性粒细胞功能

嗜碱性粒细胞是血液中比例最少的粒细胞，外周血中数量通常低于 1%，嗜碱性粒细胞与肥大细胞在形态和功能上比较相似，主要生理功能是参与 I 型超敏反应。嗜碱性粒细胞颗粒含有组胺、酸性黏多糖（肝素）、慢反应物质（SRS-A）、嗜酸性粒细胞趋化因子、血小板活化因子等活性物质。组胺能使小血管扩张，使血管通透性增加；慢反应物质与前列腺素有关，可以改变血管通透性。并使平滑肌收缩，特别是支气管的平滑肌收缩，从而引起哮喘；嗜碱性粒细胞对各种血清因子、细菌因子、补体和激肽释放酶等化学物质有趋化作用，肝素具有抗凝血作用，嗜碱性粒细胞还具有胞饮作用（弱吞噬作用），该作用与脱颗粒有关。嗜碱性粒细胞在组织中可存活 12～15 天。

二、淋巴细胞-浆细胞的功能

淋巴细胞-浆细胞的主要功能：执行机体体液免疫、细胞免疫和分泌细胞因子。

（一）T 淋巴细胞的功能

T 细胞是淋巴细胞的一种，在免疫应答中扮演着以下几个重要的角色。

1. 介导细胞免疫反应 T 细胞是由形态相似但功能不同的一群细胞组成，根据细胞膜表面分子不同和执行功能不同，可划分不同亚群：①根据 TCR 类型可将 T 细胞分为 TCRαβT 细胞、TCRγδT 细胞；②TCRαβT 细胞可分为 $CD4^+$T 细胞和 $CD8^+$T 细胞；③从功能上分为辅助性 T 细胞（helper T cell，Th）、细胞毒性 T 细胞（cytotoxie T lymphocyte，CTL 或 cytotoxic T cell，Tc）和抑制性 T 细胞（suppressor T cell，Ts）。

$CD4^+$T 细胞只表达 TCRαβ，识别 13～17 个残基组成的外源性抗原肽，在识别过程中受 MHC-Ⅱ类分子限制，主要起到辅助或诱导免疫反应的功能，$CD4^+$T 细胞在抗原刺激后初始 T 细胞首先分化为 Th0 细胞，Th0 细胞继续分化为 Th1、Th2 和 Th3 细胞。分别分泌不同的细胞因子，Th1 和 Th2 在细胞和体液免疫中发挥作用；Thl 细胞主要产生 IL-2、IFN-γ、TNF-β；Th2 细胞主要产生 IL-4、IL-10；Th3 细胞分泌大量 TGF-β。另外，$CD4^+$也是人类免疫缺陷病毒（human immunodeficiency virus，HIV）的天然受体分子，可结合 HIV。

$CD8^+$T 细胞识别 8～10 个残基组成的内源性抗原肽，受自身 MHC-Ⅰ类分子的限制。

可分为两个功能亚群：①抑制性 T 细胞（Ts），能抑制 T 细胞和 B 细胞的免疫反应；②细胞毒性 T 细胞（Tc、CTL），可直接与靶细胞结合，通过细胞裂解（分泌穿孔素、颗粒酶、颗粒溶解素和淋巴毒素）和细胞凋亡（Fas/ FasL）方式直接杀伤靶细胞。根据 $CD8^+$T 细胞分泌淋巴因子的不同，分为 Tc1（分泌 IFN-γ）和 Tc2（分泌 IL-4、IL-5、IL-10）两个亚群。TCRγδT 细胞为天然免疫细胞，约占人外周血 T 细胞的 1%～5%。多数为大 $CD4^-$和 $CD8^-$细胞，少数为 $CD8^+$。其对抗原的识别不受 MHC 限制，识别的抗原为简单的多肽、热休克蛋白、脂类、多糖等。TCRγδT 细胞对肿瘤细胞有细胞毒作用。

2. 免疫调节 起免疫调节功能淋巴细胞亚群主要有 Th 和 Ts。Thl 细胞主要增强吞噬细胞、NK 细胞的作用，TNF 直接诱导靶细胞凋亡，介导细胞免疫和迟发性超敏反应；Th2 细胞主要促进 B 细胞的增殖、分化和抗体产生，参与Ⅰ型超敏反应，介导体液免疫和促进抗体的产生；Th3 细胞主要抑制 Th1、B 细胞、CTL 和 NK 细胞的功能，对免疫应答起负调节作用。Ts 是一类具有负调节作用的 T 细胞亚群，对 B 细胞合成和分泌抗体、Th 介导细胞免疫和迟发型变态反应、Tc 介导细胞毒作用都有抑制作用。其功能低下，可使机体出现过高免疫反应，造成机体组织损伤。Ts 亚群中的抑制性 T 细胞（TCS），可分泌反抑制性 T 细胞因子（TCSF），直接作用于 Th 细胞，解除 Ts 对 Th 的抑制作用，使 Th 恢复辅助活性。对于不同的抗原刺激，机体能够选择不同亚群的 Th 辅助，以决定不同类型的免疫反应（体液免疫、细胞免疫），这一点对于机体非常重要。因为选择的反应方式不当，不仅不能起保护作用，反而会增加对病原菌的易感性。

（二）B 淋巴细胞的功能

B 淋巴细胞来源于骨髓的多能干细胞。在禽类是在法氏囊内发育生成，故又称囊依赖淋巴细胞（bursadependentlymphocyte）/骨髓依赖性淋巴细胞，是由骨髓中的淋巴干细胞分化而来。与 T 淋巴细胞相比，它的体积略大。一般认为，B 细胞是体内唯一能产生抗体（免疫球蛋白）的细胞，这种淋巴细胞受抗原刺激后，并在 Th2 细胞辅助下分化为浆细胞，浆细胞可合成和分泌免疫球蛋白（Ig）并在血液中循环。B 细胞有三个主要的功能：介导体液免疫、递呈抗原及分泌细胞因子与参与免疫调节。

l. 体液免疫 B 细胞最主要功能是产生抗体介导体液免疫。根据 B 细胞表面是否表达 CD5 抗原将 B 细胞分为 B1（$CD5^+$）细胞和 B2（$CD5^-$）细胞两个亚群。B1 细胞在机体内出现较早，是由胚胎期或出生后早期的前体细胞分化而来，其发生不依赖于骨髓细胞。B1 细胞是具有自我更新能力的长寿细胞，能产生低亲和力的 IgM、IgA 和 IgG3 主要针对多种细菌成分（如多糖、脂质、蛋白质），参与抗细菌感染的黏膜免疫应答，尤其对防止肠道细菌感染有重要作用。另外还产生多种针对自身抗原（如变性红细胞、Ig、ssDNA）的抗体，与自身免疫病相关。B1 细胞一般定居于腹腔、胸腔以及肠壁的固有层。B2 细胞是由骨髓多能造血干细胞分化而来，在体内出现较晚，定位于淋巴器官。成熟 B2 细胞大多处于静止期，在抗原刺激及 Th 细胞作用下被激活，经细胞增殖、抗原选择、免疫球蛋白类型转换和细胞表面某些标志物改变，最终转化为浆细胞，产生高亲和力抗体，执行体液免疫功能。B2 细胞还具有抗原提呈和免疫调节功能。

2. 免疫调节作用 激活的 B 细胞能分泌多种细胞因子，参与机体免疫调节功能，如分泌的 IL-1a、IL-1β、IL-2、IL-4、IL-6、IL-8、IL-10、IL-12、IL-13、INF-γ、INF-a、TNF、TGF-β 等，它们在参与机体的免疫调节、炎症反应及造血过程中起着重要作用。B 细胞表达补体受体 CR1（CD35）和 CR2（CD21），与相应配体结合后可促进 B 细胞活化；CR2 也是 EB 病毒受体，其与 EB 病毒选择性感染 B 细胞有关。B 细胞表面表达的 IgGFc 受体Ⅱb1 可通过免疫复合物与同一 B 细胞表面的 BCR 发生交联，从而抑制 B 细胞的分化与抗体形成。成熟 B 细胞表面表达 MHC-Ⅰ和Ⅱ类抗原，MHC-Ⅱ类分子能增强 B 细胞和 T 细胞间的黏附作用，同时参与抗原提呈，最机体免疫应答进行调节。

（三）NK 细胞的功能

自然杀伤细胞是一种细胞质中具有大颗粒的淋巴细胞，因此又称大颗粒性淋巴细胞（large granularlymphocyte，LGL），也称自然杀伤细胞（natural killer cell，NK），不表达 T、B 细胞的特异性标记，至今尚未发现特异性抗原，但其中以 CD56、CD16、CD57 是最为重要的与 NK 细胞相关的抗原。占循环中淋巴细胞族群的 5～10%。NK 细胞属非特异性免疫细胞，它们无需抗原预先致敏，就可直接杀伤某些肿瘤和病毒感染的靶细胞，因此在机体抗肿瘤和早期抗病毒或胞内寄生菌感染的免疫过程中起重要作用。其机制为 NK 细胞通过其表面的肿瘤细胞受体和肿瘤结合，释放穿孔素在靶细胞上形成“空洞”后，丝氨酸酯酶可进入靶细胞，通过激活内源性内切酶系统，使靶细胞 DNA 断裂而导致细胞凋亡。NK 细胞在抗体的介导下还可发挥抗体依赖性细胞介导的细胞毒性作用（ADCC 效应）。当带特异性抗原的靶细胞与相应抗体（IgG）结合后，Fc 活化并与 NK 细胞表面的 FcγR 结合，介导细胞溶解。NK 细胞具有免疫调节作用，可抑制 PWM 诱导的 B 细胞的增殖分化，对骨髓造血干细胞也有抑制作用。此外 NK 细胞还可释放 IFN-γ、TNF-β 和 GM-CSF 等细胞因子，对机体免疫功能进行调节，增强机体早期抗感染免疫能力和免疫监视作用。

三、单核-巨噬细胞的功能

单核-巨噬细胞系统（mononuclear phagocyte system，MPS）包括骨髓前单核细胞（pre-monocyte）、外周血单核细胞（monocyte）和组织中的巨噬细胞（macrophage），具有广泛生物学功能，如抗感染、抗肿瘤、参与免疫应答和免疫调节等。单核-巨噬细胞具有黏附于玻璃或塑料表面的特征，故又称为黏附细胞（adherent）。单核-巨噬细胞在机体内分布广泛，细胞数量也很多，是机体抗微生物和寄生虫的第一道防线，是机体防御系统功能和免疫系统的一个重要组成部分。巨噬细胞与淋巴细胞、粒细胞、肥大细胞在功能上有相互促进和相互制约的关系。

（一）免疫防御

单核–巨噬细胞具有较强的吞噬功能，其胞浆内有大量的高活性的过氧化物酶，在细菌产物、激活的补体成分（C3a、C5a、C567）和致敏淋巴细胞、衰老损伤的细胞和异物颗粒等释放的可溶性因于等趋化因子的趋化下，单核-巨噬细胞可迅速迁移到感染炎症或免疫反应部位。

分别经吞噬和胞饮作用摄入细胞内形成吞噬体（phagosome），再与溶酶体融合形成吞噬溶酶体（phagolysome），并发生脱颗粒现象，特别是结合有特异性抗体和补体 C3b 的抗原性物质，通过调理作用，更易于被吞噬细胞所吞噬。吞噬细胞的杀菌活性主要依赖于溶酶体内的溶菌酶及由呼吸爆发产生的各种活性氧或氧化物，γ-干扰素，TNF 和 IL-1 等多种淋巴因子可明显增强吞噬细胞对胞内寄生菌的杀灭清除作用。仅有少数的在细胞内寄生的病原体。如结核分枝杆菌和麻风杆菌，由于有蜡脂胞壁包裹，可抵抗水解敏的消化作用，能在巨噬细胞内生存，刺激巨噬细胞，形成慢性肉芽肿。HIV 亦可感染单核细胞和吞噬细胞，并能在细胞内进行复制。另一方面，在对异物的吞噬、杀灭过程中，可能出现酶体外漏现象，从而造成对邻近正常组织的损伤。

（二）免疫自稳

单核-巨噬细胞系统不断吞噬、消化和清除掉机体在生长、代谢过程中不断产生的衰老、损伤或死亡的细胞、细胞碎片以及某些衰变的物质，识别和清除变性的血浆蛋白、类脂等大分子物质、红细胞解体逸出的血红蛋白，参与铁及胆色素代谢等，从而维持机体内环境稳定。

（三）免疫监视

单核-巨噬细胞抗肿瘤作用是解体肿瘤免疫的重要一环。其抗肿瘤机制主要是抗体依赖性细胞毒作用，即 ADCC 效应。还可能通过直接、产生 TNF 及 IL-1 等细胞因子直接或间地发挥杀瘤作用，以及活化的巨噬细胞产生各种溶酶体酶以及活性氧分子直接杀伤或抑制肿瘤细胞生长作用。

（四）抗原提呈

单核-巨噬细胞是最重要的一类抗原提呈细胞。其通过吞噬（phagocytosis）、胞饮（pinocytosis）、受体介导的胞吞作用（receptor-mediated endocytosis）等发生提取抗原，抗原被加工处理后，以抗原的有效片段和 MHC-Ⅱ类分子结合成复合物表达于巨噬细胞表面，提呈给 $CD4^+$细胞，从而激发免疫应答。

（五）免疫调节

MPS 细胞在免疫调节中发挥重要的作用。由于激活程度及分泌产物的不同，MPS 细胞的免疫调节作用有双相性。

1. 正相调节作用 MPS 细胞可通过下列途径启动和增强免疫应答，包括：①抗原呈递作用，诱导免疫应答启动；②分泌多种活性物质，如 IL-1、IL-3、IL-6.IL-7、IL-12、TNF-α 和前列腺素等因子，能促进 T 细胞增殖，趋化白细胞，介导细胞毒和炎症反应等。

2. 负相调节作用 巨噬细胞受到某些刺激活因素如脂多糖、短小棒状杆菌成分的持续刺激，可转变成为抑制性巨噬细胞，后者可分泌多种可溶性抑制物如前列腺素、活性氧分子等，抑制淋巴细胞功能或直接损伤淋巴细胞，对免疫应答起负反馈作用。

（六）分泌作用

巨噬细胞在胞吞的条件下可分泌不同的因子。激活的巨噬细胞除分泌各种溶酶体敏和各种活性物质外，还可分泌补体成分、凝血因子、EPO、血管紧张素、成纤维细胞生长因子、花生四烯酸等代谢产物，起到不同的生物学作用。巨噬细胞还广泛参与炎症、止血、组织修复、再生等过程。

第三节 白细胞抗原

一、HLA 抗原系统

人和各种哺乳动物有着纷繁复杂的组织相容性抗原，其中起着决定性作用的一组抗原称为主要组织相容性抗原（major histocompatibility antigen，MHA），其余的称为次要组织相容性抗原。编码 MHA 的基因是一组呈高度多态性的基因组，分布于各种动物某对染色体的特定区域，称为主要组织相容性复合体（major histocompatibility complex，MHC）。现已知 MHC 主要是以其 MHC 产物-抗原肽复合物形式递呈抗原而激活 T 淋巴细胞，由此形成 T 细胞对抗原和 MHC 分子的双重识别，因而 MHC 在启动特异性免疫应答中起重要作用。人的 MHC 称为人类白细胞抗原（human leukocyte antigen，HLA）。位于第 6 号染色体短臂上 6p21.31，DNA 片段约 4000kb 长度，占人类基因组的 1/3000，包含一组序列同源、功能相似的基因和假基因。习惯上按 HLA 基因在染色体上排列分为 3 个区：远离着丝粒一端为Ⅰ类基因；近丝粒一端为Ⅱ类基因；位于两者之间的为Ⅲ类基因。

（一）HLA-Ⅰ类基因分子

人类的 HLA-Ⅰ类基因由 HLA 复合体的 A、B、C、E、F、G、H、K 和 L 等基因编码，但因后几类基因的性质和作用尚不清楚，所以目前所称的Ⅰ类分子主要指 HLA-A、B、C 位点的基因，属经典 HLA-Ⅰ基因，又称 HLA-Ⅰa 基因。编码位于 HLA-Ⅰ类分子的重链。其产物的组织发布极为广泛，具有高度多样性。HLA-Ⅰ含有两条多肽链：一条是由 HLA 基因编码的 α 链（重链，44kD）；一条是第 15 号染色体上非 HLA 基因编码的 β 链（轻链，12 kD），及 β_2 微球蛋白。α 链可分为 3 个区：胞外区、跨膜区和包内区。胞外区有三个结构域（a1、a2、a3），远膜端的两个结构域 a1 和 a2 构成 HLA-Ⅰ类分子的肽结合槽（peptide-binding cleft），可容纳 8～10 个氨基酸残基，为 T 细胞 TCR 识别部位。HLA-Ⅰ类分子的多态性主要位于该区域。β 链对维持Ⅰ类分子天然结构的稳定性及其分子表达具有重要意义。Ⅰ类分子广泛分布于体内各种有核细胞表面，包括血小板和网织红细胞。其中淋巴细胞表面Ⅰ类抗原的密度最高，其次为肾、肝、肺、心、皮肤、肌肉组织等，而神经细胞、成熟红细胞，胎盘滋养层细胞不表达。Ⅰ类分子的重要生理功能是识别和提呈内源性抗原肽，对 CTL 的识别起限制作用，使 $CD8^+$细胞毒 T 细胞清除变异的内源细胞。同时也是重要的移植抗原。

（二）HLA-Ⅱ类基因分子

HLA-Ⅱ类基因分子包括 HLA-DR、HLA-DP 和 HLA-DQ，是由 HLA 复合体中的 D 区基因编码。Ⅱ类基因分子是由 α 链（35kD）和 β 链（28Kd）组成的异源二聚体，分别由 HLA-Ⅱ类 α 和 β 基因编码。Ⅱ类基因分子与Ⅰ类基本结构相似，也包括胞外区、跨膜区和包内区。其中 α_1 和 β_1 在胞外区构成肽结合槽，Ⅱ类基因分子肽结合槽的显著特征是其两端更为开放，可容纳 13～17 个氨基酸残基。Ⅱ类基因分子多态性残基主要集中在 α_1 和 β_1。，α_2 和 β_2 属 Ig 基因超家族，在抗原提呈过程中，Th 细胞表面 CD4 分子与Ⅱ类基因分子结合的部位即位于该 Ig 样非多态区域。HLA-Ⅱ类基因分子不如 HLA-Ⅰ类基因分子发布广泛主要表达在 B 细胞、单核-巨噬细胞和树状突细胞等抗原递呈细胞，胸腺上皮细胞、一些活化的 T 细胞上。另外内皮细胞和某些组织的上皮细胞也可诱导性表达。HLA-Ⅱ类基因分子主要功能是参与外源性抗原肽的递呈，即在免疫应答的始动阶段将经过处理的抗原肽片段递呈给 Th 细胞；限制 $CD4^+$T 细胞的功能，引起移植排斥反应。

（三）HLA 基因遗产特征

HLA 基因具有与其他真核基因系统不同的遗传特征：.

1. 多基因性（polygeny） HLA 基因含有多个不同 HLA-Ⅰ类和Ⅱ类基因，其编码产物具有相似的结构和功能。

2. 多态性（polymorphism） 指在一随机婚配群体中，染色体上同一基因座位具有两个以上等位基因，即可能编码两种以上产物，且变异性在群体中的基因频率大于 1%。HLA 多态性表现在：①复等位基因（multiple allele），即同一位置可能出现的基因系列。②共显性（codominance），HLA 复合体中每一对等位基因均为共显性。

HLA 多态性是异种免疫反应的基础，因为个体有不同的 HLA 分子表达，使两个完全相同 HLA 表型的个体很少见。通过长期的自然选择，最终导致现代人类 HLA 的高度多态性。这给人类器官移植中选择组织型别合适的供着造成很大困难。

3. 单元型（haplotype）遗传 HLA 复合体是一组紧密相连的基因群，这些位于一条染色体上的相连的等位基因很少发生同源染色体间的交换。

4. 连锁不平衡（linkage disequilibrium） HLA 各等位基因均有各自的基因频率，某些基因比其他基因能更多或更少地连锁在一起，从而出现连锁不平衡。

（四）HLA 基因的应用

在某些相同外因下，不同的个体对疾病的易感性不同，这种个体差异很大程度上是由遗传基因决定的，如 HLA-B27 阳性人群患强直性脊柱炎风险明显增高。某些肿瘤细胞由于出现 HLA 表达异常，由于表达缺失Ⅰ类分子而不能被 CTL 识别和攻击，导致肿瘤细胞免疫逃逸。由于 HLA 基因具有高度多态性，无关个体之间的 HLA 表现完全相同的概率极低，使得器官移植后移植物存活很大程度上取决于 HLA 型别是否相配，同时 HLA 基因具有单元型遗传特征，使 HLA 分析成为法医办案和亲子鉴定的重要手段。

二、白细胞膜受体

（一）中性粒细胞膜表面受体

中性粒细胞质膜含有丰富的受体蛋白分子，这与其复杂生物学行为、功能的多样 化和精细的调节相适应的。中性粒细胞质膜表面有免疫球蛋白（IgG，IgA）Fc 受体和补体 C3b 受体为调理素受体，其分别与病原体或免疫复合体的 IgG（或 IgA）的 Fc 段和补体 C3b 分子的结构域相结合，从而使中性粒细胞识别经 Fc 或 C3b 调理了的病原体颗粒或免疫复合体，具有介导和增强吞噬作用的能力。

膜表面的趋化因子受体有趋化三肽（FMLP）受体、C5a 受体、LTB4 受体和 IL-8 受体等，当与其相应的趋化因子结合后，可引导中性粒细胞向炎症感染部位发挥吞噬杀菌功能。另外，中性粒细胞质膜表面的各种细胞因子受体，如血小板激活因子受体、G-CSF 受体、GM-CSF 受体、白细胞介素-1（IL-1）受体和肿瘤坏死因子（TNF）受体等承担着如调节细胞增殖分化、提高中性粒细胞的吞噬能力，增加过氧化物阴离子产生，增强 ADCC 功能，刺激细胞脱颗粒和分泌髓过氧化物酶。介导的血管收缩起着重要作用。

（二）单核-巨噬细胞表面受体

单核-巨噬细胞表面表面多种受体，如甘露糖受体（mannose receptor）、IgGFc 受体、补体受体、Toll 样受体（Toll-like receptor，TLR）等，可识别并结合病原体及其分泌产物，不同受体的生物学作用不同，但某些功能存在交叉。这些受体主要作用是：使病原体与单核-巨噬细胞膜发生黏附；启动、传递细胞内活化信号；启动细胞杀菌效应等。

（三）T 淋巴细胞膜受体分子

1. T 细胞抗原识别受体（TCR） TCR 是 Y 细胞特异性识别抗原的受体，也是所有 T 细胞的特征性表面标志，具有高度的多态性，以适应变化多样的抗原分子。TCR 与抗原结合后不能直接活化 T 细胞，而是构成 TCR-CD3 复合物形式向细胞内部传递活化信息，CD4 和 CD8 分子能协同加强这种作用。

2. 细胞因子受体（CKR） T 细胞表面表达多种 CKR，包括 IL-1R、IL-2R、IL-4R、IL-6R、IL-7R 等，故可对相应细胞因子刺激产生应答。

3. 其他表面受体 T 细胞表面还表达另一些重要的受体，如有丝分裂原受体，包括刀豆球蛋白（Con A）受体、植物血凝素（PHA）受体、美洲商陆（PWM）受体等，与相应配体结合后可激活静止期淋巴细胞转化为淋巴母细胞，发生有丝分裂和增殖；CD4 分子是 HlV 包膜 GP120 的受体，故 HIV 选择性感染破坏 $CD4^+$细胞，导致获得性免疫缺陷。另外，T 细胞表面尚有绵羊红细胞受体（SRBCR）、抗体受体（FcγR）、补体受体 CR1（CD35）、丝裂原（ConA、PHA、PWM）受体等。

另外，激活的 T 细胞可表达某些特定的表面标志，如转铁蛋白受体（TfR）、趋化因子受体等，检测这些表面标志可用于判断机体的免疫功能状态。

（四）B 淋巴细胞膜表面受体分子

1. B 细胞抗原受体（B cell antigen receptor，BCR） 是 B 细胞特征性表面标志，其不同发育阶段表达不同：未成熟阶段仅表达 mIgM，成熟阶段则同时表达 mIgM 和 mIgD，活化和记忆阶段不表达 mIgD。BCR 不仅能识别可溶性蛋白质抗原分子.还可对抗原的摄取、加工和递呈作用，通过信号传导可引起胞质内一系列生化及核内基因的活化、转录与表达。

2. Fc 受体 B 细胞表面表达 IgGFc 受体Ⅱb1，活化的 B 细胞表面此受体密度明显增加，分化晚期又下降。FcrRⅡb 可通过没有负荷位于同一 B 细胞表面的 BCR 发生交联，从而抑制 B 细胞的分化和抗体形成。成熟 B 细胞也表达少量 IgE 低亲和力受体-FcεRⅡ（CD23）；CD23 属 B 细胞生长因子受体，可能参与 B 细胞分化增殖。当 B 细胞激活时，CD23 表达大量增加。Fc 受体还可与抗体包被的红细胞相结合形成 EAC 花环，是鉴别 B 细胞的传统方法之一。

3. 补体受体（complement receptor，CR） B 细胞表面现已鉴定出四种 CR，即 CR1（CD35）、CR2（CD21）、CR3（CD11b/CD18）和 CR4（CD11c/CD18）。CR1 主要见于成熟 B 细胞，活化时密度明显增高。CR2 也是 EB 病毒受体，其于 EB 病毒选择性感染 B 细胞有关。

4. 丝裂原受体 PWM 受体存在于 T、B 细胞上.能接受脂多糖（LPS）和金黄色葡萄球菌 CowanI 株（SACI）等丝裂原刺激，使静止的淋巴细胞转化为淋巴母细胞。

5. 细胞因子受体 多种细胞因子可参与调节 B 细胞活化、增殖和分化。目前已知 B 细胞上细胞因子受体主要有 IL-1R、IL-2R、IL-4R、IL-12R、TNF-aR、TGF-βR 和 INF-γR 等，对淋巴细胞的分化与活化有重要作用。

三、白细胞分化抗原

白细胞分化抗原（leukocyte differentiation antigen）是指白细胞在正常分化成熟为不同谱系、分化的不同阶段及细胞活化过程中，出现或消失的细胞表面标记分子。它们是表达于细胞膜表面的一类跨膜糖蛋白，含胞外区、胞内区和跨膜区。20 世纪 80 年代初以来，应用以单克隆抗体鉴定为主的聚类分析法，将来自不同实验室的单克隆抗体所识别的同一分化抗原归为一个分化群（cluster of differentiation，CD），并以此代替分化抗原以往命名。至今已命名了从 CD1～CD247，还包括为数众多的亚群。CD 抗原开始被发现表达在细胞膜上（mCD），随着细胞分化呈规律性消长，后来又发现在细胞分化过程中，有的 CD 抗原先出现在细胞质中（cyCD），随后逐渐表达在膜上。有的 CD 也可以阶段性形式存在于血清或血浆中（sCD）。白细胞分化抗原除表达在白细胞外，也表达在红细胞系和巨核细胞系/血小板，还广泛分布于非造血细胞。白细胞分化抗原大都是跨膜的蛋白或糖蛋白，有些白细胞分化抗原是以糖基磷脂酰肌醇连接锚定在细胞膜上，只有少数白细胞分化抗原是碳水化合物。白细胞分化抗原不仅参与抗原识别、抗原捕获、促进免疫细胞与抗原或免疫分子之间的相互作用，还可介导免疫细胞间、免疫细胞与基质间黏附主要，在免疫应答的识别、活化及效应阶段均发挥重要作用。以下介绍各系主要的标记分子。

（一）淋系细胞相关抗原

1. T 细胞及其亚群 T 祖细胞（pro-T）经血流进入胸腺，经过一系列的有序分化发育，才能成为成熟 T 细胞，再次进入血液及外周淋巴组织。在 T 细胞发育过程中，CD7 是最早出现的 T 细胞标志，且贯穿整个 T 细胞分化发育过程中。T 祖细胞（pro-T）的表型为 $CD34^+$、TdT^+、$CD10^+$，然后在胸腺皮质细胞表达 $CD2^+$、$CD3^+$、$CD4^-$、$CD8^-$、TCR^-（即 CD4、CD8 双阴性）$^-$，随着向皮质深层迁移，同时发生 TCRaβ 基因重排和表达，促使胸腺细胞逐渐发育为 $CD1^+$、$CD2^+$、$CD3^+$、$CD4^+$、$CD8^+$、TCR^+ （即 CD4、CD8 双阳性），在经过 TCRaβ 介导的阳性选择，最后发育成 $CD2^+$、$CD3^+$、$CD4^+$、$CD8^-$、TCR^+（Th）和 $CD2^+$、$CD3^+$、$CD4^-$、$CD8^+$、TCR^+（Ts）单阳性的两群成熟胸腺细胞，执行免疫功能。但在正常外周血中通常存在 $CD3^+$、$CD4^+$、$CD8^-$（Th），$CD3^+$、$CD4^-$、$CD8^+$（Ts/Tc），$CD3^+CD4^+CD8^+$ 和 $CD3^+CD4^-CD8^-$ 四种表型不同的 T 细胞，它们分别占 T 细胞总数的 60%～70%，20%～30%，1%～3%，1%～10%。前三种表型细胞的 TCR 主要为 TCRaβ，而 $CD4^-CD8^-$T 细胞主要表达 TCRγδ，他们都执行细胞免疫功能。

2. B 细胞分化相关抗原 B 细胞是一类唯一能合成免疫球蛋白的免疫活性细胞，介导体液免疫。其分化主要分为 B 祖细胞、前 B 细胞、未成熟 B 细胞、成熟 B 细胞、活化 B 细胞和浆细胞 6 个阶段。其相关抗原表达见表 8-2。B 细胞限制性（特异性）抗原 CD19、CD20、D21、CD22、CD77 和 CD79，它们的表达只限于 B 细胞上，在鉴别细胞系上是十分重要的标志。

表 8-2 B 细胞分化各阶段抗原表达情况

阶段	抗原表达情况
B 祖细胞	CD19，同时表达 CD34、细胞核 TdT、HLA-DR、CD40、cyCD22。
前 B 细胞	表达 cyCD79、CD10、CD20、CD9、CDw78、CD74，cμ+，不表达 CD34 和 TdT
早期 B 细胞	表达 SIgM、CD22。CD20、CD24、CD40、CD72、CD74、CDw78、CD79、CD37、CD2、CDw75、CDw76 不表达 CD9、CD10
成熟 B 细胞	表达 SIgM、CD22。CD20、CD24、CD40、CD72、CD74、CDw78、CD79、CD37、CD2、CDw75、CDw76，SmIgM 和 IgD 同时表达。
活化 B 细胞	表达 CD23、CD77、CD80、CD86、CD25、CD26、CD30、CD69、CD70、CD7l、CD38
浆细胞	表达 PC-l、PCA-1、CD138、CD85、CD38，不表达 B 细胞其他标志如 CD19、CD20、CD21 等，

（二）髓系细胞相关抗原

髓系细胞相关抗原不像淋巴细胞相关抗原那样特征清楚，在不少非造血细胞的表面也发现有髓系相关抗原见表 8-3，从髓系造血祖细胞到成熟阶段细胞，不同分化阶段的抗原特征性标志还不十分清楚。

表 8-3 髓系相关细胞抗原表达情况

抗原表达的相关细胞	表达的抗原
粒细胞和单核细胞上都有较强表达的抗原	CD13、CDw17、CD32、CD87、CD88、CD89、CDw92、CD93、CD156、CD157、CD163
以粒细胞为主，但也存在于单核细胞的抗原：	CD15 和 CD65，CD15 是特异性髓系抗原，强表达在成熟粒细胞，弱表达在单核细胞上
以单核细胞为主，但也表达在粒细胞的抗原：	CD14 和 CD33（包括 cyCD33 和 mCD33）
基本只表达在单核细胞上的抗原	CD16、CD64、CD68、CD91、CDw136 和 CD155
基本表达在粒细胞上的抗原	CD16b 和 CD66
造血干细胞抗原	CD34 和 CD90，CD34 和 CD90
主要在其他系列细胞但在某些髓系细胞上也有表达	CD4、CD7、CD9、CD10、CD11b、CD111c、CD31、CD36、CD38 等
巨核细胞及血小板相关抗原	PPO、CD4la（Ⅱb/Ⅲa）、CD41b（Ⅱb）和 CD61（Ⅲa）、CD42（Ib），PPO、CD4la（Ⅱb/Ⅲa）、CD41b（Ⅱb）和 CD61（Ⅲa）、CD42（Ib），还可表达 CD36，CD9、CDw17、CD31、CD36、CD41a、CD41b、CD42a、CD42d、CD61 CD62（P-选择素）、CD63 及 CD107a 和 CD107b
红细胞系相关抗原	血型糖蛋白 A、H

（三）造血干细胞

$CD34^+$是造血干细胞（hemopoietic stem cell，HSC）的一个重要标志，是一个阶段特异而非系特异的抗原。造血干细胞具有很强的增殖能力，正常机体中的大部分造血干细胞处于静止状态，即 G_0 期，只有大约 10%的造血干细胞处于增殖状态，分化成不同方向的定向干细胞。CD34 是一个阶段特异而非系特异的抗原，一直到定向干细胞阶段均有表达。此后随细胞成熟逐渐下降，继而消失。近年来研究发现骨髓中单克隆 $CD34^-$细胞和 $CD34^+$细胞之间可相互转换，形成“干细胞循环”，且 $CD34^-$细胞也可重建所有的造血细胞系，故认为 $CD34^-$细胞是更早的造血干细胞。

HLA-DR 是在早期造血干细胞为阴性，当向定向干细胞分化时此标志物为阳性，是造血干细胞分化的重要标志物之一。CD38 是另一个造血干细胞标志，造血干细胞由 $CD34^+$、$CD38^-$细胞分化为 $CD34^+$、$CD38^+$细胞，而 $CD34^+$、$CD38^+$细胞则大多处于造血祖细胞阶段，可形成各系造血集落，但不能维持长期造血。故 CD38 抗原是造血干细胞向多系定向分化的标志之一。最近发现 CD90（Thy-1）是比 CD34 更早的干细胞标志，故目前将 $CD34^+$、$CD90^+$，Lin-视为造血干细胞的重要标志。

第九章　白细胞检验的基本方法

第一节　白细胞功能的检验

一、墨汁吞噬试验

【实验目的】　掌握墨汁吞噬试验的实验原理、实验方法、注意事项及临床意义。

【实验原理】　中性粒细胞及单核细胞对细菌、异物的吞噬作用是机体的主要防御机能之一，所谓墨汁吞噬试验是指血液中中性粒细胞及单核细胞对墨汁吞噬能力来间接反映其对细菌、异物等具有吞噬作用。在一定量的肝素抗凝血中，加入一定量的墨汁，经 37℃温育 4 小时后，进行涂片染色，镜下观察细胞对墨汁的吞噬情况，经运算得出吞噬率及吞噬指数。此试验主要用于某些疾病及某些白血病分型的鉴别作用。

【器材试剂】

1. 器材　试管、移液管、微量移液器、载玻片、37℃水浴锅、显微镜等。

2. 试剂

（1）肝素：配成 6U/ml 水溶液。

（2）制备墨汁：于普通砚台上加生理盐水 5ml，以优质中国块墨或印度墨，以 100r/min 研磨 3min。所得墨汁经普通滤纸过滤 3 次备用。

（3）瑞氏染液等。

【方法步骤】

（1）取小试管 1 支，加肝素 20μl，加外周血 100μl，混匀。

（2）加入过滤墨汁 10μl，混匀，加塞。

（3）置 37℃温育 4h。

（4）取温育后样本，推制成血涂片，干燥后，瑞氏染色。

（5）油镜下观察计数幼稚细胞或中性成熟粒细胞 100 个；计数单核细胞 20 个。

（6）判断结果根据细胞吞噬墨粒多少及大小，可定为下列程度。

阴性：细胞内未见吞噬墨粒。

阳性：（+）细胞内吞噬有小墨粒 1～5 个。

（++）细胞内吞噬有大小不等墨粒 10 个左右。

（+++）细胞内吞噬有大墨粒 10 个左右，小墨粒较多。

（++++）细胞内吞噬有多数大颗墨粒，并有块状、球状、小墨粒很多，但细胞核清楚。

（7）计算吞噬率及吞噬指数。

$$\text{吞噬率}(\%)=\frac{100(\text{或}20)\text{个吞噬细胞中吞噬墨粒的细胞数}}{100(\text{或}20)\text{个吞噬细胞}}\times 100\%$$

$$吞噬指数=\frac{100(或20)个吞噬细胞吞噬墨粒的总数}{100(或20)个吞噬细胞}$$

【注意事项】 肝素剂量对白细胞的吞噬功能有影响，肝素用量过大，则细胞形态异常，吞噬率和吞噬指数降低，肝素用量过小，则影响抗凝。以每 100μl 血用 0.3U 肝素为最适宜。

【参考范围】 成熟中性粒细胞吞噬率 74%±15%（范围 59%～89%）；吞噬指数 126±60（范围 66～186）。成熟单核细胞吞噬率 95%±5%（范围 90%～100%）；吞噬指数 313±86（范围 227～399）。

【临床意义】 中性粒细胞仅限于成熟阶段具有的吞噬功能，而单核细胞在幼单核细胞和成熟单核细胞阶段都具有吞噬能力，应用此细胞特征，可对某些疾病有一定鉴别意义。

1. 某些白血病的鉴别 急性单核细胞白血病（M5a）为弱阳性，（M5b）吞噬指数明显增高；而急性粒细胞（M2）、急性早幼粒细胞白血病（M_3）、急性淋巴细胞的墨汁吞噬试验为阴性；急性粒-单核细胞（M4）白血病呈阳性反应，但吞噬指数多在 30 以下。

2. 可作为类白血病与白血病的鉴别 白血病（特别在急、慢性粒细胞白血病）时，吞噬功能明显减低，而急性感染时则明显增强。

3. 某些疾病的疗效观察 如再生障碍性贫血治疗前吞噬能力明显增强，治疗有效后下降，并接近正常。蚕豆病发生急性溶血时明显下降，缓解后恢复正常。

二、白细胞吞噬功能试验

【实验目的】 掌握白细胞吞噬功能试验的实验原理、实验方法、注意事项及临床意义。

【实验原理】 白细胞吞噬功能试验（leukophagocytic function test），是分离白细胞悬液，将待测的吞噬细胞与葡萄球菌或链球菌充分混合，温育 30min 后，细菌可被中性粒细胞吞噬，经洗涤后，在镜下观察中性粒细胞吞噬细菌的情况并计数，根据吞噬率和吞噬指数即可反映吞噬细胞的吞噬功能。

【器材试剂】

1.器材 接种环、小试管、微量细胞培养板、水浴箱、载玻片、显微镜等。

2.试剂

（1）制备菌液：取在琼脂斜面上或平板上培养 24h 的白色葡萄球菌菌苔用 PBS（0.015mol/L pH6.4）洗 2 次.沸水浴 15～20min 灭菌。将灭活菌液混悬于 20% FCS-RPMI1640 培养液中，用比浊法调整细胞浓度至 5×10^{10}/L，置 4℃备用。

（2）100U/ml 肝素、甲醇、吉姆萨染液等。

【方法步骤】

（1）于微量细胞培养板孔内（或小试管内）加 100U/ml 肝素 1 滴，无菌采集末梢血 3 滴，与孔内抗凝剂立即混匀。

（2）向孔内（或小试管内）加白色葡萄球菌悬液 3 滴，混匀。

（3）置有盖湿盒内，37℃温育 30min，每 10min 轻摇一次。

（4）用滴管取 1 滴培养液。推成薄片，甲醇固定，吉姆萨染色、干燥。

（5）镜检计数：油镜下观察计数 200 个中性粒细胞，记录吞噬细菌的细胞数，以及各个细胞吞噬的细菌总数，按下式计算吞噬率和吞噬指数。

$$\text{吞噬率}(\%)=\frac{200\text{个中性粒细胞中吞噬细菌的细胞数}}{200\text{个}(\text{中性粒细胞})}\times 100\%$$

$$\text{吞噬指数}=\frac{200\text{个中性粒细胞吞噬细菌的总数}}{200\text{个}(\text{中性粒细胞})}$$

【注意事项】

（1）所用器材要清洁。

（2）抗凝剂用量应适当，过高会抑制吞噬功能，过低则易出现血液凝固。

（3）要严格掌握吞噬的时间和条件。细菌与细胞比例以 1∶（1～10）为宜。

（4）涂片要薄，以便尽量减少因细菌重叠在细胞上而误以为吞噬的错误。

（5）计数时应取载玻片前、中、后三段计数，以提高准确性。

（6）本试验采用光学显微镜检查，分辨率不够高，有时难以准确计数吞入的细菌颗粒，应认真识别。

（7）应根据各室的具体方法建立本室参考范围，以便客观地判定被测标本中性粒细胞的吞噬能力。

【参考范围】

吞噬率：62.8%±1.4%。

吞噬指数：1.06±0.05。

【临床意义】 本试验对中性粒细胞的吞噬功能的了解有重要意义，如细菌性感染时，中性粒细胞吞噬率和吞噬指数均增高，反映中性粒细胞吞噬异物功能的增强，对怀疑有中性粒细胞吞噬功能低下者，有帮助确诊的价值。机体免疫功能低下，营养、代谢、肿瘤等因素致白细胞分化不良或不成熟，机体存在明显抑制白细胞的因素，如免疫抑制剂、抗白细胞抗体等时吞噬率和吞噬指数降低。此试验还能解释抗体、补体、血浆蛋白在吞噬作用中的重要性，以及获知患者血清的调理功能。

三、血清溶菌酶活性试验

【实验目的】 掌握血清溶菌酶活性试验的实验原理、实验方法、注意事项及临床意义。

【实验原理】 血清溶菌酶活性试验（serum lysozyme activity test），是溶菌酶能使革兰氏阳性球菌的细胞壁的乙酰氨基多糖成分水解，使细胞失去细胞壁而导致菌体溶解。以微球菌悬液作为溶菌酶的底物，根据微球菌的溶解程度来检测血清或尿中溶菌酶的活性，临床多以平板打孔法或比浊法检测，但以比浊法检测为多。

（一）平板打孔法

【器材试剂】

1. 器材 接种环、毛细滴管、无菌打孔器（孔径 5mm 左右）、水浴箱、测量尺等。

2. 试剂

（1）等渗缓冲液（pH6.4）：A 液：KH_2PO_4 9.07g，氯化钠 5.0g，溶于 1000ml 蒸馏水中。B 液：$Na_2HPO_4\cdot 12H_2O$ 23.87g，氯化钠 5.0g.蒸馏水加至 1000ml。A 液、B 液以 10∶3 比例混合.调至 pH6.4。

（2）制备溶壁微球菌：①制备营养琼脂斜面培养基：取琼脂 4.3g，加牛肉浸膏 1.0g，蒸馏水 100ml，浸 10min 后煮沸，使其完全溶解，倒入若干大试管，加塞.高压消毒 15min，取倾向位室温冷却，置 4℃冰箱保存，备用；②接种：溶壁微球菌在使用前于琼脂斜面培养基上传代一次，试验前按常规接种微球菌于斜面，置 37℃培养 24～48h。即可长出黄色菌落；③制备细菌悬液：用无菌蒸馏水洗下菌苔，2000r/min 离心 30min，弃上清。再加蒸馏水轻轻混匀，2000r/min 离心 30min。弃上清，称沉淀物湿承，用无菌蒸馏水配成 100g/L 的浓菌液（菌液应在临用前配制，不宜存放过久），70～80℃加热灭菌，备用。

（3）1%琼脂：称琼脂粉 1g，加入 1/15mol/L　pH6.4　PBS 100ml。

（4）溶菌酶标准液：取溶菌酶标准品，用 1/15mol/L　pH6.4　PBS 制成 5、25、100mg/L 稀释液。

（5）被检血清。

【方法步骤】

1. 制备溶壁微球菌琼脂平板　取已配制好的菌液 1ml，加到 50～60℃已溶化的 1%琼脂中，摇匀，倾注平板（直径 7～9cm 平板加 l%琼脂 15ml），待冷凝。

2. 打孔　用打孔器在溶壁微球菌琼脂平板上打孔，孔间距 18～20mm，用牙签挑去孔内琼脂。

3. 加样用毛细滴管吸取血清，加入琼脂孔内。同时在另一孔内加满溶菌酶标准液作为阳性对照。

4. 温育　置 25～30℃、温育 18～24h.观察结果。用测量尺量出溶菌环直径。

5. 制备标准曲线　在每批测定同时，将各种浓度的溶菌酶标准液加入小孔中，同上法测定溶菌环的直径。在半对数纸上.以溶菌酶浓度为纵坐标（对数坐标），溶菌环直径为横坐标，绘制标准曲线。从曲线上查出每毫升待检品所含溶菌酶的微克数。

6. 判断结果　加血清孔和溶菌酶标准液孔周围的溶壁微球菌被溶解，可见圆形透亮区，即溶菌环。溶菌环的直径大小与溶菌酶的含量成正比。

【注意事项】　测量标准品与待检样品溶菌现象的间隔时间应尽量缩短，最好能在同一块板上备有标准品的对照，以便比较。

（二）比浊法

【器材试剂】

1. 器材　接种环、试管、721 型分光光度计、水浴箱、微量移液器等。

2. 试剂

（1）等渗缓冲液（pH6.4）：同平板打孔法。

（2）制备溶壁微球菌：同平板打孔法。将制备的菌液过滤，取上清液于分光光度计 600nm 波长处。以缓冲液调零，调节菌液浓度使其光密度为 0.4，冰箱保存。

（3）制备溶菌酶标准液：称取干燥溶菌酶 2mg，用 pH 6.4 的等渗缓冲液溶解，其酶浓度为 1mg/ml（1000μg/ml），储存液置冰箱保存，备用。溶菌酶应用液则取 0.1ml 溶菌酶储存液加 4.9ml 缓冲液，稀释 50 倍，其酶含量为 20μg/ml。

【方法步骤】

（1）将菌液置 37℃水浴中预温 2min。

（2）抽取患者血液，分离血清，按表 9-1 进行操作。

（3）以缓冲液调零，600nm 波长处比浊，检测各管的光密度。

表 9-1 溶菌酶测定步骤

加入物	标准管				菌液对照管	测定管
	1	2	3	4	5	6
微球菌液（ml）	3.0	3.0	3.0	3.0	3.0	3.0
缓冲液（μl）	20	40	60	80	100	—
溶菌酶应用液（μl）（每隔 1min 加入）	80	60	40	20	—	—
血清（μl）						100
	混匀，每管于 37℃水浴中准确温育 10min，取出即加反应终止液					
5mol/L NaOH（ml）	0.05	0.05	0.05	0.05	0.05	0.05

（4）计算　$溶菌酶=\frac{对照管光密度-测定管光密度}{对照管光密度-标准管光密度}\times 10\times 10(\mu g/ml)$

（5）制备标准曲线　以测得各标准管的光密度为纵坐标，各标准管所含标准酶浓度为横坐标（第 1 管含酶 16μg/ml，依次为 12、8、4μg/ml），菌液对照管的光密度为零点，在坐标纸上画一曲线。

（6）根据标准曲线查出被测血清样品所含溶菌酶的量。

【注意事项】

（1）菌液 4℃保存比较稳定。溶菌酶标准液以高浓度 4℃保存为佳。

（2）每批溶菌酶样品的测定必须同时做标准管与菌液对照管的测定。

（3）血清标本 4℃保存 10 天，酶活性基本不变。

（4）该法可同时用于测定尿中的溶菌酶活性，但要收集 24h 尿量，并加防腐剂，所得结果乘以尿量。

（5）该法只适用于测定较窄浓度范围的溶菌酶，因此，测定前应先将待检样品的浓度做适当调整，使之适用于限定的测定范围。

（6）细胞溶菌酶测定：血和离心后的菌液各 1 滴，混合后制成涂片，置含湿纱布玻皿内，于 37℃温育 30min，干燥后瑞氏染色、镜检。细胞周围菌少，变细、变淡，并可见透明环为阳性。

【参考范围】　血清 5～15mg/L；尿 0～2mg/L。

【临床意义】　在人体血清中的溶菌酶主要存在的单核细胞和粒细胞中，其中以单核细胞含量最多，在中性粒细胞中，原始细胞不含有此酶，从早幼粒晚期开始出现，中幼粒到成熟粒细胞可随细胞的成熟程度而增高，嗜酸性粒细胞呈弱阳性，嗜碱性粒细胞不含此酶，淋巴细胞中则含量极低。血清和血浆中的溶菌酶大部分是由破碎的白细胞所释放。

在急性白血病中血清溶菌酶含量高低不一，急性单核细胞白血病含量明显增高，急性粒-单核细胞白血病血清溶菌酶含量也明显增高，急性粒细胞白血病的血清溶菌酶的含量可正常或增高；急性淋巴细胞白血病多数减低，少数正常。急性粒细胞白血病和急性单核细胞白血病在治疗缓解，白细胞减少时，其含量也同时下降，但在复发时明显上升。

慢性粒细胞白血病血清溶菌酶含量正常，但急变时下降。

四、硝基四氮唑蓝还原试验

【实验目的】 掌握硝基四氮唑蓝还原试验的实验原理、实验方法、注意事项及临床意义。

【实验原理】 硝基四氮唑蓝还原试验（nitroblue tetrazolium reduction test），是此试验是用于检查中性粒细胞的免疫功能的一种方法。硝基四氮唑蓝（nitroblue Tetrazolium，NBT）是一种水溶性的淡黄色活性染料。一般认为在机体受到细菌感染过程中，中性粒细胞在杀菌过程中能量消耗增多，耗氧量也随之相应增加，细胞内磷酸己糖旁路代谢增强；葡萄糖分解的中间产物葡萄糖-6-磷酸在此旁路中脱氢氧化而成为戊糖。此时加入 NBT 可接受脱下的氢，而被还原成非水溶性的蓝黑色甲臜（formazan）颗粒，沉积在胞浆内酶活性位置，在显微镜下观察并计数阳性细胞百分率。

【器材试剂】

1. 器材 小试管、滴管、载玻片、水浴箱、显微镜等。

2. 试剂

（1）0.15mol/L pH7.2 磷酸缓冲葡萄糖生理盐水（PBGS）：取 0.15mol/L Na_2HPO_4溶液 7.6ml，0.15mol/L KH_2PO_4溶液 2.4ml 及 0.15mol/L NaCL 10ml，混匀，加 20mg 葡萄糖，溶后过滤分装。8 磅高压蒸汽灭菌 20min，4℃保存。

（2）NET 试剂：取 NBT 10mg。加入生理盐水 5ml。室温振摇 1h 溶解（NBT 难溶，亦可置 80℃水浴中摇动或搅拌助溶），滤去少数不溶性颗粒后，小量分装，此即贮存液，4℃可保存 3～6 个月。用时取需要量与等量 PBGS 混匀即为 NBT 试剂。

（3）肝素溶液：无防腐剂肝素注射液.用生理盐水稀释成 1.25×10^5U/L。

（4）10g/L 沙黄（safranin）水溶液：取沙黄 1g，先加 1～2ml 95%乙醇助溶，然后边振荡边加蒸馏水使之溶解成 100ml。滤纸过滤后，室温避光保存。

（5）甲醇等。

【方法步骤】

（1）取一小试管，加肝素溶液 0.05ml，再加受检者外周静脉血 0.5ml，混匀。

（2）取抗凝血 0.1ml 与等量 NBT 试剂在小试管内混匀，盖住管口。置 37℃温育 25min，中间振摇 1 次.再置室温 15min。

（3）轻轻摇匀细胞，用滴管吸出 1 滴于载玻片上，推成涂片，立即吹干。甲醇固定 2～3min，吹干。10g/L 沙黄水溶液染色 5min，水冲洗，待干。

（4）镜检：计数油镜下观察，凡中性粒细胞胞质内含有点状或斑块状深蓝色甲臜颗粒沉着者（只见一个典型颗粒也算），即为 NBT 阳性细胞。计数 100～200 个中性粒细胞，算出 NBT 还原阳性细胞百分率。

【注意事项】

（1）所用器材要清洁，避免玻璃表面因素增加 NBT 还原作用。

（2）NBT 试剂需用超细玻璃器过滤，不要残留颗粒；注意保存，不要被细菌污染。

（3）孵育方式不同，会影响检出结果，在水浴内孵育的 NBT 还原阳性率会比在普通温箱中孵育者高。

（4）涂片要推出头、体、尾，并厚薄适宜。太厚影响观察；太薄则细胞难找，计数费时。

（5）单核细胞也可能还原 NBT，应注意。聚集的或已破损的中性粒细胞，不可计数在内。

（6）常有血小板黏附在中性粒细胞上，易与甲臜颗粒混淆，应仔细区别。

（7）如无沙黄，也可用 50g/L 甲基绿染色 15min 代替；也可用瑞-吉氏液染色，但切忌染液干涸在载玻片上。

【参考范围】 计数中性粒细胞，正常成人的阳性细胞数在 10%以下。若有 10%以上中性粒细胞含有蓝黑色颗粒.即为 NBT 还原试验阳性；低于 10%则为阴性。

【临床意义】 本试验用于检测中性粒细胞吞噬杀菌功能，在儿童慢性肉芽肿（CGD）、葡萄糖-6-磷酸脱氢酶（G6PD）缺乏症、髓过氧化物酶缺乏症和 Job 综合征等、全身性细菌感染，器官移植后若有细菌感染引起发热，其 NBT 还原试验为阳性，在新生儿、小儿成骨不全症、心肌梗死急性期、淋巴肉瘤、变应性血管炎、全身性真菌感染、疟疾感染、口服避孕药等情况，阳性细胞比例增高。

在病毒感染、器官移植后排斥反应引起发热，无丙种球蛋白血症、镰状细胞病、恶性营养不良、系统性红斑狼疮、类风湿关节炎、糖尿病等，NBT 还原试验阳性细胞比例下降或正常。

五、白细胞趋化试验

【实验目的】 掌握白细胞趋化试验的实验原理、实验方法、注意事项及临床意义。

【实验原理】 白细胞向着某些化学刺激物（趋化因子）所在处游走者称为趋化性，不同白细胞对趋化因子的反应能力不同，中性白细胞和单核细胞反应强，而淋巴细胞则较弱。在微孔滤膜的一侧放入粒细胞，另一侧放入趋化因子（如细菌毒素、补体 C3a、淋巴因子等），检测粒细胞经滤膜微孔到达趋化因子这一侧定向移动的能力。

【器材试剂】

1. 器材

（1）趋化室：用有机玻璃自制，分上、下两室，上室直径 5.5mm，下室直径 5.5mm，深 8mm 的圆形孔室，有两条直径 4.5mm 的孔道与外界相通。趋化室上室用于放置白细胞悬液，下室置趋化因子，中间隔以合适的滤膜。

（2）滤膜：直径 13mm，孔径 3、5、8μm，厚 150μm，混合纤维素酯滤膜。

（3）离心管、滴管、载玻片、显微镜等。

2. 试剂

（1）趋化因子：健康人（或豚鼠）新鲜血清 3～4 份混合，分装后-20～-40℃冻存 24h（可用大肠杆菌培养液、酵母多糖活化血清、淋巴细胞衍生趋化因子等）。

（2）白细胞悬液：在 10ml 离心管中依次加入下述 A、B、C、D 四种浓度梯度液各 2ml：①A 液：90.0g/L，Ficoll 15.0ml 加 500.0g/L Hypague 10ml，相对密度 1.14；②B 液：90.0g/L Ficoll 17.5ml 加 500.0g/L Hypague 10ml，相对密度 1.13；③C 液：90.0g/L Ficoll 20.0ml 加 500.0g/L Hypague 10ml。相对密度 1.12；④D 液：90.0g/L Ficoll 24.0ml 加 339.0g/L Hypague

10ml，相对密度 1.08。在 D 液上层加入用生理盐水 1∶2 稀释的受检者肝素抗凝血（10U/ml）2ml，1000r/min 离心 40min，在血浆与 D 液界面为单个核细胞，C、B 界面为中性粒细胞和嗜酸性粒细胞，B、A 界面为嗜酸性粒细胞。

（3）甲醇、苏木素染液、乙醇等。

【方法步骤】 （膜滤法）

（1）将趋化因子 0.5ml（用培养基作阴性对照）自外侧孔注入趋化室的下室，封闭孔道，上室加入白细胞悬液 0.3ml，37℃培养 2h。

（2）取出滤膜，甲醇固定后.在苏木素染液中染色 15min，用蒸馏水冲洗。乙醇脱色。

（3）再依次在 70%、90%、100%的乙醇（或异丙醇）中脱水，每种浓度中各脱水 3～5min。

（4）将滤膜贴于载玻片上，封片。

（5）镜检计数：油镜下观察滤膜，原来向上的一面为淋巴细胞与单核细胞，原来向下的一面只含移动过来的中性粒细胞（用孔径 3μm 的滤膜），观察时应调节镜头焦距，计算 5 个高倍视野中中性粒细胞数（约 250 个）。阴性对照观察 20～30 个视野。通常以双份滤膜内移动细胞的平均数为趋化单位。

【注意事项】

（1）测定白细胞趋化功能时，应该做预实验，以选择最适白细胞浓度、最适趋化因子浓度。

（2）注意固定采用一种计数方法，即滤膜下表面计数法或滤膜内计数法。

（3）滤膜的质量、厚度、孔的大小都能对趋化功能产生较大的影响，因此应使用统一滤膜。

（4）各实验室应建立自己方法的参考范围。

【参考范围】 趋化指数：3.0～3.5。

【临床意义】 本试验是观察粒细胞向感染灶运动能力的一项重要检测方法。趋化功能异常可见于 Wiskot-Aldrich 综合征、Chediak-Higashi 综合征、高 IgE 综合征、糖尿病、烧伤、新生儿、慢性皮肤黏膜白色念珠菌感染、先天性鱼鳞病、膜糖蛋白（相对分子质量 11000）缺陷症、肌动蛋白功能不全症等。

六、吞噬细胞吞噬功能试验

【实验目的】 掌握吞噬细胞吞噬功能试验的实验原理、实验方法、注意事项及临床意义。

【实验原理】 吞噬细胞吞噬功能试验（phagocyte phagocytic function test），是检测吞噬细胞吞噬功能的方法之一。单核-巨噬细胞系统直指血液中的单核细胞与存在于体腔和各个组织中的巨噬细胞的总称。活体巨噬细胞、单核细胞在体内外均有吞噬细菌、异物的功能，本试验中，在体外将吞噬细胞与异体细胞如鸡红细胞或细菌混合孵育后，染色观察其吞噬异体细胞或细菌的数量，从而了解其吞噬功能。利用中药斑蝥在人的前臂皮肤上发疱，形成非感染性炎症，诱使单核细胞游出血管大量聚集于疱液内。抽取富含吞噬细胞的疱液，以鸡红细胞为异体细胞，在体外 37℃条件下观察吞噬细胞对鸡红细胞的吞噬消化活性，吞噬细胞经过涂片染色镜检，计算吞噬百分率和吞噬指数。

【器材试剂】

1. 器材　眼科镊子、长镊子、滤纸、盖玻片、37℃水浴箱、离心机、载玻片、显微镜等。

2. 试剂

（1）10%的斑蝥酊剂：斑蝥 10g，95%乙醇 90ml。浸泡 2 周以上。

（2）5%鸡红细胞悬液

（3）Aisever 保存液：取葡萄糖 2g、枸橼酸钠 0.8g、枸橼酸 0.055g、氯化钠 0.42g，加入蒸馏水 100ml。配成后 68.95kPa 消毒 10min。

（4）生理盐水。

（5）吉姆萨染液。

（6）甲醇等。

【方法步骤】

1. 制备皮疱液

（1）先用眼科镊子取 $1cm^2$ 大小的滤纸 2 张，蘸上 10%斑蝥酊剂，贴敷在前臂屈侧皮肤上，在滤纸下压一块血细胞计数板盖玻片，上面再敷以消毒纱布，用橡皮膏固定之。

（2）4～5h 后，将滤纸、盖玻片和纱布一并取下换上一个拱形塑料盏，以防止开始形成的水疱破裂。

（3）48h 后，在前臂皮肤上可形成一个同盖玻片一样大小的水疱，用无菌注射器或三棱针小心将皮疱液全部挤出。最后，局部涂以消炎药膏，以无菌纱布敷盖。

2. 制备 5%鸡红细胞（CRBC）悬液

（1）从鸡的一侧翅翼下静脉取血，将鸡血加到置有 Alsever 液的消毒青霉素瓶中，充分混匀。血与 Alsever 液的比例为 1∶5。放 4℃冰箱可保存半个月。

（2）临用前用生理盐水洗涤鸡红细胞 3 次，第 1 和第 2 次离心转速为 1500r/min 离心 3min，第 3 次 2000r/min 离心 5min，按红细胞压积用生理盐水配成 5%的鸡红细胞悬液。

3. 吞噬细胞吞噬功能检测

（1）斑蝥刺激皮疱液 1ml。加 5%的鸡红细胞悬液 0.04ml，置硅化离心管中混匀，置 37℃温育 30min，每 10min 轻轻摇动一次。

（2）1000r/min 离心 10min，弃上清。

（3）取沉淀细胞涂片，干后用甲醇固定，吉姆萨染色（吉姆萨染液用缓冲液作 1∶4 稀释）观察吞噬细胞吞噬消化

（4）镜检计数：油镜下观察吞噬细胞吞噬消化鸡红细胞的情况，并至少计数 200 个吞噬细胞，按下式计算吞噬率和吞噬指数。

$$\text{吞噬率}(\%)=\frac{\text{200个吞噬细胞中吞噬CRBC的细胞数}}{\text{200个(吞噬细胞)}}\times 100\%$$

$$\text{吞噬指数}=\frac{\text{200个吞噬细胞吞噬CRBC数}}{\text{200个(吞噬细胞)}}$$

【注意事项】

（1）斑蝥浸液对皮肤有刺激作用，其用量应适当、恒定。用量过多.反应过强，48h 后皮疱液内中性粒细胞较多，使用适当，才可获大量的巨噬细胞。

（2）取皮疱液时，应严格无菌操作，并尽可能吸净皮疱液，如不易抽出，可从不同角度抽吸，因残留的皮疱液易导致继发感染。

（3）若皮疱液中蛋白过高，易凝固，可在试管内加入适量抗凝剂。

（4）皮疱液不能立即检查时，可置4℃冰箱放置2～4h，对巨噬细胞形态和功能无影响。

（5）最好设正常对照，便于判断结果的可靠性。

（6）必须掌握好吞噬作用时间，时间过长被吞噬的鸡红细胞可被消化，时间过短则未被吞噬。

（7）涂片的厚薄应适宜，太厚影响观察；太薄则细胞难找，计数费时。

（8）通常应计数200～500个细胞。计数少则影响结果的可靠性。

【参考范围】 吞噬百分率（62.77±1.38）%，吞噬指数1.058±0.049。

【临床意义】 吞噬细胞是机体单核-巨噬细胞系统的重要组成部分，具有重要的生物作用，不仅参与非特异性免疫防御，而且是特异性免疫应答中一类关键细胞，广泛参与免疫应答、免疫效应与免疫调节。吞噬细胞是机体抗肿瘤免疫的重要效应细胞，检测吞噬细胞功能检测对基础理论研究和临床治疗都有重要意义。对于判断巨噬细胞功能，了解机体特异性和非特异性免疫功能有重要作用。

（1）巨噬细胞吞噬功能低下主要见于各种恶性肿瘤，吞噬率通常低于45%，手术切除好转后可以上升，故可作为肿瘤患者化疗、放疗、免疫治疗疗效的参考指标。

（2）一些免疫功能低下的患者，吞噬率降低。可作为预测感染发生的概率，并观测疗效、判断预后的指标。

第二节 白细胞代谢产物及其动力学检验

一、末端脱氧核苷酰转移酶检测

【实验目的】 掌握末端脱氧核苷酰转移酶检测的实验原理、实验方法、注意事项及临床意义。

【实验原理】 TdT是一种DNA聚合酶，它不需要模板的指导，就可以催化细胞的脱氧核苷酸，使其转移到低聚核苷酸或多聚核苷酸的3'-OH端，合成单链DNA。兔抗牛TdT抗体能和人细胞的TdT产生交叉反应，可采用酶免疫细胞化学法或免疫荧光技术，用辣根过氧化物酶-抗酶复合物（PAP immuncomplex）定位显示细胞内的TdT。

【器材试剂】

1. 器材 离心管、载玻片、微量移液器、滴管、37℃水浴箱、离心机、显微镜等。

2. 试剂

（1）淋巴细胞分离液（相对比密为1.077）。

（2）过氧化氢-甲醇固定液：甲醇液中含H_2O_2浓度为0.03%（*V*/*V*），4℃冰箱保存。

（3）0.1mol/L磷酸盐缓冲液（pH 7.2）。

（4）正常兔血清IgG。

（5）兔抗牛TdT抗体（作1∶8稀释）。

（6）羊抗兔 IgG（作 1∶10 稀释）。

（7）PAP 免疫复合物（作 1∶20 稀释）。

（8）二氨基联苯胺（3，3-diaminobenzidine，DAB）溶液：0.05mol/L Tris-HCl-9g/L NaCl 液（pH7.4）100ml，含过氧化氢（*V*/*V*）0.03%，4℃冰箱保存，用前加入 30mg DAB，溶解后过滤，立即避光使用。

【方法步骤】

（1）用淋巴细胞分离液分离新鲜抗凝血，取淋巴细胞层细胞离心涂片或直接涂片、待干。

（2）将涂片用过氧化氢-甲醇液于 4℃固定 20～30min。

（3）将涂片置 0.1mol/L 磷酸盐缓冲液浸泡 15min。

（4）滴加兔抗牛 TdT 抗体，置 37℃湿盒内温育 30min。用 0.1mol/L PBS 冲洗 2 次。

（5）滴加羊抗兔 IgG 抗体，置 37℃湿盒内温育 30min。用 0.1mol/L PBS 冲洗 2 次。

（6）滴加 PAP 免疫复合物，置 37℃湿盒内温育 30min。用 0.1mol/L PBS 冲洗 2 次。

（7）加入 DAB 溶液显色，室温避光作用 5～10min。水洗 5min，干后镜检。也可用哈氏苏木素液复染胞核 10min 后再行镜检。

【注意事项】

（1）标本必须新鲜，以保证待测抗原活性。

（2）抗体、PAP 复合物和封闭血液不可反复冻融.应放 4℃保存。

（3）第一抗体、第二抗体和 PAP 复合物的温育必须在湿盒内进行。加抗体和 PAP 复合物加样量应以足以盖过血膜为宜。在温育过程中切忌液体干涸和分布不均匀。

（4）去除内源性过氧化物酶所用的 H_2O_2 浓度宜为 3%～4%，浓度过高会影响细胞抗原和细胞形态的完整性。

（5）若用几种抗体同时检测不同的抗原，在第一抗体温育和漂洗过程中，要避免交叉污染。

（6）双 PAP 法的重复标记可提高对微弱抗原的检出率，但以重复 2 次为宜，否则会增加非特异性着色和背景污染。

【判断结果】 阳性反应为棕黄色颗粒，定位在细胞核上。

【应用评价】

（1）TdT 为早期 T 淋巴细胞的标志，在正常情况下不成熟的胸腺淋巴细胞出现阳性反应，健康人外周血细胞中极少或无活性。

（2）在急性淋巴细胞白血病中，T-ALL，早 B 前体-ALL 细胞的 TdT 活力明显增高，B-ALL 细胞阴性。慢性粒细胞白血病急淋变患者中 1/3 的病例在原始细胞中能检测出高活性的 TdT，病情缓解后阳性率逐渐减弱，因此，TdT 的测定对急性白血病的鉴别和治疗都有一定意义。

（3）恶性淋巴瘤、淋巴母细胞性淋巴瘤的淋巴结细胞中可检出较高的 TdT 活性。

（4）TdT 检测在研究造血细胞的分化与白血病的关系、白血病细胞的起源、白血病的治疗药物选择上都有重要的价值。

二、*N*-碱性磷酸酯酶检测

【实验目的】 掌握 *N*-碱性磷酸酯酶检测的实验原理、实验方法、注意事项及临床意义。

【实验原理】 *N*-碱性磷酸酯酶检测(*N*-alkaline phosphatase assay)的原理是用 P-硝 基酚磷酸盐（P-NPP）作为细胞碱性磷酸酯酶（APase）总活性检测的基质，在反应 中生成 P-硝基酚，测量 400nm 时的光密度，借以检测细胞 *N*-APase 的总活性。此外，可通过巯乙胺-S-磷酸盐（CASP）作为基质来测定 *N*-Apase 的活性。通过酶反应，生成半胱胺，用二硝基苯（DNTB）置换 5-硫-硝基酚酸；测定 412nm 的吸光度，借以检测 *N*-APase 的总活性。在基质液中加入用 *N*-丁醇：水为 1：3 的混合液提取的粗酶液，室温下放置 60min，记录酶反应，求出酶反应的速度。一般情况下，N-APase 的 P-NPP 与 CASP 的水解速度之比（$V_{P\text{-}NPP}/V_{CASP}$）在 1.1～2.0 的范围内，平均为 1.8。因此，N-APase 的活性可用 $V_{p\text{-}NPP}$-1.8V_{CASP} 求出，再从（$V_{P\text{-}NPP}$-1.8V_{CASP}）/$V_{p\text{-}NPP}$ 计算 N-APase 的百分率。

【器材试剂】

1. 器材 试管、蒸馏设备、微量移液器、加热设备、超速离心机、721 型分光光度计等。

2. 试剂 ①P-NPP，②三氯化磷（PCl_3），③无水氯化铝，④硫黄粉末，⑤氢氧化钠，⑥2-氨乙基氢溴化物，⑦*N*, *N*-二甲基甲酰胺，⑧甲醇，⑨乙醇。

【方法步骤】

1. 制备巯基乙氨-S-磷酸盐（CASP）

（1）制备三氯硫化磷（$PSCl_3$）：用蒸馏设备，加三氯化磷 54.6ml，硫黄粉 20.1g，加热至 40～50℃，使之反应。将反应物三氯化磷用 120～125℃蒸馏收集。蒸馏过程中必须注意反应物不能受潮。

（2）制备单纯磷酸三钠：氢氧化钠 40g 溶于水 300ml 中，加三氯化磷 17.5ml，用蒸馏水设备加热至 110～115℃，15min 以上，直到三氯硫化磷层消失为止。用冰水将其冷却，用单硫磷酸三钠与氯化钠分层，过滤后收集，溶于 40～45℃水中，在上述溶液 100ml 中，加无水甲醇 185ml，使析出的单硫磷酸三钠沉淀。反复进行此项操作后，加无水甲醇 200ml，搅拌 1h，使之脱水，过滤。于 100℃放置 1h，使之干燥，密封保存在容器中。

（3）制备氢化巯基乙胺-S-磷酸钠：硫代磷酸三钠 9.0g 溶于蒸馏水 50ml 中，然后加 2-氨乙基氢溴化物 10.9g 与 *N*，*N*-二甲基酰胺 25ml。充分搅拌 40h。直至析出白色结晶，加乙醇 300ml，使其在无水甲醇 200ml 中搅拌 1h，得到结晶，在无水条件下真空干燥。

2. N-APase 的测定

（1）粗酶液的调配：检测正常人粒细胞、淋巴细胞、白血病细胞或白血病细胞株培养的细胞时，取 10^6～10^8 细胞，使之在 0.1mol/L Tris-HCl 溶液（pH 8.0）1ml 中悬浮匀浆后超速离心（70 000r/min，30min），保留上清液。另用 *n*-丁醇：蒸馏水（0.3：1）提取小团块，亦即在有小团块的水溶液中，加 *n*-丁醇，每 5min 用涡式混合器充分搅拌一次，边加丁醇边搅拌，共 3 次。超速离心（70 000r/min，30min），取上清。用这两种上清液测定 *N*-APase 活性。

（2）测定 *N*-APase 活性：①用基质 P-NPP 测定：在含有作为基质的 1.0mmol/LP-NPP

的 0.5mol/LTris-HCl 缓冲液（pH9.0）的基质液中，加酶液 100μl，室温下进行酶反应 60min。由于 P-NPP 水解，记录 400nm 光密度的变化，从直线部分计算反应速度；②用基质 CASP 测定：在 lmmol/L CASP，0.5mmol/L DNTB 的 0.5mmol/L Tris-HCl 溶液（pH9.0）的基质中，加酶液 100μl，室温下放置 60min。由于酶反应，生成半胱胺，通过 DNTB 变换为 5-硫硝基酚酸，测定并记录 412nm 处的光密度，从直线部分计算反应速度。

N-APase 的活性可按前述 $V_{P\text{-}NPP}$-1.8V_{CASP} 计算求出百分率。

【注意事项】

（1）ASP 尚无商品出售，须自行提纯，而该方法颇为复杂，且 CASP 的纯度对 N-APase 的活性有影响。

（2）因硫代磷酸三钠及正磷酸盐混入可抑制酶反应，因此制备 CASP 时，务必将杂质完全除去。

（3）以 CASP 作为基质进行测定时，应在比色杯上加盖，以防止生成的半胱胺发生氧化反应。

【参考范围】 正常人的粒细胞、淋巴细胞中不能检出 N-APase 的活性。

【临床意义】 本试验可用来检测未成熟淋巴细胞的标志。在 AML 及 CML 的慢性期、CML 急粒变的原始粒细胞中，均不能检出 N-APase。但在 ALL 和 CML 急淋变的原始淋巴细胞中能检出 N-APase，且不仅在非 T、非 B-ALL 的幼稚细胞，就是在 T-ALL 及具有 B 细胞标记物的原始细胞中亦可检出。因此认为此酶是从未成熟的白血病性原始淋巴细胞向 T 细胞、B 细胞分化过程中未成熟的淋巴系统的细胞标志酶。此外，在鼻咽癌、喉癌的肿瘤细胞中，以及与 EB 病毒有关的传染性单核细胞增多症、Burkitt 淋巴瘤等，都可检出此酶。

三、肾上腺素激发试验

【实验目的】 掌握肾上腺素激发试验的实验原理、实验方法、注意事项及临床意义。

【实验原理】 外周血白细胞计数只能反映白细胞（主要是指中性粒细胞）进入血流后存在循环池的部分，而约半数黏附于血管壁成为边缘池的细胞不能被计数。注射肾上腺素后血管收缩，使黏附于血管壁上的白细胞脱落，从边缘池进入循环池，致外周血白细胞数增高，其作用持续时间为 20～30 分钟，分别在注射前和注射后 20 分钟取血，计数中性粒细胞数。

【器材试剂】

1. 器材 1ml 皮下注射用注射器、试管、移液管、载玻片、血液分析仪（血细胞计数板）、显微镜等。

2. 试剂 1%肾上腺素注射液，白细胞计数稀释液，瑞-吉液等。

【方法步骤】

（1）受检者注射肾上腺素前作白细胞计数。

（2）给受检者皮下注射 0.1%肾上腺素注射液 0.2ml。

（3）注射前及注射后 5、10、15、20、30min 分别采血进行白细胞计数及中性粒细胞分类计数（或注射前及后 20min 分别采血进行中性粒细胞计数）。

【注意事项】

（1）受检者用药前白细胞计数，最好在清晨起床前采血；如条件不许可，应让受检者静息 1h 后采血检查。

（2）应注意肾上腺素的不良反应。肾上腺素有较强的收缩血管作用，注射后患者可有心悸、面色发白等反应。心、脑血管疾病及高血压病等患者不宜做本试验。

【参考范围】 粒细胞上升值一般低于（1.5～2）$\times 10^9$/L

【临床意义】 白细胞减少者，注射肾上腺素后，如外周血白细胞能较注射前增加 1 倍以上，或粒细胞上升值超过（1.5～2）$\times 10^9$/L，表示患者白细胞在血管壁黏附增多，提示患者粒细胞分布异常，即边缘池粒细胞增多，如无脾大，可考虑为“假性”粒细胞减少。如果增高低于上述值，则应进行其他检查，进一步确定白细胞减少的病因。

第三节 流式细胞仪检测 DNA 合成及含量

【实验目的】 掌握流式细胞术检测白细胞 DNA 的原理、方法、注意事项和临床意义。

【实验原理】 流式细胞术（flow cytometry，FCM）分析白细胞 DNA，是将待测细胞制成单个细胞悬液，先用胰蛋白酶去除细胞骨架和核蛋白，再用 RNA 酶消化掉细胞内的 RNA，再经特异性 DNA 荧光染料碘化丙啶（PI）与细胞中双链 DNA 分子特异结合染色，经 PI 染色的 DNA 分子在激发光的激发下产生红色荧光，而 DNA 含量与荧光染料的结合量即荧光强度成正比。通过 FCM 检测每个细胞荧光信号的强弱来反映每个细胞的 DNA 含量，检测数据经计算机相应软件处理后可获得 DNA 含量的直方图，各细胞周期时相细胞的百分比、有无异倍体和异倍体的类型等参数，借此了解细胞的增生状态。

【器材试剂】

1. 器材 吸管、移液管、试管、水浴箱、流式细胞仪等。

2. 试剂

（1）PBS 缓冲液（pH7.4，无钙、镁离子）：NaCl 8.0g、KH_2PO_4 0.2g、Na_2HPO_4 1.15g，加蒸馏水至 1000ml。

（2）碘化丙啶（propidium iodide，PI）染液（50μg/ml）：取 5mg PI 溶于 100ml PBS 中，装在棕色瓶中，4℃贮存备用。

（3）0.25%胰蛋白酶：以 0.01%Hanks 液配成 0.25%浓度，临用前用 5.6% $NaHCO_3$，调整 pH 为 7.4。

（4）0.01% RNA 酶 A：用 1%枸橼酸钠溶液稀释成 5000U/ml，并在 75℃下热处理 30min，使其中的 DNA 酶失活，然后分装冷冻贮存。

【方法步骤】

（1）将骨髓单层培养细胞（对数生长期）中的旧培养液倒掉。

（2）加入少量 0.25%胰蛋白酶，过一遍瓶后倒掉。加人 1～2ml 0.25%胰蛋白酶，在倒置显微镜下观察，见细胞稍变圆时，静消化 2～3min，待细胞逐渐变白，有脱落趋势时，立即竖立培养瓶，停止胰蛋白酶作用，弃去胰蛋白酶。

（3）加入 3～4ml PBS，用吸管反复吹打，使成为单个细胞悬液，移入离心管中。离心去掉上清液，约留 0.5ml 细胞悬液，用振荡器使细胞分散。

（4）固定悬液细胞用细滴管或注射器将细胞迅速注入 70%的 4℃冷乙醇中，然后置 4℃冰箱保存。

（5）调整上述细胞悬液浓度至 1×10^6/ml，取 1ml 细胞悬液，用 PBS 洗涤离心，重复 2 次，弃上清液.留下 0.5ml。

（6）加入 RNA 酶 A（100～200μg），37℃水浴中温育 30min 后，立即放人冰浴中，以停止 RNA 酶 A 的作用。

（7）加入 PI 染液 1.5ml(50μg/ml)进行 DNA 染色,样品置于冰浴中避光染色至少 30min。

（8）用 300 目的尼龙膜或 35μm 的细胞过滤器过滤细胞。

（9）上机检测测定前应检查仪器状况，DNA 直方图的道数值应至少为 512，G_1 峰道数值不低于最大道数的 1/5；阈值应设在 DNA 的荧光参数上。

【注意事项】

（1）PI 须在配置后 2 周之内使用。

（2）样品应在开始染色后 48h 内测定，最好在 24h 之内进行。

（3）PI 是嵌入到双链 DNA 和 RNA 的碱基对中与之结合，无碱基特异性。为了获得 DNA 分布参数，染色前必须用 RNA 酶处理细胞，排除双链 RNA 的干扰。

（4）DNA 定量荧光染色分析技术，要求细胞的 DNA 染色均匀，以保证染色技术达到染料分子数与被染的 DNA 含量成比例关系，故采用本法应掌握好染料浓度。

（5）上机前应轻轻混匀细胞悬液。

（6）流式细胞术中所测得的量都是相对值，因此每次测量、每批样品都要有对照组。

（7）为获得较低的 CV 值，建议使用低速进样，获取速率最好少于 60 个细胞/s。

【判断结果】

（1）DNA 直方图分析计算机以横坐标表示荧光强度即 DNA 含量，以纵坐标表示相对细胞数，绘制出 DNA 直方图。DNA 含量高的细胞发射的荧光强，在 DNA 直方图的右侧，含量低的细胞发射的荧光弱，在直方图的左侧。DNA 含量随细胞增殖周期的不同而有差异，如果将 G_0/G_1 期的 DNA 含量看成 2C、则 G_2/M 期应为 4C，S 期在 2～4C 之间。DNA 直方图上第一个峰表示 G_0/G_1 期，第二个峰表示 G_2/M 期，两峰之间为 S 期。

（2）$\text{DNA倍体分析DNA指数(DI)} = \dfrac{\text{样品细胞}G_0/G_1\text{期DNA峰荧光平均值}}{\text{正常同源组织二倍体细胞DNA峰荧光平均值}}$

不同倍体细胞 DI 值：二倍体为 0.9～1.1、近二倍体为 0.85～1.15、四倍体为 1.9～2.1、多倍体为＞2.1。

（3）细胞周期各时相细胞的百分比分析：细胞周期各时相包括 G_0/G_1 期、S 期和 G_2/M 期，计算细胞周期各时相细胞的百分比。其中 S 期细胞百分比也叫 SPF（S-phase fraction，SPF）。

$$\text{SPF}(\%)=[S\div(G_0/G_1+S+G_2/M)]\times100\%$$

$$\text{细胞增殖指数（proliferous index）}(\%)=[(S+G_2M)\div(G_{0/1}+S+G_2M)]\times100\%$$

【临床意义】 本试验可反映肿瘤的生物学特性，可用于白血病的诊断和鉴别诊断、预测患者预后和评价药物治疗疗效等。

（1）DNA 非整倍体细胞是肿瘤细胞的特异性标志：从 FCM 的 DNA 图形分析，可得知血细胞和骨髓细胞 DNA 的相对含量，从而了解白血病细胞的倍体水平及增殖活动。

（2）以纵坐标表示细胞数，横坐标表示 DNA 相对含量，可绘出 DNA 不同含量血细胞分布曲线，得到 G 期、S 期和 G_2M 期细胞的百分比，尤其对白血病病人血细胞动力学的了解更为重要。急性白血病患者在未经治疗时其骨髓细胞（大多数为白血病细胞）S%（S 期细胞 DNA 的百分含量）明显低于正常骨髓。白血病患者外周血白血病细胞多处于 G_0 或 G_1 期，S 期细胞百分率高者对常用周期特异性药物较为敏感，患者的完全缓解率高。但容易复发；反之则对化疗不敏感，但一旦缓解不易复发；根据增殖期细胞对周期特异药物比静止期细胞为敏感，应用 G-CSF 来复苏 G_0 期白血病细胞。有利于提高化疗效果。

第四节 白细胞免疫标记检测

一、荧光显微镜计数检测

【实验目的】 掌握荧光显微镜计数检测白细胞免疫标记的原理、方法、注意事项和临床意义。

【实验原理】 荧光显微镜（fluorescence microscope）计数检测白细胞免疫标记，是将抗体标记上荧光素制成的荧光抗体，在一定条件下与细胞表面的分化抗原相结合，洗去游离的荧光抗体后，结合于细胞表面的荧光素在荧光显微镜特定波长激发光的照射下，发出一定波长的荧光，有明显荧光现象就证明有与荧光抗体特异结合的抗原存在，借此可对标本中的表面标志做出鉴定和定位。可根据标记物和反应程序的不同进行分类：直接荧光法，即将荧光素直接标记在特异性抗体上，直接与相应抗原起反应，根据荧光有无来检测抗原；间接荧光法：将荧光素标记抗抗体。待基质标本中的抗原与相应抗体（一抗）反应后，再用荧光标记抗抗体（二抗）结合第一抗体，呈现荧光现象。另外还有双标记法，即用两种荧光素分别标记不同抗体，对同一基质标本进行染色，可使两种抗原分别显示不同颜色的荧光，主要用于同时观察细胞表面两种抗原的分布与消长关系。常用异硫氰酸荧光素（FlTC）和藻红蛋白（PE）作双重标记染色，前者发黄绿色荧光。后者发红色荧光。本法特异性强且与形态学相结合，可用于检测新鲜或陈旧标本，或污染杂菌的标本，并可对组织中抗原或抗体进行定位检查，以及追踪抗原的分布等。

【器材试剂】

1. 器材 离心管、滴管、载玻片、盖玻片、37℃水浴箱、振荡器、冷冻离心机、荧光显微镜等。

2. 试剂

（1）Hanks 液。

（2）淋巴细胞分离液（相对密度 1.007±0.001）。

（3）白细胞洗涤液（0.11mol/L PBS，pH 7.2）：$Na_2HPO_4 \cdot 12H_2O$ 28.37g、$NaH_2PO_4 \cdot 2H_2O$ 4.82g，以蒸馏水溶解并稀释至 1000ml（含 0.5%小牛血清蛋白和 0.1%NaN_3）。

（4）第一抗体：均为异硫氰酸荧光素（FITC）标记或未标记的鼠抗人白细胞分化抗原单克隆抗体。可根据实验需要选用相应单抗。如：抗 T 细胞系单抗：CD_{18} 等。

抗 B 细胞系单抗：CD_9、CD_{10}、$CD_{19\sim22}$、CD_{72}、CD_{77}、CD_{79a}、Ig κ、Ig λ 等。

抗粒、单核细胞系单抗：CD_{11b}、$CD_{13\sim16}$、$CD_{33\sim36}$、CD_{66b}、MPO 等。

抗巨核细胞系单抗：CD_{41a}、CD_{41b}、CD_{42b}、CD_{36}、CD_{61}。

抗血小板单抗：CD_9、CD_{w17}、CD_{31}、CD_{36}、CD_{41a}、CD_{41b}、CD_{42a}、CD_{42b}、CD_{61}。

抗红细胞系单抗：血型糖蛋白 A/H。

前体细胞及非特异性的单抗：CD_{34}、CD_{38}、HLA-DR 等。

（5）第二抗体：FITC 荧光素标记的兔（或羊）抗鼠免疫球蛋白。

（6）甘油、NaN_3 等。

【方法步骤】（间接免疫荧光法）

（1）标本采集：取肝素抗凝的骨髓 2ml 或外周血 20ml（肝素 10U/ml）。

（2）制备白细胞（单个核细胞）悬液待测标本用 Hanks 液稀释 5 倍：取另一支试管加入淋巴细胞分离液 3ml，用滴管将稀释的标本 5ml 缓缓叠加于分离液上，形成清晰的界面，于 4℃ 2500r/min 离心 15min，小心取出白细胞层于另一试管中，2500r/min 离心 10min，吸掉上清液，下层白细胞用 Hanks 液洗涤，以 800r/min 离心 20min，吸掉上清液（含血小板），重复洗涤 2 次，试管底血细胞用 PBS 200μl 配制成细胞悬液，使单个核细胞浓度为（4～10）$\times 10^9$/L。

（3）加一抗：加入适当稀释的异硫氰酸荧光素（FITC）或藻红蛋白（PE）标记或未标记的鼠抗人白细胞分化抗原单克隆抗体，置 37℃水浴温育 1h，用 PBS（不含 BAS）洗涤 3 次，沉淀细胞用 PBS 200μl 悬浮。同时以鼠抗羊 IgG 作为阴性对照。

（4）加荧光标记二抗：加入不同比例稀释的荧光标记的二抗，37℃水浴温育 1h。

（5）制备荧光标记的细胞悬液涂片：反应完成后，管底加含 60%甘油的 PBS 5～10μl，取细胞悬液 10μl 于清洁载玻片上，然后盖上盖玻片，让细胞悬液均匀弥散。静置 1h。

（6）计算结果：$\text{阳性荧光率}=\dfrac{\text{荧光阳性细胞}}{\text{荧光阳性细胞}+\text{荧光阴性细胞}}\times 100\%$

【注意事项】

（1）白血病细胞极易破碎，洗涤过程中应特别小心。

（2）许多因素可以影响荧光的强度：①pH 的改变可引起荧光色素光谱的改变，影响荧光色素吸收和发射的光量子数。②环境温度高易引起荧光淬灭。在 20℃以下的环境检测，其发光效率基本保持恒定。③在一定浓度范围内，荧光强度随荧光色素浓度增加而增加。

（3）每次试验必须做阴性对照，以鉴别特异性和非特异性荧光物质，以免非特异性荧光的干扰影响结果的判断。阴性对照应包括：①用与特异性抗体种属相同的动物血清（如鼠抗羊 IgG）代替特异性抗体。②染色抑制试验：将未标记荧光素的抗体先与基质标本中的抗原反应，然后再加荧光素标记的相同抗体。③用 PBS 代替荧光抗体。④标本自发荧光对照，即基质标本经 PBS 洗后不加荧光抗体。

（4）计数前应先将细胞悬液进行离心沉淀、涂片、瑞－吉氏液染色，用光学显微镜观察，以便了解悬液中含有哪些细胞成分。

（5）因荧光容易消退，不宜保存及制备永久性标本。故荧光抗体染色后的标本，应低温避光放置，尽量及时镜检，最好在染色当天即做好镜检，以防荧光消退，影响结果。

（6）荧光显微镜检查应在通风良好的暗室内进行。同时，由于荧光阳性细胞在强光源的照射下荧光强度可迅速减弱、计数时应先于荧光光源下快速观察和确定带荧光的细胞，然后在普通光源下计数同一视野的白细胞数并进行形态鉴别。

（7）直接免疫荧光法的优点是特异性强，缺点是检查不同的抗原就必须制备相应的荧光抗体，即每检查一种抗原就要制备一种相应的特异抗体，成本较高。间接法比直接法敏感性高，制备一种荧光抗体（第二抗体）可用于检查多种抗原，但易出现非特异性荧光，并且试验需要多种对照，操作较麻烦、费时。

【结果判断】 在荧光显微镜下，选择细胞分散较好的视野，自下向上、从左向右，先计数荧光反应细胞，然后在普通显微镜下计数同一视野的白细胞数。膜荧光阳性细胞有 3 种类型：①完整的膜荧光为一与细胞吻合的翠绿圆圈；②帽状荧光；③点状荧光。

荧光强度根据以下标准判定：

阴性：无荧光。

弱阳性（±）：极弱的可疑荧光。

阳性 （+）：荧光较弱但清楚可见。

（++）：荧光明亮。

（+++～++++）：荧光闪亮或耀眼的强荧光。

二、碱性磷酸酶-抗碱性磷酸酶桥联酶标记法检测

【实验目的】 掌握碱性磷酸酶-抗碱性磷酸酶桥联酶标记法检测白细胞免疫标记的实验原理、实验方法、注意事项及临床意义。

【实验原理】 碱性磷酸酶-抗碱性磷酸酶（alkaline phosphatase antialkaline phosphalase. APAAP）桥联酶标记法，是用牛肠碱性磷酸酶（ALP）和鼠抗碱性磷酸酶单克隆抗体结合制备成一种可溶性碱性磷酸酶-抗碱性磷酸酶（APAAP）复合物。以鼠抗人单克隆抗体为第一抗体，与待测细胞表面抗原结合；兔（羊）抗鼠抗体为第二抗体，其 Fab 段可分别连接第一抗体和 APAAP 复合物，起桥联作用。加入 APAAP 复合物，通过 APAAP 中的碱性磷酸酶催化底物显色，以显示抗原定位及鉴定细胞抗原的种类。

【器材试剂】

1. 器材 刻度离心管、移液管、37℃水浴箱、水平式离心机、离心涂片机、显微镜等。

2. 试剂

（1）Hanks 液。

（2）淋巴细胞分离液（相对密度 1.007±0.001）。

（3）第一抗体：均为鼠抗人单克隆抗体（McAb，单抗）。

（4）第二抗体：兔抗鼠 IgG，为桥联抗体。

（5）APAAP 复合物：用 ALP 和鼠抗 ALP 单抗按适当比例混合制成。

（6）碱性磷酸酶底物液：a-萘酚 AS-BI 磷酸盐-坚固红 TR 盐底物显色系统：haphtholAS-MX phophate 2mg；dimethyformamide 0.2ml；0.1ml Tris 缓冲液（pH8.2）9.8ml；1 mol/L Levamisole 10μl。待完全溶解后置−20℃，可保存数月。用前加入坚固红 TR 盐 10mg；溶解后将液体直接滴到标本上。

（7）FAB 固定液（pH6.6）：取 Na_2HPO_4 20mg、KH_2PO_4 100mg、丙酮 45ml、加蒸馏水 30ml，充分搅拌均匀、过滤，调 pH 至 6.6，置 4℃备用。

（8）PBS 缓冲液（pH7.4）：取 KH_2PO_4 0.2g、Na_2HPO_4 29g、NaCl 18g，以蒸馏水溶解

并稀释至 1000ml，充分搅拌均匀调 pH 至 7.4 备用。

（9）甘油明胶：取明胶 10g，加蒸馏水 60ml，加热溶解（不用搅拌），加甘油 70ml，再加苯酚 0.25g。每次使用前水浴加热溶化。

（10）Mayer 苏木素染液：取苏木素 0.1g、钾明矾 5g、碘酸钠 0.02g，加至 100ml 蒸馏水中，加热搅拌使溶解，再加枸橼酸钠 0.1g，水合氯醛 5g，混合后煮沸 5min，冷却、过滤后备用。

【方法步骤】

1. 标本采集取肝素抗凝的骨髓 2ml 或外周静脉血 6～10ml（肝素 10U/ml）。

2. 分离单个核细胞。

（1）将待测标本用 Hanks 液（或无菌生理盐水）稀释 2～3 倍。

（2）取一离心管加入淋巴细胞分离液 3ml，用滴管将稀释的标本沿试管壁缓缓叠加于淋巴细胞分离液上，形成清晰的界面。稀释标本与分离液的比容为 3∶1。

（3）以 400g 离心 20min，离心后可见试管内液体分层，从底部到液面依次为红细胞和粒细胞层、分离液层、单个核细胞层、稀释液与血浆层。

（4）用滴管直接吸出单个核细胞层，置于另一离心管中，用 PBS 洗 2 次，每次 1100×g 离心 10min，弃去上清液，最后根据实验需要调整细胞浓度为 1×10^8/ml。

3.制备待检细胞涂片

（1）离心涂片机法：①取特制离心杯，将有圆孔滤纸对准且紧贴于离心杯下侧的圆孔周围，滤纸上压一张洁净的画有一圆圈的载玻片；②压离心圆槽中的钢片夹，将离心杯孔连同画有圆圈的载玻片对准，一起插入槽内；③取调整后 1×10^8/L 细胞 50μl 加于杯底；④盖上保护盖，以 500r/min 离心 2min；⑤取出的载玻片可见圆形印迹，置室温中自然干燥，一般常用纯丙酮在室温中固定 5min，固定后可立即进行免疫组化标记，亦可用塑料薄膜包好后置–20℃以下保存。

（2）干抗原载玻片法：将细胞悬液滴加在干抗原载玻片的圆圈内，每个圆圈内加 20μl（根据试验需要可在多个圆圈内加 20μl），置室温中自然干燥，待用。

（3）手工法：将细胞悬液滴于涂有一层黏片剂的载玻片上，然后再回吸液滴，剩下一薄层细胞，快速吹干。也可用悬液推制成片，自然干燥，待用。

4. APAAP 免疫酶染色

（1）固定涂片：将涂片放入装有 4℃ FAB 固定液的染色缸内，固定 30s，用 PBS 洗 2 次，每次 5min，吹干。

（2）封闭：每个圆圈内各加灭活的 10%羊血清 20μl，置 37℃湿盒内作用 30min。

（3）加一抗：吸干标本周围多余的液体，滴加工作浓度（按效价稀释）的第一抗体 20μl，将载玻片置湿盒内室温孵育 30～60min 或 4℃过夜。PBS 洗 3 次，每次 3min。

（4）加二抗：吸干标本周围多余的液体，滴加第二抗体 20μl。置湿盒内室温孵育 30min。PBS 洗 3 次，每次 3min。

（5）加 APAAP 复合物：吸干标本周围多余的液体，滴加 APAAP 复合物 20μl，湿盒内室温孵育 30min，PBS 洗 3 次，每次 3min。如需增强染色强度可再次滴加第二抗体，APAAP 复合物各 1 次，每次室温孵育 15min。

（6）加底物显色：临用前取底物液，按每 ml 底物液加 1mg 坚固红的比例加入坚固红，充分混匀。于每张涂片滴加碱性磷酸酶底物 50μl。37℃水浴箱内显色 10～30min。可在低倍镜下观察，待显色明显时，用蒸馏水轻轻冲洗 30s 以中止显色。

（7）复染、封片：加苏木素复染 1～3min，自来水冲洗。如核着色太深影响观察时，可用 1%HCl 分色 5～10s。加甘油明胶封片。

【注意事项】

（1）用于白血病分型时，标本以骨髓液为好，若用外周血，白血病细胞数占单个核细胞 30%以上，结果才有参考价值。

（2）尽量在化疗之前或停止化疗至少 3～4 周以上采集标本，以免因化疗导致细胞抗原性改变而影响结果。

（3）固定时间要准确，时间过长可影响细胞表面的抗原活性。

（4）白血病细胞容易破碎，洗涤过程中应特别小心。

（5）抗体效价要适当；需同时作阴性对照。

（6）温度控制在 37℃，反应活性最佳。抗体反应必须在湿盒内孵育，不能干片。每次洗涤后应及时吸干多余洗液，以免稀释抗体。

（7）APAAP 试剂盒必须低温保存，分装后的试剂反复冻融效果会明显降低。

（8）本法以左旋咪唑抑制中性粒细胞的内源性碱性磷酸酶，对外源性牛肠碱性磷酸酶的活性没有影响。其用量可根据标本中成熟中性粒细胞的数量和内源性 ALP 活性而定。

（9）可进行多重细胞免疫标记检测，常可用 ABC-APAAP 双标记法。

【判断结果】 于高倍镜下观察，根据细胞膜或细胞质有无玫瑰红色颗粒（或）弥散状阳性沉淀物判断如下：

阴性细胞：细胞膜和细胞质无红色沉淀物，胞核复染后呈蓝色。

阳性细胞：细胞膜或细胞质有玫瑰红色颗粒和（或）沉淀物。

（+）：细胞上有浅红包沉淀物。

（++）：细胞上有深红色沉淀物。

镜检计数：高倍镜下计数 100～200 个待测细胞/每孔，算出每孔标记阳性细胞的百分率。该百分率分别代表各单抗所针对抗原的阳性百分率。

三、生物素-亲和素酶标法检测

【实验目的】 掌握生物素-亲和素酶标法检测白细胞免疫标记的实验原理、实验方法、注意事项及临床意义。

【实验原理】 生物素-亲和素酶（avidin-biotin-peroxidasecomplex，ABC）标记法，是依据亲和素（avidin）和生物素（biotin）二者间有很强亲和力，生物素可以和抗体相结合，且结合后仍保持与亲和素强大的亲和力。将辣根过氧化物酶标记在亲和素-生物素复合物上，形成亲和素-生物素-过氧化物酶复合物，即 ABC。细胞抗原成分与特异性抗体（第一抗体）结合后，与已标记上生物素的第二抗体起反应，第二抗体中的生物素再与 ABC 结合。通过 ABC 上辣根过氧化物酶作用于显色剂，使其产生有色沉淀，指示抗原存在部位。

【器材试剂】

1. 器材 刻度离心管、移液管、微量移液器、振荡器、水平式离心机、离心涂片机、显微镜等。

2. 试剂

（1）Hanks 液。

（2）淋巴细胞分离液（相对密度 1.007±0.001）。

（3）第一抗体：均为鼠抗人单克隆抗体，同 APAAP 法。

（4）第二抗体：标记有生物素的兔抗鼠 IgG，为桥联抗体。

（5）PBS 缓冲液（pH7.4）：A 液：$Na_2HPO_4·12H_2O$ 23.88g，蒸馏水 1000ml。B 液：KH_2PO_4 9.08g，蒸馏水 1000ml。取 A 液 86ml+B 液 14ml，加入 NaCl 0.87g 充分搅拌均匀，调 pH 至 7.4 备用。

（6）0.1 %戊二醛 PBS 液。

（7）标有辣根过氧化酶的亲和素。

（8）底物液的配制：①底物缓冲液的配制：A 液：溶 2mg naphthol ASMX phosphate free acid 于 0.2ml *N*, *N*-dimethylformaide 中；B 液：溶 2.4mg levamisole 于 9.8ml pH8.2 的 TBS 中（TBS 配制：A′：液 0.5mol/L PH8.2 的 Tris-HCl 缓冲液，溶 3g Tris 于 50ml 无离子水中，用 HCl 调 PH 至 8.2；B′ 液：溶 4.388g NaCl 于 500ml 去离子水中。取 1 份 A′液与 9 份 B′液，混匀）。②底物液配制：临用时取 A 液 49 份加 B 液 1 份混匀，按 1g/L 浓度加入固红，震荡使溶解。

（9）封片剂。

（10）苏木素染液等。

【方法步骤】

（1）制备单个核细胞涂片：分离骨髓或外周静脉血单个核细胞，制备细胞涂片，具体同 APAAP 法。于干燥的细胞涂片上加 0.1%戊二醛 PBS 液 50μl。2min 后，用 PBS 洗涤。

（2）标记细胞：用玻璃铅笔在涂有细胞的载玻片背侧沿细胞外沿画一圈，以标记细胞。

（3）加第一抗体：滴加 50μl 适当稀释的第一抗体于细胞上。平置载玻片于湿盒内，置室温 30min 或 4℃过夜。用 PBS 洗涤（注意：每次淋洗后圈外及载玻片背面的 PBS 液均需擦干）。

（4）加第二抗体：滴加 50μl 适当稀释标记生物素的二抗于细胞上。置湿盒内室温 30min。用 PBS 洗涤。

（5）加亲和素化酶：滴加 50μl 适当稀释的标有辣根过氧化酶的亲和素于细胞上。置湿盒室温 30min。用 PBS 洗涤。

（6）浸泡过氧化氢：将涂片浸入装有 2%过氧化氢的染缸浸泡 30min，以消除内源性过氧化氢，水洗后速入 PBS 液洗涤。

（7）加 ABC 复合物：加入 ABC 复合物 30min 后，用 PBS 洗涤。

（8）显色：滴加底物液 50μl 于细胞上，室温显色 15min 左右，待显淡红色，用 PBS 洗涤。

（9）复染：滴加 50μl 苏木素液于细胞上，立即用 PBS 洗涤。

（10）封片：滴加封片剂于细胞上，加盖片封片。

（11）镜检计数及判断结果：细胞表面染有红色者为阳性细胞。高倍镜下计数 200 个细胞。计算阳性细胞百分率，同 APAAP 法。

【注意事项】 基本同 APAAP 法 1～6 项。嗜酸性粒细胞的内源性过氧化酶不能完全清除，胞质嗜酸性颗粒出现假阳性。

【临床意义】

（1）采用抗人白细胞分化抗原 CD 系列单克隆抗体，应用流式细胞术、荧光标记及 APAAP 酶标等技术分析 T 细胞亚群（T3、T4、T8），是评价细胞免疫调节功能的重要指标，也是临床医学研究的重要方法。

（2）有助于急性白血病的免疫分型：由于分化停滞于某一阶段及克隆异常增生的白血病细胞可出现不同的细胞表面标记，形成白血病的不同亚型，应用上述技术联合检测，并进行综合分析判断，可对白血病进行免疫分型，对白血病的诊断、指导白血病治疗以及判断预后也有重要意义。

（3）有助于慢性白血病的诊断及鉴别诊断。

（4）有助于淋巴瘤免疫分型诊断。

（5）监测白血病疗效：在监测白血病免疫疗效（自体骨髓移植及异体骨髓移植）和微量残留白血病细胞免疫检测应用中更具灵敏性和直观性。目前主要用于急性淋巴细胞白血病和非霍奇金淋巴瘤的检测。

（6）有助于病态巨核细胞研究，对巨核细胞白血病及骨髓增生异常综合征的诊断有重要参考价值。

四、流式细胞仪计数检测

【实验目的】 掌握流式细胞术检测白细胞免疫标记的实验原理、实验方法、注意事项及临床意义。

【实验原理】 将分离的白细胞标本用荧光标记单克隆抗体染色制备成悬液，使快速流动液体中荧光标记的细胞逐个地通过仪器的检测区，仪器通过分别辨认细胞形态大小和荧光特征，将细胞分别计数，并计算标上荧光的各组细胞的百分比，由此可测得白细胞表面抗原，此法称为荧光活化细胞分选法（flow cytomatric cell sorting，FACS）。用多种不同特异性的荧光标记单抗染色，进行多色荧光分析，可同时检测单个细胞上表达的多种细胞表面分子。此外，用流式细胞仪检测，可分析一群较纯细胞的表面标志，也可用门技术（gating）把其他细胞排除于被分析的细胞外。

【器材试剂】

1. 器材 试管、移液管、滴管、37℃水浴箱、振荡器、冷冻离心机、流式细胞仪。

2. 试剂

（1）Hanks 液。

（2）淋巴细胞分离液（相对密度 1.007±0.001）。

（3）白细胞洗涤液（0.1mol/L PBS，pH7.2）：$Na_2HPO_4 \cdot 12H_2O$ 28.37g，$NaH_2PO_4 \cdot 2H_2O$ 4.82g，以蒸馏水溶解并稀释至 1000ml（含 0.5%小牛血清白蛋白和 0.1%NaN_3）。

（4）第一抗体：异硫氰酸荧光素（FITC）标记或未标记的鼠抗人白细胞分化抗原单克隆抗体（McAb，单抗）。

（5）第二抗体：FITC 标记的兔（或羊）抗鼠免疫球蛋白。

【方法步骤】

1. 取血样　取肝素抗凝的骨髓 2ml 或外周静脉血 20ml（肝素 10U/ml）。

2. 制备白细胞（单个核细胞）悬液　将待测标本用 Hanks 液稀释 5 倍，取另一支试管加入淋巴细胞分离液 3ml，用滴管将稀释的标本 5ml 缓缓叠加于分离液上，形成清晰的界面。于 4℃ 2500r/min 离心 15min，小心取出白细胞层于另一试管中，2500r/min 离心 10min，吸掉上清液，下层白细胞用 Hanks 液洗涤，以 800r/min 离心 20min，吸掉上清液（含血小板），重复洗涤 2 次，管底血细胞用 PBS 200μl 配制成细胞悬液，使单个核细胞浓度为（4～10）$\times 10^9$/L。

3. 加一抗加入适当稀释的 FITC 或藻红蛋白（PE）标记或未标记的鼠抗人白细胞分化抗原单克隆抗体，置 37℃水浴温育 1h，用 PBS（不含 BAS）洗涤 3 次，沉淀细胞用 PBS 200μl 悬浮。

4. 加荧光标记二抗　加入不同比例稀释的荧光标记的二抗，37℃水浴温育 1h（直接法不做此步）。

5. 制备荧光标记的白细胞悬液　用含 0.1%NaN_3 的 PBS 洗 2 次，弃去上清，沉淀悬浮于 PIKS 中。

6. 检测计数　利用流式细胞仪，以激光功率 260MW，激光波长 448nm，经 550nm 短通道滤光片检测绿色荧光。通常计数分析 5000 个细胞。

【结果判断】　结果显示用流式细胞术获取的检测数据以直方图形式表示。

（1）一维单参数直方图：是一维数据应用最多的图形，可用来定性和定量分析。图中的横坐标表示荧光信号或散射光强度的相对值，其单位用“道数”（channel）表示。“道”即多道脉冲分析器中的道，也可看成相对荧光（或散射光）的单位。横坐标可以线性或对数表示。直方图的纵坐标通常代表细胞出现的频率或相对细胞数。

（2）二维点阵图：要显示两个独立数与细胞定量的关系时，通常以二维的点阵图表示。横坐标和纵坐标可分别以不同的散射光和荧光信号表示，可同时观察到双参数。例如点阵图的横坐标是 CD_8 淋巴细胞的相对含量，纵坐标是 CD_4 细胞的相对含量。图上每一点代表 1 个细胞，每个点与纵轴的距离即表示该点的相对值 CD_4 值。可以由二维点阵图得到两个直方图，但两个直方图无法反演成一个二维点阵图，这说明一个点阵图所携带的信息量大于两个直方图所携带的信息量。

【数据分析】　流式细胞术分析免疫荧光样品主要获取二项参数：免疫荧光阳性细胞百分比和荧光强度。免疫荧光多采用非参数方法，计算各部分细胞百分比，只要计算 3 个峰下面的面积即可。在峰间“谷”的最低处划一条垂直于横坐标的直线，3 个峰以直线为界，逐个计算峰下的细胞数并与总细胞数相比，求出 3 种细胞在整个细胞群体中所占的百分比，并计算免疫荧光阳性细胞百分比和荧光强度。免疫荧光阳性细胞群体及荧光强度的判定对不同细胞亚群的免疫荧光测定时，应有一个阈值标准作为确定为阳性群体的界限。单道荧光直接染色法因在直方图标上形成两个明显独立的群体峰，标准容易确定。但用间接荧光法时，为了排除红细胞干扰。目前推荐用对照组曲线同实验组曲线交叉法，即以交叉点为界，分别计算出阳性组曲线覆盖面积及对照组延伸到阳性组下的面积。以前者减去后者获得的数据。即为阳性组细胞群体所占比例。为了使免疫荧光的定量概念更加完整，在阳性细胞群体百分比基础上加人荧光强度指标。此值除了按对照组及实验组的曲线峰值常规确定外，更准确的是以拟合曲线法估计荧光强度的平均值和标准差。

【注意事项】

（1）骨髓和血液标本以肝素抗凝较好。最好在化疗之前采集标本，因化疗常导致细胞抗原表达不规则，使结果难以分析。一般认为初治病例免疫分型结果客观、可靠。

（2）白血病细胞极易破碎，洗涤过程中应特别小心。

（3）计数前应先将细胞悬液进行离心沉淀，并染色观察悬液中的细胞成分，以利于上机后各种参数的设定。

（4）必须同时做鼠抗羊 1gG（亚类应与 McAb 相同，标记相同荧光素）阴性对照，以便消除非特异荧光的干扰。

（5）当骨髓或血液原始加幼稚白血病细胞＞30%时，分型结果较为可靠。分型结果与形态学不同时，应进行综合分析。

（6）当原始加幼稚白血病细胞＞50%时，可直接用骨髓或血液检查，但应先加溶血剂使红细胞破坏，再用磷酸盐缓冲液洗涤并定容（约 0.5ml）后再测。

（7）计数应在 4h 内完成。

五、粒细胞抗体检测

【实验目的】 掌握间接荧光法检测粒细胞抗体的实验原理、实验方法、注意事项及临床意义。

【实验原理】 粒细胞抗体检测（assay for antibody of granulocyte），可利用间接荧光法，即受检血清中的抗粒细胞抗体和粒细胞结合后，加入有荧光素标记的羊抗人 IgG，在荧光显微镜下观察计数出现荧光的粒细胞阳性率和荧光强度。，借以反映血清中有无粒细胞抗体。

【器材试剂】

1. 器材 吸管、移液管、试管、离心机、37℃水浴箱、显微镜等。

2. 试剂

（1）2.5% EDTA Na_2 溶液。

（2）EDTA Na_2-Tris 缓冲液：EDTA 0.9g，Tris 6.06g，NaCl 16.13g，加蒸馏水至 1000ml。

（3）1% EDTA-Na_2 磷酸盐缓冲液：EDTA-Na_2 10.0g，NaCL 8.0g，$Na_2HPO_4 \cdot 12H_2O$ 2.9g，KH_2PO_4 0.2g，KCl 0.2g，加蒸馏水至 1000ml。

（4）粒细胞分离液：①密度 1.097 聚蔗糖-泛影葡胺混合液：14.6 %聚蔗糖 24ml，加 34%泛影葡胺 10ml，如密度小于 1.097 时，用 34%泛影葡胺调节。如密度大于 1.097 时，用 14.6%聚蔗糖调节。②淋巴细胞分离液（相对密度 1.007±0.001）。

（5）1%甲醛磷酸盐缓冲液。

（6）磷酸盐缓冲液（PBS）：NaCl 8.0g，KH_2PO_4 0.2g，Na_2HPO_4 1.44g，KCl 0.28g，加蒸馏水至 1000ml。

（7）0.2%牛血清白蛋白磷酸盐缓冲液。

（8）荧光素标记的兔（或羊）抗人免疫球蛋白血清。

（9）O 型健康人粒细胞悬液：①取数支圆底试管，每管加入密度 1.097 聚蔗糖-泛影葡胺混合液 2ml 左右。再沿每管管壁缓缓加入密度 1.077 聚蔗糖-泛影葡胺混合液 2ml 左右。使此混合液重叠在 1.097 混合液的液面上；②另取一支试管，加入 2.5%EDTA -Na_2溶液 1ml 和 O 型正常人血液 9ml，混合。用 EDTA Na_2-Tris 缓冲液将此血液作 4 倍稀释（抗凝血液 1 份+缓冲液 3 份），混合。将稀释的正常人血液用吸管沿管壁缓缓加于上述含粒细胞分离液的试管内，每管加 6～7ml，使稀释血液重叠在比重为 1.077 的分离液的上面；③800×g 离心 3min 后可分成 3 层细胞。底层是红细胞层，上层是淋巴细胞和血小板层，中间层为粒细胞层；④用吸管将上层清液、淋巴细胞层和血小板层吸去。将中层的粒细胞全部吸于另 2 支试管中，加入 0.1%EDTA 磷酸盐缓冲液至近管口，颠倒混合，400×g 离心 5min，弃去上层液体，将分离所得的粒细胞用 1%甲醛磷酸盐缓冲液固定 5min；⑤用 PBS 洗 3 次，最后用 PBS 配成粒细胞数为 10×10^9/L 的粒细胞悬液。

（10）被检血清。

【方法步骤】

（1）取 2 支试管，按表 9-2 进行。

（2）混合后，放置 37℃温箱温育 30min。

（3）用 0.2%牛血清白蛋白缓冲液将粒细胞洗 3 次。

表 9-2　粒细胞抗体测定

加入物（ml）	测定管	对照管
被检血清	0.1	—
健康人 AB 型血清	—	0.1
O 型正常人粒细胞悬液	0.1	0.1

（4）加入荧光素（异硫氰酸）标记兔（或羊）抗人免疫球蛋白血清 0.1ml，混合，37℃中放置 30min。

（5）分别用 0.2%牛血清白蛋白缓冲液洗 3 次。

（6）镜检计数各取一滴粒细胞悬液置于载玻片上，用荧光显微镜观察粒细胞是否呈荧光反应，且记录具有荧光反应粒细胞的百分比。

【判断结果】

如测定管显荧光反应粒细胞的百分率高于对照管为阳性反应（如用荧光标记抗 IgG 血清抗体检查，若显荧光反应，说明粒细胞抗体是 IgG 型）。

【注意事项】

（1）所用载玻片、吸管、试管等均应清洁、消毒，以免影响结果。

（2）取新鲜全血，尽快收集血清，若未能及时检测，应冰冻保存。

（3）本试验应特别注意排除非特异性荧光的干扰。非特异性荧光的来源很多，包括：来自微生物或组织的自发性荧光、荧光抗体试剂本身的荧光、正常血清及免疫血清的荧光、荧光抗体技术本身造成的荧光。这些非特异性荧光严重干扰了结果判断，应通过对照进行鉴别和排除，或通过对抗原、抗体、荧光素提纯、调整荧光素抗体结合物二者比例等方面加以排除。

（4）每次洗涤要充分。

（5）荧光染色后的标本最好在当天观察，否则随时间延长荧光强度会逐渐下降。故标本不宜长时间保存。

【参考范围】 健康人血清阴性，阳性反应表示受检标本血清中存在粒细胞抗体。

【临床意义】 粒细胞抗体的靶抗原是中性粒细胞表面的 Fc 受体Ⅲ（FcR3）、补体受体Ⅲ（CR3）等，阳性反应表示病人血清中有粒细胞抗体，见于多次输血后并由此引起急性输血性肺损害（TRALI）、新生儿免疫性中性粒细胞减少症、系统性红斑狼疮（SLE）、Felty 综合征及其他自身免疫性疾病。

第十章 白细胞检验的临床应用

第一节 急性白血病分型系统的演变及诊断

一、急性白血病分型系统的演变

不同类型的急性白血病（acute leukemia，AL）在病因、临床特点、发病机制、细胞形态、免疫表型、遗传学特征、预后及治疗方法等方面差异悬殊。一个科学客观、全面合理的诊断分型体系是 AL 有效治疗的基础。经过数十年的努力，AL 的诊断和分型已日趋完善，大致可将 AL 分型系统的演变分为三个阶段。1976 年，为了统一 AL 的分型和诊断，法-美-英三国 7 名血细胞形态学专家讨论、制订了 AL 的 FAB 形态学诊断标准及分型方案，简称“FAB 分型”，标志着现代白血病诊断与分型的开始。FAB 分型将 AL 分为急性淋巴细胞白血病（ALL）和急性髓细胞白血病（AML）两大类及其亚型。此为第一阶段。1985 年和 1991 年，该协作组对 FAB 分型诊断标准作了修改和补充，提出 AL 的形态学-免疫学-细胞遗传学（morphology-immunology-cytogenetics，MIC）分型标准。此为第二阶段。尔后，随着分子生物学技术的崛起和发展，尤其是由于实践证明染色体易位所形成的融合基因更能反映 AL 的生物学本质，在 2001 年 3 月的里昂会议上，WHO 组织专家制订了 AL 的形态学-免疫学-细胞遗传学-分子生物学（morphology-immunology-cytogenetics-molecular biology，MICM）诊断分型方案。AL 的 WHO 分型方案是一个开放性的整合诊断分型体系，使 AL 的诊断从细胞水平上升到亚细胞水平及分子水平，这不仅对进一步识别 AL 的本质、研究其发病机制和生物学特性有重要意义，而且对判断预后和指导临床治疗亦具有实用价值，现已为广大血液学工作者所接受。经过数年的实践，在新的临床和实验研究证据的基础上，2008 年 WHO 对分型系统又作了重新修订，将 AL 分为 3 大类：AML 及其相关前体髓细胞系肿瘤、前体淋巴细胞肿瘤和系列不明的 AL，各大类又包含了多种独立的临床亚型。此为第三阶段。

值得一提的是，FAB 分型中的 ALL 与淋巴母细胞淋巴瘤（LBL）的病理形态、免疫表型和遗传学特征是一致的，即它们的本质是相同的，只是表现形式不同，一个表现为白血病，另一个表现为肿块。因此，它们是同一疾病的两种不同表现，WHO 将它们归为前体淋巴细胞肿瘤，即淋巴母细胞白血病/淋巴瘤。二者的治疗方案和预后不同主要是由于肿瘤负荷差异所致。ALL 是前体淋巴细胞肿瘤的白血病期，而且大多数前体淋巴细胞肿瘤是以 ALL 形式出现的，所以仍可保留 ALL 这一病名。ALL 诊断需骨髓淋巴母细胞比例≥20%；若骨髓淋巴母细胞比例＜20%，应诊为 LBL；个别既有明显肿块，又有明显的骨髓侵犯，却难以确定发生的先后次序的，则笼统地诊断为 ALL/LBL。

1. AML及其相关前体髓细胞系肿瘤的分类（表10-1）。

表10-1 2008年WHO修订的AML及其相关前体髓细胞系肿瘤的分类

（一）AML伴重现性遗传学异常	1. AML伴t（8；21）（q22；q22）；*RUNX1-RUNX1T1*
	2. AML伴 inv（16）（p13.1q22）或t（16；16）（p13.1；q22）；*CBFB-MYH11*
	3. APL伴t（15；17）（q22；q12）；*PML-RARα*
	4. AML伴t（9；11）（p22；q23）；*MLLT3-MLL*
	5. AML伴t（6；9）（p23；q34）；*DEK-NUP214*
	6. AML伴inv（3）（q21q26.2）或t（3；3）（q21；q26.2）；*RPN1-EVI1*
	7. AML（原始巨核细胞）伴t（1；22）（p13；q13）；*RBM15-MKL1*
	8. 暂定类型：AML伴*NPM1*突变
	9. 暂定类型：AML伴*CEBPA*突变
（二）AML伴MDS相关改变	
（三）治疗相关的髓细胞系肿瘤	
（四）AML，非特指型	1. AML，微分化型
	2. AML，无成熟迹象
	3. AML，有成熟迹象
	4. 急性粒-单核细胞白血病
	5. 急性原始单核/单核细胞白血病
	6. 急性红白血病
	纯红血病
	红白血病，红/粒系
	7. 急性原始巨核细胞白血病
	8. 急性嗜碱性粒细胞白血病
	9. 急性全髓增殖症伴骨髓纤维化
（五）髓细胞肉瘤	
（六）唐氏综合征相关的髓细胞系增殖症	1. 短暂的异常髓细胞系增生
	2. 唐氏综合征相关的髓细胞系白血病
（七）原始浆细胞样树突细胞肿瘤	

2. 系列不明的AL 包括急性未分化白血病（AUL）、急性混合型白血病（MPAL）和NK淋巴母细胞白血病/淋巴瘤。其中MPAL又分为：①MPAL伴t（9；22）（q34；q11.2）/*BCR-ABL 1*；②MPAL伴t（v；11q23）/*MLL*重排；③B系/髓细胞系MPAL，非特指型；④T系/髓细胞系MPAL，非特指型。

3. ALL/LBL：包括T-ALL/LBL和B-ALL/LBL两大类，后者又分为：

（1）B-ALL/LBL，非特指型；

（2）伴重现性遗传学异常的B-ALL/LBL：

1）B-ALL/LBL伴t（9；22）（q34；q11.2）/*BCR-ABL 1*；

2）B-ALL/LBL伴t（v；11q23）/*MLL*重排；

3）B-ALL/LBL伴t（12；21）（p13；q22）/*TEL-AML1*；

4）B-ALL/LBL 伴超二倍体核型；

5）B-ALL/LBL 伴亚二倍体核型；

6）B-ALL/LBL 伴t（5；14）（q31；q32）/*IL3-IGH*；

7）B-ALL/LBL 伴t（1；19）（q23；p13.3）/*TCF3-PBX1*。

二、急性白血病的诊断

AL 的诊断和分型主要依赖白血病的细胞形态学、免疫表型、细胞遗传学和分子生物学的特征。依细胞形态学和免疫表型特征可确定白血病细胞的系列归属和分化阶段，某些特殊类型 AL 的诊断可根据细胞与分子遗传学异常确定。

（一）细胞形态学检验

细胞形态学特征迄今仍是 AL 诊断分型的最主要依据。依据原始细胞形态学特征，将 AL 分为 ALL 和 AML 两大类。

1. AL 诊断标准　外周血或骨髓中原始细胞≥20%（红白血病中是指骨髓非红系细胞 NEC 中原始细胞的百分比，其余的 AL 均指骨髓所有有核细胞 ANC 中原始细胞的百分比）。当患者被证实有克隆性重现性遗传学异常，即 t（8；21）（q22；q22）/ *AML1-ETO*（*RUNX1-RUNX1T1*）、t（15；17）（q22；q21）/ *PML-RNAα* 及其变异型、t（16；16）（p13；q22）或 inv（16）（p13q22）/ *CBFβ-MYH11* 时，即使外周血和或骨髓中的原始细胞＜20%，也应诊断 AML。

2. 血象

（1）大多数 AL 患者的外周血白细胞数增多，甚至高达 100×10^9/L 以上，亦出现较多的原始和幼稚细胞，称为“白血性白血病”；部分患者白细胞数正常或减少，未发现幼稚细胞，称为“非白血性白血病”。

（2）红细胞和血小板进行性减少，幼红细胞可见。白血病细胞形态有时在外周血涂片中更为典型。血涂片镜检时尤其要仔细观察尾部区域。

3. 骨髓象

（1）骨髓有核细胞增生活跃以上，白血病性原始细胞增生，多伴有恶性肿瘤细胞形态学特征，细胞大小相差较大，核大浆少；核类圆形或不规则，常见核扭曲、折叠、切迹、分叶或双核等，染色质细致、疏松，或核仁明显、数目多；核浆发育不平衡，胞核发育往往落后于胞质；胞浆内易见空泡，出现 Auer 小体有助于 AML 的诊断。核分裂象多见。篮细胞等退行性变多见，尤其是 ALL。残余的正常造血成分减少。AML 可出现“白血病裂孔”现象，即较成熟的中间阶段细胞缺如，仅存在大量的原始细胞和残留的少量成熟粒细胞。

（2）单纯凭借细胞形态学诊断 AL 常带有一定的主观性，可重复性差。细胞化学染色有助于鉴别各种类型的 AL。1995 年国际血液学标准化委员会 ICSH 介入了 AL 的诊断分型，推荐以最少的细胞化学染色组合，包括髓过氧化物酶 MPO、氯醋酸萘酚酯酶（CAE）和 α-醋酸萘酚酯酶（α-NAE），为 AL 诊断的第一程序，并提供标准化染色方法。其中 MPO 是鉴别 AML 和 ALL 的重要指标。原始细胞如 MPO 阳性率≥3%，可确定为 AML。少数分化很差的髓细胞系原始细胞 MPO 染色可为阴性。

（3）FAB 协作组提出的 AL 诊断分型体系将原始细胞≥30%作为 AL 的诊断门槛，按细胞形态学和细胞化学染色将 AL 分为 ALL 和 AML，ALL 可分为 L1、L2 和 L3，AML 分为 M0～M7（表 10-2）。在此列出，作为了解既往诊断分型的参考。

表 10-2 急性白血病的 FAB 分型诊断标准

分型	分型标准
ALL	
L1	以小细胞为主（直径≤12μm），大小较一致，核染质较粗，核仁小而不清，少或无
L2	以大细胞为主（直径＞12μm），大小不一，核染质较疏松，核仁较大，1 至多个
L3	以大细胞为主，大小一致，核染质细点状均匀，核仁 1 个或多个且明显。胞质嗜碱，深蓝色，有较多空泡，蜂窝状
AML	
M0	急性髓细胞白血病微分化型，原始细胞≥30%，MPO 和 SBB 阳性率＜3%；淋巴系细胞标记（CD7 和 CD2 例外）阴性，至少表达一种髓细胞系抗原，电镜细胞化学或免疫细胞化学染色 MPO 阳性
M1	急性粒细胞白血病未成熟型，骨髓中原始粒细胞≥90%（NEC），≥3%原始细胞 MPO 或 SBB 阳性，早幼粒细胞及其以下各阶段＜10%
M2	急性粒细胞白血病部分成熟型，骨髓中原始粒细胞占 30%～＜90%（NEC），早幼粒细胞及其以下各阶段粒细胞＞10%，单核细胞＜20%
M3	急性早幼粒细胞白血病，骨髓中异常早幼粒细胞≥30%（NEC），胞质内有大量密集甚至融合的嗜天青颗粒，常有成束的 Auer 小体。M3v 为变异型，胞质内颗粒较小或无
M4	急性粒-单核细胞白血病，骨髓及外周血中有粒系及单核细胞同时增生。①骨髓中的原始细胞≥30%，粒系为 30%～80%（NEC），单核细胞为 20%～80%（NEC）。同时，外周血单核系细胞（原始单核细胞、幼稚单核细胞和单核细胞）计数≥5×10^9/L；若＜5×10^9/L，需要血清溶菌酶或细胞化学染色阳性等证明单核系细胞存在。②若骨髓细胞与 M2 相似，需要外周血单核系细胞计数≥5×10^9/L，血清溶菌酶高于正常 3 倍或酯酶染色等证明骨髓中单核细胞增加。③M4Eo 为伴嗜酸粒细胞增多的 M4，除符合上述标准外，骨髓中异常嗜酸粒细胞增多，常≥5%（NEC），此类细胞除有典型的嗜酸颗粒外，还有大的嗜碱（不成熟）颗粒
M5	急性单核细胞白血病，依据分化成熟程度分为 2 型：
M5a	原始单核细胞型，骨髓原始单核细胞≥80%（NEC）
M5b	单核细胞型，骨髓原始及幼稚单核细胞≥30%，原始单核细胞＜80%（NEC）
M6	急性红白血病，骨髓有核红细胞≥50%，有形态异常，原始细胞≥30%（NEC）
M7	急性巨核细胞白血病，骨髓中异常原始细胞≥30%，并由电镜细胞化学染色（PPO 阳性）和/或细胞免疫化学染色（CD41、CD42b、CD61）等证实为原始巨核细胞

注：NEC：非红系细胞计数，是指不包括浆细胞、淋巴细胞、组织嗜碱细胞、巨噬细胞及所有有核红细胞的骨髓有核细胞计数。ANC：指所有有核细胞计数。

（二）细胞免疫表型分析

少数 AL 经细胞形态学观察和细胞化学染色，仍无法确定白血病细胞的归属和分化阶段，需进一步结合免疫表型分析。

1. 不同发育和分化阶段的造血和淋巴组织的细胞会在细胞膜、细胞浆或细胞核上表达出相应的蛋白，这些蛋白可作为它们的身份“标识”，确定白血病细胞的系列归属和分化阶段。

2. 与 AL 诊断分型有关的常用抗原标记有：

（1）髓细胞系抗原，如 MPO、CD117、CD33、CD13、CD11b、CD14、CD15、CD16、

CD64a、CD65、血型糖蛋白 A 级 CD41、CD42b 和 CD61 等。

（2）B 淋巴系抗原，如 CyCD79a、CD10、CD19、CD20、CD21、CyCD22、CD23、CD24、Cyμ、SmIg 和 FMC7 等。

（3）T 淋巴系抗原，如 CD1a、CD2、（Cy）CD3、CD4、CD5、CD7、CD8、TCRαβ、TCRγδ 等。

（4）CD34、HLA-DR 和 TdT 为早期阶段表达抗原，CD45 为白细胞抗原。MPO（髓细胞系）、血型糖蛋白 A（红细胞系）、CD41/CD42b/CD61（巨核细胞系）、CyCD22（B 淋巴系）和（Cy）CD3（T 淋巴系）等为系列特异性抗原。

3. AML 细胞表达髓细胞系抗原和早期阶段抗原，也可跨系列表达淋巴系相关抗原。不同 FAB 分型的 AML 细胞抗原表达各有特点（表 10-3）。某些特殊类型的 AML 诊断须依赖免疫表型分型：如 M0 在形态上无法与 ALL 相鉴别，MPO 和 SBB 染色阴性，只能通过免疫表型确认，即需要至少表达一种髓细胞系特异抗原（MPO、CD13/CyCD13 和 CD33/CyCD33 等）；M7 的诊断则需有 CD41、CD42b 和 CD61 抗原的表达或经免疫电镜证实 PPO 阳性才能确定。

表 10-3　AML 各亚型的抗原表达

FAB 分型	免疫表型
M0	$CD34^{+}$，$HLA\text{-}DR^{+}$，MPO^{+}，$CD33^{+}$，$CD13^{+}$，$CD7^{-/+}$，$TdT^{-/+}$；需要至少表达 1 个髓细胞系抗原，MPO 较 CD13 和 CD33 更敏感
M1	大致与 M0 相同，可部分表达 CD15
M2	$CD34^{+}$，MPO^{+}，$CD33^{+}$，$CD13^{+}$，$CD15^{+}$，可伴 CD19 表达
M3	$CD34^{-/+}$，$HLA\text{-}DR^{-}$，MPO 和 CD33 强阳性，CD13 表达强度不一，$CD15^{-/+}$，可跨系列表达 CD2 和 CD19
M4、M5	$CD34^{-/+}$，$HLA\text{-}DR^{+}$，$MPO^{+/-}$和 $CD33^{+}$，$CD13^{+}$，$CD15^{+}$，可表达 CD14、CD4、CD11b、CD11c、CD64、CD36 和溶菌酶等单核细胞分化抗原
M6	原始粒细胞 $CD34^{-/+}$，$HLA\text{-}DR^{-/+}$，MPO、CD33、CD13 和 CD117 等可阳性；原始红细胞一般不表达髓细胞系抗原（包括 MPO）和 CD34、HLA-DR，但血型糖蛋白 A 和血红蛋白 A 抗原阳性
M7	$CD34^{-/+}$，$HLA\text{-}DR^{-/+}$，MPO^{-}，$CD33^{+/-}$，$CD13^{+/-}$，$CD41^{+}$，$CD61^{+}$，原始细胞免疫电镜 PPO 阳性

（三）细胞与分子遗传学检验

遗传学异常是 AL 的致病基础，WHO 诊断分型体系中将具有重现性遗传学异常的 AL 独立列出，该举措进一步凸显了遗传学在 AL 诊断分型中的地位和作用：一方面，具有相同遗传学异常的白血病在致病机制、细胞形态、免疫表型和预后等方面基本相似，往往可构成一类独立疾病实体，在诊断分型上具有特殊的意义。WHO 诊断分型体系认为具有重现性遗传学异常的 AML 原始细胞可以不足 20%；而且，将具有重现性遗传学异常的 AL 独立列出（表 10-4）。另一方面，遗传学异常有助于识别恶性克隆的细胞系列来源。ALL 为单克隆淋巴细胞的恶性增殖，产生大量单一和特定的 DNA 重排片段，故可显示与胚系带位置不同的独特的重排带型，成为该恶性克隆的分子基因标志，从而将 ALL 与良性的淋巴细胞增多症相鉴别。特异性免疫球蛋白重链 IgH 基因（位于 14q32）及轻链基因（*Igκ* 位于 2p12，*Igλ* 位于 22q11）重排可作为 B-ALL 的特异性克隆标志。t（1；19）（q23；p13.3）及 t（12；21）（p13；q22）仅见于儿童 B-ALL。T-ALL 最常涉及的易位基因则是 14q11 的 T 细胞受体基因（T-cell receptor genes，*TCR*）$\alpha\delta$ 基因。

表 10-4　急性髓细胞白血病的遗传学异常与形态学的相关性

染色体核型	融合基因	FAB 分型
t（8；21）（q22；q22）	*AML1-ETO*（*RUNX1-RUNX1T1*）	M_2、M_4
t（15；17）（q22；q12）	*PML-RNAα*	M_3
inv（16）（p13q22）或 t（16；16）（p13；q22）	*CBFβ-MYH11*	M_{4E0}
t（v；11q23）	*MLL* 基因重排（有 50 多种伴侣基因）	多为 M_4、M_5
t（6；9）（p23；q34）	*DEK-NUP214*	除 M_3 和 M_7 外的 AML，嗜碱粒细胞增多（>2%）
inv（3）（q21q26.2）或 t（3；3）（q21；q26.2）	*RPN1-EVI1*	M_2、M_4 和 M_7。血小板正常或增多；骨髓中不典型巨核细胞增多，呈单叶或双叶核，并有多系病态造血
t（8；16）（p11；p13）	*MOZ-CBP*	M_4、M_5 伴吞噬细胞增多
t/del（12）（p11-13）		AML 伴嗜碱粒细胞增多

表 10-5　具有重现性遗传学异常的急性白血病

伴重现性遗传学异常的 AML	伴重现性遗传学异常的 B-ALL
AML 伴 t（8；21）（q22；q22）；*RUNX1-RUNX1T1*	B-ALL 伴 t（9；22）（q34；q11.2）；*BCR-ABL1*
AML 伴 inv（16）（p13q22）或 t（16；16）（p13；q22）；	B-ALL 伴 t（v；11q23）；*MLL* 基因重排
CBFB-MYH11	B-ALL 伴 t（12；21）（p13；q22）；
APL 伴 t（15；17）（q22；q12）；*PML-RARα*	*TEL-AML1*（*ETV6-RUNX1*）
AML 伴 t（9；11）（p22；q23）；*MLLT3-MLL*	B-ALL 伴超二倍体核型
AML 伴 t（6；9）（p23；q34）；*DEK-NUP214*	B-ALL 伴亚二倍体核型
AML 伴 inv（3）（q21q26.2）或 t（3；3）（q21；q26.2）；	B-ALL 伴 t（5；14）（q31；q32）；*IL3-IGH*
RPN1-EVI1	B-ALL 伴 t（1；19）（q23；p13.3）；
AML（原始巨核细胞）伴 t（1；22）（p13；q13）；	*TCF3-PBX1*（*E2A-PBX1*）
RBM15-MKL1	
暂定类型：AML 伴 *NPM1* 突变	
暂定类型：AML 伴 *CEBPA* 突变	

三、微量残留白血病的诊断

微量残留白血病（minimal residual leukemia，MRL）是指急性白血病诱导化疗或骨髓移植，达到临床和血液学的完全缓解，而体内残存微量白血病细胞（MRLC）的状态。估计此时仍有 10^6～10^8 个白血病细胞存在，这些微量残留白血病细胞的增殖和扩散是复发的根源。通过检测 MRL，能了解形态学仍缓解的病人可能存在的治疗失败，指导巩固和强化治疗。目前临床上对 MRL 的检测技术进展很快，建立了各种不同的检测方法，主要有流式细胞检测术和 PCR 法。由于白血病的高度异质性，检测方法要同时兼顾到敏感性、特异性和实用性，临床上常用的各种检测技术都有一定的局限性，目前还难以期望一种万全的检测 MRL 的方法，应根据病人的不同特点和相应的免疫或分子标志，选择相应的检测方法或综合应用几种方法以提高检出率。在这方面，AML 由于缺乏适宜作为 MRL 检测的标志，开展临床检测和应用不如 ALL。

1. 流式细胞术　白血病细胞是异常的细胞，其抗原表达与处于同一分化阶段的正常造血和淋巴细胞有一定差异，即存在不同分化阶段抗原的同步表达、跨系列表达和抗原表达强度变异等，借此可将白血病细胞和正常造血和淋巴细胞区分开来，并作为 AL 缓解后监测患者 MRL 的依据。但由于白血病细胞具有“异质性”和“非同步性”，因此免疫诊断分型需要综合分析多种免疫标记，采用不同颜色荧光标记的抗体组合和多参数流式细胞分析技术，分析白血病相关免疫表型（leukemia-associated immunophenotype，LAIP），敏感性可以达到 10^{-4}。

2. 细胞遗传学技术与分子生物学技术　AL 治疗后异常克隆的持续存在常预示着 MRL 或最终将导致白血病复发。在治疗过程中，若出现克隆性核型演变通常意味着疾病的进展。具有融合基因和/或基因突变等分子标志的 AL 的缓解过程分为血液学完全缓解、细胞遗传学完全缓解（具有特征性染色体检测转阴）及分子生物学完全缓解（融合基因和/或基因突变转阴）等 3 个阶段。例如采用 RT-PCR 方法监测 APL 分子标志 PML-RARα 融合基因在 APL 治疗中的指导作用举足轻重。APL 诱导治疗获得血液学缓解后，大约一半患者 RT-PCR 检测 MRD 仍阳性；这时 PML-RARα 阳性对预后没有影响。在巩固治疗后，PCR 方法检测 PML-RARα 转阴，并不能完全排除以后的复发风险；但是，巩固治疗后若 PML-RARα 阳性则强烈提示以后的血液学复发。因此巩固治疗完成后必须进行 PCR 方法的 MRL 检测，阴性者进行维持治疗，阳性者需要进一步强化治疗。淋巴系肿瘤最可靠的基因标志是细胞表面免疫球蛋白（SIg）基因或 T 细胞受体（TCR）基因发生重排，这种单克隆基因重排（正常系多克隆基因重排）可作为 ALL 特异性标志，进行巢式或半巢式 PCR 检测 MRLC。PCR 检测的敏感性可以达到 10^{-4} 到 10^{-5}。

第二节　急性淋巴细胞白血病中的应用

一、B 淋巴母细胞白血病/淋巴瘤，不另作特殊分类（B-ALL/LBL，NOS）

【概述】　B-ALL/LBL（B acute lymphoblastic leukemia/lymphoblastic lymphoma）是一种 B 细胞系的淋巴母细胞（原始淋巴细胞）肿瘤，典型表现是由小至中等大的淋巴母细胞组成，其胞质稀少，染色质中等致密至稀疏，核仁不明显。B-ALL 和 B-LBL 为同一种疾病实体，当肿瘤细胞广泛浸润骨髓和外周血，骨髓中原始淋巴细胞≥20%时，诊断为 B-淋巴母细胞白血病（B-cell acute lymphoblastic leukemia，B-ALL）；当肿瘤细胞仅浸润淋巴结或结外组织，或仅有轻微骨髓和外周血受累时，骨髓中原始淋巴细胞＜20%，应诊断为 B-淋巴母细胞淋巴瘤（B-cell lymphoblastic lymphoma，B-LBL）。ALL 发生在任何年龄，但多见于儿童及青壮年，是小儿时期最常见的白血病类型，其中 80%～85%的 ALL 为 B-ALL。骨关节疼痛可为 B-ALL 主要症状，最易受累的部位是中枢神经系统、淋巴结、脾、肝和性腺。B-LBL 是不常见的淋巴瘤，约占 LBL 的 10%。B-LBL 最易受累的部位是皮肤、骨、软组织、淋巴结。

【实验室检查】

1. 形态学 大多数 B-ALL 表现为全血细胞减少、贫血或中性粒细胞减少。淋巴母细胞在涂片和印片中变化很大，从小细胞到大细胞，小细胞胞质少，染色质致密、核仁不明显；大细胞胞质中等，呈浅蓝至蓝灰色，偶有空泡，染色质弥散、核仁清楚，数量多。有的细胞伴有形态异常，如胞核形态不规则，可有凹陷、折叠、切迹及裂痕，核染色质呈泥浆状或咖啡色颗粒状，核仁大，胞质内有空泡。部分病例中淋巴母细胞有伪足（手镜细胞），“篮”细胞（涂沫细胞）多见（图 10-1，彩图 60）。

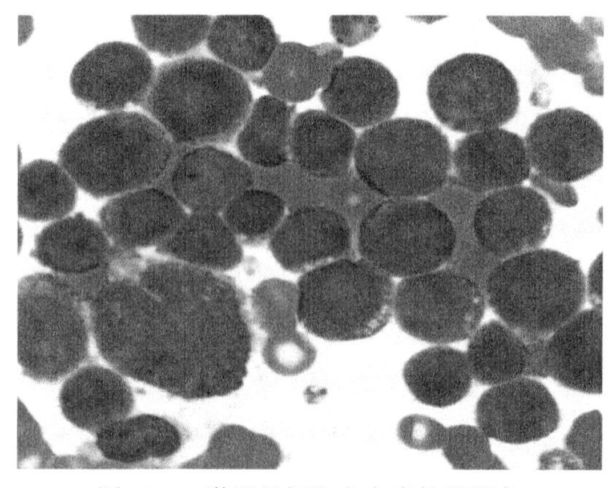

图 10-1 淋巴母细胞白血病的骨髓象

2. 细胞化学染色

（1）MPO 与 SBB 染色：各阶段淋巴细胞均阴性，阳性的原始细胞＜3%，可能是残存的正常原始粒细胞。

（2）PAS 染色：约 20%-80%的原始淋巴细胞呈阳性反应，显红色颗粒状、块状或呈环状排列，而其胞质背景清晰。

（3）ACP 染色：T 细胞阳性，B 细胞阴性。

（4）α-丁酸萘酚酯酶（α-NBE）染色：呈阴性反应。

（5）NAP 积分：往往增高。

3. 免疫表型 B-ALL/LBL 中的淋巴母细胞几乎都表达 B 淋巴细胞标志，如 CD19、cCD79a、cCD22；这些标志没有一个是特异的，但均呈阳性或高强度表达。多数病例中的原始淋巴细胞 CD10、mCD22、CD24 和 TdT 阳性，但 CD20 和 CD34 表达的变异较大。CD45 可能缺乏。可以有髓系相关抗原 CD13 和 CD33 表达。根据 TdT、CD10 和是否存在胞浆 μ 链（Cyμ）将 B-ALL 分为 3 类：在最早阶段，即所谓早前体 B-ALL（early precursor B-ALL 或 Pro-B-ALL），淋巴母细胞表现为 $TdT^+CD10^-Cyμ^-$；在中期，即所谓的普通型 B-ALL（common B-ALL），淋巴母细胞表现为 $TdT^+CD10^+Cyμ^-$；在最成熟的前体 B 细胞分化阶段，即所谓前体 B-ALL（Pre-B ALL），淋巴母细胞表达 Cyμ，表现为 $TdT^+CD10^+Cyμ^+$。淋巴母细胞不表达表面免疫球蛋白 sIg 是 B-ALL/LBL 的重要特征；如果 sIg 阳性，只要其他免疫表型、形态和遗传特征符合，亦不能完全排除 B-ALL/LBL。B 淋巴母细胞的分化程度与临床预后相关：普通型 B-ALL 和前体 B-ALL 预后良好，早前 B-ALL 预后较差。

4. 细胞遗传学和分子生物学 大部分的 B-ALL/LBL 具有细胞遗传学异常；其中许多病例有特异性染色体异常和预后意义，归入具有重现性遗传学异常的 B-ALL/LBL。t（17；19）（q21-22；p13.3）/*E2A-HLF* 见于 0.5%～1%的 B-ALL，预后差。一些遗传学异常为非系列特异性，可见于 T 或 B-ALL/LBL，如 6q-见于 4%～13%的儿童 ALL/LBL，成人 ALL/LBL 较少见，断裂点位于 6q15 和 6q21，预后较好。9p-见于 7%～12%的 ALL/LBL，关键缺失区为 9p11～9p12，预后不良；分子生物学研究发现该异常导致 3 个与细胞周期调节有关的基因 P14、P15 和 P16 单个或多个缺失。12p–见于 10%～12%的 ALL/LBL，可以是缺失或易位，最常累及 12p12，预后较好，治疗后几乎均可获得 CR。

二、伴重现性遗传学异常的 B 淋巴母细胞白血病/淋巴瘤

此型 B-ALL/LBL 是 B 细胞肿瘤伴有重现性遗传学异常，包括 t（9；22）（q34；q11）/*BCR-ABL*、t（v；11q23）/*MLL* 重排、t（12；21）（p13；q22）/*TEL-AML1*（*ETV6-RUNX1*）、超二倍体、亚二倍体、t（5；14）（q31；q32）/*IL3-IGH*、t（1；19）（q23；p13.3）/*E2A-PBX1*（*TCF3-PBX1*）。与无重现性遗传学异常的 B-ALL/LBL 相比较，此型的淋巴母细胞在形态学上没有特征性的表现。但是此型和临床或免疫表型特征相关，并具有重要的预后意义。

t（9；22）（q34；q11）/*BCR-ABL*，见于 2%～5%的儿童 B-ALL 和 15%～33%的成人 B-ALL，免疫学分析显示呈前 B 或早前 B-ALL 表型，有时同时表达 CD13 和 CD33 等髓系抗原。临床特点为白细胞显著增高，可达 300×10^9/L，化疗效果差，CR 率低，复发率高，推荐在强烈化疗首次 CR 后行异基因造血干细胞移植。其分子学的改变与 CML 不同：成人病例中 p210 和 p190 各占半数，儿童病例中 p190 高达 82%。从临床表现上看，p210 病例和 p190 病例没有绝对的差异。

t（v；11q23）/*MLL* 重排，最常见的是 t（4；11）（q21；q23）/*AF4-MLL*，多见于 2%的儿童（16 个月以下）ALL，新生儿常见；提示此型易位可能是先天性 ALL 的重要特征。免疫学检测提示呈前 B 或早前 B-ALL 表型，63%的患者常同时表达 CD15，临床上常有高白细胞计数和中枢神经系统受累，治疗 CR 率 75%，预后恶劣。

t（12；21）（p13；q22）/*TEL-AML1* 见于 12%～27%的儿童 B-ALL，为儿童 B-ALL 最常见的畸变，CR 率高，复发少见，预后较好。由于该异常十分轻微，易位片段带形相似，用常规核型分析不能检测到，所以要用分子生物学技术如 RT-PCR 或双色 FISH 技术才能识别。大约 1/4 的 t（12；21）儿童 B-ALL 伴有正常 *TEL* 等位基因缺失。

＞50 的超二倍体，染色体众数在 51～65 之间，见于 25%～30%的儿童 ALL。数目增加的染色体常见 21、X、14 和 4 号，最少见的是 1、2 和 3 号。62%的病例还可见染色体结构异常。患儿年龄 2-10 岁，白细胞计数不高，化疗效果好。

47～50 的超二倍体，见于 10%～15%的 ALL 患者，预后居中。各条染色体的增加均可见到，但以 21、8 和 10 号的增加最多见。

亚二倍体，染色体数目＜46，见于 7%～8%的 ALL 患者，预后差。

t（5；14）（q31；q32）/*IL3-IGH*，该型异常罕见，仅见于＜1%的 ALL 患者。原始淋巴细胞免疫表型为 CD10+及 CD19+。突出的细胞形态学特点是外周血中嗜酸性粒细胞反应性增加。其预后意义尚不明确。

t（1；19）（q23；p13.3）/*E2A-PBX1*（*TCF3-PBX1*），该型异常见于 5%～6%的儿童 B-ALL，特别是前 B-ALL，其原始淋巴细胞表达 CD19、CD10 和 Cyμ。患者常为非白种人，有高白细胞计数，高 LDH，预后不良，需采用强烈化疗方案，方能获得较好疗效。

三、T 淋巴母细胞白血病/淋巴瘤（T-ALL/LBL）

【概述】 T-ALL/LBL（T acute lymphoblastic leukemia/lymphoblastic lymphoma）是一种 T 细胞系的淋巴母细胞（原始淋巴细胞）肿瘤，典型表现是由小至中等大的淋巴母细胞组成，其胞质稀少，染色质中等致密至稀疏，核仁不明显。T-ALL 和 T-LBL 为同一种疾病

实体，当肿瘤细胞广泛浸润骨髓和外周血，骨髓中淋巴母细胞≥20%时，诊断为 T-淋巴母细胞白血病（T-cell acute lymphoblastic leukemia，T-ALL）；当肿瘤细胞仅浸润胸腺、淋巴结或结外组织，或仅有轻微骨髓和外周血受累时，骨髓中淋巴母细胞＜20%，应诊断为 T-淋巴母细胞淋巴瘤（T-cell lymphoblastic lymphoma，T-LBL）。T-ALL 占儿童 ALL 的 15%，约占成人 ALL 病例的 25%。T-ALL 典型表现为白细胞计数升高，常伴有纵隔肿块或其他组织肿块。T-LBL 约占 LBL 的 90%。T-LBL 常在纵隔出现生长迅速的肿块，胸水常见。

【实验室检查】

1. 形态学 T-ALL/LBL 的淋巴母细胞在形态学上很难与 B-ALL/LBL 鉴别。在涂片中细胞中等大小，核浆比例高。小细胞染色质致密、核仁不明显；大细胞染色质弥散、核仁相对清晰。胞核圆形或不规则，可有凹陷、折叠，胞质内有空泡。

2. 免疫表型 T-ALL/LBL 中淋巴母细胞通常表达 TdT，不同程度表达 CD1a、CD2、cCD3、CD4、CD5、CD7 和 CD8，其中 CD7 和 cCD3 常表达，但只有 cCD3 具有系列特异性。CD4 和 CD8 在原始细胞中常共表达，CD10 可阳性。10%的病例可表达 CD79a。19%～32%的病例可见到 1 个或 2 个髓细胞抗原 CD13、CD33 的表达。CD117 表达偶见，通常与 *FLT3* 突变相关。髓细胞标志的出现不能排除 T-ALL/LBL。

3. 细胞遗传学和分子生物学 约 30%的 T-ALL/LBL 发现异常核型，其中染色体结构重排的断裂点常涉及 T 细胞受体基因（T-cell receptor genes，*TCR*）α/δ、β 和 γ 所在的位点 14q11、7q34-36、7p15。涉及 *TCR* α/δ 和 *TCR* β 的易位占 T-ALL/LBL 所有易位的 40%～50%，其中 t（11；14）（p13；q11）、t（10；14）（q24；q11）、t（1；14）（p32；q11）、t（8；14）（q24；q11）和 t（11；14）（p15；q11）分别见于 25%、5%～10%、3%、2% 和 1%的 T-ALL/LBL。伴有上述易位的 T-ALL/LBL 常有白细胞计数增高、出现纵隔肿块和中枢神经系统白血病，其中除 t（11；14）和 t（10；14）预后较好外，其余均凶险。其他的遗传学异常，如 $6q^-$、$9p^-$和 $12p^-$，为非系列特异性。

第三节　急性髓细胞白血病中的应用

一、微分化急性髓细胞白血病

【概述】 微分化急性髓细胞白血病（acute myeloid leukemia with minimal differentiation）的特点是细胞形态学和光镜细胞化学染色不能提供髓系分化证据，无 Auer 小体；但通过免疫表型和（或）超微结构检查（包括超微结构细胞化学染色）可以证实原始细胞具有髓系特征。免疫表型分析对于所有微分化急性髓细胞白血病与淋巴母细胞白血病的鉴别诊断是必需的。此型相当于原 FAB 分型的 AML-M_0，约占 AML 中的 2%～3%，多见于成人，常有骨髓衰竭表现，肝、脾、淋巴结肿大不明显，治疗效果差，生存期短。

【实验室检查】

1. 形态学 原始细胞通常中等大小，核圆形或轻微不规则，染色质细致，核仁明显、一个或多个；胞质量少，嗜碱性强，无嗜天青颗粒及 Auer 小体。少数情况下，原始细胞胞体小，染色质聚集，核仁不明显，胞质量少，类似淋巴母细胞（图 10-2，彩图 61）。

2. 细胞化学染色　原始细胞 MPO、SBB、氯乙酸 AS-D 萘酚酯酶染色均为阴性（原始细胞阳性率<3%）。通过敏感的超微结构研究可见 MPO 阳性小颗粒位于内质网、高尔基体和（或）核膜处。

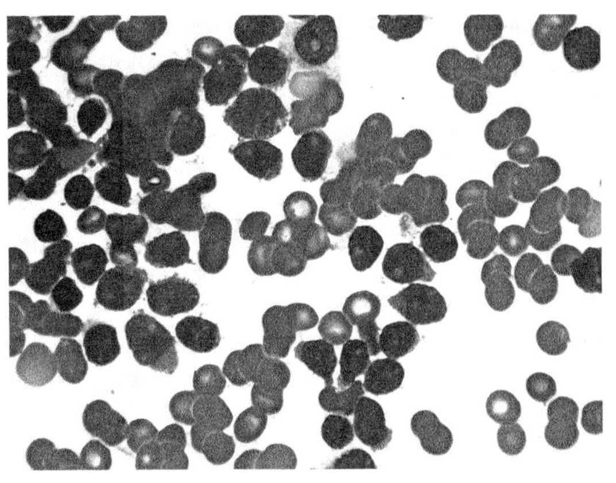

图 10-2　微分化急性髓细胞白血病的骨髓象

3. 免疫表型　原始细胞通常表达早期造血细胞相关抗原（如 CD34、CD38、HLA-DR）和 CD13、CD117，大约 60%病例 CD33 阳性；但缺乏粒系和单核系细胞成熟相关抗原表达，如 CD11b、CD14、CD15、CD64 和 CD65。不表达 T 和 B 淋巴细胞相关的胞质抗原，如 cCD3、cCD79a 和 cCD22。流式细胞术或免疫组化可有部分原始细胞 MPO 阳性。在大约 50%病例 TdT 阳性，40%病例 CD7 阳性，其他淋巴细胞相关膜抗原阴性。

4. 细胞遗传学和分子生物学　本病无独特的染色体异常，常见复杂核型异常。27%病例有 *RUNX1*（*AML1*）突变，16～22%病例存在 *FLT3* 突变。

二、无成熟迹象的急性髓细胞白血病

【概述】　无成熟迹象的急性髓细胞白血病（acute myeloid leukemia without maturation）特点是骨髓大量的原始细胞增生，但缺乏向中性粒细胞分化成熟的显著标志。骨髓原始细胞≥90%NEC，原始细胞的髓系特征可通过 MPO 或 SBB 细胞化学染色阳性（阳性率≥3%）和（或）有 Auer 小体确认。此型相当于原 FAB 分型的 AML-M_1，约占 AML 的 5%～10%，可发生于任何年龄组，但多见于成人。大部分病例起病急骤，进展迅速，病情凶险，通常有骨髓衰竭表现。

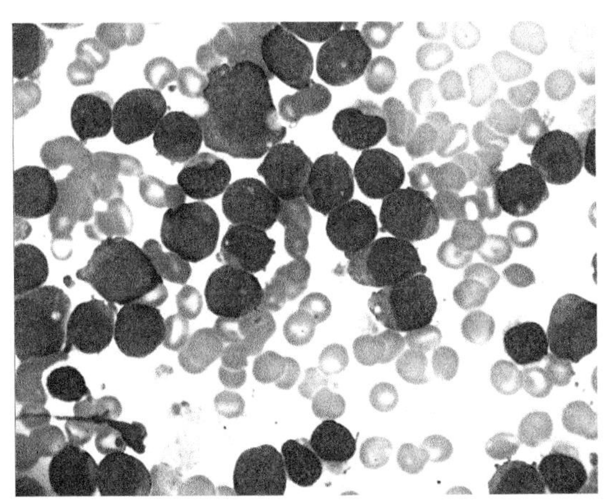

图 10-3　无成熟迹象的急性髓细胞白血病的骨髓象

【实验室检查】

1. 形态学　原始细胞有明显的原始粒细胞细胞特征，可见嗜天青颗粒和/或 Auer 小体；但部分病例中原始细胞不含嗜天青颗粒，形态类似于原始淋巴细胞（图 10-3，彩图 62）。

2. 细胞化学染色　原始细胞 MPO 与 SBB 细胞化学染色阳性（阳性率≥3%）。

3. 免疫表型　最重要的标志是 MPO 阳性。原始细胞表达一种以上的髓系相关抗原，如 CD13、CD33 和 CD117。约 70%的病例 HLA-DR 和 CD34 阳性。一般不表达成熟粒系标志（如 CD15 和 CD65）或单核系标志（如 CD14 和 CD64）。部分病例表达 CD11b。原始细胞不表达 T 和 B 淋巴细胞相关的胞质抗原，如 cCD3、cCD79a 和 cCD22。约 30%病例表达 CD7，10%～20%的病例表达淋巴系相关的细胞膜抗原 CD2、CD4、CD19 和 CD56。

4. 细胞遗传学和分子生物学 此型 AML 不出现重现性遗传学异常，约 3%的 AML 可见 Ph 染色体 t（9；22）（q34；q22.1），形成 *BCR-ABL* 融合基因。

三、有成熟迹象的急性髓细胞白血病

【概述】 有成熟迹象的急性髓细胞白血病（acute myeloid leukemia with maturation）的特点是外周血或骨髓中原始细胞≥20%，并且有向中性粒细胞成熟阶段分化的特点，骨髓细胞中单核细胞＜20%。此型相当于原 FAB 分型的 AML-M_2a，约占 AML 的 10%。可发生于任何年龄组，约 20%的病例＜25 岁，约 40%的病例≥60 岁。

【实验室检查】

1. 形态学 原始粒细胞胞质有或无嗜天青颗粒，约 50%病例的可见 Auer 小体。幼稚和成熟粒细胞≥10%，单核细胞＜20%。常有不同程度的发育异常，中性粒细胞可有异常核分叶。前体嗜酸性粒细胞常增多，但缺乏 AML 伴 inv（16）（p13.1；q22）病例中的嗜酸性粒细胞形态的异常特征。嗜碱性粒细胞和（或）肥大细胞有时可增多（图 10-4，彩图 63）。

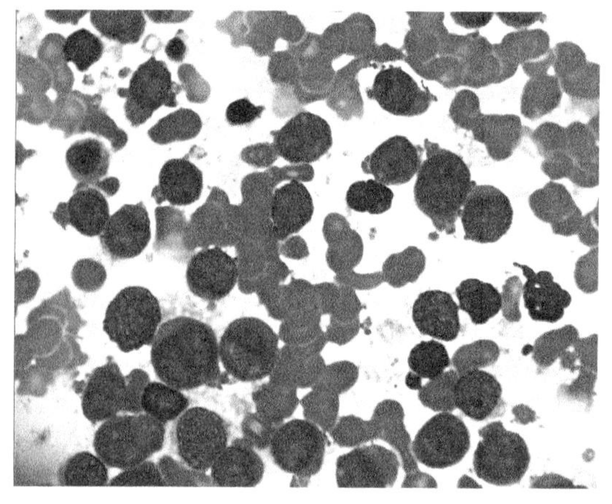
图 10-4 有成熟迹象的急性髓细胞白血病的骨髓象

2. 细胞化学染色

（1）MPO 与 SBB 染色：均呈阳性反应。

（2）PAS 染色：多数原始粒细胞呈阴性反应，早幼粒细胞多数为弱阳性反应，呈弥漫性粉红色或细颗粒状。

（3）NAP：活性明显降低，甚至消失。当合并感染时，NAP 积分可一过性增高。

（4）特异性和非特异性酯酶染色：氯醋酸 AS-D 萘酚酯酶染色呈阳性反应；α-醋酸萘酚酯酶染色呈弱阳性反应，且不被 NaF 抑制。

3. 免疫表型 原始细胞通常表达一种或多种粒系相关抗原 CD13、CD33、CD65、CD11b 和 CD15。在大多数情况下，部分原始细胞表达 CD34、HLA-DR 和（或）CD117。一般不表达单核细胞标志如 CD14 和 CD64。20%～30%的病例表达 CD7，但基本不表达 CD56、CD2、CD19 和 CD4。

4. 细胞遗传学及分子生物学 有些伴有嗜碱性粒细胞增多者可有 t/del（12）（p11-13）和特异性染色体重排 t（6；9）（p23；q34）/*DEK-NUP214* 融合基因，后者归属伴有重现性遗传学异常的 AML。

四、急性粒-单核细胞白血病

【概述】 急性粒-单核细胞白血病（acute myelomonocytic leukemia，AMML）是一种以粒系和单核系前体细胞增生为特点的 AML，外周血或骨髓中原始细胞（包括幼稚单核细胞）≥20%，骨髓涂片中中性粒细胞及其前体细胞之和、单核细胞及其前体细胞之和各占有核细胞≥20%。诊断标准严格要求单核细胞及其前体细胞之和的最低下限为 20%，以便

AMML 区别于有（无）成熟迹象的 AML。外周血单核细胞通常≥5×10^9/L。此型相当于原 FAB 分型的 AML-M_4，约占 AML 的 5%～10%。可见于任何年龄组，但多见于老年人，中位年龄为 50 岁，男女比例为 1.4∶1。

【实验室检查】

1. 形态学　原始单核细胞胞体大，胞核通常圆形，染色质细致，一个或多个大的核仁。胞浆丰富，中度至重度嗜碱，可有伪足；嗜天青颗粒散在分布，可见空泡。幼稚单核细胞胞核不规则，易见凹陷、扭曲、折叠及分叶，核染色质细网状，核仁较明显，胞质轻度嗜碱，有时有较明显颗粒，偶有大的嗜天青颗粒及空泡。白血病细胞可见 Auer 小体。外周血单核细胞明显增多、往往比骨髓中增多更明显，形态比骨髓中的成熟（图 10-5，彩图 64）。

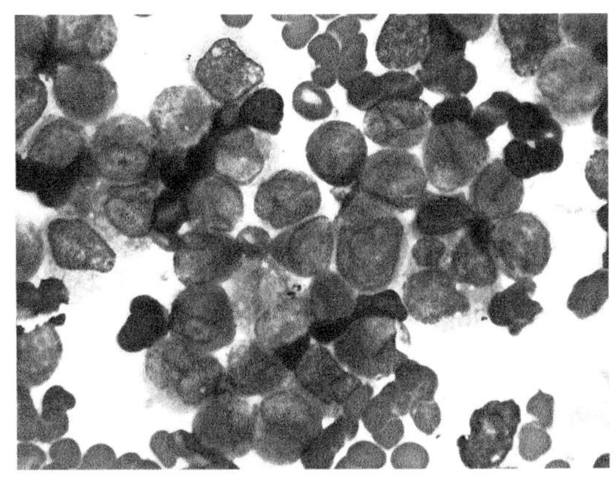

图 10-5　急性粒-单核细胞白血病的骨髓象

2. 细胞化学染色

（1）MPO、SBB 染色：原始细胞阳性率≥3%。原始和幼稚单核细胞呈阴性或弱阳性反应；而幼稚粒细胞呈阳性或强阳性反应。

（2）非特异性酯酶染色：应用α-醋酸萘酚为底物进行染色，原始和幼稚细胞呈阳性反应，其中原始粒细胞细胞不被 NaF 抑制，原始和幼稚单核细胞可被 NaF 抑制。

（3）酯酶双重染色：分别呈现α-醋酸萘酚酯酶阳性细胞、氯醋酸 AS-D 萘酚酯酶阳性细胞或双酯酶阳性细胞。

3. 免疫表型　原始细胞通常表达髓细胞系分化抗原 MPO、CD13、CD33、CD65 和 CD15。部分原始细胞表达单核细胞分化抗原，如 CD14、CD4、CD11b、CD11c、CD36、CD64、巨噬细胞限制性的 CD68、CD163 和溶菌酶。CD64 强阳性与 CD15 共同表达是单核细胞的特征性标志。常有少量分化差的原始细胞表达 CD34 和（或）CD117，大部分病例 HLA-DR 阳性，大约 30%病例 CD7 阳性，其他的淋系相关抗原极少表达。

4. 细胞遗传学及分子生物学　多数病例可检出非特异性的遗传学异常，如+8。

五、急性原始单核细胞（单核细胞）白血病

【概述】　急性原始单核细胞（单核细胞）白血病（acute monoblastic /monocytic leukemia）的特点是≥80%的白血病细胞是单核系细胞，包括原始单核细胞、幼稚单核细胞及成熟单核细胞。中性粒细胞＜20%。急性原始单核细胞白血病和急性单核细胞白血病可通过原始单核细胞及幼稚单核细胞的比例鉴别。急性原始单核细胞白血病以原始单核细胞为主（典型的≥80%）；急性单核细胞白血病以幼稚单核细胞为主。急性原始单核细胞白血病占 AML 的 5%～8%，多见于年轻人。此型白血病占 AML 的 3%～6%，男女之比为 1.8∶1，多见于成年人。此型相当于原 FAB 分型的 AML-M_5。临床上除有一般急性白血病的症状外，白血病细胞浸润症状较为明显，常有髓外肿块及皮肤、牙龈浸润和中枢神经系统侵犯。

【实验室检查】

1. 形态学 原始单核细胞胞体大，胞核通常圆形，染色质细致，一个或多个大的核仁。胞浆丰富，中度至重度嗜碱，可有伪足；嗜天青颗粒散在分布。幼稚单核细胞胞核不规则，易见凹陷、扭曲、折叠及分叶，核染色质细网状，核仁较明显，胞质轻度嗜碱，有时有较明显颗粒，偶有大的嗜天青颗粒。原始和幼稚单核细胞有时可出现内外双层胞质，内层胞质呈灰蓝色并略带紫色，半透明，似有毛玻璃样感，颗粒细小，弥散分布；外层胞质呈淡蓝色，常透明，无颗粒或颗粒甚少，有明显伪足突出，边缘清晰。胞质内常有空泡和被吞噬的细胞，有时可见到 1～2 条细而长的 Auer 小体（图 10-6，彩图 65）。

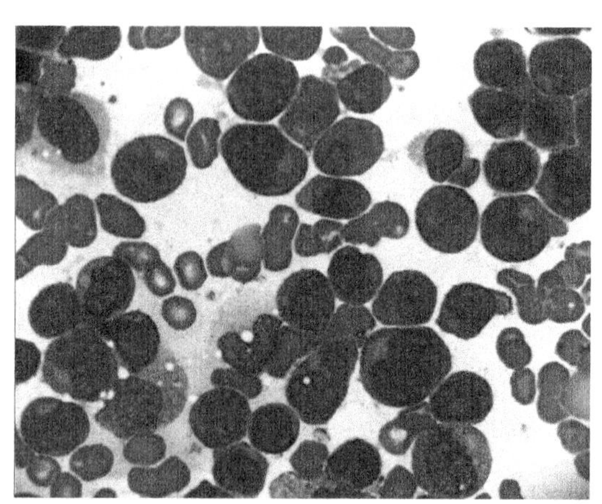

图 10-6 急性原始单核细胞白血病的骨髓象

2. 细胞化学染色

（1）MPO 和 SBB 染色：原始单核细胞呈阴性和弱阳性反应，幼稚单核细胞多数为弥散阳性反应。

（2）酯酶染色：非特异性酯酶染色阳性，可被NaF抑制，其中α-丁酸萘酚酯酶（α-NBE）染色阳性更有助于确定单核系细胞。

3. 免疫表型 白血病细胞不同程度表达髓细胞系分化抗原 CD13、CD33（通常较强）、CD15 和 CD65。一般至少表达两种单核系分化的标志，如 CD14、CD4、CD11b、CD11c、CD68、CD64、CD36 和溶菌酶。30%的病例表达 CD34，但大部分病例表达 CD117。几乎所有病例 HLA-DR 阳性。通常急性原始单核细胞白血病很少表达 MPO，而急性单核细胞白血病 MPO 可阳性。25%～40%的病例异常表达 CD7 和（或）CD56。巨噬细胞特异的 CD68 和 CD163 通常阳性。非特异性酯酶染色阴性的急性（原始）单核细胞白血病可通过免疫表型分析确认单核系细胞。

4. 细胞遗传学和分子生物学 22%的急性（原始）单核细胞白血病患者有染色体异常 t/del（11）（q23），其中 60%以上病例为急性原始单核细胞白血病，其次为急性单核细胞白血病和 AMML，以 t（9；11）（p22；q23）易位致 *MLLT3-MLL* 融合基因及 t（11；19）（q23；p13.3）易位致 *MLL-ENL* 融合基因多见，具备前者遗传学异常的 AML 归属伴有重现性遗传学异常的 AML。t（8；16）（p11.2；p13.3）形成 *MOZ-CBP* 融合基因与急性（原始）单核细胞白血病或 AMML 相关，大部分病例可以噬血细胞增多症，特别是噬红细胞症。

5. 其他 血和尿中的溶菌酶水平中度增高。

六、急性红白血病

【概述】 急性红白血病（acute erythroid leukemia，AEL）是红系细胞显著异常增生的急性白血病，根据是否存在显著的白细胞系异常增生可分为两个亚类，红白血病（erythroleukemia，EL）和纯红系白血病（pure erythroid leukemia，PEL）。EL 是指骨髓涂片中有核红细胞≥50%ANC，原始粒细胞（或原始+幼稚单核细胞）≥20%NEC。PEL 是指骨髓涂片中有核红细胞呈肿瘤性增生（≥80%ANC），但原始粒细胞（或原始+幼稚单核细胞）没有明显增多。此型相当于原FAB分型的AML-M_6。EL约占AML的5%，PEL极为罕见。临床特征与其他型急性白血病相似，贫血常为首发症状，EL可为原发或继发于MDS，也可继发于骨髓增殖性肿瘤MPN。

【实验室检查】

1. 形态学　①EL可见各阶段红系细胞，以中、晚幼红细胞为多，原始红细胞和早幼红细胞比例增高，并有病态造血现象，幼红细胞的形态学特点是：类巨幼样改变（胞体巨大，核染色质细致、胞质丰富、常有突起）和副幼红细胞改变（核形不规整、核凹陷、扭曲、双核、多核、核碎裂和巨型核等）明显。此外尚有幼红细胞核质发育不平衡和同一阶段细胞大小不均等特点。白细胞系统明显增生，原始粒细胞（或原始+幼稚单核细胞）≥20%NEC，胞浆可见Auer小体。常见粒系细胞和巨核系细胞巨幼样和形态异常的改变。丝状分裂细胞多见。②PEL以红系增生为主，≥80%，粒红比例倒置，原始及早幼红细胞多见，常有中幼红细胞阶段缺如的"红血病裂孔"现象或中幼红细胞阶段减少的"红血病亚裂孔"现象，且常有形态学异常，如类巨幼样变、核碎裂、多核及巨型核等。丝状分裂细胞增多（图10-7，彩图66）。

2. 细胞化学染色　幼红细胞PAS常呈强阳性反应，多呈粗大颗粒、块状、环状或弥漫状分布。

3. 免疫表型　红系细胞表达血型糖蛋白A及血红蛋白A，不表达MPO及其他髓系抗原。CD36可用来标记红系早期分化阶段的祖细胞，但CD36对原始红细胞不特异，单核细胞及巨核细胞也可表达。巨核细胞相关抗原（CD41、CD61）常为阴性，但有些病例可部分表达。原始髓细胞表达不同的髓系相关抗原，包括MPO、CD13、CD33、CD117。

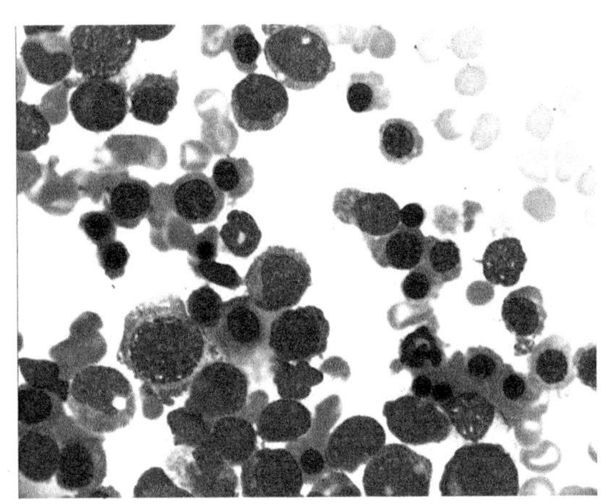

图10-7　红白血病的骨髓象

4. 细胞遗传学和分子生物学　无特异性遗传学异常，复杂的多种结构异常比较常见。−5/del（5q）、−7/del（7q）、+8等异常最常见。但是，伴−5/del（5q）、−7/del（7q）和（或）复杂染色体异常的病例若其他条件符合标准，需诊断为AML伴多系发育异常。

5. 鉴别　本病需与骨髓增生异常综合征、巨幼细胞贫血鉴别（表10-6）。

表10-6　红白血病与骨髓增生异常综合征、巨幼细胞贫血的鉴别

鉴别点	红白血病	骨髓增生异常综合征	巨幼细胞贫血
红系巨幼样改变	较明显	较明显	明显
红系多核、核畸形等	较易见	较易见	少见
有核红细胞PAS反应	多强阳性	可阳性	阴性
原始细胞	≥20%NEC	可增多	正常
巨核细胞减少或病态造血	明显	较易见	不明显

七、急性原始巨核细胞白血病

【概述】 急性原始巨核细胞白血病（acute megakaryoblastic leukemia）的特点为骨髓原始细胞≥20%，其中至少 50%为巨核系细胞。本病不常见，占 AML 的 3%～5%。此型相当于原 FAB 分型的 AML-M7。

【实验室检查】

1. 形态学 常见全血细胞减少；血小板常减少，少数病例正常或增多。外周血涂片可见到类似淋巴细胞的小巨核细胞、原始巨核细胞碎片，易见到畸形、巨型血小板。在骨髓涂片中，巨核细胞系异常增生，全片巨核细胞可多达 1000 个以上。原始巨核细胞直径约 12～18μm，核圆形，轻微不规则或呈锯齿状核，染色质呈细网状，核仁 1～3 个。胞质嗜碱，着色不均，通常无颗粒，可有明显的空泡或伪足形成。同一病例可同时存在大、小原始巨核细胞，偶尔原始细胞呈小簇状。幼稚巨核细胞也增多，体积较原始巨核细胞略大，胞质易脱落成大小不一的碎片。巨核细胞分裂象多见。成熟巨核细胞少见。在一些病例中可见小巨核细胞，胞体小，1～2 个圆核，染色质密集，胞质成熟，不应被计数为原始细胞（图 10-8，彩图 67）。

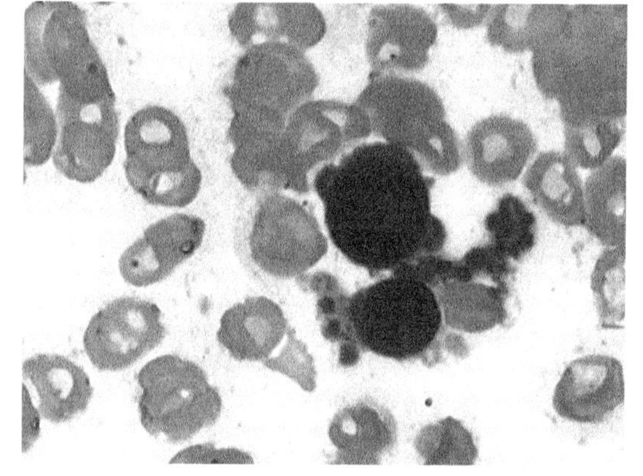

图 10-8 急性原始巨核细胞白血病的骨髓象

2. 骨髓活检 在部分病例中，由于广泛的骨髓纤维化可造成“干抽”，需进行骨髓活检，骨髓原始细胞百分数需根据骨髓活检估计。骨髓活检病理形态变化不定，既可呈分化较差的原始细胞均一性增生，也可呈分化不良的原始巨核细胞与分化成熟、发育异常的巨核细胞混合性增生；可有不同程度网状纤维增多。

3. 细胞化学染色 原始巨核细胞 MPO 及 SBB 染色阴性。5'-核苷酸酶、ACP 和 PAS 为阳性。非特异性酯酶呈点状阳性，抗 NaF 抑制。通过超微结构研究可见原始巨核细胞胞核及内质网血小板过氧化物酶（platelet-peroxidase；PPO）阳性，MPO 呈阴性反应。

4. 免疫表型 巨核细胞表达一种或多种血小板糖蛋白，包括 CD41（GPⅡb/Ⅲa）和（或）CD61（GPⅢa）。偏成熟型血小板相关抗原 CD42（GPIb）较少表达。髓系相关抗原 CD13 和 CD33 可阳性，但 CD34、CD45 和 HLA-DR 常为阴性。CD36 为特异性阳性，MPO 及其他粒系分化标志阴性。可异常表达 CD7，不表达其他淋系相关抗原及 TdT。由于血小板可能黏附于原始细胞表面，所以流式细胞术检测 CD41 或 CD61 时，胞浆的抗原表达往往较胞膜更为特异、敏感。骨髓活检可通过 vWF（von willebrand factor）抗原和 CD61、CD42b 检测识别异常巨核细胞及某些病例中的原始巨核细胞，其中 CD61 和 CD42b 的系列特异性最强，但免疫组化的固定和脱钙等过程可能会影响检测结果。

5. 细胞遗传学和分子生物学 成人无特异的染色体异常。在年轻男性，急性原始巨核细胞白血病伴纵隔生殖细胞肿瘤患者可有几种遗传学异常，包括特征性的 i（12p）。具有类似 MDS 的复杂核型，或伴有 inv（3）（q21q26.2）和 t（3）（q21；q26.2）/*RPN1-EVI1*、 t（1；22）（p13；q13）/*RBM15-MKL1* 的 AML 均可有原始巨核细胞或巨核细胞分化，常有独特的临床特点，不归属于急性原始巨核细胞白血病，而应分别归属于“AML 伴 MDS 相关改变”和“AML 伴重现性遗传学异常”。

八、伴有重现性遗传学异常的急性髓细胞白血病

本组 AML 以重现性遗传学异常为特征，每一种 AML 染色体结构重排后产生一种融合基因，编码一种融合蛋白。这一组 AML 中的一些类型具有特征性的细胞形态学特点，完全缓解率较高，预后较好。有部分病例外周血和骨髓中原始细胞＜20%，当检出 t（8；21）（q22；q22）/*RUNX1-RUNX1T1* 或 t（15；17）（q22；q12）/*PML-RARα* 或 inv（16）（p13.1；q22）或 t（16；16）（p13.1；q22）/*CBFβ-MYH11* 时，仍应诊断为 AML。下面介绍三种常见的伴有重现性遗传学异常的 AML。

（一）急性髓细胞白血病伴 t（8；21）（q22；q22）/*RUNX-RUNX1T1*

【概述】 急性髓细胞白血病伴 t（8；21）（q22；q22）/*RUNX1-RUNX1T1* 是一种通常表现为中性粒细胞系伴有分化成熟的 AML，占 AML 的 5%～12%。多见于年轻人，通常化疗反应较好，完全缓解率高，缓解期长。

【实验室检查】

1. 形态学 原始细胞胞体较大，胞质丰富，嗜碱性强，胞质中常有大量细小密集的嗜天青颗粒，少数原始细胞含有粗大颗粒（假性 Chédiak-Higashi 颗粒），提示为异常融合形成。常见 Auer 小体，表现为细长而端尖的棒状，可见于成熟中性粒细胞。除常见大原始细胞外，还可出现一些小原始细胞，尤其在外周血中。骨髓中早幼粒、中幼粒、晚幼粒细胞和成熟粒细胞有不同程度发育异常，这些细胞可有核分叶不良（假性 Pelger-Huët 畸形）和（或）胞质染色异常（如中性粒细胞胞质呈均质性粉红色）。可见幼稚嗜酸性粒细胞增多，嗜碱性粒细胞或肥大细胞亦可增多，红系、巨核系细胞形态正常。少数病例外周血和骨髓中原始细胞＜20%，但根据形态学、特异性染色体异常和融合基因等特点，仍应诊断为 AML（图 10-9，彩图 68）。

2. 细胞化学染色 MPO 及 SBB 染色呈阳性或强阳性反应；氯醋酸 AS-D 萘酚酯酶染色阳性；NAP 染色其活性明显减低。

3. 免疫表型 原始细胞高表达 CD34、HLA-DR、MPO 和 CD13，CD33 相对弱表达。分化的粒细胞 CD15 和（或）CD65 阳性。有时原始细胞异常共表达不同成熟阶段的分化抗原，如共表达 CD34 和 CD15。常表达淋系标志 CD19，可以表达 cCD79a。有些病例 TdT 阳性，但常较弱。部分病例表达 CD56，预后差。

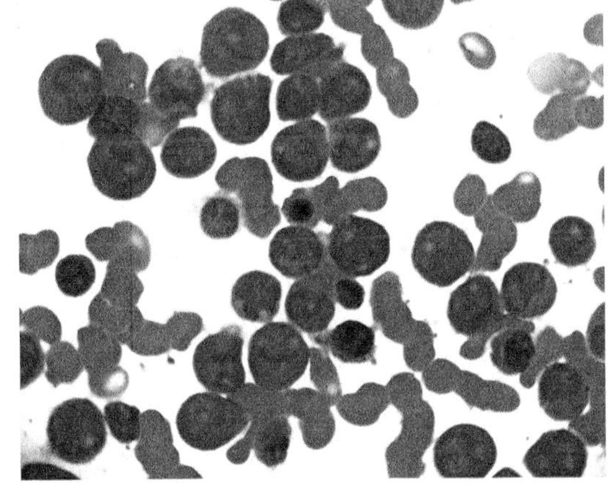

图 10-9　急性髓细胞白血病伴 t（8；21）（q22；q22）/*RUNX1-RUNX1T1* 的骨髓象

4. 细胞遗传学和分子生物学 t（8；21）（q22；q22）和 *RUNX1-RUNX1T1* 融合基因是诊断本病的分子标志。70%的患者有附加染色体异常，如缺失 1 条性染色体、del（9）（q22）。30%的儿童患者伴有 *K-ras* 或 *N-ras* 突变。20%～25%病例发生 *c-KIT* 突变，预后差。

（二）急性早幼粒细胞白血病伴 t（15；17）（q22；q12）/*PML-RARα*

【概述】 急性早幼粒细胞白血病（acute promyelocytic leukemia，APL）伴 t（15；17）（q22；q12）/*PML-RARα* 是一种以异常早幼粒细胞增生为主的 AML，相当于原 FAB 分型的 AML-M_3，占 AML 的 5%～8%，多见于成人。广泛而严重的出血常为本病临床表现的特点，出血除血小板减少和功能异常外，主要是由于本病易并发弥散性血管内凝血（DIC），亦可发生原发性纤溶亢进。此类白血病细胞可被全反式维 A 酸 ATRA 诱导分化成熟。

【实验室检查】

1. 形态学 可表现为全血细胞减少。颗粒增多的早幼粒细胞形态异常，大小不一，一般直径为 15～30μm，外形常呈椭圆形或不规则形。胞核略小，常偏于一侧，有的可见到双核，核形不规则，易见肾形，核扭曲、折叠或分叶，核染色质疏松且有明显的核仁 1～3 个，有的被颗粒遮盖而不清楚。胞质丰富，染蓝色或灰色，含多量大小不等的嗜天青颗粒，紫红色而密集，多分布于胞质的一端、核周围或遮盖胞核。有的胞质可分为内外两层，内质充满颗粒，于细胞边缘部位的外胞质层颗粒稀少或无颗粒。有的胞质含短而粗的 Auer 小体，几条、十几条或几十条，可呈束状交叉排列，酷似柴捆样，故有人称之为"柴捆细胞"（faggot cell）。按胞质颗粒的不同又分为三个亚型（图 10-10，彩图 69）：

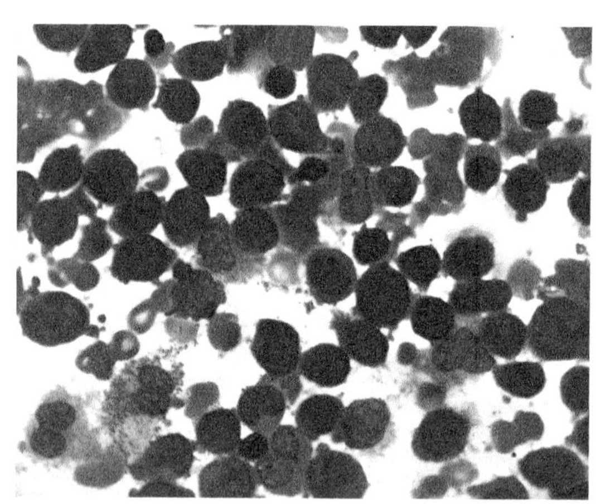

图 10-10 急性早幼粒细胞白血病伴 t（15；17）（q22；q12）；*PML-RARα* 的骨髓象

（1）粗颗粒型：胞质嗜天青颗粒粗大、深染、密集或融合，或含较多的 Auer 小体，有时呈"柴捆"状，胞核常被颗粒遮盖而轮廓不清。

（2）细颗粒型：胞质中的嗜天青颗粒密集而细小。

（3）变异型：胞质蓝染，颗粒稀少，胞核扭曲、折叠或分叶明显，易误诊为单核细胞。

2. 细胞化学染色 MPO、SBB 染色强阳性反应，氯醋酸 AS-D 萘酚酯酶和 ACP 染色均呈阳性或强阳性反应，α-醋酸萘酚酯酶染色阴性或弱阳性，但不被 NaF 抑制。

3. 免疫表型 低表达或不表达 HLA-DR、CD34、CD11a、CD11b，CD33 常为均一性强阳性，但 CD13 表达呈异质性。多数病例可表达 CD117，但有时低表达。更成熟的粒细胞标志 CD15 和 CD65 为阴性或弱阳性表达，通常表达 CD64。CD34 和 CD2 阳性的 APL 细胞颗粒小和少，且易出现白细胞计数增高，预后较差。约 20%的 APL 表达 CD56，预后较差。

4. 细胞遗传学及分子生物学 90%～95%的 APL 具有特异染色体易位 t（15；17）（q22；q12）及其产生的 *PML-RARa* 和 *RARa-PML* 融合蛋白，是 APL 特有的遗传学标志。融合基因有三种异构体：L 型（长型）、S 型（短型）及变异型，粗颗粒型以 L 型为主，细颗粒型以 S 型多见，提示细胞形态学与分子生物学密切相关，且 S 型比 L 型预后差。*PML-RARα* 产物可抑制 *RARa-RXR* 二聚体，进而使早幼粒细胞分化成熟障碍，这可能就是导致 APL 发病的机制。绝大多数 APL 对分化诱导剂全反式维 A 酸 ATRA 极其敏感。

APL 多种变异易位发生频率约 6%。变异易位分为三类：①简单型，15 或 17 号染色体与另一种染色体易位；②复杂型，累及 3 条及其以上染色体，其中包括 15 和 17 号；③隐匿型，在细胞水平未发现 15 和 17 号染色体受累，但分子水平可见 *RARa* 和（或）*PML* 重排及融合基因。简单变异易位多累及 17 号染色体，包括三种易位：①t（11；17）（q23；q12），导致 17 号染色体上的 *RARa* 与 11 号染色体上的早幼粒白血病锌指蛋白（promyelocytic leukemia zinc finger，*PLZF*）基因形成 *PLZF-RARa* 融合基因。此型白血病细胞胞质颗粒稀少，无双叶核；faggot 细胞少见，对 ATRA 治疗无效；②t（5；17）（q23；q12），致核磷酸蛋白（nucleophosmin，*NPM*）基因与 *RARa* 基因重组，此类细胞同样出现不典型的形态学特征，但对 ATRA 治疗敏感；③t（11；17）（q13；q12），累及 11q13 的核基质有丝分裂器基因（nuclear matrix mitoticapparatus，*NuMA*）形成 *NuMA-RARa* 融合基因，此类患者对 ATRA 敏感。

（三）急性髓细胞白血病伴 inv（16）（p13.1；q22）或 t（16；16）（p13.1；q22）/ *CBFβ-MYH11*

【概述】 此型 AML 通常表现为单核细胞和粒细胞的分化，骨髓中有特征性的异常嗜酸性粒细胞增多，相当于原 FAB 分型的 $AML\text{-}M_{4Eo}$，发病率大约占 AML 的 10%，主要见于年轻人。初诊时或复发时可有髓（粒）细胞肉瘤，并且髓（粒）细胞肉瘤可能为一些病例复发的唯一证据。本病预后好，完全缓解率高。

【实验室检查】

1. 形态学 除了 AMML 的形态学特征外，骨髓中有不同数量的各阶段异常嗜酸性粒细胞（一般＞5%），无显著的分化成熟阻滞。异常嗜酸性粒细胞核分叶不良，多为圆形和单核样，胞质嗜酸性颗粒大而圆，颜色深紫，有的细胞中颗粒非常密集遮盖了细胞形态。在原始粒细胞胞质中可见 Auer 小体。骨髓中主要以单核系细胞和嗜酸性粒细胞为主，而中性粒细胞通常较少，并且成熟中性粒细胞明显减少。外周血改变与其他类型的 AMML 无差别，嗜酸性粒细胞通常不多，偶有外周血嗜酸性粒细胞异常及增多的报道。少数有 inv（16）（p13.1；q22）或 t（16；16）（p13.1；q22）遗传学异常的病例无嗜酸性粒细胞增多，或仅有粒细胞成分而无单核细胞成分，或仅有单核细胞成分。少数病例外周血和骨髓中原始细胞＜20%，但根据形态学、特异性染色体异常和融合基因等特点，仍应诊断为 AML（图 10-11，彩图 70）。

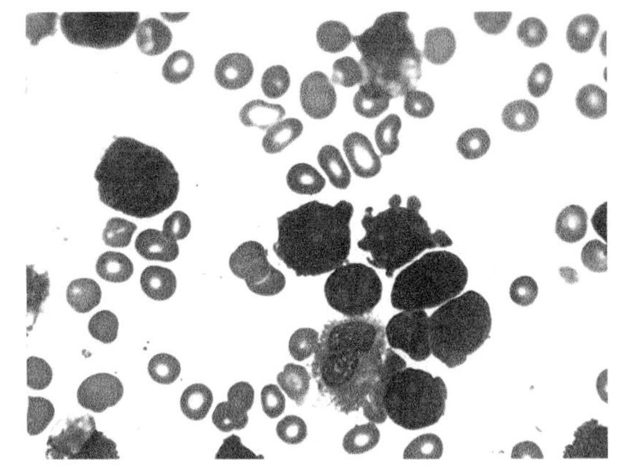

图 10-11　AML 伴 inv（16）（p13.1；q22）或 t（16；16）（p13.1；q22）/*CBFβ-MYH11* 的骨髓象

2. 细胞化学染色 原始细胞MPO和SBB染色阳性；应用α-醋酸萘酚为底物进行染色，原始和幼稚细胞呈阳性反应，其中粒系细胞不被NaF抑制，而单核系细胞可被NaF抑制；可呈现氯醋酸AS-D萘酚酯酶阳性细胞、α-醋酸萘酚酯酶阳性细胞或双酯酶阳性细胞。

3. 免疫表型 多数病例的白血病细胞免疫表型复杂。不成熟的原始细胞高表达CD34和CD117，粒系分化的细胞表达CD13、CD33、CD15、CD65和MPO，单核系分化的细胞表达CD14、CD4、CD11b、CD11c、CD64、CD36和溶菌酶。常见不同阶段的分化抗原共表达，CD2与髓系抗原常常共表达，但对诊断无特异性。

4. 细胞遗传学及分子生物学 inv（16）（p13.1；q22）或t（16；16）（p13.1；q22）产生的*CBFβ-MYH11*融合基因为本病的诊断、疗效监测提供一个新的特异的敏感指标。40%病例伴有其他遗传学异常，如+22、+8、del（7q）或+21，其中22号三体是本型AML较特异的遗传学异常，极少见于其他遗传学异常的AML。少数的AML和慢性髓细胞白血病病例可同时存在inv（16）（p13.1；q22）和t（9；22）（q34；q11.2），慢性髓细胞白血病病例通常见于加速期与急变期。30%病例发生*c-KIT*突变，预后差，容易复发。

第四节 慢性白血病中的应用

一、慢性髓细胞白血病

【概述】 慢性髓细胞白血病（chronic myelogenous leukemia，CML）是一种起源于骨髓多能造血干细胞的骨髓增殖性肿瘤（MPN），发病机制与t（9；22）（q34；q11）所产生的Ph染色体及*BCR-ABL*融合基因密切相关。CML主要累及粒细胞系，表现为持续性进行性外周血白细胞数量增加，分类中出现不同分化阶段的粒细胞，尤其以中性粒细胞增多为主；故以往又称为慢性粒细胞白血病，简称慢粒。CML是最常见的MPN，全世界年发病率为1～1.5/10万。各年龄组均可发病，但以20～50岁多见。男性稍居多。

CML按自然病程由慢性期（chronic phase，CP）进展为加速期（accelerated phrase，AP），最后发展成急变期（blast phase，BP）。大多数患者在CP诊断，通常起病隐袭，20%～40%的患者在初诊时几乎无症状，只是在常规体检提示白细胞增多时才发现患有CML。常见症状包括乏力、体重减轻、盗汗、贫血及脾脏肿大。不典型者也可在初诊时即为CML-BP，而无可觉察的CML-CP，一般表现为病情恶化，严重贫血，血小板减少或显著脾肿大。

【实验室检查】

1. 慢性髓细胞白血病——慢性期（CML-CP）

（1）血象：①白细胞显著升高，（12～1000）$\times10^9$/L之间，中位数为100×10^9/L。血涂片白细胞分类可见各阶段粒细胞，以中性中幼粒及其以下各阶段细胞为主，原始粒细胞＜10%，都有嗜碱性粒细胞绝对值增多，很多患者还有嗜酸性粒细胞增多；单核细胞绝对计数可增多，但分类计数＜3%。粒系细胞形态基本正常，有时可见退行性改变、核变性及核质发育不平衡等形态学改变。②多数患者呈轻度贫血，血涂片中可见有核红细胞、多染性红细胞和点彩红细胞。③血小板可明显增高，甚至高达1000×10^9/L；血小板减少非常少见。血涂片上血小板大小不均，可见巨大血小板、畸形血小板和小巨核细胞。

（2）骨髓象：①有核细胞增生极度活跃，粒系细胞明显增生，成熟状态与外周血类似，以中性中幼粒细胞及其以下各阶段细胞为主，原始粒细胞和早幼粒细胞轻度增多，原始粒细胞<10%，通常不足5%。异常增生的粒细胞常有形态异常，细胞大小不一，核质发育不平衡，有些细胞核染色质疏松，胞质内有空泡，偶见Auer小体，分裂细胞增加，可见异常分裂细胞。②嗜碱性粒细胞和（或）嗜酸性粒细胞常明显增多，嗜碱性粒细胞有时可高达15%以上。③有核红细胞变化不明显，但红系造血岛通常减少、减小。④粒红比值明显增高，可达（10～50）：1。⑤巨核细胞体积比正常小且分叶少，数量可正常或稍减少，但40%～50%患者骨髓巨核细胞中度或重度增生；易见小巨核细胞，血小板增多。⑥30%病例可出现类戈谢细胞和类海蓝组织细胞，此类细胞源于骨髓细胞的肿瘤性克隆。⑦40%患者初诊时骨髓出现网状纤维中度或显著性增多，多伴有骨髓巨核细胞增多、脾肿大，预示疾病进展（图10-12，彩图71）。

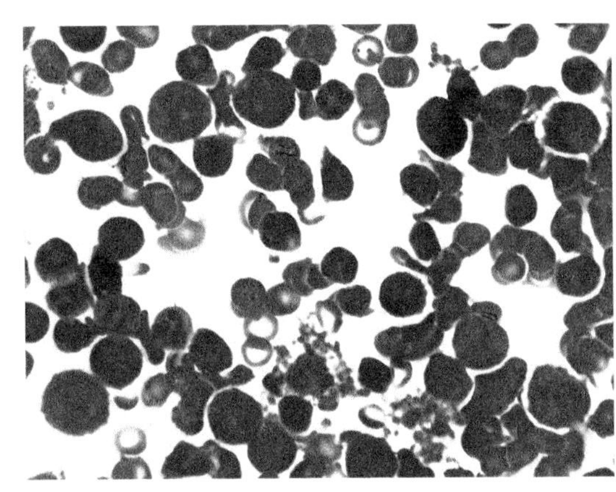

图10-12　慢性髓细胞白血病—慢性期的骨髓象

（3）细胞化学染色：NAP阳性率及积分明显减低，甚至为零分；若合并感染、妊娠或发生急变，NAP积分可升高；治疗获得完全缓解时，若NAP活力恢复正常，预示预后较好。

（4）细胞遗传学及分子生物学：90%～95%的CML患者初诊时有特征性遗传学异常t（9；22）（q34；q11.2），形成Ph染色体，即der（22）t（9；22）。这种易位使位于9q34的*ABL*原癌基因断裂并易位到22q11.2的断裂点簇集区*BCR*（break-point cluster，*BCR*），在断点处融合形成*BCR-ABL*融合基因。约5%～10%的病例除9号和22号染色体外尚可累及第3条或更多条染色体的变异易位，或者存在用常规显带技术不能发现的涉及9q34和22q11.2染色体的隐匿性易位。这种CML患者常规显带技术检测不到Ph染色体，但能通过FISH分析或RT-PCR技术检测到*BCR-ABL*融合基因。*BCR-ABL*融合基因可转录出一个8.5kb的异常mRNA，最终翻译成相对分子质量为210KD的蛋白质（p210）。p210具有较强的酪氨酸蛋白激酶活性，可通过多种信号传导途径来活化癌基因和某些细胞因子，最终导致细胞的恶性转化。t（9；22）（q34；q11.2）/ *BCR-ABL*不仅出现于粒细胞，也出现于幼红细胞、幼稚单核细胞、巨核细胞及B细胞，提示CML是起源于多能干细胞的克隆性疾病。Ph染色体/ *BCR-ABL*融合基因存在于CML的整个病程中，需采用异基因造血干细胞移植，消除阳性克隆，才可能达到最终治愈。

（5）血液生化：血清维生素B_{12}及其转运蛋白浓度显著增高是本病特点之一，且与白细胞增高程度成正比。血及尿液中尿酸含量增高，血清乳酸脱氢酶、溶菌酶和血清钾亦增高。

2. 慢性髓细胞白血病——加速期（CML-AP）

具备下列任一者可诊断为本期：①原始细胞在外周血和（或）骨髓中占10%～19%；②外周血嗜碱粒细胞≥20%；③与治疗无关的持续性血小板降低（<100×10^9/L）或治疗无效的持续性血小板增高（>1000×10^9/L）；④出现核型演变，即出现初始诊断时异常核型之外的其他遗传学异常，如2Ph、+8、i（17q）、+19和+21等；额外的遗传学异常通常比临床或血液学征象早2～4个月出现；⑤治疗无效的进行性白细胞数增加（>10×10^9/L）；

⑥脾脏持续或进行性肿大，治疗无效。

粒系显著发育异常，或胞体小、发育异常的巨核细胞呈大的簇状或片状分布伴网状纤维或胶原纤维增生提示 CML-AP，但这些变化作为界定 CML-AP 的独立意义尚未经大系列的临床研究明确验证。外周血或骨髓中出现原始淋巴细胞通常提示为 CML-AP，应注意监测其数量变化，因其增多提示即将发生急性淋巴细胞白血病变。

3. 慢性髓细胞白血病——急变期（CML-BP）

具有下列之一者可诊断为本期：①外周血或骨髓中原始细胞≥20%。②髓外原始细胞浸润。③骨髓活检显示原始细胞局灶性大量聚集。大约 70%为急性髓系白血病变，包括中性、嗜酸性、嗜碱性粒细胞、单核细胞系、红细胞系、巨核细胞系或任意几种的混合急性变。约 20%～30%为急性淋系白血病变。罕见粒系和淋系同时急性变。外周血原始细胞的形态可以是典型的，但由于原始细胞通常是较早期的或异质性的，所以建议做免疫表型分析。

4. CML-CP 需与中性粒细胞型类白血病反应相鉴别（表 10-7）。

表 10-7　CML-CP 与中性粒细胞型类白血病反应的鉴别

	中性粒细胞型类白血病反应	CML-CP
明确的病因	有原发病	无
临床表现	原发病症状明显	消瘦、乏力、低热、盗汗、脾明显肿大
白细胞计数及分类计数	中度增高，大多数＜100×10⁹/L，以中性分叶核及杆状核粒细胞为主，原始粒细胞罕见	显著增高，常＞100×10⁹/L，可见各阶段粒系细胞，原始粒细胞＜10%，与骨髓象相似
嗜碱、嗜酸性粒细胞	不增多	常增多
粒细胞中毒性改变	常明显	不明显
红细胞及血小板	无明显变化	可见有核红细胞、多染性红细胞和点彩红细胞。血小板数可明显增高，可见巨大血小板、畸形血小板和小巨核细胞
骨髓象	一般无明显改变	增生极度活跃，以中性中幼粒细胞及其以下阶段增生为主
NAP 积分	明显增加	明显减低，甚至为零分
Ph 染色体	无	90%～95%可检出
BCR/ABL 融合基因	无	均可检出

二、慢性淋巴细胞白血病

【概述】 慢性淋巴细胞白血病（chronic lymphocytic leukemia，CLL）是一种以发生在外周血、骨髓、脾脏和淋巴结中形态单一的小 B 淋巴细胞增多为特征的成熟淋巴细胞肿瘤，通常共表达 CD5 和 CD23，外周血中 B 淋巴细胞的单克隆性需经流式细胞术确认。CLL 细胞形态上类似成熟淋巴细胞，而实际是一种免疫功能有缺陷的异常淋巴细胞。CLL 在我国较少见（占白血病 5%以下），在欧美国家多见（约占白血病的 25%）。本病主要发生于 60 岁以上的男性，起病缓慢，多数没有症状，但有些可出现乏力、自身免疫性溶血性贫血、感染，肝、脾、淋巴结肿大或结外浸润。病程长短悬殊，短至 1～2 年，长至 5～10 年，甚至 20 年。

【实验室检查】

1. 血象　①红细胞和血红蛋白早期多正常，晚期可减低，少数患者并发自身免疫性溶血性贫血，此时贫血加重。②白细胞增高，常为（30～100）×10^9/L，白细胞分类淋巴细胞≥50%，可达 80%～90%，淋巴细胞计数持续增高，绝对值≥5×10^9/L。其形态类似正常淋巴细胞，少数细胞可见核形不规则，核深切迹或核裂隙，核染色质不规则聚集，核仁无或不明显，胞质嗜碱、无颗粒，可见空泡。有时可见少量幼稚淋巴细胞，通常＜2%。当幼稚淋巴细胞≥55%时，考虑诊断为 B 细胞幼稚淋巴细胞白血病（B-PLL）。篮状细胞易见是 CLL 的特征之一。③血小板早期多正常，晚期减少。

2. 骨髓象　有核细胞增生明显活跃或极度活跃，淋巴细胞≥40%，甚至高达 90%，以分化较好的白血病性淋巴细胞为主，细胞形态特点同外周血。幼稚淋巴细胞较少见，通常＜5%，篮状细胞易见。疾病早期骨髓中各类造血细胞均可见到，晚期三系造血细胞均减少。当并发自身免疫性溶血性贫血时，幼红细胞可明显增生（图 10-13，彩图 72）。

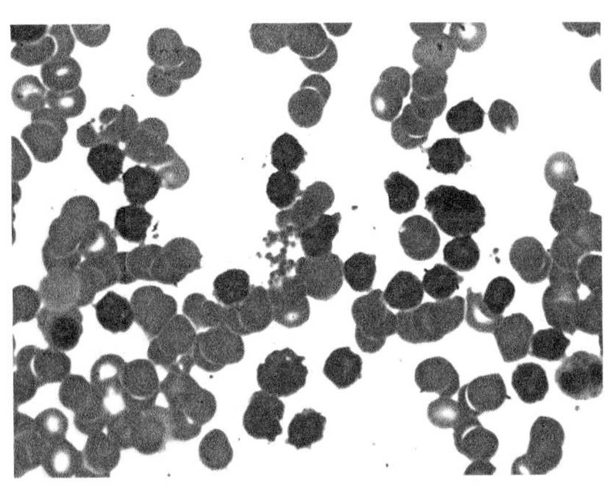

图 10-13　慢性淋巴细胞白血病的骨髓象

3. 细胞化学染色　PAS 染色淋巴细胞多呈红色粗颗粒状阳性反应；ACP 可呈阴性或阳性反应，阳性反应可被酒石酸抑制；NAP 积分往往增高。

4. 免疫表型　免疫分型可证明 CLL 淋巴细胞的单克隆性，呈克隆性 κ 或 λ 轻链型。CLL 细胞 CD5、CD23、CD19、CD20 表达阳性；细胞表面免疫球蛋白 sIg、CD79b 与 FMC7 弱表达或阴性；一般不表达 CD10 和 CD22。ZAP-70 和 CD38 表达与预后负相关。

5. 细胞遗传学与分子生物学　用 FISH 技术检出 80%以上的 CLL 病例存在异常核型。和 CML 相反，CLL 的染色体异常呈现较大的异质性，不具有诊断价值，但为 CLL 独立的预后指标，指导临床治疗。del（13q14.1）见于 50%的 CLL，单一遗传学异常的预后与正常核型相似，与较长生存期相关。12 号染色体出现三倍体的情况可见于 20%病例，与非典型的形态学改变和侵袭性的临床过程相关。del（11）（q22—q23）（ATM 基因位点）或 del（17）（p13）（p53 基因位点）预后差。t（14；19）（q32；q13.3）产生 *IgH-BCL3* 融合基因，多见于晚期，预后差。CLL 患者还可出现 del（6q）的遗传学异常。CLL 患者核型演变很少见，一旦发生提示预后不良。免疫球蛋白重链可变区（IgV_H）突变状态是 CLL 患者可靠的预后指标，突变的病例比重链基因野生型的预后好，但 VH3.21 预后不良。

第五节　骨髓增生异常综合征中的应用

【概述】　骨髓增生异常综合征（myelodysplastic syndromes，MDS）是起源于造血干细胞的一组高度异质性克隆性疾病，特点是髓系细胞分化及发育异常，表现为一系或多系血细胞病态造血及无效造血、造血功能衰竭，存在向急性髓系白血病（AML）转化的风险。

本病多见于老年人，约 80%的患者年龄＞60 岁，男性多于女性，发病率约（2～12）/10 万，国内尚无该病确切的流行病学资料。

【检验】

1. 血象 绝大多数患者有贫血，可同时有血小板及中性粒细胞减少，全血细胞减少见于约 50%的初诊患者。

（1）红细胞：表现不同程度贫血，可为正细胞正色素性，亦可为大细胞或小细胞性贫血。较早期的红细胞常有伪足，成熟红细胞大小不等，形态不一，可见巨红细胞、大红细胞、小红细胞，球形、靶形红细胞，嗜多色性红细胞，嗜碱性点彩及（或）有核红细胞。网织红细胞正常、减少或增高。

（2）白细胞：有不同程度的质和量的变化。白细胞数减少、正常或增多，可有少量幼稚粒细胞，中性粒细胞胞体小，核分叶减少（假 pelger-huët 核）或分叶过多，胞质内颗粒稀少或缺如，单核细胞增多，可见不典型的单核细胞，内含有空泡。

（3）血小板：减少者较多见，少数病例可增多，主要见于 5q−综合征或 5 号染色体长臂中间缺失型患者。可见巨血小板、大而畸形的火焰状血小板、颗粒减少的血小板，偶见巨核细胞碎片及小巨核细胞。血小板发育异常是患者出血时间延长的主要原因。

2. 骨髓象 80%～85%病例骨髓增生明显活跃及增生活跃，10%～15%增生减低，造血细胞明显发育不良，病态造血。

（1）红细胞、粒细胞、巨核细胞具体形态改变（图 10-14，彩图 73）。

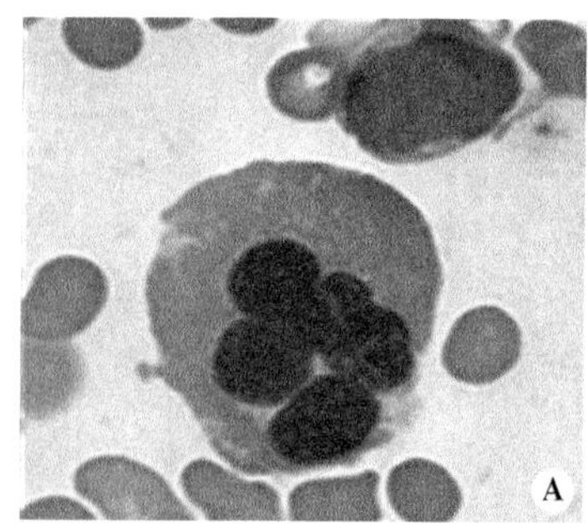

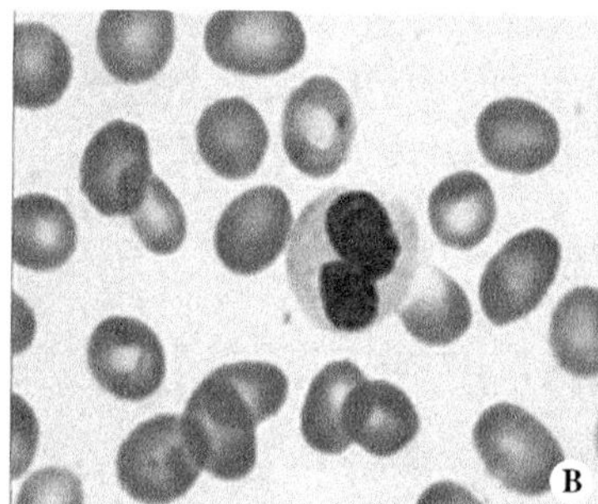

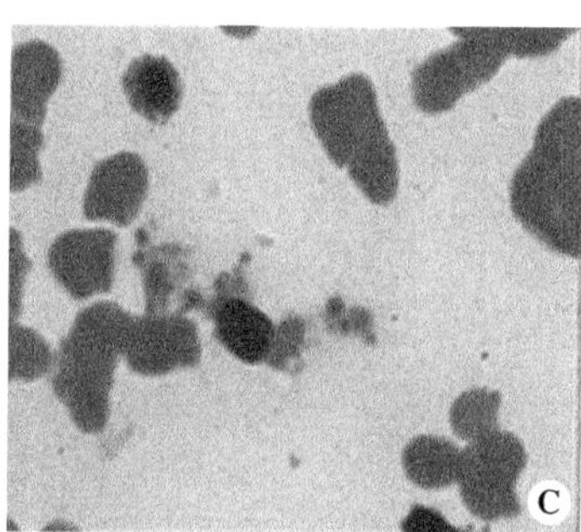

图 10-14 骨髓增生异常综合征病态造血

A. 幼红细胞核分叶、巨幼样变；B. 粒细胞颗粒减少；C. 小巨核细胞

1）红细胞系：多为明显增生，少数增生减低，原红和早幼红细胞增多，各阶段有核红大小不等，有类巨幼样变，可见核碎裂、核畸形、核出芽、核分叶、双核或多核幼红细胞，核质发育不平衡，胞质嗜碱着色不均，胞质空泡形成等。幼红细胞造血岛多见。

2）粒细胞系：粒细胞系增生活跃或减低，原粒和早幼粒细胞可不同程度增高，伴成熟障碍，有的早幼粒细胞核仁明显、颗粒粗大，有的类似单核细胞，核凹陷或折叠。原粒和早幼细胞粒中可见 Auer 个体。成熟中性粒细胞分叶过少（假 pelger-huët 核）、分叶过多，胞质颗粒过少，以及巨晚幼粒、杆状核等。粒细胞吞噬功能降低。假 pelger-huët 核在 MDS 的诊断中意义较大。

3）巨核细胞系：巨核细胞数一般正常或增多，可见成簇分布现象。异常巨核细胞主要为小巨核细胞，以及大单个核巨核细胞，含多个分散核的巨核细胞，颗粒减少的巨核细胞等。不分叶或单个核巨核细胞常见于 5q-综合征。淋巴样小巨核细胞在 MDS 的诊断中意义较大，其形态特征为：大小、外观与成熟淋巴细胞相似，核浆比大，核圆形或稍有凹陷，染色质致密粗糙，结构模糊，无核仁或偶见 1～2 个模糊的小核仁，胞浆强嗜碱，不透明而呈云雾状，周边不整齐或有泡状突起，可有血小板形成现象。

骨髓增生降低型 MDS 常有全血细胞减少，骨髓增生低下（骨髓穿刺 2 个部位以上），原始细胞增多，伴/不伴发育不良，或原始细胞不增多伴显著发育不良。

（2）细胞化学染色：骨髓铁染色常现实细胞外铁丰富，大多数病例的铁粒幼红细胞增多，有的可见环形铁粒幼红细胞（ringed sideroblast）。环形铁粒幼红细胞为铁染色涂片上≥6 个铁颗粒环绕胞核≥1/3 周的细胞（WHO 的 MDS 分型将其定位为铁染色涂片上≥10 个铁颗粒环绕胞核≥1/3 周的细胞）。

3. 骨髓活检 多数病例骨髓造血组织过度增生，主要表现为不成熟粒细胞增多，并有未成熟前体细胞异常定位（abnormal localization of immature precursor，ALIP）。正常情况下，原始粒细胞、早幼粒细胞位于股内膜表面，MDS 时在位于远离血管及骨小梁的骨髓中央区存在聚集成小簇或片状的此两种细胞（5～8 个细胞），即为 ALIP。每张骨髓切片上有≥3 处者称为 ALIP 阳性，多见于 RAEB。此外还可见到巨核系形态、定位异常和网络纤维增生等改变。

4. 体外造血祖细胞培养 细胞集落（CFU-GM）形成的能力减低，集落密度减少、“流产”或无生长，形成许多小细胞簇，集簇/集落比值升高，集落细胞成熟障碍。能形成集落和小簇者预后较好，无集落和形成大簇者易演变为白血病。

5. 遗传与分子生物学检查

（1）常规细胞遗传学（染色体）：40%～70%患者有染色体异常。骨髓细胞克隆性染色体核型改变以−5/5q−、−7/7q−，+8，20q−，12q−，−Y 等较为常见，此外还有 11q−，13q−，17q−等。伴 3 号染色体异常的 MDS 及 AML 可出现较多异常巨核细胞。孤立性 5q-异常是 MDS 的一个特殊类型，主要见于中老年女性，常见明显的大细胞性贫血，巨核细胞分叶过少。

在 MDS 国际预后评分系统（IPSS）中，两系以上的血细胞减少；骨髓原始细胞数；细胞遗传学改变与预后有关。在 IPSS 中，细胞遗传学改变主要分为三个危险组：①低危险组：细胞遗传学正常、孤立性 5q−、孤立性 20q−及−Y；②高危组：复杂细胞遗传学异常，即大于 3 个重现性异常，或 7 号染色体异常；③中危组：其他细胞遗传学异常。

（2）FISH 方法：常规细胞遗传学（conventional cytogenetics，CC）受细胞分裂相、分裂期细胞数量和质量的影响，往往导致 MDS 患者染色体核型分析失败。荧光原位杂交（fluorescence in situ Hybridization，FISH））技术应用荧光素标记核苷酸序列作为特异性探针，经处理后与靶细胞 DNA 杂交，通过荧光显微镜观察荧光信号来分析结果。FISH 技术不受细胞分裂相的影响，可以对分裂间期细胞进行分析，且不受细胞数量和质量的影响，可在单个细胞水平观察核苷酸序列，分辨能力强，因其操作简便、快速、结果直接且特异性和敏感性高，已广泛应用于临床多个学科。目前应用于 MDS 的 FISH 探针主要检测−5/5q−、−7/7q−、20q−、+8 异常核型，应用 FISH 技术进行染色体检测可以提高异常核型阳性检出率，且可使 CC 检测失败的患者受益，是常规细胞遗传学（CC）检查的重要补充。

（3）基因异常：用 PCR 和 DNA 直接测序发检测 N-ras 点突变常发生在 12、13 位密码子，可见于临床各型（40%），ras 点突变预示向白血病的转化。*erb* 基因扩增与其接近 7 号染色体易位断裂有关，有 *p53* 基因突变者都有 17P−，现已明确 *p53* 基因位于染色体 17p13.1.MDS 演变为 AML 时，仍带有原来异常核型，表明在 MDS 时白血病克隆已经建立。也有报道 MDS 造血细胞凋亡增加与 bcl-2 基因表达减低、c-myc 与 bcl-2 比值升高有关。

【诊断】 MDS 患者主要表现为贫血，常伴有感染和（或）出血，外周血和骨髓血细胞可有一系或多系减少并伴有病态造血，体外造血祖细胞培养集落减少而集簇增多，约半数患者有细胞遗传学异常。因 MDS 形态学病态造血多种多样，半数患者缺乏特异性染色体异常，使得 MDS 的诊断有一定困难。

诊断 MDS 首先要满足两个必要条件，此外还需要满足至少一个确定条件（表 10-8）。当患者未达到确定标准，而临床表现高度疑似 MDS，应进行 MDS 辅助诊断标准的检测，随访至达到确定条件再诊断。若辅助检测未能够进行，或结果呈阴性，则对患者进行随访，或暂时归为意义未明的特发性血细胞减少症（idiopathic cytopenia of undetermined significance，ICUS），定期检查以明确诊断。MDS 诊断明确后，再进行分型诊断。

表 10-8 MDS 的诊断标准

必要条件	1. 持续（≥6 月）一系或多系血细胞减少：红细胞（Hb＜110g/L）；中性粒细胞（ANC＜1.5×10^9/L）；血小板（BPC＜100×10^9/L）；
	2. 排除其他可以导致血细胞减少和病态造血的造血及非造血系统疾患
确定标准	1. 病态造血：骨髓涂片红细胞系、中性粒细胞系、巨核细胞系中任一系至少达 10%；环状铁粒幼细胞占有核红细胞比例≥15%；
	2. 原始细胞：骨髓涂片中达 5～19%；
	3. 典型染色体异常（常规染色体核型分析或 FISH）
辅助条件	（用于符合必要标准，未达确定标准，临床呈典型 MDS 表现者）
	1. 流式细胞术显示骨髓细胞表型异常，提示红细胞系或/和髓系存在单克隆细胞群；
	2. 单克隆细胞群存在明确的分子学标志：HUMARA（人类雄激素受体）分析，基因芯片谱型或点突变（如 RAS 突变）；
	3. 骨髓或/和循环中祖细胞的 CFU 集落（±集簇）形成显著和持久减少

【MDS 分型】 1982 年 FAB 协作组提出以形态学为基础的 FAB 标准），主要根据 MDS 患者外周血和骨髓细胞病态造血、特别是原始细胞比例、环形铁粒幼细胞数、Auer 小体及外周血单核细胞数量，将 MDS 分为 5 型，见表 10-9。

1997 年 WHO 开始修订 FAB 的分型方案，于 2001 年发表。WHO 分类已被广泛接受，并得到多个独立研究组的证实。最新的 2008 年 WHO 分类见表 10-10。WHO 发布的 MDS 分型对 FAB 分型作了以下修正：①RAEB-T 与原始细胞≥30%的 AML 有相似的生存期，将原始细胞≥20%作为 AML 诊断标准，取消 RAEB-T 类型；②对于有重现性细胞遗传学异常，如 t（8；21）（q22；q22），AML1/ETO；t（15；17）（q22；q11—q22），（PML/RARα）；inv（16）（p13；q22）或 t（16；16）（p13；q22），CBFβ/MYH11；11q23（MLL）等异常者，尽管骨髓原始细胞＜20%，在以前的 FAB 分类中为 MDS，现在应诊断为相应的 AML；③新增“难治性血细胞减少伴多系发育异常（refractory cytopenia with multilineage dysplasia，RCMD）”和“5q–综合征”亚型；④按外周血和骨髓原始细胞的比例将 RAEB 再分为两型；⑤因 CMML 同时具有 MDS 和骨髓增殖性疾病（myeloproliferative diseases，MPD）的表现，将其纳入新病种“骨髓增生异常/骨髓增殖性疾病（MDS/MPD）”中；⑥将缺乏 RA、RARS、RCMD、RAEB 分类特征，外周血与骨髓中原始细胞不增多的 MDS 归于“骨髓增生异常综合征，无法分类（myelodisplastic syndrome，unclassifiable，MDS，U）”亚型；⑦2008 版 WHO 分类又新增难治性血细胞减少伴单系病态造血（RCUD），即难治性贫血（RA），难治性中性粒细胞减少（RN），难治性血小板减少（RT）。

表 10-9　MDS 的 FAB 分型（1982 年）

FAB 类型	外周血	骨髓
难治性贫血（RA）	原始细胞＜1%	原始细胞＜5%
环形铁粒幼细胞性难治性贫血（RAS）	原始细胞＜1%	原始细胞＜5%，环形铁幼粒细胞＞有核红细胞 15%
R 难治性贫血伴原始细胞增多（RAEB）	原始细胞＜5%	原始细胞 5%～20%
难治性贫血伴原始细胞增多转化型（RAEB-t）	原始细胞≥5%	原始细胞＞20%而＜30%；或幼粒细胞出现 Auer 小体
慢性粒-单核细胞白血病 CMML）	原始细胞＜5%，单核细胞绝对值＞1×10/L	原始细胞 5%～20%

注：如 RAEB 中出现 Auer 小体，则归入 RAEB-T

表 10-10　MDS WHO 修订分型（2008 年）

分型	外周血	骨髓
难治性血细胞减少伴单系病态造血（RCUD）	一系或两系血细胞减少 原始细胞无或少见（＜1%）	一系病态造血：病态造血的细胞占该系细胞 10%或以上
难治性贫血（RA）		原始细胞＜5%
难治性中性粒细胞减少（RN）		环状铁粒幼细胞＜15%
难治性血小板减少（RT）		
难治性贫血伴环状铁粒幼细胞(RARS）	贫血 无原始细胞	环状铁粒幼细胞≥15% 仅红系病态造血 原始细胞＜5%
难治性血细胞减少伴多系病态造血（RCMD）	血细胞减少 原始细胞无或少见（＜1%） 无 Auer 小体 单核细胞＜1×10/L	≥两系病态造血的细胞≥10% 原始细胞＜5% 无 Auer 小体 ±环状铁粒幼细胞≥15%
★难治性贫血伴原始细胞增多-1（RAEB-1）	血细胞减少 原始细胞＜5% 无 Auer 小体 单核细胞＜1×10/L	一系或多系病态造血 原始细胞 5%～9% 无 Auer 小体
▲难治性贫血伴原始细胞增多-2（RAEB-2）	血细胞减少 原始细胞 5%～19% 有或无 Auer 小体 单核细胞＜1×10/L	一系或多系病态造血 原始细胞 10%～19% 有或无 Auer 小体
■MDS-未分类（MDS-U）	血细胞减少 原始细胞≤1%	一系或多系病态细胞＜10%同时伴细胞遗传学异常 原始细胞＜5%
MDS 伴单纯 5q−	贫血 血小板正常或升高 原始细胞无或少见（＜1%）	分叶减少的巨核细胞正常或增多 原始细胞＜5% 细胞遗传学异常仅见 5q−无 Auer 小体
儿童难治性血细胞减少（RCC）	血细胞减少，原始细胞<2%	多系发育异常，原始细胞＜5%

注：血细胞减少：中性粒细胞绝对值＜1.8×10^9/L；血小板＜100×10^9/L；血红蛋白＜100g/L

★如骨髓中原始细胞＜5%，外周血中 2%～4%，则诊断为 RAEB-1。

▲如骨髓中原始细胞＜10%，外周血中＜5%，但伴有 Auer 小体，应诊断为 RAEB-2。

■如 RCUD 和 RCMD 患者外周血原始细胞为 1%，应诊断为 MDS-U。

第六节　骨髓增殖性肿瘤中的应用

一、原发性血小板增多症

【概述】 原发性血小板增多症（essential thrombocythaemia，ET）是一种主要累及巨核细胞系的克隆性骨髓增殖性肿瘤。临床上以外周血小板数持续增高、血栓形成和（或）出血、骨髓巨核细胞系统增生以及相关的 Janus 蛋白酪氨酸激酶-2 基因（JAK2）突变为特征。本病的病因和发病机制不明。发病率为 0.1/10 万人口，多见于中老年人，发病中位年龄为 60 岁，男女之比为 1∶1.3。

本病病程一般较缓慢，约 20%的患者发病时无症状，偶尔因发现血小板增多或脾大或手术后出血不止而确诊。主要表现为疲劳、乏力，出血和血栓形成，脾大，可有血管性头痛、头昏、视觉模糊、手掌及足底灼感痛或末梢麻木等表现。出血可为自发性或因外伤、手术引起异常出血，自发性出血以鼻、牙龈及消化道黏膜最为常见，皮肤、黏膜出血则少见。血栓形成以指（趾）小血管、中枢神经血管和肢体血管的栓塞为主。脾大见于 80%以上的病例，一般为轻到中度肿大，少数患者有肝大。

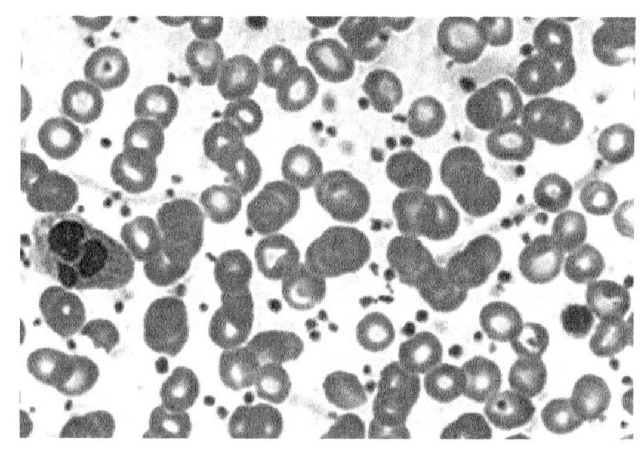

图 10-15　原发性血小板增多症

外周血涂片主要异常为显著的血小板增多。血小板大小不等。

【检验】

1. 血象　血小板计数多在（1000～3000）$\times 10^9$/L。血小板形态一般正常，但可有巨大型、小型及畸形变（图 10-15，彩图 74），常自发聚集成堆。白细胞计数多在（10～30）$\times 10^9$/L，偶尔可达到（40～50）$\times 10^9$/L。分类以中性分叶核粒细胞为主，偶见幼粒细胞。中性粒细胞碱性磷酸酶积分增高。血红蛋白一般正常或轻度增多，但可因出血至低色素性贫血。70%～80%患者骨髓铁储存减少，血清铁蛋白正常。

2. 骨髓象　骨髓有核细胞增生活跃或明显活跃，巨核细胞系增生尤为显著（图 10-16，彩图 75）。部分病例可见到小巨核细胞。原始和幼稚巨核细胞形态异常，核质发育不平衡，

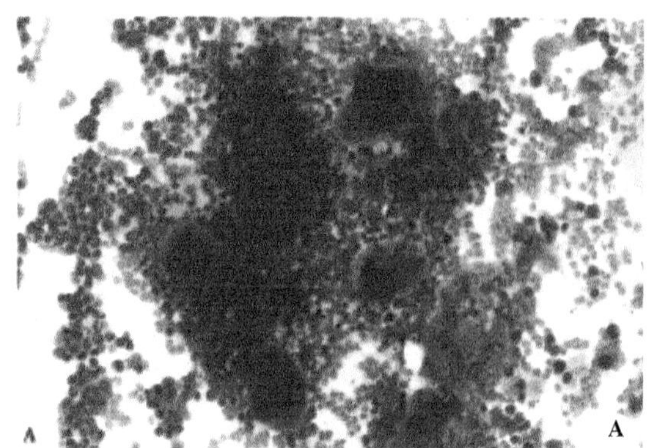

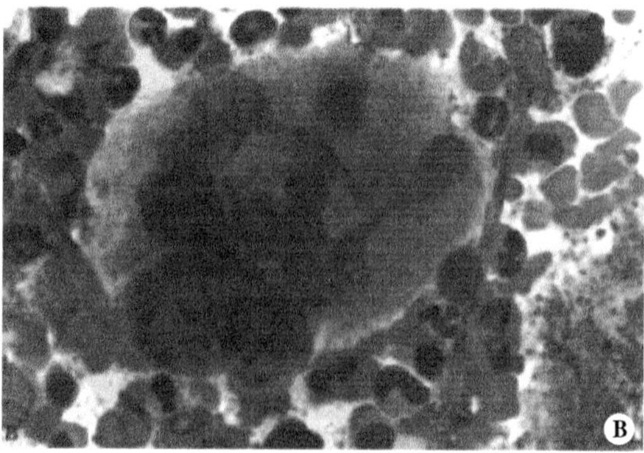

图 10-16　原发性血小板增多症骨髓涂片

A. 可见巨核细胞的体积大、数量多；B. 为巨核细胞核分叶深（多），不同大小的血小板池

颗粒稀缺，空泡形成，核分叶过多，血小板生成增多。大量血小板聚集成堆。红细胞和粒细胞系亦明显增生，幼稚粒细胞和幼稚红细胞增多。

3. 骨髓活检　可见巨大的分叶核巨核细胞，沿血窦分布形成巨核细胞集落（如图10-17，彩图 76）。约 25%患者伴网状纤维增多。

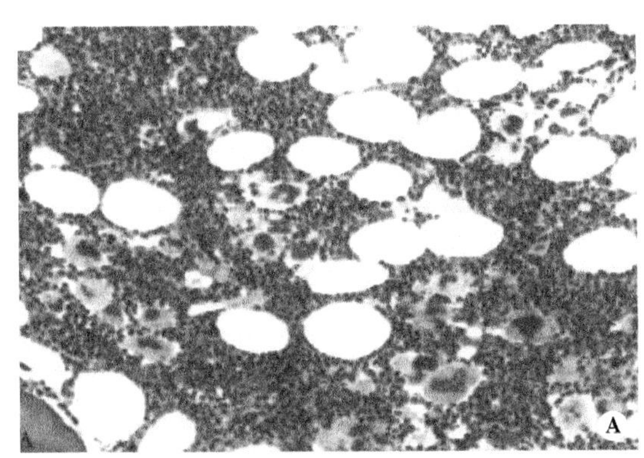

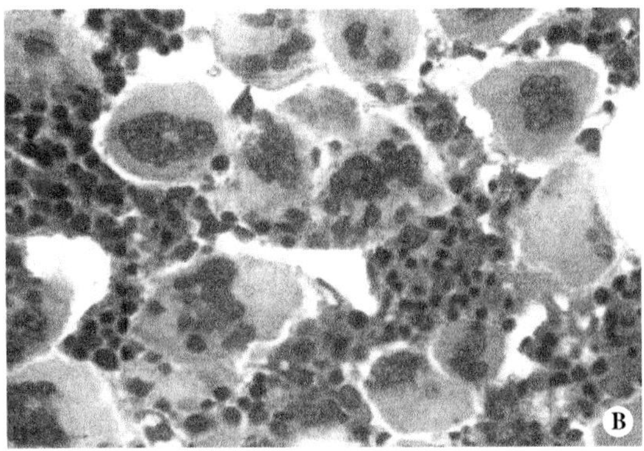

图 10-17　原发性血小板增多症骨髓活检

A. 骨髓组织增生正常，活跃或极少数低下；B. 巨核细胞胞体大，胞质丰富，成熟，核分叶多、分叶深

4. 血小板功能检测

（1）血小板聚集功能试验：约 60%～80%的患者血小板缺乏对肾上腺素和二磷酸腺苷的聚集反应。约 45%～72%的患者有自发性血小板聚集性增高，其原因不明。

（2）获得性储存池病：患者血小板致密颗粒减少，其内含物如 ADP、ATP、5-HT 的摄取和储存量减少；α 颗粒中 β -TG、PF4、TSP 的含量也减少，但血浆中的浓度增高。

（3）血小板膜受体异常：患者血小板膜 α -肾上腺素能受体及 PGD2 受体减少或缺如，致使 cAMP 生成减少，血小板聚集活性可以增强。

（4）花生四烯酸代谢异常：约有 40%的患者缺乏脂氧酶，而环氧酶代谢途径增强，导致 TXA2 增多，cAMP 减少，易诱发血栓形成。

5. 出凝血试验　出血时间正常或稍延长，凝血酶原时间多正常，个别病例延长。可有 APTT 和 PT 延长，凝血因子Ⅷ、Ⅸ、Ⅹ、Ⅻ活性减低，纤维蛋白原含量正常。90%患者的血栓弹力图最大振幅增高。

6. 细胞遗传学和分子生物学检查　多数患者无细胞遗传学异常，部分患者有+8、–Y、21 号染色体长臂缺失，也有 21 号染色体长臂大小不一的变异，但无特异性。无 Ph 染色体。

50%的患者可出现 JAK2 V617F 基因突变。4%的患者中还存在 MPL10 号外显子的突变。无 BCR/ABL 融合基因。

7. 其他　血清钙、磷、钾、酸性磷酸酶均增高，血尿酸、乳酸脱氢酶及溶菌酶可升高。骨髓祖细胞培养有自发的巨核细胞或红细胞克隆形成。

【诊断】　WHO 拟定原发性血小板增多症诊断标准为：①血小板计数≥450×10^9/L；②ET 骨髓象：巨核细胞增生、体大、形态成熟、没有或极少粒系或红系增生；③不符合 CML、PV、PMF、MDS 或其他髓系肿瘤的 WHO 诊断标准；④证实存在 JAK2 V617F 或其他克隆标记或没有反应性血小板增多的证据；⑤若无 JAK2 V617F，排除继发性或反应性血小板增多者，即可诊断。

血小板反应性增多或继发性血小板增多症在临床上较为常见，常见的病因有感染、炎症、肿瘤、手术尤其是脾切除后以及生理因素等。原发性血小板增多与反应性血小板增多鉴别，见表 10-11。

表 10-11　原发性血小板增多症与反应性血小板增多症临床与实验室特征的鉴别

项目	原发性血小板增多症	继发性血小板增多症
病因	不明	继发某种病理或生理因素
病期	持续性	常为暂时性
出血或血栓形成	常见	少见
脾肿大	常有	常无
血小板计数	常＞1000×10^9/L	＜1000×10^9/L
血小板功能和形态	常不正常	常正常
白细胞计数	90%增高	常正常
出血时间	通常正常	可延长
急性时相反应物：IL-6、CRP、Fg	通常正常	常明显增高
巨核细胞总数	明显增多	轻度增多
巨核细胞体积	明显增大	正常或减小
骨髓网状纤维	可见	无
细胞遗传学异常	可有	无

二、原发性骨髓纤维化

【概述】　原发性骨髓纤维化（primary myelofibrosis，PMF）是一种原因不明的，起源于造血干细胞的克隆增殖性肿瘤。骨髓纤维组织明显增生及髓外造血是 PMF 的病理基础。本病多见于中老年人，发病年龄中位数是 60 岁，男女发病率相等。脾显著肿大、外周血可见幼粒、幼红细胞及骨髓不同程度的骨质硬化为其临床特征。骨髓穿刺时常干抽。病程中可和其他骨髓增生性肿瘤相互转化，晚期骨髓衰竭，少数可能转化为急性白血病。

本病的特征性体征为巨脾，质多坚硬，表面光滑，多无触痛。约半数患者就诊时脾脏已达盆腔。贫血亦为本病的常见表现，约 15%的病例可有溶血发作。1/4～1/3 病例可见轻至中度肝大。因肝静脉及门静脉血栓形成，可导致门脉高压症。

【检验】

1. 血象

（1）红细胞：一般为中度贫血，晚期伴有溶血时可出现重度贫血，多为正细胞正色素性贫血。若有明显出血时，可呈低色素性贫血，继发叶酸缺乏时可呈大细胞性贫血。网织红细胞轻度增高（2%～5%）。血涂片可见有核红细胞，多为中、晚幼红细胞，可见嗜碱性点彩和多染性红细胞及泪滴状红细胞（图 10-18，彩图 77）。

（2）白细胞：初诊时多数正常或中度增高，少数达 100×10^9/L，小部分患者白细胞减少。血涂片多为成熟中性粒细胞，约 70%病例中可见中、晚幼粒细胞，偶见原始粒细胞，嗜酸和嗜碱细胞也可增多。

（3）血小板：约 1/3 病例增多，晚期减少，形态可有异常，巨型血小板甚为常见，有时可见巨核细胞碎片。

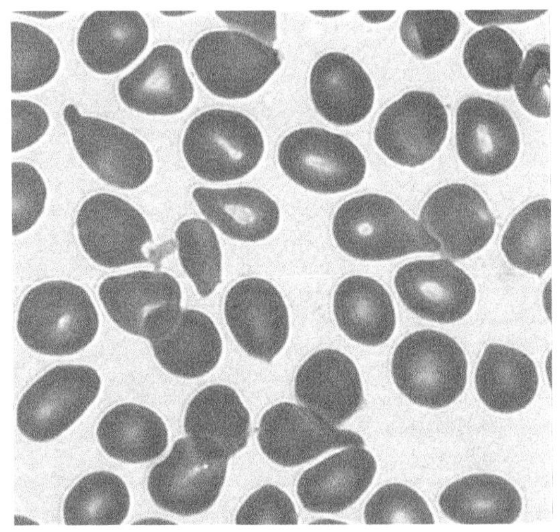

图 10-18　血涂片可见泪滴状红细胞

2. 骨髓象　因骨质坚硬，骨髓弥漫性纤维组织增生，骨髓穿刺时常呈“干抽”现象。病程早期，常见骨髓有核细胞，特别是粒细胞和巨核细胞轻度增加，但后期增生减低，有时呈现骨髓局灶性增生。

3. 骨髓活检　骨髓活检病理为本病确诊的重要依据，主要病理改变为骨髓纤维化，以非均匀一致的纤维组织增生为主。骨髓纤维化的发生是由中心逐渐向外周发展，先从脊柱、肋骨、骨盆及股骨、肱骨的近端骨髓开始，逐渐蔓延至四肢远端。根据骨髓中保留的造血组织和纤维组织增生的程度不同，骨髓病理改变可分为三期：①早期（全血细胞增生伴轻度骨髓纤维化期），造血细胞占 70%以上，红系、粒系及巨核系均显著增多，脂肪空泡消失，可见网状细胞增生，网状纤维增多；②中期（骨髓萎缩和纤维化期），纤维组织增生占骨髓的 40%～60%，可见大量嗜银纤维和胶原纤维增生，呈束状排列或网状排列，造血细胞占 30%，巨核细胞仍增生；③晚期（骨髓纤维化和骨质硬化期），无造血细胞，以骨质的骨小梁增生为主，占骨髓的 30%～40%，纤维及骨质硬化组织均显著增生（图 10-19，彩图 78），髓腔狭窄，除巨核细胞仍可见外，其他系造血细胞显著减少。

4. 细胞遗传学及分子生物学　20q−、13q−、+8、+9、12p−以及 1 号和 7 号染色体的异常可以在骨髓纤维化患者中检测到，20q−、13q−最为常见，而+9 以及 1 号和 7 号染色体的异常常伴有其他细胞遗传缺陷。细胞遗传学检查无 Ph 染色体。

50%以上的患者中可以检测到 JAK2V617F 基因突变。10%患者存在 MPLW515L/K 突变。

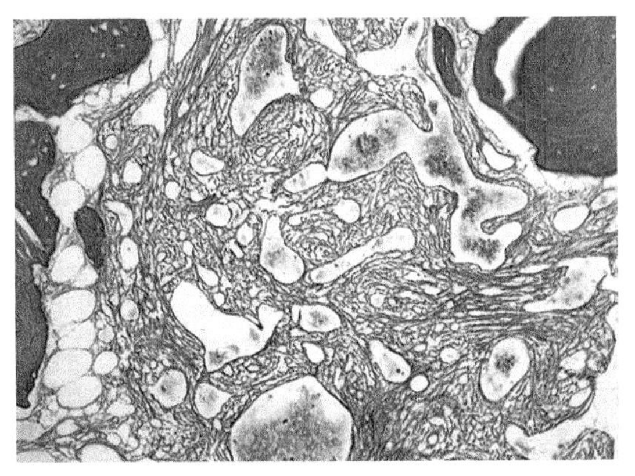

图 10-19　骨髓活检中可见弥漫性纤维化

5. 脾穿刺活检　除淋巴细胞外，幼粒、幼红及巨核细胞均增生，类似骨髓穿刺涂片，尤以巨核细胞增多最为明显，是诊断髓外造血的主要依据。但临床较少应用。

6. 肝穿刺活检　与脾相似，有髓外造血表现，特别在肝窦中有巨核及幼稚血细胞。

7. 其他检验　血小板功能缺陷，故出血时间延长，血块退缩不良，血小板黏附性及聚集性降低。约 1/3 病例凝血酶原时间延长，凝血时间延长，毛细血管脆性试验阳性。约 70%患者中性粒细胞碱性磷酸酶（NAP）活性增高，血尿酸、乳酸脱氢酶、维生素 B_{12} 及组胺增高。

【诊断】

1. 国内诊断标准　中年以上患者，具有：①脾明显肿大；②外周血出现幼稚粒细胞和（或）有核红细胞，有数量不一的泪滴状红细胞；③骨髓穿刺多次“干抽”或呈“增生低下”；

④脾、肝、淋巴结病理检查示有造血灶；⑤骨髓活检病理切片显示胶原纤维和（或）网状纤维明显增生占 1/3 以上。其中⑤为必备条件，再加上其他任何两项，并能排除继发性骨髓纤维化（secondary myelofibrosis，SMF）即可诊断。

2. WHO 诊断标准

（1）主要标准：①PMF 骨髓象；②克隆性证据：*JAK2V617F* 突变、*MPLW515L/K* 突变或其他；③排除符合 WHO 对于 PV、ET、CML、MDS 的诊断标准者。

（2）次要标准：①外周血出现有核红细胞、幼稚粒细胞；②LDH 水平升高；③贫血；④脾大。

满足所有主要标准或符合主要标准①、③+两项次要标准者可诊断。

PMF 主要需与继发骨髓纤维化的疾病相鉴别，如慢性粒细胞白血病（BCR/ABL 融合基因结果为阳性是区别两者的重要指标）、真性红细胞增多症（继发骨髓纤维化后很难与 PMF 区别，但患者具有明确的红细胞及血红蛋白增高病史是鉴别两者的要点）、原发性血小板增多症（病程中曾出现持续性血小板增多，多在 450×10^9/L 以上，有助于区别二者）、骨髓增生异常综合征（患者多无脾肝大或很少超过肋缘下 3cm，外周血泪滴状红细胞不多见，骨髓中可见到明显的病态造血造血现象，巨核细胞增生多为小、少分叶型等特点有助于鉴别）、骨髓转移癌、结核病（多数患者能找到原发病病灶，且纤维化程度较局限）。

三、真性红细胞增多症

【概述】 真性红细胞增多症（polycythemia vera，PV）是一种起源于克隆性造血干细胞的骨髓增殖性肿瘤，其特征为红细胞的产生不依赖红细胞造血的正常调节机制。除红细胞系显著增生、红细胞容量和全血总容量绝对增多外，常有粒细胞系及巨核细胞系异常增生，血清促红细胞生成素（erythropoietin，EPO）降低及 Janus 蛋白酪氨酸激酶-2 基因（JAK2）的体细胞突变。临床上主要表现为皮肤黏膜红紫、脾大。发病率为 0.5～1.0/10 万人口，多见于中老年人，且发病率随年龄而增长，男性多于女性。病程缓慢，多在 10 年以上，晚期可发生各种转化，如急慢性髓系白血病、原发性血小板增多症、急慢性淋巴细胞白血病。

临床上将 PV 分为三期：红细胞及血红蛋白增多期；骨髓纤维化期；贫血期。起病隐匿，多是进行血常规检查或出现并发症时发现。血液黏滞度增高可致血流缓慢和组织缺氧，表现为头痛、眩晕、多汗、疲乏、健忘、耳鸣、眼花、视力障碍、肢端麻木与刺痛等症状。伴血小板增多时，可有血栓形成和梗死，常见于四肢、肠系膜、脑及冠状血管，严重时可瘫痪。嗜碱性粒细胞增多，其嗜碱颗粒富有组胺，大量释放刺激胃腺壁细胞，可致消化性溃疡；刺激皮肤有明显瘙痒症。血管内膜损伤、血小板第 3 因子减少、血块回缩不良等，可致出血倾向。高尿酸血症可产生继发性痛风、肾结石及肾功能损害。

【检验】

1. 血象 血液呈暗红紫色，黏稠。多次检查血红蛋白≥180g/L（男性），或≥170g/L（女性）；红细胞≥6.5×10^{12}/L（男性），或≥6.0×10^{12}/L（女性）；红细胞比容≥54%（男性），或≥50%（女性）；网织红细胞百分数正常，但绝对值增高；外周血涂片中，成熟红细胞形态大致正常，或有轻度小细胞低色素表现；并发髓外造血时，可出现泪滴状红细胞和着色不均匀的异常红细胞，以及有核红细胞。80%以上患者外周血白细胞增高，通常达

（10～30）×10^9/L，粒细胞核左移，偶见中晚幼粒细胞，嗜碱性粒细胞增高（图 10-20，彩图 79）；晚期合并骨髓纤维化时，幼稚粒细胞进一步增多，甚至出现少量原始或早幼粒细胞；PV 在诊断时，约 70%患者中性粒细胞碱性磷酸酶染色（NAP）积分明显升高，半数可＞200 分，有助于与慢性粒细胞白血病鉴别。40%以上患者外周血血小板增多，约 10%患者可＞1000×10^9/L，外周血涂片可见巨型或畸形血小板；部分患者血小板功能异常；晚期合并骨纤维化时，血小板逐渐下降，直至血小板减少。

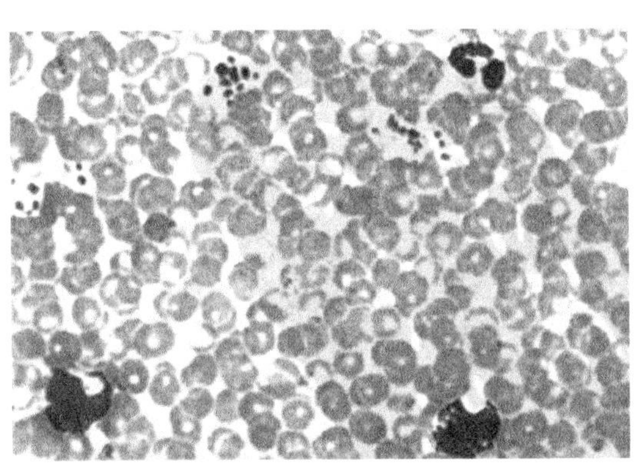

图 10-20　真性红细胞增多症外周血涂片

可见增厚的红细胞涂层，此外常见血小板、中性粒细胞和嗜碱性粒细胞增多

2. 骨髓象　骨髓增生明显或极度活跃。以红系增生为主，常同时伴粒系及巨核细胞系增生，各系的各阶段细胞比例正常；铁染色示细胞内、外铁均减少，甚至消失。晚期骨髓常发生“干抽”。

3. 骨髓活检　三系细胞均增生（图 10-21，彩图 80），脂肪细胞被造血细胞代替，网状纤维增加。

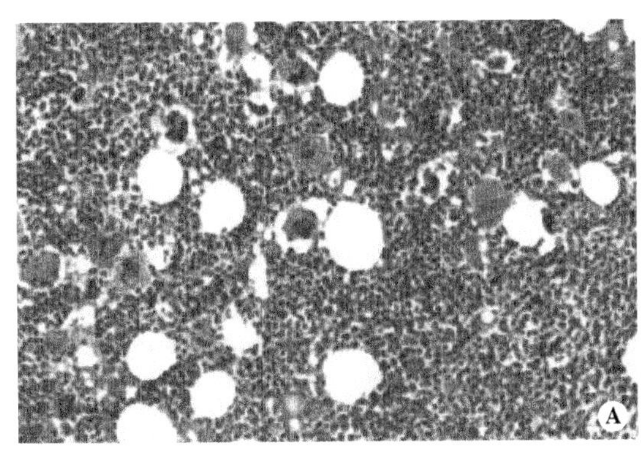

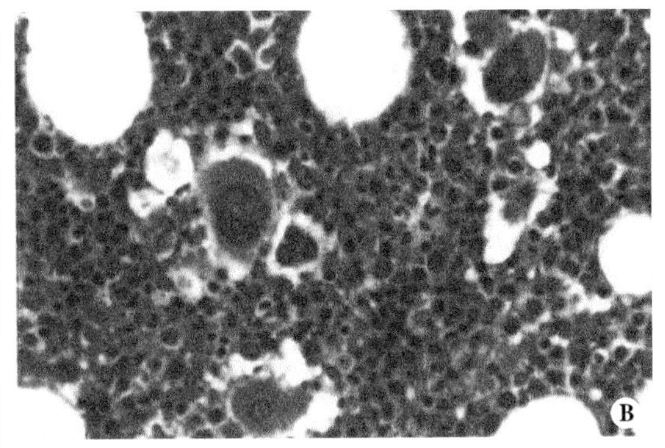

图 10-21　真性红细胞增多症

A. 骨髓活检增生明显活跃，B. PV 特征性的全髓增殖

4. 细胞遗传学和分子生物学检查　无特征性遗传学异常，仅 10%～20%的病例在初诊时有细胞遗传学异常，其中+8、+9 最常见，其他有 20q−、11q−及 13q−。无 Ph 染色体。

90%～95%患者可出现 JAK2 V617F 基因突变，该基因突变阴性的患者常存在其他类型的 JAK2 基因突变，如外显子 12（exon-12）突变等。无 BCR/ABL 融合基因。

5. 血清 EPO 水平　诊断时 EPO 水平低于正常参考值范围，EPO 升高常可排除 PV 的诊断。

6. 红细胞容量　用核素 ^{51}Cr 标记法测定红细胞容量，均明显升高。红细胞容量测定是确诊红细胞增多症的重要指标，重复性高，误差范围仅±5%。并发门静脉高压症时，因血浆容量增加，可造成血红细胞、血红蛋白及血细胞比容正常的假象，缺铁性贫血时也可发生类似现象，此时检测红细胞比容则可确诊。

7. 其他　全血黏度明显升高，可达正常 5～8 倍，红细胞沉降率减慢。约 40%患者维

生素 B_{12} 水平升高。叶酸水平下降。血尿酸、乳酸脱氢酶水平升高。血清铁正常或减低，未饱和铁结合力正常或增高，铁转换率增加。

【诊断】

2008 年 WHO 诊断标准：

1. 诊断要求 第 1 项主要标准+2 项次要标准或第 2 项主要标准+1 项次要标准

2. 主要标准

（1）Hb＞185g/L（男）；Hb＞165g/L（女）或其他红细胞容积增多的证据

（2）有 JAK2 V617F 基因突变或其他类型 JAK2 基因突变

3. 次要标准

（1）符合真性红细胞增多症骨髓象改变。

（2）血清促红细胞生成素水平低于正常。

（3）体外培养内源性红系集落形成。

本病诊断应注意与继发性红细胞增多症和相对性红细胞增多症鉴别。继发性红细胞增多症主要是与缺氧和促红细胞生成素分泌增多有关，常见的原发病有低氧血症，先天性心脏病，慢性肺部疾病如肺心病，高原病，异常血红蛋白病，某些肿瘤等。相对性红细胞增多症为因大量出汗、严重呕吐、腹泻、休克等引起的暂时性红细胞增多。鉴别见表 10-12。

表 10-12 真性红细胞增多症与继发性、相对性红细胞增多症的鉴别

	真性红细胞增多症	继发性红细胞增多症	相对性红细胞增多症
红细胞比容	增加	增多	正常
血细胞容量	增加	增多或正常	减少
白细胞计数	增加	正常	正常
血小板计数	增加	正常	正常
动脉血氧饱和度	正常	减低或正常	正常
脾大	有	无	无
骨髓涂片检查	三系均增生	红系增生	正常
NAP 积分	增高	正常	正常
促红细胞生成素	减低或正常	增多	正常
内源性红系集落生长	生长	不生长	不生长

四、慢性中性粒细胞白血病

【概述】 慢性中性粒细胞白血病（chronic neutrophilic leukemia，CNL）是一种罕见的骨髓增殖性疾病，临床上以成熟中性粒细胞持续增多、肝脾肿大为主要特征。发病率不清楚，目前全世界报道不超过 150 例，中位生存期大约 2.5 年。以老年人多见，发病中位年龄 65 岁（15～80 岁），男女之比为 2∶1。本病起病隐匿，主要表现为乏力、消瘦、低热、盗汗、纳差、腹胀，瘙痒、痛风，少数患者有出血倾向，甚至严重出血。体格检查：常有轻中度贫血，浅表淋巴结一般不肿大，可有皮肤、黏膜出血，绝大多数患者有肝脾肿大，尤其是脾脏肿大。

【检验】

1. 血象　外周血白细胞计数增高，中位数 54.3×10^9/L（范围 20×10^9～172×10^9/L）。分类以成熟中性粒细胞为主（图 10-22，彩图 81），占 0.85～0.95，部分病例杆状核细胞比例增加。极少见晚幼粒细胞，无单核细胞、嗜酸粒细胞或嗜碱粒细胞增多。部分患者有轻中度贫血，血小板水平大多正常。血清维生素 B_{12} 和尿酸水平升高，血清乳酸脱氢酶也可增高。

2. 骨髓象　骨髓增生明显或极度活跃，粒系增生为主，占 0.82～0.96，以成熟中性粒细胞为主，可见中毒样颗粒（图 10-23，彩图 82），原粒、早幼粒细胞比例不高，无 Auer 小体，无单核细胞、嗜酸粒细胞或嗜碱粒细胞增多。红系多数相对受抑，少数增生正常，巨核细胞多数正常，个别有小巨核细胞。中性粒细胞碱性磷酸酶（NAP）阳性率达 80%～100%，积分显著增高。

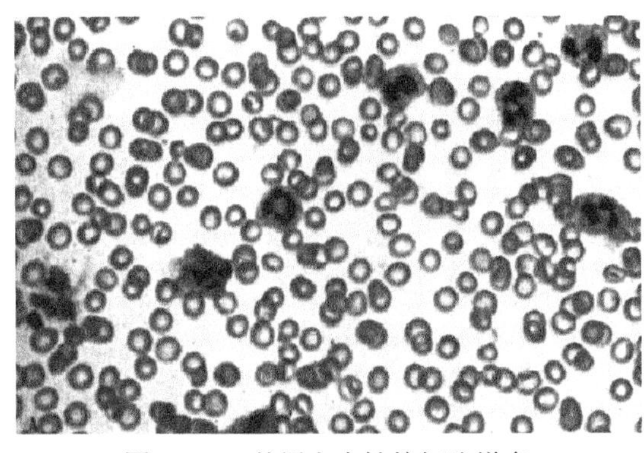

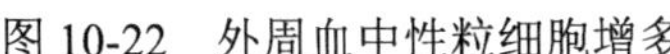

图 10-22　外周血中性粒细胞增多

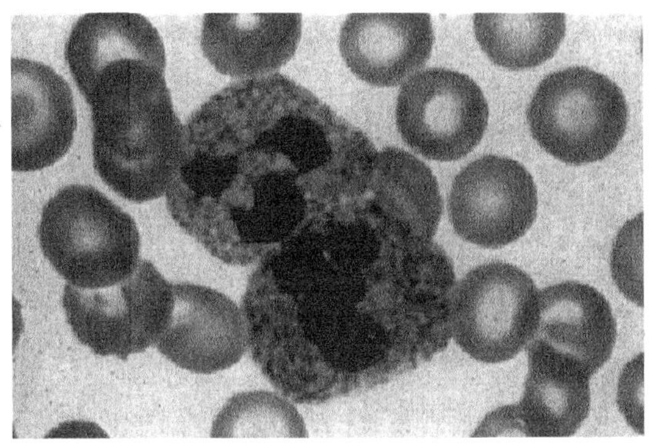

图 10-23　胞浆内的中毒颗粒

3. 骨髓活检　增生极度活跃，粒系增生，巨核不增生，形态无异常，网状纤维少量，免疫组化染色，粒细胞氧化酶、CD68、CD34、tryptase 不增加，原始细胞、单核细胞、组织嗜碱细胞不增加。

4. 细胞遗传学与分子生物学检查　无 Ph 染色体，无 BCR/ABL 融合基因，无 PDGFRA，PDGFRB，或 FGFR1 重排。大多数病人为正常核型，少数患者有异常核型，包括+8，+9，+21，20q–及复杂核型。

【诊断】　诊断标准（2008 WHO）：①外周血白细胞增多≥25×10^9/L，中性分叶核和杆状细胞＞80%，幼稚粒细胞（早幼粒细胞、中幼粒细胞、晚幼粒细胞）＜10%，原始粒细胞＜1%；②骨髓活检增生极度活跃 中性粒细胞比例和数量增多，骨髓原始粒细胞＜5%，中性粒细胞成熟正常，巨核细胞正常或轻度左移；③肝、脾肿大；④无生理性中性粒细胞增多的原因，无感染或炎症，无明确的肿瘤，如有的话，用细胞或分子遗传学证实是克隆性髓系细胞；⑤无 Ph 染色体或 BCR/ABL 融合基因；⑥无 PDGFRA，PDGFRB，或 FGFR1 重排；⑦无真性红细胞增多症、原发性血小板增多症、特发性骨髓纤维化的证据；⑧无骨髓增生异常综合征或骨髓增生异常/骨髓增殖性疾病的证据，无粒细胞发育异常，无其他髓系细胞发育异常，单核细胞＜1×10^9/L。

该病主要需要与以下疾病鉴别：①类白血病反应：在类白血病反应的患者中，常能寻找到基础疾病的临床表现，如严重感染、恶性肿瘤、大量出血、急性溶血、休克等，经治疗后血象短期内恢复，而 CNL 无原发病可寻，应用抗生素治疗无效，而且长期观察白细胞数和中性粒细胞数不下降，脾不缩小。②慢性粒细胞白血病：外周血白细胞分类中，CNL以成熟中性粒细胞为主，占 80%以上，幼稚细胞不易见，嗜酸性和嗜碱性粒细胞不升高，CML 则可见少数原始粒、早幼粒，较多的中幼粒、晚幼粒，嗜酸性和嗜碱性粒细胞明显增多；CNL 的 NAP 积分明显增高，而 CML 时 NAP 积分明显降低，甚至为零；CNL 时 Ph 染色体和 BCR/ABL 融合基因阴性，而 CML 为 Ph 染色体和 BCR/ABL 融合基因阳性。

五、慢性嗜酸粒细胞白血病

【概述】 慢性嗜酸粒细胞白血病（chronic eosinophilic leukemia，CEL）是一种罕见的骨髓增殖性肿瘤，根据 WHO 2008 年分类，CEL 包括两大类，即 CEL 伴 PDGFRA、PDGFRB 或 FGFR1 异常与未分类的 CEL（CEL-noc）。CEL 是以持续性嗜酸性粒细胞增多症为主要血液学异常表现的血液系统恶性肿瘤，许多患者只有发现分子遗传学异常才能确诊。本病最常见的表现是疲乏、咳嗽、呼吸困难、肌痛或血管性水肿、皮疹与发热及鼻炎，盗汗、体重减轻也比较常见。

【检验】

1. 血象 白细胞与嗜酸性粒细胞增多，可见中性粒细胞、嗜碱性粒细胞增多，常合并贫血，血小板可以正常、减少或增多。外周血原始粒细胞＞2%。

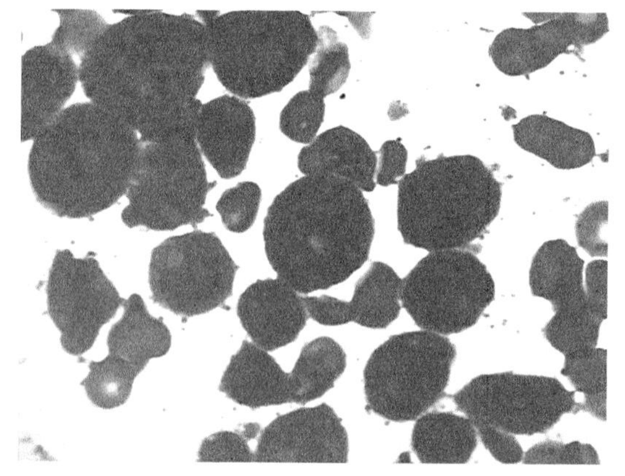

图 10-24　CEL 骨髓象

2. 骨髓象 骨髓未成熟嗜酸性粒细胞和（或）成熟嗜酸性粒细胞发育异常，可见环形核与胞浆有空泡的异常嗜酸性粒细胞，骨髓原始细胞增高达 5%～19%（如图 10-24，彩图 83）。除嗜酸性粒细胞外，可见其他细胞系发育异常。

3. 骨髓活检 骨髓活检病理可见未成熟嗜酸性粒细胞与其他细胞均增多，骨髓纤维化。

4. 细胞遗传学与分子生物学 目前已证实的 CEL 病例中细胞遗传学异常与分子生物学异常见表 10-13：

表 10-13　CEL 病例中细胞遗传学异常与分子生物学异常

细胞遗传学异常	分子生物学异常
t（5；12）（q33；p13）与变异型	PDGFRB 重排 （ETV6-PDGFRB，PDE4DIP-PDGFRB，HIP1-PDGFRB，H4/D10S170-PDGFRB，RAB5-PDGFRB，或 PDGFRB 的其他重排）
t（8；13）（p12；q12），t（6；8）（q27；p12），t（8；9）（p12；q33）或变异型（8p11 综合征）	FGFR1 重排 （ZNF198-FGFR1，FOP-FGFR1，CEP110-FGFR1，TIAF1-FGFR1，HERVK-FGFR1，BCR-FGFR1，GEMS-FGFR1，或其他 FGFR1 重排）
多种易位伴 12p12—13 重排	ETV6 重排
正常核型，或较少见的多种混合异常	FIP1L1-PDGFRA
−7，+8，20q−，i（17q），与多种混合易位和其他异常	分子生物学异常不清

【诊断】 发现嗜酸性粒细胞增多的病例，首先要排除过敏、寄生虫感染、药物、自身免疫病、肿瘤等常见原因。CEL 的诊断标准：①嗜酸性粒细胞计数≥1.5×10^9/L；②外周血原始细胞＞2%，骨髓原始细胞 5～19%；③除外不典型慢性粒细胞白血病（aCML）、慢性粒单核细胞白血病（CMML）、慢性粒细胞白血病（CML）；④骨髓细胞克隆性证据：如发现细胞遗传学和（或）分子生物学异常。

诊断本病首先要排除寄生虫感染、过敏、自身免疫性疾病等引起嗜酸性粒细胞增多症的常见病因。骨髓涂片及病理学检查有助于与淋巴瘤、急性白血病相鉴别。

第七节 组织细胞病中的应用

一、恶性组织细胞病

【概述】 恶性组织细胞病 （malignant histocytosis，MH），简称“恶组”，是异常组织细胞增生所致的恶性疾病。大量组织细胞广泛浸润全身各个脏器和组织，主要累及淋巴和造血器官。临床上主要表现为高热，肝、脾、淋巴结肿大，全血细胞减少及全身进行性衰竭。病情凶险，病程均较短。

人们对 MH 的认识历经 70 多年的发展。1966 年由 Rappapert 命名为 MH，沿用自今。1989 年发现 MH 存在克隆性 5q35，1992 年 Nezelof 证明 5q35 为 MH 标志。目前普遍认为 MH 是一组细胞来源不同而临床表现相似的异质性疾病群，多数为 T 淋巴细胞的间变大细胞淋巴瘤（ALCL），其次为 B 淋巴细胞大细胞淋巴瘤，而来源于单核-巨噬细胞的真性 MH 只占少数。因此，在 WHO 关于造血及淋巴组织肿瘤性疾病的分类中，按细胞来源将 MH 分别归为间变大细胞淋巴瘤、组织细胞肉瘤、嗜血细胞相关性组织细胞肉瘤播散型等，而不再有单独 MH 的类型。但由于 MH 病名已沿用很久，而且专家们对其认识也有不同见解，故本书仍采用 MH 病名来进行相关方面阐述。

MH 可见于任何年龄，15～40 岁占多数，男女之比约 3∶1。病因和发病机制仍不清楚。MH 病理特征为异常组织细胞多脏器浸润。最常累及肝、脾、淋巴结、骨髓等，其他器官和组织如肺、胸膜、心、消化道、胰、胆囊、肾、皮肤、乳房、神经系统及内分泌腺等也可受累。病理细胞以多形性、异形性、吞噬性为特点。异常组织细胞呈斑片状、粟粒、肉芽肿样、结节状浸润，一般不形成肿块，很少见纤维组织增生，有吞噬血细胞现象，无原发灶与转移灶之分，这与实体瘤有所区别。

临床起病急骤，长期发热，以高热为主，伴有进行性全身衰竭、淋巴结及肝脾进行性肿大，后期有黄疸、出血、皮肤损害以及浆膜腔积液。其中又以发热最为突出，常为首发和最常见症状。患者多在半年内死亡。有些患者可因某一部位的病变比较突出，而出现相应的临床表现，如皮下结节，乳房肿块，胸腔积液，胃肠道梗阻，骨质破坏等。由于临床表现的多样性，本病极易造成误诊误治。

【检验】

1. 血象 全血细胞进行性减少，早期即有贫血，多为中度，后呈进行性加重。网织红细胞计数正常或轻度增高。白细胞计数早期高低不一，疾病中、晚期减少。血小板多数减少。晚期随着疾病的进展，全血细胞进行性减少。白细胞分类中少数可有中、晚幼粒细胞，据统计，17.71%的病例在片尾可找到异常组织细胞和不典型单核细胞。浓缩白细胞涂片，可提高异常组织细胞的检出率。中性粒细胞碱性磷酸酶阳性率和积分明显低于正常或阴性。

2. 骨髓象 多数增生活跃，增生程度与异常组织细胞浸润度有关，增生低下提示病情达晚期。常可发现多少不一的异常组织细胞，是本病的最重要的特征。由于这类细胞常分散或成堆分布，病变分布不均，多次多部位骨髓穿刺可提高阳性检出率。

目前异常组织细胞分类尚不统一，一般分为以下 5 型，如表 10-14 所示：

表 10-14 异常组织细胞分类

分型	形态学特征
异常组织细胞	胞体较大（直径 20～50μm），为规则的圆形。胞浆较丰富，呈深蓝或浅蓝色，可有细小颗粒和多少不等的空泡。核形状不一，有时呈分枝状，偶有双核。核染色质细致或呈网状，核仁显隐不一，有时较大。这种细胞在涂片的末端或边缘处最为多见，如图 10-25（彩图 84）。
多核巨组织细胞	特点是胞体大，直径可达 50μm 以上，外形不规则。胞浆浅蓝，无颗粒或有少数细小颗粒，通常有 3～6 个胞核，核仁或隐或显，如图 10-26（彩图 85）。
淋巴样组织细胞	特点胞体大小及外形似淋巴细胞，可呈圆形，椭圆形，不规则或狭长弯曲尾状。胞浆浅蓝或灰蓝色，可含细小颗粒，核常偏于一侧或一端，核染色质较细致，偶可见核仁，如图 10-27（彩图 86）。
单核样组织细胞	特点形态颇似单核细胞，但核染色质较深而粗，颗粒较明显，如图 10-28（彩图 87）。
吞噬性组织细胞	胞体常很大，单核或双核，偏位，核染色质疏松，可有核仁。特点胞浆中含有被吞噬的红细胞、血小板、中性粒细胞或血细胞碎片等，如图 10-29（彩图 88）。

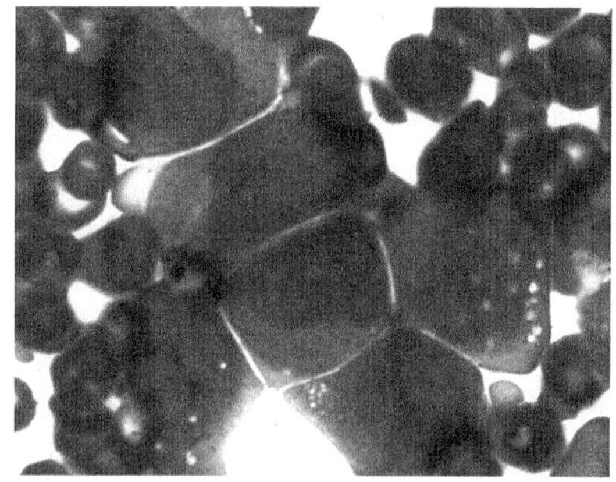

图 10-25 异常组织细胞

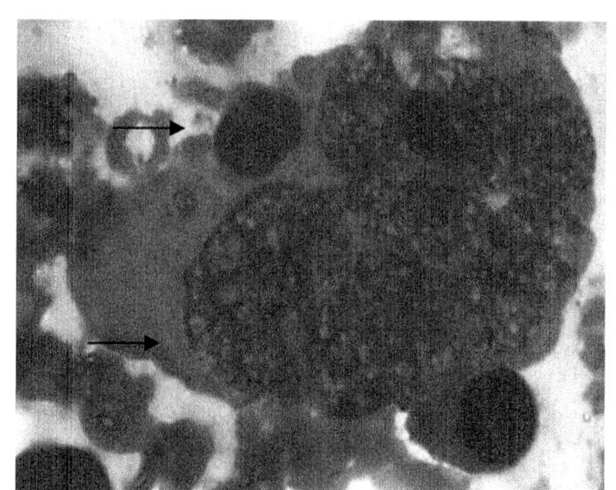

图 10-26 多核巨组织细胞

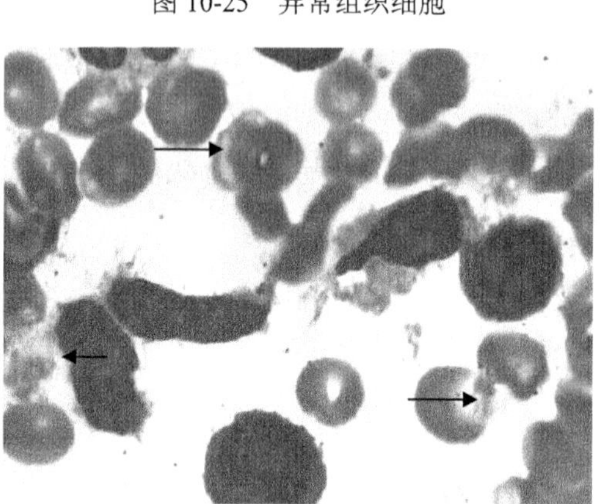

图 10-27 淋巴样组织细胞

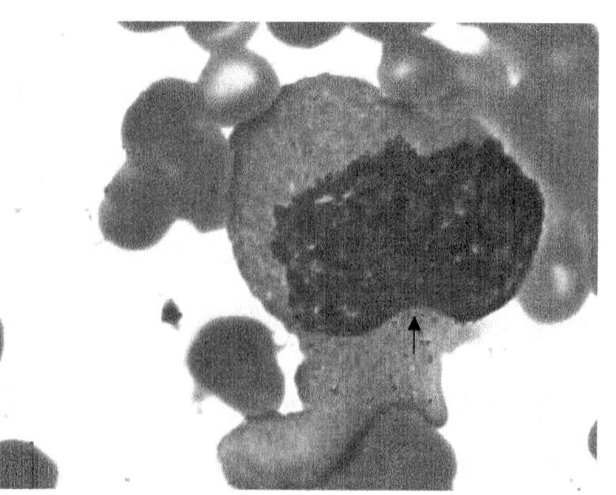

图 10-28 单核样组织细胞

以上 5 种细胞，目前认为以异常组织细胞和多核巨组织细胞诊断意义较大。但后者在标本中出现概率较低。单核样和淋巴样组织细胞在其他疾病中也可出现，在诊断上缺乏特异性。

3. 组织活检　骨髓、肝、脾、淋巴结及其他受累组织的病理切片中可见异常组织细胞。

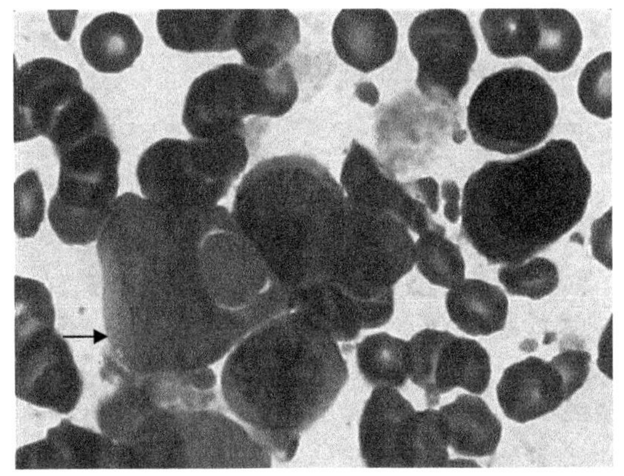

图 10-29　吞噬性组织细胞

4. 组织化学染色　组织细胞化学染色特点：酸性磷酸酶染色（+）且能被酒石酸抑制；非特异性脂酶染色（+）且能被氟化钠抑制；溶菌酶染色（+）；髓过氧化物酶 MPO（−）；α-ASD-氯乙酸萘酯酶（−）。抗胰蛋白酶（+）和血管紧张素转换酶（+），为恶性组织细胞的标志酶。中性粒细胞碱性磷酸酶（+）积分明显低于正常，有助于感染性疾病引起的反应性组织细胞增多的鉴别。

5. 免疫表型　M-CSF 受体、CD45+、CD30−、CD68+，T 或 B 细胞的免疫表型及 TCR 和 Ig 基因重排缺如。

6. 细胞遗传学检查　恶性组织细胞病染色体核型变化常以多倍体为著，有较高比例的亚三倍体和超二倍体，此外可有染色体易位，恶组细胞在第 5 对染色体长臂有恒定破裂点（5q35bp）。与 5q35 有关的染色体易位已在较多的儿童与青年患者中发现，这可能是一种与本病有关的重要标志。IP^{11} 易位（Igter→IP^{11}），尤其 17p13 异常有助于对恶性组织细胞或对克隆异常性的确认。

【诊断】　①临床表现：发热，伴进行性全身衰竭，淋巴结、肝、脾进行性肿大，可有黄疸、出血、皮肤损害和浆膜腔积液等；②全血细胞进行性减少，骨髓涂片发现数量不等的多种形态的异常组织细胞和（或）多核巨组织细胞；③病理检查：受累组织切片中检测到各种异常组织细胞。凡具有上述①+②或①+③，且没有 T 或 B 淋巴细胞的免疫表型，无 TCR 和 Ig 基因重排，并排除反应性组织细胞增多症者可诊断本病。

本病诊断以临床为基础，以细胞来源和克隆性为依据。如临床符合 MH，同时有异常组织细胞，可以诊断；如临床符合 MH，无异常组织细胞，需反复多部位骨穿，或其他受累器官活检；如临床不符合 MH，而有异常组织细胞，应注意排除反应性组织细胞增多症、嗜血细胞综合征、间变大细胞淋巴瘤、B 淋巴细胞大细胞淋巴瘤。如组织细胞表现为明显的噬血活性，常常提示反应性增生，故在诊断中不以“噬血现象”为依据。

二、反应性组织细胞增生症

【概述】　反应性组织细胞增生症（reactive hisocytosis，RH）是指因各种原因引起的继发性全身性组织细胞反应性增生的一类疾病，曾命名为病毒相关性噬血细胞综合征，感染相关性噬血细胞综合征，后又发现除病毒细菌感染外，其他疾病也可并发噬血细胞增多，故又改名为噬血细胞综合征（hemophagocytic syndrome，HPS），目前多用噬血细胞综合征这一名称。组织细胞增生是对机体感染、肿瘤、风湿性疾病或药物过敏的一种反应，本症的临床表现随原发病的不同而表现不一，其共同的症状最常见为发热，以高热居多，可伴盗汗、体重减轻及肝、脾或淋巴结肿大，部分患者可有出血、皮疹、全血细胞减少，可有肝功能损害或凝血功能障碍。如累及中枢神经系统和肺，可产生多脏器损害症状。多数患者随原发病的好转、控制而逐渐缓解。少数患者反应强烈，即使原发病非恶性，也可致死。约 30%的患者因多脏器功能损害或凝血障碍而死亡，临床征象和恶性组织细胞病常难以鉴别。

【检验】

1. 血象 血细胞有不同程度的减少。血细胞减少与感染致骨髓抑制及被增生的组织细胞吞噬有关。

2. 骨髓象 增生活跃，组织细胞增生数量不一，大多＜30%，其形态为成熟型，即正常组织细胞，也可呈淋巴样或单核样。常伴吞噬现象，主要吞噬成熟的红细胞，也可吞噬中性粒细胞、幼红细胞，但吞噬血小板者较少见。有时可出现少量异常组织细胞，甚至个别的多核巨细胞。

3. 组织病理 淋巴结、肝等活检显示组织细胞增生，有噬血现象，正常的组织结构未被破坏。

4. 血液生化 患者可有凝血障碍，表现为 PT 延长，血浆纤维蛋白原减低及 FDP 增高。有血清转氨酶、胆红素增高、肌酐及氮质血症等。还可有血清铁蛋白及乳酸脱氢酶增高。

5. 其他检验 血液中各种炎性细胞因子水平升高。由病毒感染引起者，血清中相关病毒抗体（IgM 及 IgG）效价升高。免疫学检查发现多数患者外周血液或骨髓表达 $CD3^+$、$HLA\text{-}DR^+$的 T 细胞增多，白细胞表面吞噬作用受体 CD36 抗原呈高表达。另外，疾病活动期 IFN-γ 及 IL-10 检测增高，血浆巨噬细胞炎症蛋白（MIP）-Ia 亦增高。

【诊断】 根据以下几点可以考虑本病：①发热超过 1 周（高峰≥38.5℃）；②全血细胞减少（累及超过二系，骨髓增生减低或增生异常）伴肝脾肿大；③肝功能异常，LDH 显著增高（可＞1000U/L），凝血功能障碍（纤维蛋白原≤1.5g/L），铁蛋白增高；④噬血组织细胞占骨髓涂片有核细胞≥2%（或≥3%），和（或）有累及骨髓、淋巴结、肝脾及中枢神经系统的组织学证据。但是最终的诊断依据是骨髓中组织细胞增多，且常伴吞噬现象，同时有原发病存在。但有时原发病可被反应性组织细胞增生症的临床征象掩盖，造成诊断困难。

尽管反应性组织细胞增生症与恶性组织细胞病存在着本质的不同，各自有不同的基础性疾病，但临床上与恶性组织细胞病有着极为相似的表现，加之骨髓中可见到不典型的组织细胞，给两者诊断增加了难度。两者鉴别要点如表 10-15。

表 10-15 恶性组织细胞病与反应性组织细胞增生症的鉴别诊断

	恶性组织细胞病	反应性组织细胞增生症
临床特点	病因不明	有原发病
	进行性恶化，预后差	病情随原发病而异，去除病因后可愈
	血细胞减少程度重	血细胞减少程度轻
	晚期往往有黄疸、肝功能衰竭	很少发生肝功能衰竭
	激素或抗生素治疗无效	激素或抗生素治疗反应好

续表

	恶性组织细胞病	反应性组织细胞增生症
骨髓检查	数量不一的异常组织细胞（如畸形组织细胞、多核巨细胞），形态奇异，分化差，有较多核分裂象	组织细胞增生，形态正常，分化成熟，很少出现核分裂象
	噬血现象相对少见	噬血现象极为明显
	中性粒细胞碱性磷酸酶阳性率和积分减低	中性粒细胞碱性磷酸酶阳性率和积分大多增高或正常
	重复骨髓穿刺异常组织细胞逐渐增多	重复骨髓穿刺检查变化大，消失较快
	有特异性染色体异常	
实验室检查	病原学检查阴性	病原学检查如病毒、细菌阳性
	铁蛋白显著增高	铁蛋白增高程度不如恶组
组织活检	异常组织细胞浸润，呈多样性，灶状或片状，组织结构可部分或全部破坏	组织细胞增生，有噬血现象，正常的组织结构未被破坏

第十一章　血栓与止血检验的基本理论

正常情况下，血液在血管内流动，不会溢出血管外引起出血，也不会在血管内凝固引起血栓，这与人体具有完善的止血和凝血功能有关。病理情况下，由于这种功能发生异常，便可引起出血或血栓形成。本章就血栓与止血检验的基础理论作一概述。

第一节　血　管　壁

完整的血管壁对防止出血有着重要作用，当血管壁的结构发生缺陷或受到损伤时便会引起出血。

（一）结构和调控

1. 参与止血作用的血管主要是小动脉、小静脉、毛细血管和微循环血管，其基本结构可分为内膜层、中膜层和外膜层。

（1）内膜层：由内皮细胞组成，含血管性血友病因子（von Willebrand Factor，vWF）、组织纤溶酶原激活物（tissue plasminogen activator，t-PA）、纤维连接蛋白（fibronectin，Fn）、层素（laminin，Ln）、纤溶酶原激活物抑制剂-1（plasmonogen activator inhibitor-1，PAI-1）和血栓调节蛋白（thrombomodulin，TM）等。内皮细胞表面有糖萼（glycocalyx），它是多种受体所在的部位。内皮细胞之间由黏合性物质连接，这是内皮细胞信息传递和维持血管通透性的物质基础。

（2）中膜层：介于内皮细胞和外膜层之间的血管壁结构，包括基底膜、微纤维、胶原、平滑肌和弹力纤维等。基底膜是一种胶原蛋白，作用为支撑内皮细胞及诱导血小板黏附和聚集，并可启动内、外源性凝血途径；平滑肌和弹力纤维参与血管的收缩功能。

此外，内皮细胞和中膜层还含有组织因子（tissue factor，TF）、前列环素（prostacyclin，PGI2）合成酶和 ADP 酶等。

（3）外膜层：由结缔组织构成，是血管壁与组织之间的分界层。

2. 血管的收缩、舒张反应受神经和体液调控。

（1）神经调控：血管壁中的平滑肌受神经的支配，当神经张力增强时，血管收缩；张力减弱时，血管舒张，这些都是通过神经轴突反射来实现的。

（2）体液调控：内皮细胞产生的内皮素-1（endothelin-1，ET-1）、血管紧张素等活性物质可致血管收缩；内皮细胞产生的 PGI_2、内皮细胞衍生的松弛因子（endothelial cell-derived relaxing factor，EDRF）有舒张血管的作用。此外，还有其他调控血管舒缩反应的体液活性物质。

（二）止血功能

小血管受损后的止血主要通过下列功能实现。

1. 增强收缩反应　当小血管受损时，通过神经轴突反射和收缩血管的活性物质如儿茶酚胺、血管紧张素、血栓烷 A2（thromboxane A2，TXA2）、5-羟色胺（5-hydroxytryptamine，5-HT）和 ET 等的作用使受损的血管收缩，损伤的血管壁相互贴近，伤口缩小，血流减慢，凝血物质积累，局部血黏度增高而有利于止血。

2. 激活血小板　小血管损伤后，血管内皮下组分暴露，致使血小板发生黏附、聚集和释放反应，结果在损伤的局部形成血小板血栓，堵塞伤口，也有利于止血。

3. 激活凝血系统　小血管损伤后，血管内皮下组分暴露，激活凝血因子Ⅻ，启动内源性凝血系统；释放组织因子，启动外源性凝血系统。最后在损伤局部形成纤维蛋白凝血块，堵塞伤口，有利于止血。

4. 增高局部血黏度　血管壁损伤后，通过激活凝血因子Ⅻ和激肽释放酶原（prekallikerin，PK），生成激肽（kinin，K），激活的血小板释放出血管通透性因子。激肽和血管通透性因子使局部血管通透性增加，血浆外渗，血液浓缩，血黏度增高，血流减慢，有利于止血。

综上所述，血管壁的止血作用可总结于图 11-1。

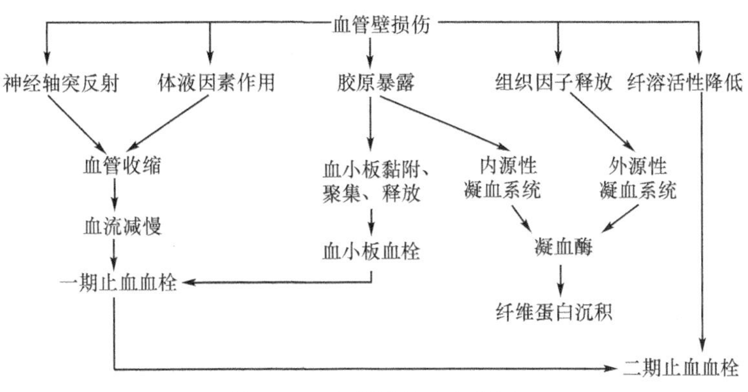

图 11-1　血管壁的止血作用

第二节　血　小　板

一、结构和生化组成

电子显微镜（电镜）下，血小板分为表面结构、骨架、细胞器和特殊膜系统等四部分，现结合它们的生化组成作一概述。

（一）表面结构和生化组成

正常血小板表面光滑，有些小的凹陷是开放管道系统（open canalicular system，OCS）的开口。表面结构主要由细胞外衣（exterior coat）和细胞膜组成。细胞外衣（糖萼）覆盖于血小板的外表面，主要由糖蛋白（glycoprotein，GP）的糖链部分组成，是许多血小板膜受体的（如 ADP、肾上腺素、胶原、凝血酶等）所在部位。细胞膜主要由蛋白质（包括糖蛋白）和脂质（包括糖脂）组成。

1. 膜脂质 磷脂占总脂质量的 75%～80%，胆固醇占 20%～25%，糖脂占 2%～5%。磷脂主要由鞘磷脂（sphingomyelin，SPH）和甘油磷脂组成，后者包括磷脂酰胆碱（phosphatidylcholine，PC）、磷脂酰乙醇胺（phosphatidylethanolamine，PE）、磷脂酰丝氨酸（phosphatidylserine，PS）、磷脂酰肌醇（phosphatidylinositol，PI）以及少量溶血卵磷脂等。各种磷脂在血小板膜两侧呈不对称分布。在血小板未活化时，SPH、PC 和 PE 主要分布在质膜的外侧面，而 PS 主要分布在内侧面；血小板被激活时，PS 转向外侧面，可能成为血小板第 3 因子（platelet factor 3，PF3）。

2. 膜蛋白 血小板膜含有多种蛋白质，主要是糖蛋白。

（1）GPⅠb-Ⅸ复合物：它由 GPⅠb 和 GPⅨ二个亚单位组成，其基因位于第 17 号染色体短臂上。GPIb-Ⅸ对血小板黏附功能有着重要作用。

（2）GPⅡb-Ⅲa 复合物：它由 GPⅡb 和 GPⅢa 所组成。其基因位于第 17 号染色体长臂上。GPⅡb 由α链和β链以二硫链相连接而成，GPⅢa 为单一肽链，它们与血小板聚集功能有关。

（3）其他 GP：如 GPIa-Ⅱa 复合物，由 GPⅠa 和 GPⅡa 组成，是胶原的受体。GPIc-Ⅱa 复合物，由 GPⅠc 和Ⅱa 结合而成，可能是 Fn 的受体。GPⅣ是单一肽链，是凝血酶敏感蛋白（TSP）的受体。GPV，与 GPⅠb-Ⅸ相似，参与血小板黏附功能发挥。

（4）其他：小板质膜上还有 Na^+-K^+-ATP 酶（钠泵）、Ca^{2+}-Mg^{2+}-ATP 酶（钙泵）和其他阴离子泵，它们对维持血小板膜内外的离子梯度和平衡起着重要作用。

（二）骨架系统和收缩蛋白

电镜下，血小板的胞质中可见微管、微丝及膜下细丝等。它们构成血小板的骨架系统，在维持血小板的形态、释放反应和收缩活动中起重要作用。

1. 微管（microtubes） 呈束状排列于血小板的包膜下。它由微管蛋白（tubalin）排列成细丝状微丝，再由后者围成微管，对维持血小板的形状有着重要作用。

2. 微丝（microfilaments） 微丝主要由肌动蛋白细丝及肌球蛋白粗丝组成。肌动蛋白和肌球蛋白构成血小板收缩蛋白，其作用是参与血小板收缩活动、伪足形成和释放反应。

（三）细胞器和内容物

电镜下血小板内有许多细胞器，其中最为重要的是 α 颗粒、致密颗粒（δ 颗粒）和溶酶体颗粒（λ 颗粒）三种。

1. 致密颗粒（δ 颗粒）含有：

（1）ATP 和 ADP：血小板被激活时，ADP 由致密颗粒中释放至血浆，是促进血小板聚集和释放的重要物质；ATP 是维持血小板形态、功能和代谢活动所需能量的来源。

（2）5-HT：5-HT 贮存于致密颗粒中，当血小板受到凝血酶刺激时，5-HT 释放到血浆，促进血小板聚集和血管收缩。

2. α 颗粒内含下列活性物质：

（1）β-血小板球蛋白（β-thomboglobulin，β-TG）：是血小板特异的蛋白质。它抑制血管内皮细胞产生 PGI_2，间接促进血小板聚集和血栓形成。当血小板被激活，β-TG 从 α 颗粒中释出，使血浆 β-TG 含量升高。

（2）血小板第4因子（platelet factor 4，PF4）：是血小板又一特异的蛋白质。PF_4的作用是中和肝素的抗凝活性，促进血栓形成。

（3）凝血酶敏感蛋白（thrombospondine，TSP）：是一种糖蛋白，主要存在于血小板α颗粒、血管内皮细胞、巨噬细胞、平滑肌细胞及纤维细胞内，故TSP不是血小板特异性蛋白质，它有促进血小板聚集的作用。

（4）血小板衍生生长因子（platelet derived growth factor，PDGF）：是一种碱性糖蛋白，来自巨核细胞，存在于血小板α颗粒中。PDGF的作用是刺激DNA合成和细胞增殖，促进细胞生长；促进细胞内胆固醇脂化，增强细胞对低密度脂蛋白的反应性，最终可导致动脉粥样硬化斑块的形成。

3. 溶酶体颗粒（λ颗粒）　内含多种酸性水解酶及组织蛋白酶，是血小板的消化结构。

（四）特殊膜系统和生化组成

血小板的特殊膜系统主要包含开放管道系统及致密管道系统。

1. 开放管道系统（open canalicular system，OCS）：是血小板膜凹于血小板内部形成的管道系统。它是血小板内与血浆中物质交换的通道，在释放反应中血小板贮存颗粒内容物经OCS排至细胞外。

2. 致密管道系统（dense tubular system，DTS）：散在分布于血小板胞质中，不与外界相通。它参与花生四烯酸代谢、前列腺素合成、血小板收缩活动和血小板释放反应等。

二、止 血 功 能

1. 黏附功能　血小板黏附（platelet adhension）是指血小板附着于血管内皮下组分或其他异物表面的功能。受损血管内皮下成分暴露时，血液中vWF、内皮下成分和血小板GPIb–Ⅸ复合物结合，导致血小板黏附反应。

2. 聚集功能　血小板聚集（platelet aggregation）是指血小板与血小板之间相互黏附形成血小板团的功能。在Ca^{2+}存在的条件下，激活的血小板以其GPⅡb/Ⅲa与纤维蛋白原（Fg）结合，血小板发生聚集。血小板聚集有两种类型：①第一相聚集（初级聚集）：指由外源性致聚剂诱导的聚集反应；②第二相聚集（次级聚集）：指由血小板释放的ADP诱导的聚集。

3. 释放反应　在诱导剂作用下，血小板贮存颗粒中的内容物通过OCS释放到血小板外的过程称为释放（分泌）反应（platelet release reaction）。

常用诱导剂有ADP、肾上腺素、5-HT、花生四烯酸、凝血酶、胶原等。诱导剂作用于血小板膜上的相应受体，释出Ca^{2+}促进肌球蛋白聚合形成微丝。肌动蛋白细丝和肌球蛋白粗丝相互作用，收缩蛋白使储存颗粒移向中央，储存颗粒膜与OCS膜融合，颗粒内容物经OCS向外释放。

4. 促凝功能　指血小板参与血液凝固的过程。

（1）PF_3的促凝活性：血小板激活时，PF_3参与凝血因子Ⅸa-Ⅷa-Ca^{2+}复合物和凝血因子Ⅹa-Ⅴa-Ca^{2+}复合物的形成，这两种复合物分别参与凝血因子Ⅹ的活化及凝血酶原酶的生成。

（2）接触产物生成活性：（contact product-forming activity，CPFA）血小板受ADP或胶原刺激时，CPFA从血小板膜磷脂成分释出，激活因子Ⅺ，参与始动凝血反应。

（3）胶原诱导的凝血活性：（collegen induced coagulant activity，CICA） 血小板受 ADP 或胶原刺激时，CICA 从血小板膜磷脂成分中释出，激活因子Ⅺ，参与内源性凝血途径。

α 颗粒中凝血因子的释放 血小板激活时，α 颗粒中所含的 FV、Fg 和 FⅪ等均可释放至血浆，参与凝血过程。

5. 血块收缩功能 血小板具有使血凝块收缩的作用，其机制是：激活的血小板由于肌动蛋白细丝和肌球蛋白粗丝的相互作用，使血小板伸出伪足，当伪足向心性收缩，纤维蛋白束弯曲，存留在纤维蛋白网间隙内的血清被挤出，血凝块缩小并得以加固。血凝块的收缩，有利于伤口的缩小和愈合。

6. 维护血管内皮的完整性 血小板能充填受损血管内皮细胞脱落所造成的空隙，参与血管内皮细胞的再生和修复过程，故能增加血管壁的抗力，减低血管壁的通透性和脆性。综上所述，血小板的止血功能见图 11-2。

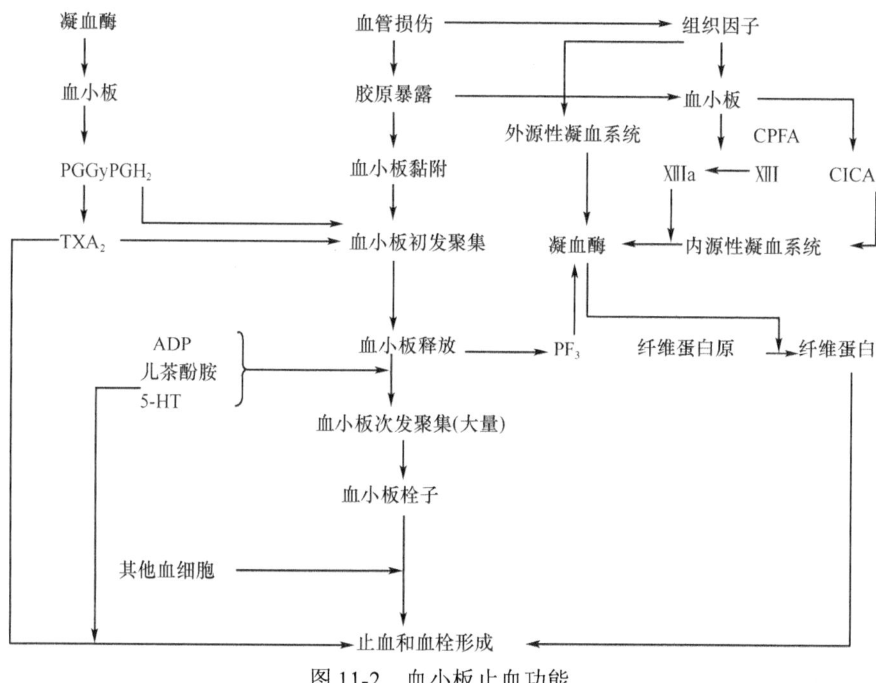

图 11-2 血小板止血功能

第三节 血液凝固机制

血液由流动的液体状态转变成不流动的凝胶状态称为血液凝固。血液凝固是生理性止血功能的重要组成部分。

（一）凝血因子特性

凝血因子（coagulable factor，F）或称凝血蛋白（coagulable protein）迄今已知至少有 14 种，包括经典凝血因子 12 个和激肽系统的 2 个。国际凝血因子命名委员会规定经典凝血因子以罗马数字命名。除 FⅣ是无机钙离子（Ca^{2+}）外，其余均是蛋白质；除 FⅢ存在于组织外，其余均存在于血浆中。FⅥ是 FV 的活化形式，已被废除。凝血因子的理化特性列于表 11-1。

表 11-1　凝血因子的理化特性

因子	Ⅰ	Ⅱ	Ⅲ	Ⅴ	Ⅶ	Ⅷ	Ⅸ	Ⅹ	Ⅺ	Ⅻ	PK	HMWK	ⅩⅢ
MW（$\times 10^4$）	34	6.8	4.6	33	6.0	25～30	6.0	5.5	21	8.0	8.8	12	32
氨基酸残基数	2964	579	263	2196	406	2332	416	448	607	596	619	626	2744
基因所在染色体	4q28—31	11		1q21—25	13	Xq28	Xq27	13	4q35	5q23	9	9	
基因长度（kb）	50	34	12.4			186	35	25		11.9		2.7	
外显子	18	14	6			26	8	8		14		11	
内含子	16	13				25	7	7		13		10	
酶原结构含CHO%	[α（A）β（B）γ_2]	单链 7～10	单链	单链	单链 50	单链	单链 17	单链 10	双链 5.0	单链 13.5	单链 12.9	单链	（$\alpha_2\beta_2$）4.9
激活后结构		A 链 B 链			重链 轻链		重链 轻链	重链 轻链	二重链，二轻链	重链 轻链			α_2
酶活性		丝氨酸蛋白酶	辅因子	辅因子	丝氨酸蛋白酶	辅因子	丝氨酸蛋白酶	丝氨酸蛋白酶	丝氨酸蛋白酶	丝氨酸蛋白酶	丝氨酸蛋白酶	辅因子	谷氨酰胺转胺酶
电泳球蛋白部位	γ	α	β α		β	α_2 β	α β	α	β α	β α	γ	α	$\alpha_2\beta$
半存期（h）	46～144	48～60		12～15	4～6	8～12	24～48	48～72	48～84	48～60		144	48～122
合成部位	肝	肝	组织内皮细胞、单核细胞	肝	肝	不明	肝	肝	肝	肝	肝	肝	肝、血小板
依赖 VitK		是			是		是	是					
血浆浓度（mg/L）	2000～4000	200		5～10	2	<10	3～4	6～8	4	2.9	1.5～5.0	7	2.5
$BaSO_4$ 吸浆中	有	无		有	无	有	无	无	有	有	有	有	有
血清中	无	有 10%～15%		无	有	无	有	有	有	有	有	有	无
储存稳定性	稳定	稳定		不稳定	稳定	不稳定	较稳定	稳定	稳定	稳定	稳定	稳定	稳定
参与凝血途径	共同	共同	外源	共同	外源	内源	内源	共同	内源	内源	内源	内源	共同

（二）凝血机制

60年代初期Davis与Ratnoff等提出了凝血瀑布学说，认为血液凝固是使一系列凝血因子活化的酶促反应过程，每个凝血因子都被其前因子所激活，最后导致纤维蛋白生成。

1. 内源性凝血途径（intrinsic pathway） 是指由FⅫ被激活到FⅨa-Ⅷa-Ca^{2+}-PF_3复合物形成的过程。

（1）因子Ⅻ的激活：①固相激活：FⅫ与带负电荷的物质（如体内的胶原、微纤维、基底膜、长链脂肪酸等，或体外的玻璃、白陶土、硅藻土等）接触后，分子构型发生改变，活性部位暴露，成为活化因子Ⅻ（FⅫa）；②液相（酶类）激活：在激肽释放酶的作用下，FⅫ被激活（FⅫa）。因子FⅫa的主要作用是激活FⅪ和FⅦ，并激活激肽释放酶原（PK）和纤溶酶原（PLG）。

（2）因子Ⅺ的激活：在FⅫa的作用下，FⅪ被激活为FⅪa。FⅪa的作用是激活因子Ⅸ。

（3）激肽释放酶原（prekallikrein，PK）的激活：在FⅫa的作用下，PK被激活成激肽释放酶（kallikrein，KK）。KK的作用是激活FⅫ、FⅪ和FⅦ，使高分子量激肽原（high molecular weight kininogen，HMWK）转变成激肽，使纤溶酶原转变成纤溶酶。

HMWK为接触反应的辅因子，参与FⅫ、Ⅺ的激活，生成的徐缓激肽（bradykinin）有扩张血管、增加血管通透性及降低血压的作用。

（4）因子Ⅸ的激活：FⅪa激活FⅨ为FⅨa。

（5）因子Ⅷ的作用：FⅧ被凝血酶激活成FⅧa，后者与FⅨa、Ca^{2+}和磷脂（PF_3）结合，形成FⅨa-Ⅷa-Ca^{2+}-PF_3复合物，此复合物有激活FⅩ的作用。

近年的研究发现，FⅫ、PK和HMWK不参与内源性凝血途径，而FⅪ可直接被凝血酶所活化。

2. 外源性凝血途径（extrinsic pathway） 是指从TF释放到TF-Ⅶa-Ca^{2+}复合物形成的过程。

（1）因子Ⅲ（TF）：是一种跨膜糖蛋白，N端位于胞膜外侧，是FⅦ的受体，可与FⅦ或FⅦa结合，C端插入胞质中，提供凝血反应的催化表面。

（2）因子Ⅶ的激活：①构型改变激活：当组织损伤时，TF被释放到血液中，FⅦ与其结合，分子构型发生改变，活性部位被暴露，成为活化因子Ⅶ（FⅦa）；②酶激活：FⅦ还可被FⅩa、Ⅸa、Ⅻa、凝血酶、K等激活成FⅦa。

（3）TF-Ⅶa-Ca^{2+}复合物形成：TF与FⅦa和Ca^{2+}结合形成TF-Ⅶa-Ca^{2+}复合物，后者可激活FⅩ和FⅨ，使内源及外源性凝血途径相沟通，具有重要的生理和病理意义。

3. 共同凝血途径（common pathway） 是指从FX的激活到纤维蛋白形成的过程，它是内、外源性凝血途径后的共同凝血阶段。

（1）凝血酶原酶的形成：①因子Ⅹ的激活：在FⅨa-Ⅷa-Ca^{2+}-PF_3和（或）TF-VⅡa-Ca^{2+}复合物的作用下，FⅩ被激活为FⅩa；②因子Ⅴ的激活：在凝血酶的作用下，FⅤ转变成活化的FⅤa。FⅤa为FⅩa的辅因子。在Ca^{2+}的参与下，FⅩa、Ⅴa、PF_3（磷脂）结合形成FⅩa-Ⅴa-Ca^{2+}-PF_3复合物即凝血酶原酶。

（2）凝血酶的生成：凝血酶原酶使凝血酶原裂解下片断1+2（F_{1+2}），而片断1+2被凝血酶自身水解，裂解为片段1（F_1）和片段2（F_2），此时生成凝血酶。

（3）纤维蛋白的形成：纤维蛋白的形成至少需三个步骤：①纤维蛋白单体（FM）的形成：在凝血酶作用下，Fg 的 α（A）链上精（16）-甘（17）键和 β（B）链上精（14）-甘（15）键先后被裂解，分别释出纤维蛋白肽 A（fibrinopeptide A，FPA）和纤维蛋白肽 B（fibrinopeptide B，FPB）。此时 Fg 分别转变成纤维蛋白Ⅰ（Fb-Ⅰ）和纤维蛋白Ⅱ（Fb-Ⅱ），二者形成 FM。②FM 的聚合：FM 形成后就开始聚合，但这种聚合物以氢键相连，很不稳定，可溶于 5mol/L（30%）尿素或 1%单氯（碘）醋酸溶液中，故称为可溶性 FM 聚合物（SFM）。③交联纤维蛋白形成：SFM 在 FⅩⅢa 和 Ca^{2+}作用下，形成不溶性 FM 聚合物，此即纤维蛋白（fibrin，Fb）。④因子ⅩⅢ的激活：FⅩⅢ在凝血酶和 Ca^{2+}的作用下，生成有转谷氨酰胺酶（transamidase）活性的 FⅩⅢa，后者可使可溶性纤维蛋白单体（SFM）发生交联变成不溶性的纤维蛋白。

外源性凝血系统即外源性凝血途径加共同凝血途径；内源性凝血系统即内源性凝血途径加共同凝血途径。血液凝固机制如图 11-3 所示。

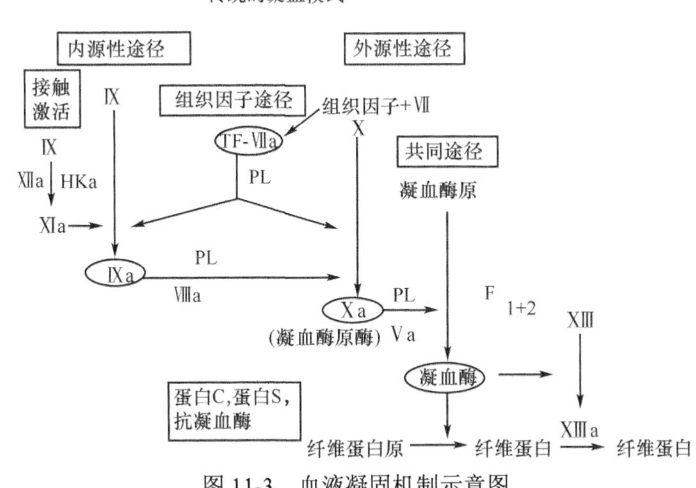

图 11-3　血液凝固机制示意图

HK. 高分子量激肽原；F1+2. 凝血酶原 1+2；PL. 血小板

第四节　抗血液凝固系统

正常的抗凝血机制是由细胞和体液两方面因素来完成的。

（一）细胞抗凝作用

1. 单核-巨噬细胞系统　进入血循环中的组织因子、免疫复合物、内毒素、红细胞溶解产物、凝血酶原酶、纤维蛋白（原）的降解产物等促凝物质可被单核-巨噬细胞系统细胞所吞噬和清除。

2. 肝细胞　被激活的凝血因子，如 FⅨa 和Ⅶa 等可被肝脏摄取和灭活。

（二）体液抗凝作用

1. 抗凝血酶　是体内主要的抗凝物质。

（1）特性：抗凝血酶（antithrombin，AT）由肝脏、血管内皮细胞和巨核细胞合成，属于 α_2-球蛋白。其基因位于第 1 号染色体（1P23），正常血浆浓度为 0.18～0.3g/L 或 2.6μmol/L。

（2）作用：AT 是依赖肝素的丝氨酸蛋白酶抑制物，肝素与 AT 的赖氨酸残基结合，导致 AT 的构型发生改变，暴露活性中心精氨酸，后者与凝血酶或 FⅩa、FⅫa、Ⅺa、Ⅸa、纤溶酶、K 等丝氨酸蛋白酶以 1∶1 的比例形成复合物，从而使这些酶失去活性。此时肝素可从复合物中重新释出，再与其他游离的 AT 结合，继续发挥肝素增强 AT 的抗凝作用。

2. 肝素辅因子Ⅱ（heparin cofactorⅡ，HC-Ⅱ） 是一种单链糖蛋白，由肝脏合成。其基因位于第 22 号染色体（22q11）。正常人血浆中的浓度为 31～67mg/L 或 0.47～1.02μmol/L。HC-Ⅱ主要与凝血酶以 1：1 的比例形成复合物，使凝血酶失去活性。

3. 蛋白 C 系统 主要由蛋白 C、蛋白 S、血栓调节蛋白及活化的蛋白 C 抑制物组成。

（1）组成与特性：①蛋白 C（protein C，PC）：是由肝脏合成的依赖维生素 K 的双链糖蛋白，其基因位于第 2 号染色体（2q13—14）。正常人血浆中浓度为 2～6mg/L；②蛋白 S（protein S，PS）：是由肝脏和血管内皮细胞合成的依赖维生素 K 的单链糖蛋白，其基因位于第 3 号染色体（3P21）。PS 在血液中以两种形式存在：60%PS 以非共价键与 C_{4b} 结合蛋白（C4b binding protein，C4bP）结合成复合物；40%PS 以游离（free protein S，FPS）形式存在。正常人血浆中 PS 总量（包括结合和游离部分）约 35mg/L。PS 为活化蛋白 C（APC）的辅因子；③血栓调节蛋白（thrombomodulin，TM）：由血管内皮细胞合成，它与凝血酶结合后可加速 PC 的活化；④活化蛋白 C 抑制物（activated protein C inhibitor，APCI）：由肝脏合成单链蛋白质，可抑制活化蛋白 C（APC）的活性。在正常人血浆中的浓度为 5.3±2.7mg/L。

（2）作用：①蛋白 C 的作用：凝血酶与 TM 以 1∶1 的比例结合形成复合物，后者使 PC 生成活化蛋白 C（activated protein C，APC）。APC 的主要作用是：灭活 FⅤa 和Ⅷa，但需要磷脂和 Ca^{2+}参与；激活纤溶系统，通过灭活纤溶酶原激活物抑制剂（PAI-1）而激活纤溶系统；②蛋白 S 的作用：PS 与 APC 形成 PS-APC-磷脂复合物，从而加速灭活 FⅤa 和Ⅷa；PS 与 C_4bP 结合成复合物，阻断补体系统的激活；③血栓调节蛋白的作用：凝血酶-TM 复合物可使 PC 转变为 APC；④APC 抑制物（APCI）的作用：APCI 与 APC 形成复合物，使 APC 失去灭活 FⅤa 和Ⅷa 的活性。

4. 组织因子途径抑制物（tissue factor pathway inhibitor，TFPI） 是一种与脂蛋白结合的生理性丝氨酸蛋白酶抑制物，由血管内皮细胞、血小板、单核细胞和肝细胞合成。正常成人血浆中 TFPI 的含量为 1.35～3.6nmol/L。TFPI 是 TF-Ⅶa 复合物的抑制物。

5. 其他凝血抑制物

（1）α_2-巨球蛋白（α_2-macroglobulin，α_2-MG）：是一种大分子量糖蛋白，由肝脏合成。α_2-MG 是一种广谱的蛋白酶抑制物，对凝血酶、激肽释放酶和纤溶酶等有抑制作用。

（2）α1-抗胰蛋白酶（α1-antitrypsin，α1-AT）：是一种单链糖蛋白。其作用是抑制 FⅪa、凝血酶和纤溶酶。

（3）$\overline{C1}$ 抑制物（$\overline{C1}$ inhibitor，$\overline{C1}$ INH）：是一种单链糖蛋白。其作用是抑制 FⅫa、Ⅺa、激肽释放酶、纤溶酶、补体 1（$\overline{C1}$）等。

（4）肝素（heparin）：是一种酸性黏多糖，由肥大细胞合成。肝素与 AT 结合可灭活多种以丝氨酸为活性中心的蛋白酶。

第五节　纤维蛋白溶解系统

纤维蛋白溶解系统（fibrinolysis system）简称纤溶系统，是指纤溶酶原（plasminogen，PLG）转变成纤溶酶（plasmin，PL），以及纤溶酶降解纤维蛋白（原）[fibrin（ogen）]和其他蛋白质的过程。

（一）纤溶系统的组成及其特性

1. 组织型纤溶酶原激活物（tissue Plasminogen Activator，t-PA）　t-PA 是一种丝氨酸蛋白酶，由血管内皮细胞合成，其基因位于第 8 号染色体。t-PA 有单链和双链两种类型。在纤溶酶（PL）或尿激酶（urokinase，UK）的作用下，单链 t-PA（sct-PA）转变成以二硫键联结的双链 t-PA（tct-PA）。t-PA 激活 PLG，t-PA 也能与纤溶酶原激活物抑制剂（PAI-1）结合，形成 1∶1 比例的复合物，从而使 t-PA 失活。

2. 尿激酶型纤溶酶原激活物（urokinase type plasminogen activator，u-PA）　u-PA 是一种单链糖蛋白，由肾小管上皮细胞和血管内皮细胞等产生。其基因位于第 10 号染色体。u-PA 可分为两种类型，单链 u-PA（single chain urokinase type plasminogen activator，scu-PA）和双链 u-PA（two chain urokinase type plasminogen activator，tcu-PA）。纤溶酶或激肽释放酶可使 scu-PA 转为 tcu-PA。u-PA 可直接激活 PLG 而不需要纤维蛋白作为辅因子。

3. 纤溶酶原（PLG）　它是一种单链糖蛋白，由肝细胞合成。其基因位于第 6 号染色体（6q26～27）。当血液凝固时，PLG 在 t-PA 或 u-PA 的作用下，激活成纤溶酶（PL），后者促使纤维蛋白溶解。

4. 纤溶酶（PL）　在 t-PA 或 u-PA 的作用下，单链 PLG 的精氨酸（560）-缬氨酸（561）肽键断裂，形成由重链和轻链连结的双链 PL。PL 是一种活性较强的丝氨酸蛋白酶，其作用为：①降解 Fg 和 Fb；②水解多种凝血因子（Ⅴ、Ⅷ、Ⅹ、Ⅶ、Ⅺ、Ⅱ）；③水解补体等。

5. 纤溶抑制物　①纤溶酶原激活物抑制剂（PAI）：能特异地抑制 t-PA。主要有两种：其一，纤溶酶原激活物抑制剂–1（plasminogen activator inhibitor-1，PAI-1）：是一种单链糖蛋白，由血管内皮细胞和血小板合成，其基因位于第 7 号染色体，它的作用是与 t-PA 和（或）u-PA 形成复合物，使它们失去活性；其二，纤溶酶原激活物抑制剂-2（plasminogen activator inhibitor-2，PAI-2）：是一种糖蛋白，来源于胎盘和单核-巨噬细胞。正常人血浆中无 PAI-2，但在妊娠早期开始出现，随着妊期延长而增高，产后迅速减少或消失，这可能与妊娠高凝状态有关。②纤溶酶抑制物：其一，α_2-纤溶酶（α_2-antiplasmin，α_2-AP），亦称 α_2-纤溶酶抑制物（α2-plasmin inhibitor，α2-PI），是由肝脏合成的单链糖蛋白，其作用为：抑制纤溶酶和 FⅩa、FⅪa 和 FⅩⅢa；FⅩⅢa 使 α_2-AP 以共价键与纤维蛋白结合，减弱了纤维蛋白对纤溶酶作用的敏感性。其二，AT、α_2-巨球蛋白（α_2-MG）和 α_1-抗胰蛋白酶（α1-antitrypsin，α_1-AT）等也有抗纤溶酶的作用。

（二）纤维蛋白溶解的机制

纤溶过程也是一系列蛋白酶催化的连锁反应，纤溶酶原在激活物作用下转变为纤溶酶和纤溶酶水解纤维蛋白（原）及其他蛋白质（凝血因子Ⅴ、Ⅷ和ⅩⅢ等）。

纤溶酶原激活的途径（图 11-4）主要分为内激活途径、外激活途径和外源（药物）激活途径。

1. 内激活途径 是由内源性凝血途径（FⅫa 和 K）裂解 PLG 形成 PL 的途径。FⅫa 使 PK 转变为 KK，KK 使 scu-PA 转变成 tcu-PA 从而使 PLG 激活为 PL。此是继发性纤溶的理论基础。

2. 外激活途径 是由血管内皮细胞中释放的 t-PA 裂解 PLG 形成 PL 的途径。此是原发性纤溶的理论基础。

3. 外源激活途径 是由外界进入体内的溶栓药物如 SK、UK 和 t-PA 等，使 PLG 激活成 PL 的途径。这是溶栓治疗的理论基础。

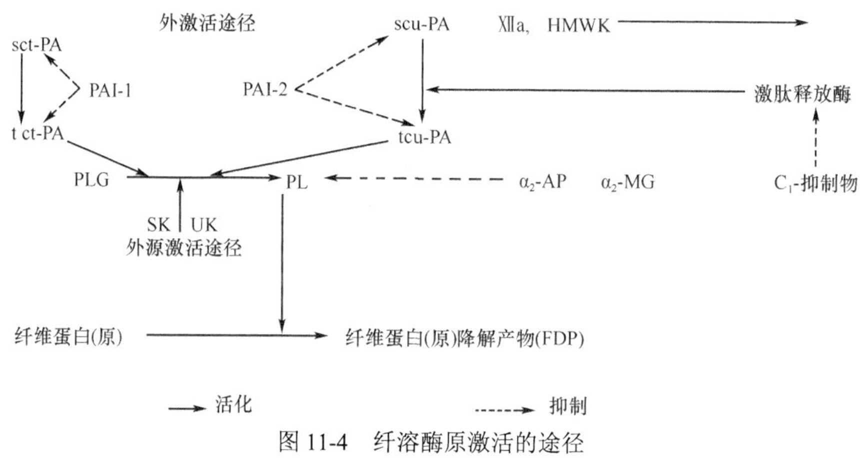

图 11-4 纤溶酶原激活的途径

纤维蛋白（原）降解机制（图 11-5）

1. 纤维蛋白原的降解 PL 首先作用于 Fg 的 β（B）链，降解出肽 Bβ1～42；随后，又作用于 α（A）链，降解出极附属物（碎片 A、B、C、H），剩余的 Fg 片段即为 X 碎片（fragment X，相对分子质量 250 000）；X 碎片继续被 PL 作用，降解出 Y 碎片（fragment Y，相对分子质量 150 000）和 D 碎片（fragment D，相对分子质量 80 000）；Y 碎片在 PL 的作用下降解成碎片 D 和碎片 E（fragment E，相对分子质量 50 000）。

2. 非交联纤维蛋白的降解 ①纤维蛋白Ⅰ（Fb–I）的降解：在 PL 作用下，Fb-Ⅰ中的 β（B）链上继续裂解出肽 Bβ 1～42；然后又从 A（α）链裂解出 A、B、C、H 极附属物，最终先后裂解出碎片 X′，Y′，D 和 E′；②纤维蛋白Ⅱ（Fb-Ⅱ）的降解：在 PL 的作用下，Fb-Ⅱ 中 β（B）链上继续裂解出肽 Bβ15～42；然后又从 A（α）链上裂解出 A、B、C、H 极附属物，最终也先后裂解出碎片 X′，Y′，D 和 E′；③纤维蛋白的降解：Fb-Ⅰ和 Fb-Ⅱ自行聚合成非交联的纤维蛋白，经 FⅩⅢa 作用后，形成交联的纤维蛋白。后者在 PL 作用下，除降解出碎片 X′、Y′、D 和 E′外，还生成 D-D 二聚体（D-Dimer，DD）、γ-γ 二聚体、复合物 1（DD/E）、复合物 2（DY/YD）和复合物 3（YY/DXD）等。

上述碎片及多聚体统称为纤维蛋白降解产物（fibrin degradation product，FDP）。

3. 纤维蛋白（原）降解产物的作用 FgDP 和 FbDP 统称为纤维蛋白（原）降解产物（FDP），它们具有抗血小板聚集和抗血液凝固的作用。①碎片 X（X′）：由于与 Fg 及 FM 的结构相似，故可以与 Fg 竞争凝血酶，并可与 FM 形成复合物，阻止 FM 的交联；②碎片 Y（Y′）：可抑制 FM 的聚合及（或）抑制 FM 形成不溶性纤维蛋白；③碎片 D 和 E（E′）：碎片 D 抑制 FM 的聚合，碎片 E（E′）竞争凝血酶而具有抗凝作用；③极附属物 A、B、C、H：可延长活化部分凝血活酶时间（activated partial thromboplastin time，APTT）和凝血时间（clotting time，CT）。

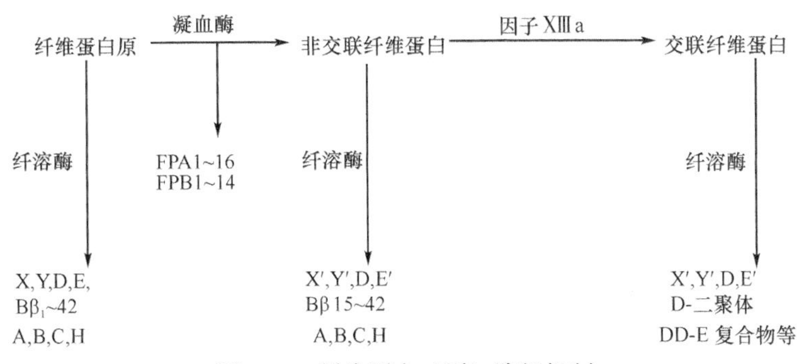

图 11-5　纤维蛋白（原）降解机制

第六节　出血与血栓性疾病的分类

（一）出血病的分类

1. 血管壁异常

（1）遗传性和先天性：如遗传性出血性毛细血管扩张症、Ehlers-Danlos 综合征等。

（2）获得性：感染、营养不良、过敏、老年性、代谢和内分泌障碍、血管病变、结缔组织病、物理性和生物因素均可造成血管壁结构异常。

2. 血小板数量和功能异常所致的出血性疾病

（1）数量异常：见于特发性/继发性血小板减少性紫癜，免疫性/非免疫性血小板增多，原发/继发性血小板增多症等。

（2）功能异常：遗传性有血小板无力症、巨血小板综合征、致密颗粒缺陷症、血小板活化缺陷症等导致的血小板功能缺陷；获得性有肝硬化、尿毒症骨髓增生性疾病、MDS 等造成的血小板功能缺陷。

3. 凝血因子异常所致的出血性疾病　凝血因子异常引起的出血性疾病，可分为遗传性及获得性两类：

（1）遗传性：血友病 A（缺乏因子Ⅷ）、血友病 B（缺乏因子Ⅸ）、血管性血友病（缺乏 vW 因子）、因子Ⅺ缺乏症、其他凝血因子（因子Ⅻ、Ⅹ、Ⅶ、Ⅴ、Ⅱ、ⅩⅢ）缺乏症、低（无）纤维蛋白原血症以及凝血因子结构异常如异常纤维蛋白原血症等。

（2）获得性：依赖维生素 K 的凝血因子缺乏症（如肝病、缺乏维生素 K）、获得性因子Ⅴ缺乏症（如急性白血病、输大量库血）、获得性因子ⅩⅢ缺乏症（如肝病、胶原病、淋巴瘤等）。

4. 纤溶过度所致的出血性疾病　纤溶过度（纤维蛋白溶解系统功能亢进）有原发性及继发性之分。

（1）原发性纤溶：是指原发病导致纤溶酶原激活剂（PA）被释放进入血液循环，纤溶酶原被激活为纤溶酶，或由于纤溶系统通过内激活途径被激活，或由于纤溶系统的抑制物（PAI、α_2-PI、富含组氨酸糖蛋白）减少，致使纤溶酶的形成增多或其活性不受抑制或调节，最终使纤溶活性增高。

（2）继发性纤溶：是指由原发病引起局部或弥散性血管内凝血（DIC），纤维蛋白形成并沉积于血管内皮表面，促使 PA、尤其是 t-PA 释入血液循环；同时纤溶系统的内激活途径被激活，导致纤溶系统功能亢进。

5. 循环抗凝物质所致的出血性疾病　多为获得性原因所导致，如因子Ⅷ抑制物、狼疮抗凝物质、肝素和类肝素物质引起者等。

（二）血栓病的分类

1. 遗传性 AT、PC 和 PS 等缺陷症导致的血栓。

2. 获得性 ①动脉血栓：动脉粥样硬化症、高血压、糖尿病、骨髓增生性疾病导致的血栓；②静脉血栓：肢体深静脉血栓、肺栓塞等；③动、静脉血栓：自身免疫病、抗磷脂综合征、恶性肿瘤导致的血栓等；④微血管血栓：DIC、肾脏病、血栓性血小板减少性紫癜（TTP）、溶血尿毒症综合征（HUS）导致的血栓等；⑤心脏内/心瓣膜血栓：心瓣膜病、心房颤动和充血性心力衰竭导致的血栓等。

第七节 出血与血栓性疾病的诊断

出血与血栓性疾病的诊断，应根据病史（包括家族史）、体格检查及实验室检查的资料，必要时还要结合影像学检查的资料，全面综合分析，才能得出正确的诊断。

（一）出血性疾病的诊断

1. 病史（家族史）和临床表现 自发性或轻微损伤即有出血难止病史的患者，皆提示有出血性疾病的可能性。血管壁及血小板因素所导致的出血多见于女性，凝血障碍性疾病中的血友病类疾病 95%发生于男性，且往往有出血的家族史，出生后脐带残断出血。血管壁及血小板因素所导致的出血，经常可见皮肤的紫癜，血小板疾病还可有皮肤的大片淤斑、内脏出血、眼底出血、月经过多等表现；凝血障碍性疾病的出血则以深部组织血肿及关节、肌肉出血为特征，在小手术或轻微外伤后多呈现出血不止。家族史调查对遗传性出血性疾病有很大帮助。例如，伴性隐性遗传是诊断血友病的条件之一等。

2. 出血特点 四肢为主的点状出血，大小不等，稍凸出皮肤，对称分布，为过敏性紫癜的特征。皮下点状出血或较大淤斑，全身散在分布，多为血小板减少性紫癜。在舌、唇、面部或在出血处有毛细血管扩张，为遗传性出血性毛细血管扩张症的特征。关节腔和肌肉群出血是血友病的出血特点等。

3. 实验室检查 实验室检查是确定有无出血性疾病以及出血性疾病的诊断、鉴别诊断的重要资料。检查方法繁多，可先选择简单易行的筛选试验，再逐步做确诊试验，以达确诊的目的。详见第 13 章相关内容。

（二）血栓性疾病的诊断

1. 病史（家族史）和临床表现 除少数遗传性血栓病患者有比较明确的家族史外，多数获得性血栓病患者没有遗传性血栓病家族史。疼痛是动脉血栓栓塞的常见表现，如心肌梗死、心绞痛和周围动脉栓塞等。肿胀，多见于肢体静脉血栓栓塞，如深静脉血栓等。脏器功能障碍，如冠状动脉栓塞导致心功能衰竭，肺栓塞导致呼吸功能障碍等。

2. 影像学诊断 与出血病不同，影像学诊断是血栓病诊断的金标准。对疑似血栓病的患者，若有阳性的影像学依据，往往可以明确血栓病的诊断。

3. 实验室检查 部分遗传性易栓症的患者可以检测到特定抗凝蛋白的缺陷；对获得性血栓病患者，血栓与止血的检测在敏感性和特异性方面往往不能兼顾。近年来，止凝血过程的分子标志物的问世，使这一状况得到一定程度改善，但距临床常规应用，尚有相当的距离。

第十二章　血栓与止血检验的基本方法

第一节　血管壁检测

一、筛 检 试 验

（一）出血时间（bleeding time，BT）

【原理】　在肘部加压的条件下，用标准化的出血时间测定器在肘部皮肤制造一个标准化的伤口，测定伤口血液自然停止所需要的时间即为出血时间。BT 主要反映皮肤毛细血管与血小板的相互作用，包括血小板数量与功能、皮肤毛细血管壁的通透性、脆性的变化；BT 也反映血小板生成的血栓烷 A_2（TXA_2）与血管壁生成的前列腺素（PGI_2）的平衡关系；血管性血友病因子等血浆黏附蛋白缺陷时，BT 出现异常。

【参考范围】　（6.9±2.1）min，超过 9min 为异常。

【临床意义】

（1）BT 延长：见于血小板明显减少，如原发性和继发性血小板减少性紫癜；血小板功能缺陷，如血小板无力症和巨血小板综合征；某些凝血因子缺乏，如血管性血友病（von Willebrand disease，vWD）、低（无）纤维蛋白原血症和弥散性血管内凝血；血管异常，如遗传性出血性毛细血管扩张症。

（2）BT 缩短：见于某些严重的血栓前状态（prethrombotic state，PTS）和血栓性疾病。

【应用评价】

（1）BT 试验敏感度和特异性均差，临床价值有限。

（2）对临床有皮肤和黏膜出血表现、疑为初期止血缺陷的患者，可检查 BT。

（3）本试验结果受抗血小板药物（如阿司匹林）、抗凝药（肝素等）和溶栓药（rt-PA 等）影响。

（二）束臂时间（touniguer test）

【原理】　用加压的方法来部分阻止静脉血液回流，检查一定范围内皮肤出现出血点的数目来估计血管壁的通透性和脆性。血管壁的通透性和脆性与其结构和功能、血小板的数量和质量以及血管性血友病因子（von Willebrand factor，vWF）等因素有关。如果上述因素有缺陷，血管壁的脆性和通透性增加，新的出血点便增多。

【参考范围】　5cm 直径的圆圈内新的出血点，成年男性低于 5 个，儿童和成年女性低于 10 个。

【临床意义】　血管壁的结构和（或）功能缺陷或血小板数量和功能异常可使该试验呈阳性反应。可见于遗传性出血性毛细血管扩张症、过敏性紫癜、单纯性紫癜、血小板减少症、血小板增多症以及血小板功能缺陷症、vWD、高血压、糖尿病、败血症、维生素 C 缺乏症、尿毒症、肝硬化等。

【应用评价】 由于本试验在某些正常儿童和成年人中也可阳性，且试验结果受多种因素干扰，故临床价值有限。

二、诊 断 试 验

（一）vWF 抗原

【原理】 vWF 与其特异性抗体结合，形成的免疫复合物的浊度用透射法测定，浊度的高低与血清中 vWF 浓度成正比。也可用免疫火箭电泳法、ELISA 法测定。

【参考范围】 免疫火箭电泳法：94.1%±32.5%；ELISA 法：70%～150%。

【临床意义】

（1）减低：见于血管性血友病（vWD），是诊断 vWD 及其分型的指标之一。

（2）增高：见于血栓性疾病，如急性冠脉综合征（ACS）、心肌梗死、心绞痛、脑血管病变、糖尿病、妊娠高血压综合征、肾小球疾病；也可见于大手术后、恶性肿瘤、免疫性疾病、感染性疾病等。

【应用评价】 在一般凝血试验异常，怀疑血友病时，必须排除 vWF 的缺陷；在怀疑相关凝血因子抑制物存在时，也必须排除 vWF 的缺陷。但不是所有的 vWD 都存在 vWF-Ag 水平的减低，所以临床怀疑 vWD 时，必须做交叉免疫电泳或 vWF 多聚体分析。

（二）vWF 活性（vWF-activity，vWF-A）

【原理】 用抗 vWF 的血小板结合位点（GP Ⅰb 受体）的单克隆抗体吸附于胶乳颗粒上，该抗体与待测血浆中的 vWF 发生凝集，受检血浆出现浊度变化，从而检测 vWF-A。

【参考范围】 38.0%～125.2%（O 型）；49.2%～169.7%（A+B+AB 型）；O 型人群明显低于 A+B+AB 型人群。

【临床意义】

（1）vWF-Ag、vWF-A 和 FⅧ-C 均正常，基本可以排除血友病 A 和 vWD。

（2）vWF-Ag、vWF-A 和 FⅧ-C 三项中有一项降低，则应该计算：vWF-A/vWF-Ag 比值和 FⅧ-C/vWF-Ag 比值，比值接近 1.0 可以诊断为 vWD Ⅰ型。若 vWF-A/vWF-Ag 比值低于 0.7 时，可以诊断 vWD2 型。若 FⅧ-C/vWF-Ag 比值低于 0.7，可以诊断 vWF2N 亚型和血友病 A，再用 FⅧ抗原（FⅧ-Ag）检测可将 vWF2N 亚型与血友病 A 相区别。

（3）血栓性疾病中，vWF-Ag 与 vWF-A 均升高，vWF-A/vWF-Ag 比值≥1.0。

【应用评价】 vWF-A 结合 vWF-Ag、FⅧ-C 检测，主要用于 vWD 的分型诊断。

（三）6-酮-前列腺素 $F_{1\alpha}$（6-keto-$PGF_{1\alpha}$）和去甲基-6-酮-前列腺素 $F_{1\alpha}$（DM-6-keto-$PGF_{1\alpha}$）

【原理】 用抗原（6-酮-前列腺素 $F_{1\alpha}$ 或去甲基 6-酮-前列腺素 $F_{1\alpha}$ 和牛血清白蛋白的连接物）包被酶标反应板，加入待测血浆或标准品（6-keto-$PGF_{1\alpha}$ 或 DM-6-keto-$PGF_{1\alpha}$）和一定量的抗 6-keto-$PGF_{1\alpha}$ 或 DM-6-keto-$PGF_{1\alpha}$ 的抗体作用一段时间后，再加入酶标第二抗体，最后加底物显色。根据吸光度值，从标准曲线即可计算出待测血浆中 6-keto-$PGF_{1α}$ 或 DM-6-keto-$PGF_{1α}$ 的含量。

【参考范围】 酶联法：（22.9±6.3）ng/L。

【临床意义】 减低见于先天性花生四烯酸代谢缺陷、口服阿司匹林、糖尿病、动脉粥样硬化、急性心肌梗死、心绞痛、脑血管病变、血栓性血小板减少性紫癜等。

【应用评价】 6-keto-$PGF_{1α}$是血管内皮细胞合成和分泌，可间接反映内皮细胞合成 PGI_2 的多少。DM-6-keto-$PGF_{1α}$ 比 6-keto-$PGF_{1α}$ 能更准确地反应体内 PGI_2 的生成水平，可作为反应血管内皮早期损伤的指标之一。

（四）凝血调节蛋白（thrombomodulin，TM）

【原理】

（1）凝血调节蛋白抗原含量（TM-Ag）测定：以抗人 TM 单克隆抗体包被聚苯乙烯放免小杯，待测血浆中的 TM 结合于包被的放免小杯上，加入 ^{125}I-抗人 TM 单克隆抗体，根据结合的 ^{125}I 放射性强度计算出待测血浆中的 TM 含量。也可用 ELISA 双抗体夹心法测定 TM。

（2）血浆 TM 活性测定：在体外凝血酶激活蛋白 C 的速率很慢，当加入 TM 后，凝血调节蛋白 C 的速率可增加 1000～2000 倍。在一定范围内活化蛋白 C 的生成量与 TM 活性成正比，活化蛋白 C 分解发色底物（S2336）释放出黄色的对硝基苯胺（paranitroaniline，pNA），pNA 在 405nm 有最大吸收峰，根据吸光度的变化量可测定 TM 的活性（TM-A）。

【参考范围】 血浆 TM-Ag：20～35ng/ml，TM-A：68%～120%。

【临床意义】 增高见于糖尿病、血栓性血小板减少性紫癜、肾小球疾病、系统性红斑狼疮、DIC、急性心肌梗死、脑梗死等。

【应用评价】 TM 的主要功能是抑制血液凝固，TM 在血浆中的浓度可反映内皮的完整性。有作者认为 TM-Ag 可作为血管内皮损伤的最佳标志物之一。

（五）血浆内皮素-1

【原理】 常用 ELISA 双抗体夹心法测定血浆内皮素-1（endothelin，ET-1）含量。

【参考范围】 血浆 ET-1＜5ng/L（ELISA）。

【临床意义】 增高可见于心绞痛、心肌梗死、肾衰竭、缺血性脑血管病、原发性高血压病、高脂蛋白血症、肺动脉高压休克及 DIC 等。

【应用评价】 造成 TM 在内皮细胞表面表达减低的因素（心肌梗死、尿毒症、动脉粥样硬化、先兆子痫）可刺激 ET-1 的释放，使血浆中 ET-1 浓度增高，引起血管收缩。ET-1 水平可作为血管内皮损伤程度的一项指标，用于心血管病患者的疗效判断、预后估计等。

第二节　血小板检测

一、筛 检 试 验

（一）血小板计数

见相关章节。

（二）血块收缩试验

【原理】 一定量的血液在体外（37℃）试管中发生凝固后，血小板收缩蛋白使血小板伸出伪足，后者作用于纤维蛋白，使纤维蛋白网眼收缩而析出血清。析出血清的体积占总血浆量的百分比，可以反映血小板的血块收缩功能。

【参考范围】 血块收缩率＞40%。

【临床意义】 减低见于特发性血小板减少性紫癜（ITP）、血小板无力症、低（无）纤维蛋白血症和血小板增多症、红细胞增多症。多发性骨髓瘤和巨球蛋白血症也可见降低。血小板阿司匹林样缺陷及贮存池病、巨血小板综合征的血块收缩率正常。

【应用评价】 血小板数量与功能、红细胞数量及血浆纤维蛋白原含量都可以影响血块收缩试验。

二、诊 断 试 验

（一）血小板自身抗体

【原理】 血小板自身抗体包括血小板相关免疫球蛋白（platelet associated immunoglobulin，PAIg）、血小板相关补体、血小板蛋白自身抗体、药物相关自身抗体、同种血小板自身抗体、抗心磷脂抗体等，可用多种方法进行测定，常用的有流式细胞术（FCM）、单克隆抗体特异性血小板抗原固化法（monoclonal antibody immobilization of platelet antigens，MAIPA）和改进抗原捕获酶联免疫吸附试验（modified antigen capture ELISA，MACE）、血小板免疫荧光试验（platelet immunofluorescence test，PIFT）等。

【参考范围】 FCM 法：PAIgG 小于 10%。药物相关自身抗体、血小板抗 GPⅡb/Ⅲa 抗体、抗心磷脂抗体，健康人均为阴性，各实验室应建立各自的参考范围。

【临床意义】 PAIg 增高见于特发性血小板减少性紫癜（idiopathic thrombocytopenic purpura，ITP）、同种免疫性血小板减少性紫癜（多次输血、输血后紫癜）、药物免疫性血小板减少性紫癜、系统性红斑狼疮、慢性活动性肝炎、慢性淋巴细胞性白血病、多发性骨髓瘤等。血小板膜糖蛋白 GPⅡb/Ⅲa 和（或）GPⅠb/Ⅸ阳性见于 ITP。药物相关自身抗体对诊断药物免疫性血小板减少有诊断价值。同种抗血小板抗体阳性对新生儿紫癜、输血后紫癜及血小板输注耐受有诊断价值。

【应用评价】

（1）FT 主要用于筛查 PAIg，MAIPA 或 MACE 可检出血清中的血小板蛋白自身抗体，MACE 是 MAIPA 的改进方法，操作更为简单，但 MAIPA 仍是目前检测血小板蛋白自身抗体最主要的方法。

（2）现在已有双色流式细胞术结合标准微球的应用，PIFT 可以精确定量血小板 PAIg 的分子数；用流式微球液相芯片技术可以同时检测多种血小板自身抗体。

（二）血小板黏附试验（platelet adhesion test，PAdT）

【原理】 用一定量的受检血液与一定表面积的玻璃表面接触一定时间，血小板可黏附于玻璃表面，根据黏附前后的血小板数量之差，可计算出血小板的黏附百分率。

【参考范围】 玻珠柱法：（62.5±8.6）%

【临床意义】

（1）增高，常见于血栓前状态与血栓栓性疾病，如心肌梗死、心绞痛、脑血栓形成、动脉硬化、糖尿病、高脂蛋白血症等疾患。

（2）减低，见于血管性血友病（vWD），巨血小板综合征（BBS）、血小板无力症、肝硬化、尿毒症、骨髓增生异常综合征（MDS）、单克隆高球蛋白血症等。

【应用评价】 由于 PAdT 是检测血小板体外黏附功能的方法，不能反映体内血小板的黏附功能，且影响因素较多，难以标准化，结果变异较大，临床逐渐停用。

（三）血小板聚集试验

【原理】

（1）比浊法：在特定的连续搅拌条件下，在富含血小板血浆（PRP）中激活剂，如 ADP、胶原（collagen，COL）、肾上腺素（epinephrine，EPI）、花生四烯酸（arachidonic acid，AA）等，使血小板发生聚集，浊度降低，透光度增加，血小板聚集仪可以通过连续的光电讯号转换而将血小板的聚集程度和速度记录下来，自动计算出血小板聚集曲线的斜率、不同时间的聚集百分率和最大聚集率等参数。

（2）全电阻抗法：在枸橼酸钠抗凝的全血中加入血小板激活剂，血小板聚集后导致浸在血液中的两电极间电阻抗（impedance）增加，血小板聚集仪可以连续记录血小板聚集过程中的电阻抗变化并以聚集曲线显示，自动计算出血小板聚集曲线的斜率、不同时间的聚集百分率和最大聚集率等参数。

【参考范围】 各实验室应建立自己的参考值。O'Brien 的参考值：① ADP（6.0μmol/L）时，血小板最大聚集率为（35.2±13.5）%；②肾上腺素（4.5μmol/L）时，可引起双相聚集曲线，第一相的血小板最大聚集率为（20.3±4.8）%。

【临床意义】

（1）减低：见于血小板无力症（Glanzmann thrombasthenia，GT）、巨血小板综合征、血小板储存池缺陷症（storage pool defect，SPD）、尿毒症、骨髓增生性疾病、肝硬化、异常球蛋白血症、部分急性白血病、骨髓增生异常综合征（MDS）、心肺旁路术、应用抗血小板药物治疗（阿司匹林、抵克立得、氯吡格雷、双嘧达莫等）。

（2）增高：见于血栓前状态和血栓性疾病，如急性心肌梗死、脑血栓形成、心绞痛、动脉粥样硬化、高血压病、糖尿病、高脂蛋白血症、口服避孕药、深静脉血栓形成等。

【应用评价】

（1）血小板聚集率是血小板功能检测的首选指标，是血小板活化及其释放反应、膜糖蛋白受体表达等综合因素的共同体现。

（2）PRP 透射比浊法最常用，但其不足是制备 PRP 时可因离心作用激活血小板，对小的血小板聚集块不敏感，高脂血症可影响 PRP 的透光度。

（3）全血电阻抗法应用全血标本，不需要离心血液，更接近体内血小板聚集的生理状态，但其不足之处是每次测定需要清洗电极、检测时间长、对血小板的小聚集块不敏感等。

（4）服用阿司匹林时，花生四烯酸做诱导剂更为敏感，适合于药物剂量与疗效监测。

（四）血小板膜糖蛋白

【原理】 血小板质膜糖蛋白主要有 GPⅠb/Ⅴ-Ⅸ复合物、GPⅡb/Ⅲa 复合物和 GPⅢa；

血小板颗粒膜主要有α-颗粒膜糖蛋白和溶酶体颗粒膜（CD63）等。用荧光素标记的抗血小板膜糖蛋白（glycoprotein，GP）的单克隆抗体（McAb）作分子探针，与全血或富含血小板血浆反应，流式细胞术（FCM）多参数分析血小板的荧光强度，可准确测定血小板膜GP阳性的血小板百分率或平均GP分子数。

【参考范围】

FCM法：GPⅠb（CD42b）、GPⅨ（CD42a）、GPⅡb（CD41）、GPⅢa（CD61）的阳性血小板百分率为95%～99%，CD62P（GMP-140）＜2%，CD63＜2%，FIB-R＜5%。

【临床意义】

（1）遗传性血小板功能缺陷：①巨血小板综合征：血小板膜GPⅠb-Ⅸ-Ⅴ含量显著减少或缺乏，故CD42b、CD42a的阳性血小板百分率减低或缺如；②血小板无力症：血小板膜GPⅡb-Ⅲa含量显著减少或缺乏，故CD41a、CD61的阳性血小板百分率减低或缺如；③血小板贮存池缺陷：致密颗粒缺乏（Ⅰ型）患者，活化血小板膜CD62P表达正常。a颗粒缺乏（Ⅱ型）或a颗粒与致密颗粒联合缺陷（Ⅲ型）患者，活化血小板膜CD62P表达减低或缺乏。

（2）血栓前状态与血栓性疾病：如急性心肌梗死、心绞痛、缺血性脑卒中、糖尿病、高血压病、外周动脉血管病等可见血小板活化显著增加。

【应用评价】

（1）在分析循环血小板活化时，必须注意血液采集与标本处理过程中可能导致的体外激活，避免出现假阳性结果。

（2）特异性血小板抗原有五大类，分别对应于膜糖蛋白的GPⅢa（HPA1和HPA4）、GPⅠb（HPA2）、GPⅡb（HPA3）和GPⅠa （HPA5），在诊断同种免疫性血小板减低症及其相应发病基础时，血小板膜糖蛋白的检测具有辅助价值。

（五）血浆血栓烷B_2（thromboxane B_2，TXB_2）

【原理】 以血浆TXB_2-牛血清清蛋白包被酶标反应板，加入受检血浆或。包被的TXB_2与受检血浆中的TXB_2或标准品中的TXB_2竞争性与TXB_2抗体结合，包被的TXB_2与抗体结合的量与受检血浆中 TXB_2的含量负相关。加入过量酶标记第二抗体，再加底物显色，根据吸光度（A值）即可从标准曲线上计算出TXB_2含量。

【参考范围】 酶标法：（76.3±48.1）ng/L

【临床意义】

（1）增高：见于血栓前状态与血栓性疾病，如心肌梗死、心绞痛、糖尿病、动脉粥样硬化、妊高征、深静脉血栓形成、肺梗死、肾小球疾病、高脂血症、大手术后等。

（2）减低：见于先天性花生四烯酸代谢障碍性疾病（环氧化酶缺陷或TXA_2合成酶缺陷）、服用抑制环氧化酶缺陷或TXA_2合成酶缺陷（如阿司匹林等）。

【应用评价】 血小板花生四烯酸（AA）代谢的主要活性产物是血栓烷A_2（TXA_2），TXA_2不稳定，半衰期约30s，很快转变为稳定、无活性的TXB_2，因而测定血浆TXB_2可反映血小板的AA代谢状态。然而，当血液中血小板在体外被活化后，可致血浆TXB_2水平假性增高。

（六）血小板促凝活性

【原理】 血小板促凝活性是指血小板膜上的磷脂酰丝氨酸（phosphatidylserine，PS），它为FⅩa、FⅤa、Ca^{2+}结合形成凝血酶原酶提供催化表面。用荧光素标记的Annexin V（可以和血小板暴露的PS特异结合），直接对血小板进行免疫荧光染色，流式细胞仪检测其相应的荧光强度，可以反映膜PS暴露的水平。

【参考范围】 FCM法：血小板 PS阳性＜30%。

【临床意义】

（1）增高：见于血栓前状态与血栓性疾病，如冠心病、急性心肌梗死、心绞痛、脑血栓形成、动脉粥样硬化和糖尿病、高血压病、高脂蛋白血症等上。

（2）减低：见于血小板第3因子缺陷症、血小板无力症、巨血小板综合征、肝硬化、尿毒症、DIC、骨髓增生异常综合征、异常蛋白血症、服用抗血小板药物、系统性红斑狼疮、急性白血病。

【应用评价】 血小板膜磷脂酰丝氨酸水平可反映血小板的凝血功能。

（七）血小板生存时间

【实验原理】 丙二醛（MDA）与血栓烷 B_2（TXB_2）是血小板花生四烯酸代谢中环氧化酶途径的主要产物，阿司匹林能不可逆性地抑制血小板环氧化酶活性，使 TXB_2 和MDA合成受阻，直至骨髓产生新的血小板，才能重新恢复环氧化酶活性。观察服用单次剂量阿司匹林后血小板 TXB_2 或MDA恢复曲线，可以反映血小板生存时间。可用ELISA或RIA测定 TXB_2 或MDA的含量。

【参考范围】 TXB_2 法：（9.3±1.7）天，MDA法：（10.8±4.2）天。

【临床意义】 血小板生存时间缩短见于：①血小板破坏增多性疾病，如特发性血小板减少性紫癜（ITP）、输血后紫癜、药物免疫性血小板减少性紫癜、系统性红斑狼疮、脾功能亢进等；②血小板消耗过多性疾病，例如 DIC、血栓性血小板减少性紫癜（TTP）、溶血性尿毒症（HUS）等；③高凝状态和血栓性疾病，例如人工心脏瓣膜、心肌梗死、糖尿病、一些恶性肿瘤等。

【应用评价】

（1）血小板生存时间测定还有放射性核素检测法，优点是测定的准确度高于 TXB_2 法或MDA法，缺点是需要使用放射性核素（如 ^{51}Cr 或 ^{111}In），使用受到限制。

（2）TXB_2 法或MDA法，操作简便，服药后2～4天开始取血，隔日测定一次，一般到第12天停止取血。此法特别适用于孕妇和儿童，但不适用于血小板减少性紫癜患者，因为患者血小板少，且服用阿司匹林后有加重出血的危险。

第三节　凝血因子检测

一、筛检试验

（一）活化的部分凝血活酶时间（activated partial thromboplastin time，APTT）

【原理】 在待测血浆中加入APTT试剂（接触因子激活剂和部分磷脂）和 Ca^{2+} 后，观察血浆凝固时间。APTT是体外筛查内源性凝血系统较敏感和最常用的试验。

【参考范围】 仪器法：20～25s。本试验须设正常对照值，测定值与正常对照值比较，延长超过10s以上为异常。

【临床意义】

（1）APTT 延长：见于因子Ⅻ、Ⅺ、Ⅸ、Ⅷ、Ⅹ、Ⅴ、Ⅱ、PK（激肽释放酶原）、HMWK（高分子量激肽原）和纤维蛋白原缺乏，尤其用于 FⅧ、Ⅸ、Ⅺ 缺乏以及它们的抑制物增多；此外，APTT 是监测普通肝素和诊断狼疮抗凝物质（lupus anticoagulants，LA）的常用试验。

（2）APTT 缩短：见于血栓性疾病和血栓前状态，但灵敏度和特异度差。

【应用评价】

（1）APTT 是检测内源凝血因子是否缺乏的灵敏度较高，已替代普通试管法凝血时间测定。

（2）APTT 对肝素的敏感性高，现已广泛用在普通肝素抗凝治疗监测中，一般维持在相当正常 APTT 值的 1.5～2.5 倍认为是安全有效的。

（二）凝血时间（clotting time，CT）

【原理】 静脉血放入普通试管（玻璃试管、塑料试管）后，观察自采血开始至血液凝固所需的时间，称为凝血时间。该试验是反映由因子Ⅻ被负电荷表面（玻璃）激活到纤维蛋白生成，即反映内源凝血系统的凝血过程。

【参考范围】 试管法：4～12min；硅管法：15～30min；塑料管法：10～20min。

【临床意义】

（1）延长：见于①血浆 FⅧ、FⅨ、FⅪ 水平明显减低，即依次分别为血友病 A、B 和因子Ⅺ缺乏症；部分血管性血友病患者可见 FⅧ减少；②凝血酶原、FⅤ、FⅩ和纤维蛋白原等重度减少，如严重的肝损伤、应用肝素、口服抗凝药、纤维蛋白原缺乏症等；③纤溶亢进使纤维蛋白原降解增加时，如继发性、原发性纤溶亢进；④循环抗凝物质增加，如抗 FⅧ或抗 FⅨ抗体、狼疮抗凝物质等。

（2）缩短：见于高凝状态和血栓性疾病。

【应用评价】临床实验室现已较少应用本试验，一般仅用于住院患者的床旁使用或手术中肝素用量的简易监测。

（三）血浆凝血酶原时间（prothrombin time，PT）

【实验原理】 在被检血浆中加入 Ca^{2+}和组织因子（TF 或组织凝血活酶，tissue thromboplatin），观察血浆的凝固时间，称为血浆凝血酶原时间。它是外源凝血系统较为灵敏和最为常用的筛选试验。

【参考范围】

（1）手工法和血液凝固仪法：11～13s。必须指出本试验需设正常对照值。测定值超过正常对照值 3s 以上为异常。

（2）凝血酶原时间比值（prothrombin time ratio，PTR）：受检血浆的凝血酶原时间（s）/正常人血浆的凝血酶原时间（s）的比值。参考值为 0.86～1.15。

（3）国际正常化比值（international normalized ration，INR）：$INR=PTR^{ISI}$。参考范围为 0.9～1.3。ISI（international sensitivity index）为国际灵敏度指数，ISI 越小，组织凝血活酶的灵敏度越高。因此做 PT 检测时必须用标有 ISI 值的组织凝血活酶。

【临床意义】

（1）延长：①先天性凝血因子Ⅰ（纤维蛋白原）、Ⅱ（凝血酶原）、Ⅴ、Ⅶ、Ⅹ缺乏；②获得性凝血因子缺乏，如严重肝病、维生素 K 缺乏、纤溶亢进（hyperfibrinolysis）、DIC、使用抗凝药物（如口服抗凝剂）和异常抗凝血物质等。

（2）缩短：见于血液高凝状态，如 DIC 早期、心肌梗死、脑血栓形成、深静脉血栓形成、多发性骨髓瘤等。

（3）INR 是监测口服抗凝剂的首选指标，WHO 推荐用 INR，国人的 INR 以 2.0～2.5 为宜，一般不要＞3.0，也不要＜1.5。

【应用评价】

（1）PT 缩短的敏感性和特异性差，目前认为没有特别的临床意义。

（2）作为筛查试验，PT 单独使用的意义不大，与 APTT 同时检测，可扩大筛选因子活性范围；与 TT 同时检测，可了解纤维蛋白原质量问题，也有助于确定是否存在病理性抗凝物质。

二、诊 断 试 验

（一）血浆凝血因子Ⅷ、Ⅸ、Ⅺ、Ⅻ促凝活性

【原理】 将待测血浆按一定比例分别与缺乏 FⅧ、FⅨ、FⅪ、FⅫ的血浆混合，测定其混合血浆的 APTT，将 APTT 值代入用不同浓度健康人混合血浆制作的标准曲线，可以计算出待测血浆相当于健康人血浆凝血因子活性的百分率。

【参考范围】 FⅧ：C 为（103±25.7）%；FⅨ：C 为（98.1±30.4）%；FⅪ：C 为（100±18.4）%；FⅫ：C 为（92.4±20.7）%。

【临床意义】

（1）增高：见于血液高凝状态与血栓性疾病，如静脉血栓性疾病，如深静脉血栓形成、妊娠高血压综合征、肺栓塞、肾病综合征、恶性肿瘤和口服避孕药等。

（2）减低：①FⅧ：C 减低见于血友病 A，按减低程度分重型（≤2%）、中型（2%～5%）、轻型（6%～25%）和亚临床型（26%～45%）；FⅧ：C 减低还见于血管性血友病（1 型和 3 型）患者，但不如血友病 A 明显；②FⅨ：C 减低见于血友病 B（临床分型同血友病 A）；③FⅪ：C 减低见于因子 FⅪ缺乏症；④FⅫ：C 见于先天性因子Ⅻ缺乏症（Hageman 特征），FⅫ缺乏症患者易发生血栓栓塞性疾病。

（3）肝脏疾病：FⅧ：C 升高，当肝实质损伤较严重时，肝脏合成的所有凝血因子都减少，但由于 FⅧ可由肝脏间质组织等单核-巨噬系统细胞合成，FⅧ：C 可明显增高。当肝病并发 DIC 时，FⅧ：C＜50%，FⅨ、FⅪ、FⅫ减少。

【应用评价】

（1）在 FⅧ：C、FⅨ：C、FⅪ：C 和 FⅫ：C 活性测定中，由于待测血浆均进行了一定比例的稀释，可以避免一些异常抗凝物的干扰。但是高浓度的肝素、纤维蛋白/纤维蛋白原降解产物（FDP）、自身抗体（如因子抑制物）等，仍有可能引起因子活性的假性减低。

（2）一旦出现 APTT 的延长或临床因出血而怀疑内源凝血途径的因子缺陷或考虑 DIC，一般相关实验室检查无有力证据时，都可直接检测 FⅧ：C、FⅨ：C、FⅪ：C。

（二）血浆因子Ⅱ、Ⅴ、Ⅶ、Ⅹ促凝活性

【原理】 将受检血浆按一定比例分别与缺乏 FⅡ、FⅤ、FⅦ、FⅩ的血浆混合，测定其混合血浆的凝血酶原时间（PT），将 PT 值代入用不同浓度健康人混合血浆制作的标准

曲线，可以计算出受检血浆相当于健康人血浆凝血因子活性的百分率。

【参考范围】

FⅡ：C：（97.7±16.7）%；FⅤ：C：（102.4±30.9）%；FⅦ：C：（103±17.3）%；FⅩ：C：（103±19.0）%。

【临床意义】

（1）增高：见于血液高凝状态与血栓性疾病。

（2）减低：①肝脏疾病：肝炎、肝硬化、中毒性肝功能衰竭，初期时仅有 FⅦ减少；病情加重，FⅡ、FⅦ、FⅩ均可减少；②维生素 K 缺乏症与口服香豆素类抗凝药，FⅡ、FⅦ、FⅩ 时减少，但 FⅦ减少最早，其次是 FⅩ，最后是 FⅡ；③DIC 时，FⅤ 减少较显著，其次是 FⅩ和 FⅡ；④先天性缺乏症：FⅡ、FⅤ、FⅦ、FⅩ乏均极少见。

【应用评价】

（1）血液标本采集不当（如采血不顺利，组织液混入等），保存不当（如低温保存时引起的冷激活等），可使凝血因子活性呈假性增高。所以，不能以单独的因子促凝活性增高来确定高凝状态或血栓前状态，应该与生理抗凝蛋白和某些分子标志物测定同时进行。

（2）因子Ⅱ、Ⅴ、Ⅶ、Ⅹ促凝活性减低时，必须排除因子抑制物存在的可能。

（三）血浆纤维蛋白原（fibrinogen，Fg）

【原理】 在受检血浆中加入一定量凝血酶，后者使血浆中的纤维蛋白原转变为纤维蛋白，通过比浊原理计算纤维蛋白原的含量。

【参考范围】 WHO 推荐用 Clauss 法（凝血酶比浊法）：2～4g/L。

【临床意义】

（1）增高：见于糖尿病、急性心肌梗死发作期、急性传染病、风湿病、急性肾小球肾炎、肾病综合征、灼伤、多发性骨髓瘤、休克、大手术后、妊娠高血压综合征、急性感染、恶性肿瘤等以及血栓前状态、部分老年人等。

（2）减低：见于 DIC、原发性纤溶症、重症肝炎和肝硬化和低（无）纤维蛋白原血症。

【应用评价】 Clauss 法操作简便、结果可靠，被 WHO 和 CLSI 推荐为参考法。用凝血仪检测 PT 时换算 Fg 浓度时，如结果可疑，则应用 Clauss 法复核确定。

（四）血浆因子 XⅢ 定性试验

【原理】 受检血浆中加入 Ca^{2+}溶液，使纤维蛋白原变成纤维蛋白凝块，将此凝块置入 5mol/L 尿素溶液中。如果受检血浆缺乏因子 XⅢ，则形成的可溶性纤维蛋白凝块易溶于尿素溶液中。

【参考范围】 凝块溶解法：24h 内纤维蛋白凝块不溶解。

【临床意义】 若纤维蛋白凝块在 24h 内，尤其在 2h 之内完全溶解，表示因子 XⅢ 缺乏。见于先天性因子 XⅢ 缺乏症和获得性因子 XⅢ 明显减低，如肝病、系统性红斑狼疮、DIC、原发性纤溶症、恶性贫血、溶血性贫血、恶性淋巴瘤等。

【应用评价】 当手术后或普通伤口发生愈合缓慢、渗血，而 APTT、PT、TT 以及凝血因子活性正常时，要考虑因子 XⅢ 缺乏的可能。

（五）可溶性纤维蛋白单体复合物（soluble fibrin monomer complex，sFMC）

【原理】 在凝血酶作用下，纤维蛋白原先后丢失纤维蛋白肽 A（fibrin peptide A，FPA）和肽 B（FPB），剩余的纤维蛋白单体（FM）可自行聚合成复合物，可溶解于尿素溶液，即为可溶性纤维蛋白单体复合物。可用 ELISA 法或放射免疫法测定。

【参考范围】 放射免疫法：（50.5±26.1）mg/L；ELISA（48.5±15.6）mg/L。

【临床意义】 增高见于肝硬化失代偿期、DIC、急性白血病、恶性肿瘤、严重感染、严重创伤、外科大手术、产科意外等。

【应用评价】 sFMC 是凝血酶生成的标志物，各种原因引起机体凝血功能增强时，凝血酶溶解纤维蛋白原使之释放 FPA、FPB 后，均产生较多量的纤维蛋白单体，其自行和纤维蛋白原或纤维蛋白降解产物结合形成可溶性复合物。

（六）血浆组织因子（tissue factor，TF）

【原理】

（1）TF 凝血活性（TF-C）测定：TF 与 FⅦ结合后可以激活 FⅩ，使其转变为 FⅩa，后者可水解发色底物（S-2222），释放出黄色显色基团-对硝基苯胺（pNA），在 405nm 波长测定其吸光度，其颜色深浅与 TF-C 呈正相关。

（2）TF 抗原含量（TF-Ag）测定：用鼠抗人 TF 单克隆抗体作为捕获抗体包被酶标反应板，加入待测血浆，以生物素标记的第二抗体（检测抗体）特异识别已结合的 TF，然后加入辣根过氧化物酶标记的链霉亲和素形成双抗体夹心酶联免疫复合物。加入底物 TMB 后，辣根过氧化物酶与之反应生成蓝色溶液，颜色的深浅与 TF-Ag 含量呈正比。

【参考范围】 血浆 TF-C：81%～114%，ELISA 检测 TF-Ag 的下限为 10pg/ml。

【临床意义】 严重感染所致内毒素血症、严重创伤、休克、急性呼吸窘迫综合征、DIC、急性早幼粒细胞白血病等可见血浆 TF 含量或活性增加。

【应用评价】 ELISA 检测 TF-Ag 时，各实验室应建立各自的参考范围。

（七）血浆凝血酶原片断 1+2 （prothrombin fragment 1+2，F1+2）

【试验原理】 用兔抗人 F1+2 抗体包被的酶标反应板，加入待测血浆后，再加入酶标鼠抗人凝血酶原抗体并经底物显色，其颜色的深浅与血浆中 F1+2 的含量成正相关。

【参考范围】 （0.67±0.19）nmol/L。

【临床意义】

（1）增高：见于深静脉血栓形成、肺栓塞、DIC、急性心肌梗死、口服避孕药和雌激素替代治疗及遗传性蛋白 C 缺乏症。

（2）减低：见于口服抗凝剂患者，可作为口服抗凝剂的监测指标。

【应用评价】 血浆中 F1+2 是凝血酶生成的标志，所以 F1+2 被视为反映凝血活化的分子标志物之一。

（八）血浆纤维蛋白肽 A

【实验原理】 用皂土除去待测血浆中的纤维蛋白原后，加入已知过量的兔抗人 FPA 抗体并充分与血浆中 FPA 结合后，将剩余的未结合抗体加入预先包被有 FPA 的酶标反应板中，然后再加入酶标羊抗兔 IgG，并经酶底物显色，其颜色的深浅与剩余未结合抗体量呈正相关，与血浆中 FPA 量呈负相关。

【参考范围】 男性不吸烟者:(1.83±0.61)μg/L，不吸烟及未服避孕药女性:(2.22±1.04) μg/L。

【临床意义】 增高见于血栓前状态和血栓性疾病，如急性心绞痛和心肌梗死、脑血栓形成、深静脉血栓形成、肺栓塞、肾病综合征、尿毒症、恶性肿瘤转移、DIC 等。

【应用评价】 在纤维蛋白原转变为纤维蛋白过程中，凝血酶降解纤维蛋白原生成纤维蛋白单体（FM）并释放出 FPA，血液中出现 FPA 表明凝血酶活性增加。因此，FPA 被视为反映凝血活化的分子标志物之一，对血液高凝状态的诊断有重要意义。由于 FPA 检测步骤较多，标本采集后要求尽快去除血浆中纤维蛋白原，故临床应用受到一定限制。

第四节　抗凝系统检测

一、生理性抗凝物质检测

（一）血浆抗凝血酶活性（antithrombin activity，AT-A）

【原理】 在待测血浆中加入过量凝血酶，使抗凝血酶与凝血酶形成 1∶1 复合物，剩余的凝血酶作用于发色底物 S-2238，释出显色基团而呈色，其显色的深浅与剩余凝血酶的量呈正相关，与待测血浆中 AT-A 呈负相关。

【参考范围】 发色底物法为（108.5±5.3）%

【临床意义】

（1）增高：见于血友病、白血病和再生障碍性贫血等的急性出血期；也见于口服抗凝药治疗过程中。

（2）减低：见于先天性和获得性 AT 缺陷症，后者见于血栓前状态、血栓性疾病、DIC、肾病综合征和肝脏疾病等。

【应用评价】 抗凝血酶是目前已明确的体内最重要的生理性抗凝物质，其检测目的在于评估受检者是否存在高凝状态的可能。

（二）血浆蛋白 C

【原理】

（1）蛋白 C 活性（PC-activity，PC-A）从蛇毒液中提取的 protac 为蛋白 C 特异性的激活剂，在待测血浆中加入该激活剂，PC 被转化为活化蛋白 C（APC）。APC 水解发色底物（S-2366）并释放出发色基团-黄色的对硝基苯胺（PNA），PNA 在 405nm 波长有最大吸收峰，其显色的深浅与 PC∶A 呈正相关。

（2）蛋白 C 抗原含量（PC-antigen，PC-Ag）免疫火箭电泳法。

【参考范围】 血浆 PC-A：（100.24±13.18）%，PC-Ag：（102.5±20.1）%。

【临床意义】

（1）减低：见于遗传性 PC 缺陷或获得性 PC 缺陷症，后者见于 DIC、肝病手术后口服抗凝剂、急性呼吸窘迫综合症、口服香豆素类抗凝剂。

（2）增加：见于冠心病、糖尿病、肾病综合征、妊娠后期等常呈代偿性增加。

【应用评价】 蛋白 C 活性波动大，体内影响因素多，要确定 PC 缺陷症，一定要排除各种抗体和细菌感染等因素。

（三）血浆蛋白 S

【原理】 总蛋白 S（total protein S，TPS）抗原包括游离蛋白 S（free protein S，FPS）和与补体 C4 结合的 PS（C4bp-PS）。

（1）FPS 活性（Free PS-activity，FPS-A）：在待测血浆中加入组织因子、Ca^{2+}、磷脂和活化蛋白 C（APC），测定其血浆凝固时间（PT），其 PT 比不加 APC 的 PT 延长，而且 PT 延长的程度与血浆 FPS-A 呈正相关，通过标准曲线可计算出相当于正常血浆 FPS-A 的百分率。

（2）FPS 抗原含量（Free PS-Antigen，FPS-Ag）：免疫火箭电泳法：在待测血浆中加入一定量聚乙二醇 6000，则 C4bp-PS 会沉淀下来，FPS 存在于上清液中。用火箭电泳法分别测定血浆和聚乙二醇沉淀上清液中的 PS，即可求得 TPS-Ag 和 FPS-Ag 的含量。也可采用胶乳凝集比浊法测定。

【参考范围】 血浆 FPS-Ag：（100.9±11.6）%，TPS-Ag：（96.6±9.8）%

【临床意义】 减低见于遗传性 PS 缺陷和获得性 PS 缺陷，后者见于肝脏疾病和口服抗凝药、口服避孕药等。

【应用评价】 蛋白 S 的抗凝作用主要以辅助 APC 活性来实现，TPS 中有 40%为 FPS，FPS 与 APC 结合，对 FⅤa 和Ⅷa 有加速灭活作用。PS 缺陷的患者易出现血液高凝状态，发生血栓栓塞症的风险增加，尤其是年轻人。

（四）血浆凝血酶-抗凝血酶复合物（thrombin-antithrombin complex，TAT）

【原理】 用兔抗人凝血酶抗体包被的酶标反应板，加入待测血浆，再加入酶标鼠抗人抗凝血酶（antithrombin，AT）抗体并经底物显色，显色的深浅与血浆中 TAT 的含量呈正相关。

【参考范围】 1.0～4.1μg/L，平均为 1.5μg/L。

【临床意义】 增高见于血栓前状态和血栓性疾病，如 DIC、深静脉血栓形成、肺栓塞、急性白血病及一些恶性肿瘤（如肺癌、卵巢癌）。

【应用评价】 本试验是反映凝血酶活性的试验。血浆 TAT 复合物浓度升高，表明凝血酶浓度升高，AT 被大量消耗，血液呈现高凝状态，血栓形成危险性增高。因此，TAT 是凝血活化的分子标志物之一。

（五）血浆组织因子途径抑制物

【原理】

（1）组织因子途径抑制物活性（tissue factor pathway inhibitor activity，TFPI-A）：待测血浆与过量的 TF/FⅦa 和 FⅩ温育后，剩余的 TF/FⅦa 水解发色底物，释放出发色基团-对硝基苯胺（pNA），颜色的深浅与血浆中 TFPI-A 呈负相关。

（2）组织因子途经抑制物抗原含量（TFPI-antigen，TFPI-Ag）：用双抗体夹心法 ELISA 检测血浆 TFPI-Ag 含量。

【参考范围】 血浆 TFPI-A：（99.96±5.0）%，TFPI-Ag：（97.5±26.6）μg/L。

【临床意义】 增高见于 DIC、脓毒血症、大手术、致死性败血症、慢性肾衰竭、妊娠、老年人等。

【应用评价】 在生理状况下，TFPI 是外源性凝血途径的抑制物，一旦缺陷将导致血液高凝状态。临床多为获得性 TFPI 缺乏。

二、病理性抗凝物质的筛检试验

（一）血浆凝血酶时间（thrombin time，TT）

【原理】 在受检血浆中，加入一定量的"标准化"凝血酶后血浆发生凝固所需的时间称为凝血酶时间。

【参考范围】 TT 通常为 16～18s，待测血浆比对照血浆延长 3s 以上有临床意义。

【临床意义】

延长：见于低（无）纤维蛋白原血症和异常纤维蛋白原血症；血中纤维蛋白原降解产物（FDPs）增高；血中有肝素或类肝素物质存在。

缩短：见于某些异常蛋白血症或巨球蛋白血症。

【应用评价】

（1）TT 是凝血酶使纤维蛋白原转变为纤维蛋白所需要的时间，它反映血浆中纤维蛋白原量和质有无异常。

（2）当血浆中纤溶酶活性增高，导致纤维蛋白/纤维蛋白原降解产物（FDP）增加时，可使 TT 明显延长，故 TT 是一项常用的纤溶活性筛选试验。

（二）凝血酶时间延长的甲苯胺蓝纠正试验

【原理】 甲苯胺蓝呈碱性，有中和肝素（酸性）的作用。如果待测血浆的凝血酶时间（TT）延长，加入一定量甲苯胺蓝后，TT 明显缩短或恢复正常，提示血浆中肝素或类肝素物质增多；若不缩短，则表示受检血浆中存在其他抗凝血酶类或者缺乏纤维蛋白原。

【参考范围】 加入甲苯胺蓝后，比未加前 TT 缩短 5s 以上，提示肝素或类肝素物质增多。

【临床意义】 血浆中肝素物质增多主要见于普通肝素抗凝治疗及体外循环、血液透析等。类肝素物质增多见于严重肝病、系统通过性红斑狼疮、流行性出血热、过敏性休克、肾上腺皮质肿瘤、多发性骨髓瘤等。在器官移植、一些药物副反应、过敏反应、放射病、肾病综合征、出血热灯光造成肝脏严重损伤时，肝素在肝脏降解作用减弱，导致肝素样抗凝物增多，患者可有较明显的出血症状。

【应用评价】 单纯用甲苯胺蓝纠正试验有时对肝素类物质不一定敏感，最好与正常血浆、鱼精蛋白等纠正物同时检测。

（三）活化蛋白 C 抵抗试验

【试验原理】 在被检血浆中加入 FⅫ激活剂、部分凝血活酶、Ca^{2+}和活化蛋白 C（APC），由于 APC 使 FⅤa 和 FⅧa 灭活，可使 APTT 值延长。若被检血浆存在抗 APC，则 APTT 延长程度较正常者为轻，则成为活化蛋白 C 抵抗（activated protein C resistance，APC-R）。通过比较加 APC（APTT+APC）和不加 APC（APTT－APC）的 APTT 比值即活化蛋白 C 敏感度比值（activated protein C-sensitivity ratio，APC-SR）的大小可判断 APC-SR 存在与否

【参考范围】 APC-SR＞2.0。

【临床意义】 APC 比值偏低见于蛋白 S 缺乏、FⅤ Leiden 突变等。

【应用评价】 APC 比值偏低为血栓性疾病的一个好发性指标。由于 APC-R 试验是在加入外源性 APC 条件下进行 APTT 测定，狼疮抗凝物存在、FⅡ、FⅧ、FⅩ缺乏、口服抗凝药治疗等均可影响试验结果，急性血栓形成或妊娠妇女由于体内止凝血系统的异常变化也可影响试验结果。

三、病理性抗凝物质的诊断试验

（一）狼疮抗凝物质（lupus anticoagulation，LAC）

【原理】 用蛇毒试剂激活 FⅩ，加入 Ca^{2+}和低浓度磷脂。观察血浆发生凝固的时间，称为 Russell 蛇毒时间（Russell viper venom time，RVVT），作为狼疮抗凝物的筛查试验。若 RVVT 明显延长时，提示有凝血因子缺陷或存在 LAC。加入正常血浆后，RVVT 缩短，为凝血因子缺陷；若 RVVT 仍延长，表明存在 LAC。加入高浓度的磷脂中和 LAC 后。可使延长的 RVVT 缩短或恢复正常，确认血浆中存在 LAC，称为 LAC 确认试验。用筛查试验检测值除以确认试验检测所得的比值，判断待测血浆中有无 LAC。

【参考范围】 正常人的检测比值为 0.8～1.2。

【临床意义】 比值大于 1.2，提示血浆 LAC 阳性，可见于 SLE、病毒感染、骨髓及髓外增生性疾病、复发性流产及使用某些药物治疗（如肼苯达嗪、氯丙嗪、奎宁等）。血栓形成患者 LAC 发生率为 24%～36%可发生。

【应用评价】

（1）APTT 试剂不同敏感水平导致狼疮抗凝物质不能识别。

（2）冷冻前，采用两倍离心或过滤去除血小板，以避免融化后血小板碎片对狼疮抗凝物的中和作用。

（二）抗心磷脂抗体（anti-cardiolipin antibodies，ACA）

【实验原理】 抗心磷脂抗体是抗磷脂抗体（anti-phospholipid antibody，APA）中的一种主要抗体，它的靶抗原主要是血浆中的磷脂结合蛋白，如 β_2-糖蛋白Ⅰ（β_2-GPⅠ）和凝血酶原等。从而导致 APA 与内皮细胞、血小板膜磷脂结合，引起血管壁受损和血小板活化等，促进血栓形成。

【参考范围】 阴性。

【临床意义】 阳性见于原发性抗磷脂抗体综合征（如动/静脉血栓、自发性流产、免疫性溶血等）和继发性 APS（如 SLE、类风湿关节炎、脑血管意外、免疫性血小板减少和特发性血小板减少性紫癜等）。

【应用评价】 抗心磷脂综合征是以存在抗脂类及脂蛋白复合物抗体为特征的，心磷脂抗体较狼疮抗凝物发生率高 5 倍，因此，测得心磷脂不能证明存在狼疮抗凝物。

（三）血浆凝血因子抑制物

【原理】

（1）混合血浆法 （Bethesda 法）：待测血浆与正常血浆按一定比例混合，在 37℃温育一定时间后，检测混合血浆的凝血因子活性。如果待测血浆中含有凝血因子抑制物，则混合血浆的凝血因子活性将会降低。通常以 Bethesda 单位（Bu）来计算抑制物的含量，1Bu 相当于因子抑制物灭活 50%某种凝血因子活性。

（2）因子平行稀释法（factor parallelism）：将待测血浆和标准血浆进行系列稀释，例如 1∶10、1∶20、1∶40、1∶80、1∶160…，可以降低因子抑制物的抑制活性，使因子的凝血活性恢复。如果待测血浆中不含因子抑制物，则待测和校准血浆的两条稀释曲线（凝固时间-因子活性）平行；反之，若待测血浆含因子抑制物，则待测血浆和校准血浆的两条稀释曲线出现交叉，由此可判断待测血浆有无因子抑制物。

【参考范围】 因子抑制物：阴性。

【临床意义】 临床较常见的是 FⅧ抑制物，常见于反复输血、FⅧ浓缩制剂应用的血友病患者，也可见于一些自身免疫病和妊娠期间。其他抗 FⅡ-C、FⅤ-C、FⅦ-C、FⅨ-C、FⅩ-C、FⅪ-C、FⅫ-C 的抗体，这些因子的缺乏可见于应用血或血液制品替代治疗后，也可见于免疫性疾病如 SLE、恶性淋巴瘤、多发性骨髓瘤和巨球蛋白血症等。

【应用评价】

（1）因子抑制物是能中和血液中各种凝血因子促凝血活性的循环自身抗体，患者的凝血因子与因子抑制物结合后被快速灭活，而肝脏又不能及时产生足够的凝血因子补充，导致血浆凝血因子水平降低，出血风险增大。

（2）混合血浆法仅限于血友病 A 患者出现抗 FⅧ-C 抗体者，对其他原因所致的抗 FⅧ-C 抗体者不甚敏感。

（3）因子平行稀释法可通过自动凝血分析仪检测并进行图形分析，简便、快速，灵敏度较高。

第五节　纤溶活性检测

一、筛检试验

（一）血浆 *D*-二聚体（*D*-dimer，*D*-D）

【原理】

（1）胶乳凝集试验：抗 *D*-D 单克隆抗体包被于乳胶颗粒上，受检血浆中如果存在 *D*-二聚体，将产生抗原-抗体反应，乳胶颗粒发生凝集。凝集的强度与血浆 *D*-D 含量成正比。

（2）酶联免疫吸附试验（ELISA）：*D*-D 单克隆抗体包被于酶标反应板，加入受检血浆，血浆中的 *D*-二聚体与包被在反应板上的 *D*-D 单克隆抗体结合，然后再加入酶标记的 *D*-D 抗体，与包被的 *D*-D 结合。最后加入底物显色，显色深浅与血浆中 *D*-D 含量呈正相关。

【参考范围】 胶乳法：阴性；ELISA 法：血浆 *D*-二聚体为 0～0.256mg/L，＞0.5mg/L 有临床意义。

【临床意义】

（1）*D*-二聚体增高见于下肢深静脉血栓形成、肺栓塞、DIC、恶性肿瘤等。动脉血栓性疾病如冠心病、动脉硬化、甚至急性心肌梗死，血浆 *D*-D 增高一般不如静脉血栓显著。

（2）溶栓治疗监测：深静脉血栓的溶栓治疗有效后，血浆 *D*-D 在溶栓后的两天内增高，其增高幅度可达溶栓前的 2～3 倍。

【应用评价】

（1）由于血浆 *D*-D 具有较高的阴性预测值，故 *D*-D 阴性可排除可能有的血栓形成。

（2）不同测定方法检测血浆 *D*-D 的灵敏度有差别，其参考范围也不同。

（二）血浆纤维蛋白（原）降解产物（FDP）

【原理】　可用胶乳凝集试验或 ELISA 法。

【参考范围】　胶乳法：阴性；ELISA 法：＜5mg/L。

【临床意义】　FDP 阳性或增高见于原发性纤溶亢进症和继发性纤溶亢进症，后者如 DIC、恶性肿瘤、深静脉血栓、肺梗死、急性早幼粒细胞白血病、溶栓治疗、肾脏疾病、肝脏疾病、某些急性感染、外伤及外科手术后。

【应用评价】　临床常用手工胶乳凝集试验半定量检测 FDPs，该法较为简便，适合于少量标本测定。

二、诊 断 试 验

（一）血浆组织型纤溶酶原激活物

【原理】

（1）组织型纤溶酶原激活物活性（tissue plasminogen activity，t-PA-A）：在血浆优球蛋白中含有 t-PA，不含纤溶酶原活化抑制剂，加入过量纤溶酶原和纤维蛋白共价物，t-PA 可吸附于纤维蛋白上，使纤溶酶原转变为纤溶酶，纤溶酶水解发色底物（S-2251）并释放出黄色的对硝基苯胺（pNA），颜色的深浅与 t-PA-A 呈正相关，在 405nm 波长下测定 pNA 的吸光度，可计算出血浆 t-PA-A。

（2）组织型纤溶酶原激活物抗原（tissue plasminogen activator antigen，t-PA-Ag）：一般用双抗体夹心法。

【参考范围】　血浆 t-PA-A 为 0.3～0.6 活化单位/ml（发色底物法），血浆 t-PA-Ag 为 1～12μg/L。

【临床意义】

（1）增高：见于原发性与继发性纤溶亢进症，后者如 DIC；也见于应用纤溶酶原活化剂类药物。

（2）减低：见于血栓前状态与血栓性疾病，后者如深静脉血栓、动脉血栓形成、缺血性脑梗死、高脂血症、口服避孕药等。

【应用评价】

（1）为了避免体力活动增加导致 t-PA 释放增多，在采血前病人至少应先休息 20min。

（2）测定 t-PA-A 时，为了避免 t-PA 与其抑制剂在体外发生反应，血浆采集时必须添加枸橼酸钠。

（二）血浆纤溶酶原

【原理】

（1）纤溶酶原活性（plasminogen activity，PLG-A）：纤溶酶原在过量链激酶作用下转变为纤溶酶，纤溶酶作用于发色底物 S-2251，释放出黄色的对硝基苯胺（pNA），显色深浅与纤溶酶的量呈正相关。

（2）纤溶酶原活抗原（plasminogen antigen，PLG-Ag）：一般用双抗体夹心法。

【参考范围】 血浆 PLG-A 为（85.55±27.83）%；血浆 PLG-Ag 为（0.22±0.03）g/L。

【临床意义】

（1）增高：表明纤溶活性减低，见于血栓前状态和血栓性疾病。

（2）减低：表明纤溶活性增高，见于原发性纤溶、继发性纤溶和先天性纤溶酶原缺乏症。

【应用评价】

（1）从链球菌提取的链激酶，不能直接激活纤溶酶原，但可与纤溶酶原形成 1∶1 的复合物，使纤溶酶原结构发生改变，自身降解产生纤溶酶而水解发色底物显色。多数情况下，纤溶酶原活性与抗原测定的相关性较好。

（2）由于血浆 PLG 水平受多种因素的影响而出现波动，不能灵敏地反映纤溶亢进。血浆 PLG 减低，可能是因 PLG 消耗而减低，也可能由于合成减少所致。

（三）血浆纤溶酶原激活抑制物-1

【原理】

（1）纤溶酶原活化抑制物活性（plasminogen activator inhibitor activity，PAI-A）：在待测血浆中加入过量的 t-PA 和纤溶酶原，部分 t-PA 与血浆中的 PAI 形成 1∶1 的无活性复合物，剩余的 t-PA 激活纤溶酶原，使其转化为纤溶酶，纤溶酶水解发色底物（S-2251）并释放出黄色的对硝基苯胺（pNA），显色的深浅与 PAI-A 呈负相关。

（2）纤溶酶原活化抑制物-1 抗原（plasminogen activator inhibitor antigen，PAI-1-Ag）：一般采用双抗体夹心法。

【参考范围】 血浆 PAI-A 为 0.1～1.0 抑制单位/ml，血浆 PAI-1-Ag 为（4～43）ng/ml。

【临床意义】

（1）增高：表明纤溶活性减低，见于血栓前状态和血栓性疾病。

（2）减低：表明纤溶活性增高，见于原发性纤溶和继发性纤溶。

【应用评价】

（1）PAI 释放有明显的昼夜节律性，早晨最高、下午最低。一般在上午 8～10 时采血较为适宜，而且采血前患者应休息 20min 以上，尽量减少 t-PA 释放，以免影响 PAI 测定。

（2）在测定 PAI-1-Ag 时，运用单克隆抗体，能检出 PAI-1 的 4 种可能形式（活化、潜在、t-PA 结合和 u-PA 结合）的变化范围。

（3）由于 t-PA 和 PAI 是一对体内最重要的纤溶活性调节剂，同时测定两者更有意义。

（四）血浆 α_2-抗纤溶酶

【实验原理】

1. **α_2-抗纤溶酶活性**（α_2-wntiplasmin activity，α_2-AP-A） 将过量的纤溶酶加入待测血浆中，部分纤溶酶与 α_2-AP 形成无活性复合物，剩余的纤溶酶作用于发色底物（S-2203）释放出黄色的对硝基苯胺（pNA），显色的深浅与 α_2-AP-A 呈负相关。

2. **α_2-抗纤溶酶抗原**（α_2-antiplasmin antigen，α_2-AP-Ag） 常用双抗体夹心 ELISA 定量

血浆 α_2-AP：Ag，也可通过凝胶电泳或免疫比浊法测定。

【参考范围】 血浆 α_2-AP-A 为 80%～120%，血浆 α_2-AP-Ag 为 0.06～0.10g/L。

【临床意义】

（1）增高：见于①激素影响：妊娠与月经期。②动脉与静脉血栓形成，恶性肿瘤等。

（2）减低：见于①遗传性 α_2-AP 缺陷症：为常染色体隐性遗传，α_2-AP 为 35%～70%。②获得性 α2-AP 缺乏症：a. 肝脏合成功能下降，消耗增加，如 DIC、含纤溶酶原激活物的器官（如肺、前列腺、子宫）手术或溶栓治疗。b. 全身淀粉样变患者，可因尿激酶活性增高，α_2-AP 消耗增多。

【应用评价】

（1）血浆 α_2-AP 浓度正常为 0.8g/L，在高纤溶状态时，浓度减低变化比纤溶酶原变化敏感。

（2）在伤口愈合慢的病人或 PT、APTT 正常而出血时间延长者，可能是由于 α^2-AP 缺乏。

（五）血浆纤溶酶-抗纤溶酶复合物（plasmin-antiplasmin complex，PAP）

【原理】 将待测血浆加入包被纤溶酶原抗体的微孔板中，血浆中的纤溶酶原和 PAP 被包被抗体捕捉到微孔板固相载体上，加入过氧化物酶标记的 α_2-抗纤溶酶的抗体与固相在载体上结合的 PAP 反应，加底物显色，显色的深浅与血浆中 PAP 含量呈正相关。

【参考范围】 血浆 120～700μg/L。

【临床意义】 PAP 增高见于 DIC、系统性红斑狼疮、肾病综合征、肿瘤，用链激酶溶栓治疗过程。

【应用评价】

（1）PAP 与 TAT、D-二聚体联合测定，可在 DIC 发作前约 7 天，确定前 DIC（pre-DIC）的存在。

（2）PAP 浓度有周期性变化，血液样本最好在早上 8～9 点收集。

第六节 血液流变学检测

（一）全血黏度

【原理】 多用旋转式（锥板式）黏度计检测。旋转式黏度计的测量单元由一个同轴圆锥和一个圆平板组成。待测血液加入圆锥和圆板形成的一定圆锥角（υ）的间隙内，一般固定圆板，圆锥以一定的角速度（ω）旋转，测量血液加在圆锥上的扭力矩（M），可根据公式（$\mu=3\upsilon M/2\pi\omega R$，R 为圆锥半径）计算出血液的黏度。

【参考范围】

高切变率，200^{s-1}：男性为 3.84～5.30，女性为 3.39～4.41。

中切变率，40～50^{s-1}：男性为 4.94～6.99，女性为 4.16～5.62。

低切变率，<10^{s-1}：男性为 8.80～16.05，女性为 6.56～11.99。

【临床意义】 血液黏度增高见于①血浆蛋白异常所致，如巨球蛋白血症、多发性骨髓瘤、某些结缔组织病等；②红细胞压积增高所致，如真性红细胞增多症、肺源性心脏病、白血病、烧伤、严重脱水等；③红细胞结构异常所致，如镰状细胞贫血、遗传性球形红细胞增多症、遗传性椭圆形红细胞增多症、异常血红蛋白血症等；④其他，如缺血性心脏病、脑血栓、脑梗死、高血压、外周动脉疾病、糖尿病和恶性肿瘤等。

【应用评价】

（1）血液黏度测定多用旋转式黏度计（如锥板式黏度计）。此类型黏度计可以提供不同的切变率，最能反映血液的非牛顿流体性质。

（2）由于血液黏度受多种体内因素影响，同时又受检测设备、技术的先进性的限制，缺乏有效的质量管理措施等，使检测结果的灵敏度和特异性欠佳，限制其临床应用。

（二）血浆黏度

【原理】 一定体积的液体，在恒定的压力驱动下，流过一定管径的毛细管所需的时间与黏度成正比。实际测量时，可分别测定纯水和血浆通过黏度计毛细管所用的时间 T_{ω} 和 T_p，已知纯水的黏度为 μ_{ω}，可按公式（$\mu_p=T_p\times\mu_{\omega}/T_{\omega}$）计算出血浆黏度（$\mu_p$）。

【参考范围】 （1.64±0.05）mPa · s

【临床意义】 血浆球蛋白和（或）血脂增高的疾病均可导致血浆黏度升高，如高纤维蛋白原血症、多发性骨髓瘤、原发性巨球蛋白血症、高脂蛋白血症、某些结缔组织病。此外，高血压病、糖尿病、一些恶性肿瘤、白血病及一些风湿病冠心病、肝脏疾病、急性缺血性脑卒中等。

【应用评价】 毛细管黏度计的毛细管内不同位置切变率有差异，不适合测定非牛顿流体如全血的黏度，但测定牛顿流体如血浆或血清的黏度较为准确。

（三）红细胞变形性

【原理】

（1）旋转式黏度计检测法：血液或红细胞悬液的黏度随切变率的升高而降低，这种变化与红细胞在剪切场中的取向与变形，细胞变形能力愈好，则表现黏度的降低愈明显。因此，在高切变力下测定血液或红细胞悬液的黏度，可以对红细胞变形性作出判断，常以 TK 值表示：TK=（$n\eta r^4$-1）/（$n\eta r^4$×HCT）。式中：ηr 为血液相对黏度，T 为 Taylor 因子，K 为红细胞的群集系数。

（2）微孔滤膜法：用缓冲液将待测红细胞配成一定浓度悬液，测定缓冲红细胞悬液通过一定直径（3～5μm）微孔膜所需要的时间，并与对照缓冲液比较，计算出红细胞滤过指数（index of filtration，IF），可反映红细胞的变形性。IF 越大，红细胞变形性越差。

【参考范围】 旋转式黏度计检测法：180^{s-1}，小于 1.00；微孔滤膜法：IF 为 0.29±0.10。

【临床意义】 红细胞滤过指数增高见于红细胞变形性减低的疾病，如冠心病与急性心肌梗死、脑动脉硬化与脑梗死、高血压病、糖尿病、肾病、肝脏疾病、镰形细胞性贫血、遗传性球形细胞增多症、自身免疫性溶血性贫血、珠蛋白生成障碍性贫血、高脂血症等。

【应用评价】

（1）外部因素对红细胞变形性的影响：①切变率：红细胞的变形作用是切变率的函数，其变形随切变率的增快而增加；②红细胞浓度：浓度增加，红细胞变形和定向也增加；③介质：在相同流体切变率下，悬浮介质黏度越大，红细胞变形性也越大。

（2）内部因素对红细胞变形性的影响：①红细胞膜的黏弹性：红细胞表面结构的蛋白质及酶维持细胞膜的黏弹性，若出现异常可影响红细胞的变形性；②红细胞的几何形状：双凹盘形的正常红细胞变形能力好，球形红细胞的表面积与体积之比缩小、变形性较差；③红细胞的内黏度：主要与细胞内的血红蛋白含量及性质有关，当红细胞内的血红蛋白含量增高或其分子结构异常时，可致红细胞内黏度升高、变形性减低。

第十三章　血栓与止血检验的临床应用

第一节　出血性疾病的应用

一、出血性疾病实验诊断

出血性疾病（hemorrhagic disease）是指由于多种原因导致患者止血、凝血功能障碍或抗凝血、纤维蛋白溶解过度，引起的以自发性出血或损伤后过度出血甚至出血不止为特征的一组疾病。出血性疾病根据发病机制可分为下列因素：①血管；②血小板；③凝血因子；④病理性循环抗凝物质；⑤纤维蛋白溶解亢进；⑥其他综合因素等。临床上出血性疾病的诊断，除根据病史、临床表现外，血栓与止血检验也具有确诊的重要意义。出血性疾病的实验室检测分为初筛实验和确诊实验。

（一）血栓与止血筛选实验的应用

出血性疾病根据止血的生理、生化过程可分为血管壁和血小板异常所引起的止血功能缺陷（一期止血缺陷）和血液凝固或纤溶异常所引起的止血功能缺陷（二期止血缺陷）。实验室诊断应根据病史、出血特点等进行初步判断后再选择相应项目，快速、实用的筛选实验可对出血性疾病进行初步实验诊断。

1. 一期止血缺陷筛检试验的应用　为评价血管壁和血小板的止血功能，临床应用的常规筛检试验为出血时间（BT）和血小板计数（PLT）。检测结果可分为以下四种情况（表13-1）。血小板计数是最重要的试验，当进行血小板数量异常的原因分析时，应排除假性降低和假性增高。而一般血小板数量达到 75×10^9/L 以上出血时间检测为正常结果。

表 13-1　一期止血缺陷筛检试验的临床应用

试验结果	可能的临床疾病
BT 正常，PLT 正常	除正常人外，多数是由于单纯血管壁通透性和（或）脆性增加所致的出血（如过敏性紫癜、单纯性紫癜）
BT 延长，PLT 正常	多为血小板功能异常或某些凝血因子缺乏引起的出血性疾病（如遗传性、获得性血小板功能异常症或 vWD、低/无纤维蛋白原血症）
BT 延长，PLT 减少	多为血小板数量减少所引起的血小板减少性紫癜（如原发性和继发性血小板减少性紫癜）
BT 延长，PLT 延长	常见于原发性和继发性血小板增多症

本组疾病可见于先天性缺陷，也可见于获得性异常，需要通过进一步的实验室检查进行诊断（图 13-1）。

2. 二期止血缺陷筛检实验的应用　为评价血液凝固系统的止血功能多选用凝血酶原时间（PT）、活化部分凝血活酶时间（APTT）和凝血酶时间（TT）进行筛检。临床上最常用的筛检试验是 PT 和 APTT，分别反映外源性凝血系统和内源性凝血系统的状态。二期止血缺陷的筛检实验在临床的评价和应用见表 13-2。

本组疾病最常见的是凝血因子缺乏或异常，通过二期止血缺陷筛检实验的组合结果，分析可能存在异常的凝血因子，进一步对其测定有助于临床诊断（图 13-2）。

表 13-2　二期止血缺陷筛检实验的临床应用

试验结果	可能的临床疾病
APTT 正常 PT 正常	除正常人外，如临床有出血表现见于遗传性和继发性因子XIII缺乏症
APTT 正常 PT 延长	多见于外源性凝血途径缺陷所引起的疾病，如遗传性、获得性因子VII缺陷症
APTT 延长 PT 正常	多见于内源性凝血途径缺陷所引起的疾病，临床有出血症状时多为遗传性或获得性因子VIII、IX、XI缺陷症，临床无出血症状时多为因子XII、PK、HMWK 的缺陷，或轻型的内源性凝血因子缺乏
APTT 延长 PT 延长	多见于共同凝血途径的缺陷所引起的疾病，如遗传性、获得性因子和纤维蛋白原缺陷症和机体存在血液凝固调节的异常

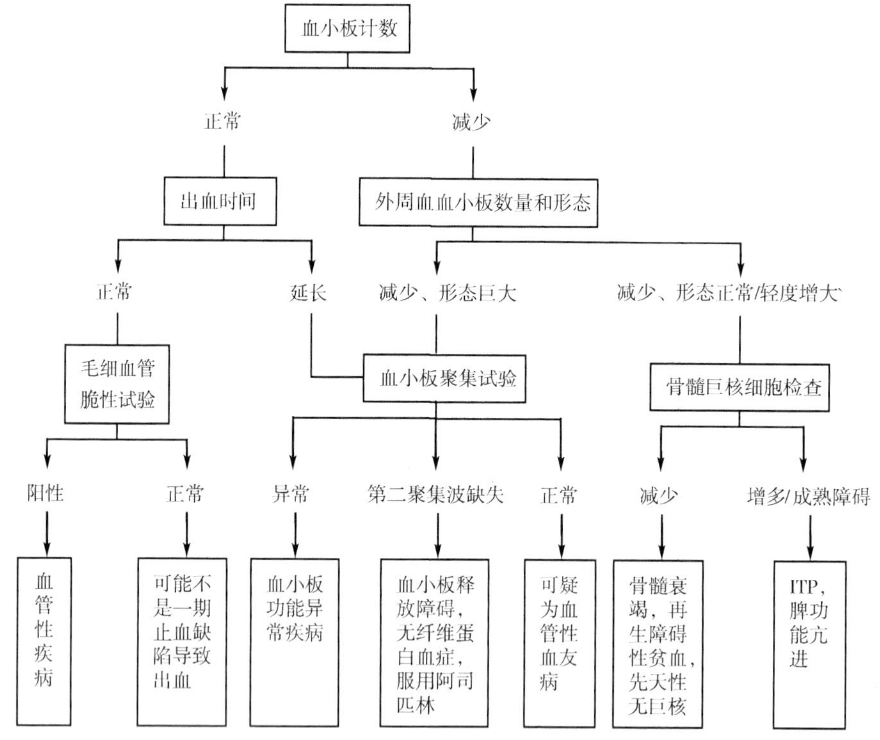

图 13-1　一期止血的实验诊断

3. 纤维蛋白溶解亢进的筛检　遗传性或获得性纤维蛋白溶解亢进可引起出血，临床常用 *D*-二聚体（*D*-Dimer）和纤维蛋白（原）降解产物（FDP）进行筛检，同时纤维蛋白原的动态监测也有助于临床诊断。原发性纤溶时 FDP 监测为阳性，*D*-二聚体为阴性；继发性纤溶时 FDP 和 *D*-二聚体均为阳性。

（二）出血性疾病的初步实验室诊断

临床上通过一些常规的实验室检测可初步进行出血性疾病的诊断（表 14-3）。

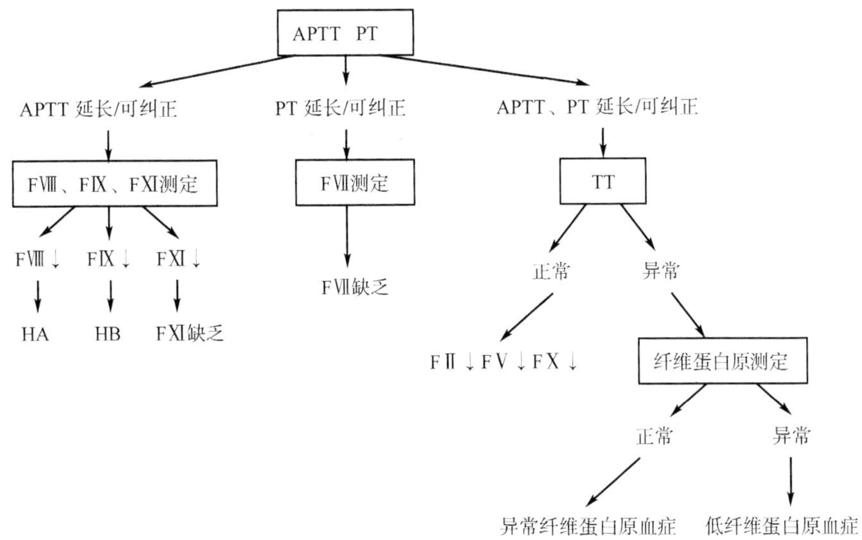

图 13-2　凝血因子缺乏的实验诊断

表 13-3　常用出凝血试验在出血性疾病诊断中的意义

项目	血管性疾病	血小板性疾病	凝血异常性疾病		
			凝固异常	纤溶亢进	抗凝物质增多
BT	+/−	+/−	−/+	−	−
CT	−	+/−	−	−	−
CFT	+	+/−	−	−	−
CRT	−	+	−	−	−
PT	−	−	+	+/−	+/−
APTT	−	−	+	+	+
FIB	−	−	+/−	+	−/+
FDP/D-D	−	−	−	+	−

注：−：正常；+：异常；+/−：不定（多为异常）；−/+：不定（多为正常）

二、过敏性紫癜

【概述】　由于血管因素所致的出血称为血管性紫癜（vascular purpura）。临床上常见的有过敏性紫癜、单纯性紫癜、机械性紫癜、老年性紫癜等。本节重点介绍过敏性紫癜。过敏性紫癜（allergic purpura，AP）亦称 Henoch-Schonlein 综合征，是一种血管变态反应性出血性疾病，其发病机制主要是由于机体对某些物质发生速发性变态反应，引起全身性毛细血管壁的通透性和脆性增加，并伴小血管炎，导致皮下组织、黏膜下组织甚至内脏器官出血、水肿，以皮肤紫癜和黏膜出血为主要临床表现。过敏性紫癜常见的致敏原见表 13-4。

临床上本病发病前多有上呼吸道感染史或相关过敏原接触史，典型的临床表现根据病变累积及部位不同而不同，根据症状和体征不同分为五型：①单纯紫癜型：最为常见，皮肤紫癜主要局限在四肢，特别是下肢和臀部。紫癜大小不等，呈对称分布，分批出现，可表现为出血性丘疹或小型荨麻疹，可融合为大片血疱，甚至出现中心出血性坏死；②腹型：

因消化道黏膜及腹膜脏层毛细血管受累而主要表现为腹痛（可为阵发性绞痛或持续性钝痛）、恶心、呕吐、腹泻、便血等症状。腹部有压痛但无腹肌紧张，腹部症状和体征多与皮肤紫癜同时出现；③关节型：除皮肤紫癜外以关节肿胀、疼痛及功能障碍为主要表现，多发生于膝、踝、肘、腕等大关节。呈游走性、反复发作，一般在数月内痊愈；④肾型：在皮肤紫癜基础上，因肾小球毛细血管炎性反应而出现蛋白尿、血尿和管型尿，有时伴有水肿。也称紫癜性肾炎。多见于紫癜出现后1周，在3～4周内恢复，少数病例发展为慢性肾炎或肾病综合征；⑤混合型：皮肤紫癜合并有上述其他类型的临床表现。

表 13-4　过敏性紫癜常见的致敏原

致病原因	致敏原
感染	β-溶血性链球菌、肺炎球菌、金黄色葡萄球菌等细菌风疹、流行性腮腺炎、流感等病毒蛔虫、血吸虫等寄生虫
食物	鱼、虾、蟹、蛋、奶等所含异种蛋白
药物	某些抗生素、抗结核药、镇痛解热药、激素等
其他	昆虫叮咬、药物、寒冷、接种疫苗

【检验】　以下实验室检查有助于临床诊断，但无特异性。

（1）毛细血管脆性检查：束臂试验（CFT）多数为阳性。毛细血管镜检查可见毛细血管扩张、炎性反应等变化。

（2）血常规检查：血小板、红细胞一般正常，白细胞和嗜酸粒细胞可增多。

（3）止凝血检查：BT 可正常，血小板功能、凝血及纤溶试验均正常。

（4）免疫学检查：血清免疫球蛋白 IgA 及 IgG 可增高，以 IgA 明显。

（5）尿常规检查：肾型或混合型患者可出现血尿、蛋白尿及管型尿。

（6）其他：红细胞沉降率增加，骨髓象正常，病变血管免疫荧光检查出现 IgA 和补体复合物的颗粒沉积对确诊有较大价值。

病变部位显示有 IgA 或 C3 沉着是最具特征性诊断指标。

【诊断】　本病的主要诊断依据：①临床表现：发病前 1～3 周有低热、咽痛、全身乏力或上呼吸道感染史；典型表现为四肢皮肤紫癜，可出现关节肿痛、腹痛、血尿；②实验室诊断：无特异性试验，血小板计数、血小板功能及凝血检查正常；③组织活检：受累部位皮肤真皮层的小血管和毛细血管壁有中性粒细胞浸润，血管壁可有灶性纤维样坏死；④可排除各种其他疾病引起的血管炎。本病需注意与血小板减少性紫癜、风湿性关节炎、肾小球肾炎、SLE、外科急腹症等疾病鉴别。

三、血小板减少症

血小板减少症(thrombocytopenic purpura)是一组因血小板数量减少所致的出血性疾病。引起血小板减少的病因分为血小板生成减少(如再生障碍性贫血、遗传性血小板减少症等)，血小板破坏过多（如特发性血小板减少性紫癜、新生儿同种免疫性血小板减少性紫癜、血栓性血小板减少性紫癜、溶血性尿毒症、药物免疫性血小板减少性紫癜、输血后紫癜等），血小板分布异常（如脾疾病、体温过低）及假性血小板减少。本文主要介绍血小板破坏增加引起的血小板减少性紫癜，疾病的类型主要见表 13-5。

表 13-5　血小板破坏过多的血小板减少性紫癜的病理生理分类

病理生理	疾病
免疫介导的血小板破坏过多	
自身免疫性	特发性血小板减少性紫癜
	继发性自身免疫性血小板减少性紫癜
同种免疫性	新生儿血小板减少症
	输血后紫癜
非免疫介导的血小板破坏增加	血栓性微血管病性血小板减少症
	弥散性血管内凝血
	血栓性血小板减少性紫癜
	溶血尿毒症
其他	感染严重烧伤
	大量输血

（一）自身免疫性血小板减少性紫癜

1. 特发性血小板减少性紫癜

【概述】　特发性血小板减少性紫癜（idiopathic thrombocytopenia purpura，ITP）系因血小板免疫性破坏过多，导致血小板减少的出血性疾病。目前多认为本病与自身免疫有关，故其属于自身免疫性血小板减少性紫癜（autoimmune thrombocytopenia purpura）。以前由于发病原因不清楚故称为原发性血小板减少性紫癜。本病根据起病的情况和病程长短分为急性型和慢性型（表 13-6）。急性型 ITP 多见于儿童，慢性型 ITP 多见于成人。75%的 ITP 患者可检测到血小板相关抗体（PAIgG、PAIgM、PAIgA）和血小板相关补体（PA-C3、PA-C4），IgG 型抗体最常见，其次为 IgM 型抗体，血小板相关抗体可与多种血小板膜糖蛋白（GPⅡb/Ⅲa、GPⅠb/Ⅸ、GPⅣ和Ⅰa/Ⅱa）结合，其中血小板 GPⅡb/Ⅲa 为最常见的结合部位。当两者特异性结合后，导致血小板被巨噬细胞破坏。

表 13-6　急性型 ITP 和慢性 ITP 的临床特点

特点	急性	慢性
年龄	儿童，3～7 岁多见	成人，20～40 岁多见
性别	无差异	女：男为 3：1
起病	急骤	缓慢、隐匿
发病前感染史	前 1～3 周常有上呼吸道感染	通常无
出血	紫癜、黏膜和内脏出血	以皮肤黏膜出血为主
病程	2～6 周	长，可至数年
自发缓解	呈自限性，多可自愈	少见，有反复发作的倾向

【检验】

（1）血象：血小板持续下降或明显下降，急性型 ITP 多低于 20×10^9/L，慢性型 ITP 常在（30～80）$\times10^9$/L 左右。血小板大小及形态均呈异常，多见大血小板，可见巨大血小板、畸形血小板。平均血小板体积（MPV）和血小板分布宽度（PDW）增加。红细胞和白细胞在无严重出血时基本正常。

（2）骨髓象：骨髓增生活跃至明显活跃，急性型骨髓巨核细胞数量多轻度增加，慢性型骨髓巨核细胞多显著增加；巨核细胞发育成熟障碍，特别是急性型以幼稚巨核细胞和颗粒型增多为主，巨核细胞体积变小，胞质内颗粒减少；产板型巨核细胞明显减少，胞质内出现空泡，变性等（小于 30%）。

（3）常规的止凝血检查：出血时间延长，血块收缩不良，束臂试验阳性，凝血检查正常。

（4）血小板相关抗体及血小板相关补体：80%以上的 ITP 患者血小板相关抗体和相关补体阳性，其中 PAIgG 增高占 95%。血清中抗血小板膜糖蛋白 GPⅡb/Ⅲa 抗体和抗心磷脂酶抗体也可增高。

（5）血小板相关检查：同位素标记的血小板寿命检测，90%以上的 ITP 血小板生存时间明显缩短，可低于 3 天。血小板聚集功能多正常。

ITP 的实验室诊断主要根据血小板数量、骨髓象检查、血小板生存时间和血小板相关抗体及血小板相关补体的检测。

【诊断】 ITP 诊断标准为：①临床上多有广泛的出血，脾不大或仅轻度增大（脾显著肿大基本可排除本病）；②多次检查血小板计数均减少；③骨髓巨核细胞增多或正常（巨核细胞数小于 10×10^9/L 多可排除本病），巨核细胞成熟障碍；④以下五项中具有一项：血小板相关抗体阳性；血小板相关补体阳性；血小板生存时间缩短；泼尼松治疗有效；脾切除治疗有效。在 ITP 的诊断时应排除继发性血小板减少，如肝病、脾功能亢进、白血病、再生障碍性贫血、系统性红斑狼疮、药物性血小板减少症等。

2. 继发性自身免疫性血小板减少性紫癜 继发性自身免疫性血小板减少性紫癜（secondary autoimmune thrombocytopenic purpura）是指由于全身性疾病等原因引起血小板免疫性破坏增加的血小板减少，伴有临床出血症状的一类疾病，如 SLE 相关性血小板减少性紫癜、药物介导的血小板减少性紫癜。患者除有原发病的症状外血小板多明显减少，骨髓巨核细胞增生或正常但成熟障碍。可检测到特异的血小板相关抗体。

（二）同种免疫性血小板减少性紫癜

同种免疫性血小板减少性紫癜常见的有新生儿同种免疫性血小板减少性紫癜（neonatal alloimmune thrombocytopenia，NAT）和输血后紫癜（post-transfusion，PTP）。NAT 是由于母体对胎儿的血小板抗原发生致敏作用，产生抗体，抗体通过胎盘进入胎儿血循环，引起的血小板减少。患者出生数小时后开始出血，严重者可有颅内出血。20%患儿早期有黄疸。实验室检查可见血小板数低于 30×10^9/L；骨髓中巨核细胞增加或正常，凝血功能检查一般正常；应用补体结合试验、抗人球蛋白消耗试验等可检测到患者母亲血清中有抗新生儿血小板的抗体；PTP 是指输血后引起的急性免疫性血小板减少性紫癜，为一种少见的输血反应。表现为输血后 1 周突然出现严重的受者自身血小板免疫性破坏。该病的具体发病机制尚不完全清楚，目前发现此类患者血清中含有抗血小板 A1（PLA1）抗体。人群中见 PLA1 抗原阳性者约 98%，该抗原位于血小板膜糖蛋白 GPⅢa 上，血小板 PLA1 抗原阴性者，输入 PLA1 阳性的血液或因妊娠，易被致敏。产生抗 PLA1 抗体，当其再次接受 PLA1 阳性的血小板时.体内抗 PLA1 抗体可与供体血小板 PLA1 抗原结合，导致供体血小板破坏。血小板破坏时释出的免疫复合物，又可结合于患者自体血小板，继之发生自体血小板破坏。本病的诊断主要依靠临床表现，实验室检查血小板常小于 10×10^9/L，骨髓巨核细胞增生或正常，血小板生成良好，用血小板免疫荧光试验等方法可检测到特异的血小板同种抗体，血小板抗原 PLA1 阴性。

（三）非免疫介导的血小板减少性紫癜

非免疫介导的血小板减少性紫癜是一组血小板破坏和减少不依赖于免疫介导的疾病。包括血栓性血小板减少性紫癜、弥散性血管内凝血等。

血栓性血小板减少性紫癜（thrombotic thrombocytopenic purpura，TTP）是指由于血小板聚集在微血管中形成血栓导致严重并发症的疾病。大多数 TTP 为不明原因所致的急性发病，20～50 岁中青年为易感人群，女性多于男性。临床特点是不同程度的发热、血小板减少性出血、微血管病性溶血性贫血、神经精神症状和肾脏损害。实验室检查血小板计数明显减少，多数小于 20×10^9/L。血小板生存时间常小于 24 小时。红细胞计数、血红蛋白轻度或中度降低，网织红细胞增高。血涂片红细胞碎片和畸形红细胞显著增多。血清游离血红蛋白升高，结合珠蛋白下降，血清胆红素升高。常有血红蛋白尿和镜下血尿。凝血酶原时间和部分凝血活酶时间正常或有轻度延长。

四、血小板功能异常性疾病

血小板功能异常也是出血的主要原因之一。由于血小板功能异常导致的一组出血性疾病称为血小板功能异常症，分为遗传性和获得性。

（一）遗传性血小板功能异常性疾病

遗传性血小板功能异常的疾病根据血小板结构特点常见有膜糖蛋白异常，如血小板无力症、巨大血小板综合征；颗粒异常，如 α 贮存池病、δ 贮存池病；凝血活性异常，如血小板第 3 因子缺乏症。

1. 血小板无力症

【概述】 血小板无力症（Glanzman's thrombosthenia，GT）是基因缺陷引起血小板 GPⅡb 或 GPⅢa 数量减少、缺乏或结构异常，导致血小板对多种诱导剂（如 ADP、凝血酶、胶原等）先天性、遗传性无聚集或反应降低的疾病。GPⅡb/Ⅲa 复合物作为细胞受体，参与血小板聚集，GT 患者因 GPⅡb/GPⅢa 缺乏或功能障碍使血小板聚集和黏附缺陷。本病为常染色体隐性遗传，本病仅纯合子有明显的临床症状，主要表现为皮肤黏膜出血。

【检验】

（1）血小板常规检查：血小板数量、形态正常，血涂片可见其散在分布不聚集。出血时间延长，CRT 检查多数患者收缩不良。

（2）血小板聚集实验：ADP、胶原、肾上腺素及凝血酶诱导的血小板聚集（PAgT）反应减低或缺如；瑞斯托霉素及 vWF 诱导下血小板聚集正常。

（3）血小板膜蛋白检测：GPⅡb（CD41）和 GPⅢa（CD61）复合物检测，可见 GPⅡb/Ⅲa 多明显降低或结构异常。

（4）基因分析：检测 GPⅡb 和 GPⅢa 的基因，可明确该病的基因缺陷机制。

血小板无力症诊断的实验室指标主要为血小板聚集试验和血小板膜糖蛋白的检测。

【诊断】 临床表现有常染色体隐性遗传，轻度至重度皮肤、黏膜出血，外伤后出血不止，以及上述实验室检查可对血小板无力症进行诊断，并根据 GPⅡb/GPⅢa 的含量、血小板聚集的情况将 GT 分为Ⅰ型、Ⅱ型和变异型（表 13-7）。血小板无力症还需与灰色血小板综合征、致密颗粒缺乏症、先天性无纤维蛋白原血症等相鉴别。

表 13-7 血小板无力症分型

分型	所占比例	GPⅡb/Ⅲa 含量	血小板与纤维蛋白原结合	血小板聚集	血块收缩
Ⅰ型	75%	<5%（Ⅲa<10%）	缺陷	不聚集	不收缩
Ⅱ型	16%	5%～25%	减少	减低	部分收缩
变异型	9%	40%～100%	不定	减低	正常或部分收缩

2. 巨大血小板综合征

【概述】 巨大血小板综合征（Bernard-Soulier syndrome，BSS）是遗传性血小板功能障碍性疾病。由于基因突变或缺失等引起血小板膜 GPⅠb/Ⅸ/Ⅴ的数量减少或功能障碍致使血小板不能黏附于血管内皮细胞的 vWF 上。本病的主要缺陷是 GPⅠb/Ⅸ/Ⅴ复合物的异常，导致血小板黏附困难。本病为常染色体隐性遗传病。临床出现出血倾向。

【检验】

（1）血小板常规检查：PLT 数量减少，大血小板增多（30%～80%血小板直径大于 3.5μm）。TBT 明显延长（与血小板数量减少不平行）。

（2）血小板功能检查：血小板聚集实验可见肾上腺素、ADP、胶原等诱导时血小板聚集正常，瑞斯托霉素诱导时血小板不聚集或聚集下降（与 vWD 不同，加入正常血浆后，仍不能纠正）。vWF 结构及功能正常，血小板黏附功能降低。

（3）血小板膜蛋白检测：GPⅨ（CD42a）、GPⅠbα（CD42b）、GPⅠbβ（CD42c）和 GPⅤ（CD42d）数量降低。血小板膜糖蛋白检测可作为本病的确诊实验。

巨大血小板综合征诊断的实验室指标主要为 PLT、PAgT 和血小板膜 GP 的检测。

【诊断】 临床表现有常染色体隐性遗传，轻度至中度皮肤、黏膜出血，外周血血小板数量减少伴有大血小板，出血时间延长，与血小板减少不平行，且瑞斯托霉素诱导血小板不聚集，可考虑巨大血小板综合征的诊断，但应与其他先天性血小板减少症及伴有巨大血小板的疾病进行鉴别。

（二）获得性血小板功能异常

获得性血小板功能异常是指包括一组由多种病因所致的血小板功能异常性疾病，其发病率明显高于遗传性血小板功能异常性疾病，发病机制也更为复杂。常见的导致血小板功能异常的原发病有：①尿毒症；②血液系统疾病，如白血病和骨髓增殖性疾病、骨髓增生异常综合征；③免疫性疾病，如 SLE；④肝病，如肝炎、肝硬化；⑤药物，如一些解热镇痛药、抗生素、抗凝药、心血管药物等的使用等。其实验室诊断除有原发病的特点外有血小板计数正常、出血时间延长、PT 和 APTT 均正常以及血小板黏附试验、聚集试验异常。

五、血友病和血管性血友病

凝血因子缺陷是临床常见的引起出血的原因，凝血因子的缺陷可以是遗传性或获得性的凝血因子蛋白含量降低或是凝血因子活性缺陷。血友病和血管性血友病是最常见的遗传性出血性疾病。

1. 血友病

【概述】 血友病（hemophillia）是一组因基因缺陷所致遗传性凝血因子Ⅷ缺陷（血友病 A）和凝血因子Ⅸ缺陷（血友病 B）导致凝血活酶生成障碍引起的出血性疾病。血友病 A 比血友病 B 多见，比例约为 7∶1。血友病 A 和血友病 B 均为性连锁隐性遗传，病变基因分别位于 Xq28 和 Xq27，多为女性携带，男性发病，男性发病率远远高于女性。但也有血友病患者无遗传性家族史，可能是自身基因突变所致。

出血是血友病的主要临床表现，患者大多数自幼有出血倾向，并持续终身。出血的轻重与相关因子缺乏的程度有关。其特点是：自发性或轻微外伤后出血难止；出血常发生于负重的大关节腔内和肌肉群内，并可出现血友病性假瘤和血友病性囊肿。皮肤、黏膜及内脏出血也可见。反复出血可引起相应部位的压迫症状和并发症，常见有关节畸形和残疾。

【检验】

（1）筛检试验：PT、PLT 和 BT 正常。APTT 重型明显延长，轻型稍延长，亚临床型可正常。

（2）纠正试验：通过 STGT 或 TGT 及其纠正试验可确定Ⅷ、Ⅸ和Ⅺ哪种凝血因子缺乏的诊断和鉴别诊断。

（3）凝血因子促凝活性和抗原含量检测：凝血因子活性（Ⅷ-C、Ⅸ-C、Ⅺ-C）减低，凝血因子活性的检查是目前常用的血友病确诊实验，同时可进行血友病的临床分型，重型凝血因子活性小于 1%、中型 2%～5%、轻型 6%～25%和亚临床型 26%～50%。

凝血因子抗原含量（Ⅷ-Ag、Ⅸ-Ag、Ⅺ-Ag）减低或正常。根据促凝活性和抗原性检测结果可将血友病分为交叉反应物质阴性（CRM−）型，即凝血因子活性和抗原性均降低或缺如；交叉反应物质阳性（CRM+）型，即凝血因子活性降低或缺如，其抗原水平正常或稍高。

（4）基因分析：可检测 DNA 多态性及 DNA 序列分析进行致病基因检测。

（5）携带者与产前诊断：可通过遗传表型分析和基因诊断进行携带者诊断和产前诊断。

【诊断】 凝血相关实验是血友病诊断的重要依据。凝血因子活性检测是诊断疾病的关键，无论是否有典型的临床表现，是否有明确的家族史，检测出凝血因子活性低于正常人活性的 50%，并排除其他引起凝血因子活性减低的因素（如 vWD，凝血因子Ⅷ、Ⅸ抑制物存在），就可诊断为血友病。

2. 血管性血友病

【概述】 血管性血友病（von Willebrand's disease，vWD）是由于 vWF 基因缺陷而致 vWF 的数量或（和）功能异常引起的出血性疾病。由于 vWF 参与构成凝血因子Ⅷ复合物，此病同时多伴有凝血因子Ⅷ-C 的降低。本病为常染色体遗传，vWF 的基因定位于 12p13.3，当发生基因缺陷时，导致 vWF 生成减少或功能异常，血小板黏附、聚集功能障碍。临床表现有出血倾向，皮肤黏膜出血，外伤或小手术后出血不止常见，自发性关节肌肉等深部组织出血少见。

【检验】 实验室检查对 vWD 的诊断、分型及鉴别诊断十分重要。

（1）筛选试验：出血时间延长、PT 正常、APTT 延长或正常。

（2）血小板功能检测：因子Ⅷ-C 减低或正常、vWF-Ag 降低或正常；vWF 瑞斯托霉素辅因子（vWF-Rcof）检测降低，部分正常；vWF 胶原结合分析（vWF-CBA）降低，部分正常；瑞斯托霉素诱导血小板聚集试验（RIPA）减低，部分正常。

（3）vWF 多聚体分析：多数有缺失。

（4）基因诊断：通过检测缺陷基因直接诊断。

【诊断】 根据遗传方式、临床表现和实验室检查项目可对 vWD 进行确诊和分型。将 vWD 分为 vWF 量的减少（1 型和 3 型）和质的异常（2 型）两大类。1 型是 vWF 部分减少，3 型是重型，vWF 极度减少或缺失。2 型又分为 2A、2B、2M、2N 四个亚型（表 13-8）。

表 13-8 血管性血友病的分型

项目	1	2A	2B	2N	2M	3
BT	延长	延长	延长	延长	延长	延长
Ⅷ-C	降低	降低/正常	降低/正常	正常	正常/降低	明显降低
vWF-Ag	减少	减少/正常	减少/正常	正常/减少	正常/减少	明显减少
vWF-Rcof	降低	降低	降低	正常	降低/正常	明显降低
vWF-CBA	降低	明显降低	降低	正常	降低/正常	明显降低
vWF-Ag/FⅧ-C	正常	正常	正常	增高	正常	正常
RIPA						
0.6mg/ml ristocetin	不聚	不聚	聚集	不聚	不聚	不聚
1.2mg/ml ristocetin	降低/正常	降低/正常	正常	正常	降低/正常	不聚
多聚物分析	正常，各种分子量均减少	大、中分子缺失	大分子量缺失	正常	正常	无

本病的诊断除临床表现外，实验室检查中出血时间、血小板黏附率、FⅧ-C、vWF-Ag、vWF-Rcof 等项目异常时可诊断为 vWD。注意排除血小板与 vWF 亲和力增强等原因导致的血浆中 vWF 减少。诊断时本病应与血友病甲和血小板 vWD 进行鉴别。

六、纤维蛋白原缺陷症和因子XIII缺乏症

根据纤维蛋白原的量和质异常可将纤维蛋白原缺陷症分为无/低纤维蛋白原血症（afibrinogenemia/hypofirinogenemia）和异常纤维蛋白原血症（dysfibrinogenemia）。根据发病机制可分为遗传性（先天性）和获得性纤维蛋白原缺乏血症。

（一）遗传性纤维蛋白原缺陷症

1. 先天性无/低纤维蛋白原血症

【概述】 本病为常染色体隐性或显性遗传性疾病，由于纤维蛋白原合成或分泌障碍引起出血性疾病。血浆纤维蛋白原小于 0.2 g/L 为无纤维蛋白血症；在 0.2～1.0 g/L 之间为低纤维蛋白血症。临床上可见出血，可累及任何器官，以皮肤淤斑及胃肠道出血最多见。

【检验】 凝血相关检查（如 PT、APTT、TT）均延长，但都可被正常血浆或纤维蛋白原纠正。血浆 FIB 水平明显下降或消失，当 FIB 低于 0.5 g/L 时，多数物理和化学的方法常无法检出。当 FIB 很低时，BT 可有延长，PAgT 有下降。FDP 和 D-二聚体阴性。

【诊断】　以下几点有助于先天性无/低纤维蛋白血症的诊断：①有出血史，可有阳性家族史；②血浆纤维蛋白原水平明显降低或消失；③凝血试验异常和血小板聚集试验降低，均可被正常血浆和纤维蛋白原纠正；④临床出血时输新鲜血浆或纤维蛋白原制剂可止血。还应排除各种获得性纤维蛋白原缺乏，如肝病等纤维蛋白原生成不足，DIC 等纤维蛋白原消耗过多。

2. 先天性异常纤维蛋白原血症

【概述】　先天性异常纤维蛋白原血症（dysfibrinogenemia）是纤维蛋白原结构基因突变导致合成的纤维蛋白原结构异常和功能异常，多为常染色体显性或隐性遗传。主要表现为凝血酶介导的纤维蛋白原转化为纤维蛋白异常，包括纤维蛋白肽释放异常、纤维蛋白单体聚合异常、纤维蛋白交联异常。临床上多数（55%）患者无症状，25%的患者有出血倾向，20%的患者可有血栓形成。

【检验】　凝血相关的常规检测（PT、APTT）延长，但可被正常血浆纠正；TT 和爬虫酶时间延长，不能被鱼精蛋白或甲苯胺蓝纠正。血浆纤维蛋白原用免疫学、化学或物理学的方法检测结果多正常，应用凝血酶进行凝固法检测结果偏低。电泳分析只有部分异常纤维蛋白原可检测出异常电泳带。

【诊断】　诊断主要参考以下几点：临床表现有出血倾向，可有阳性家族史；凝血相关试验及纠正试验；血浆纤维蛋白浓度测定；电泳分析等。还应排除获得性异常纤维蛋白原血症和先天性无/低纤维蛋白原血症。

（二）获得性纤维蛋白原缺乏症

获得性纤维蛋白原缺乏症是由于全身性疾病原因引起纤维蛋白原降低的出血性疾病。其发病机制有以下几种：①纤维蛋白原生成不足，常见于严重肝病；②纤维蛋白原消耗过多，见于弥散性血管内凝血及原发性纤溶亢进；③纤维蛋白原破坏增多，在急性白血病，晚期恶性肿瘤或癌肿转移等，由于肿瘤细胞或坏死组织释放大量蛋白水解酶，可裂解纤维蛋白原。

（三）遗传性因子 XIII 缺乏症

【概述】　遗传性因子 XIII 缺乏症（hereditary factor XIII deficiency）为常染色体隐性遗传，纯合子发病，具有延迟性出血倾向，术后出血和术后伤口愈合不良常见，颅内出血发生率高于其他遗传性凝血因子缺乏症。因子 XIII 由 α 亚基（止血活性部分）和 β 亚基（与 α 亚基的稳定性有关）组成，本病为 α、β 亚基同时缺乏（Ⅰ型）、α 亚基缺乏（Ⅱ型）或选择性 β 亚基缺乏（Ⅲ型），引起凝血因子 XIII 缺乏，不能有效地使可溶性纤维蛋白单体交联成稳定的纤维蛋白。

【检验】

（1）常规凝血筛选试验：PLT、BT、PT、APTT、TT 均正常。

（2）因子 XIII 缺乏的筛选试验：血块溶解试验可见血块在 5 mol/L 尿素或 2%单碘醋酸溶液中溶解加快。本试验特异性高，是 F XIII 缺乏的最有效的初筛试验，但灵敏度低不能检出杂合子型。

（3）因子 XIII 定量检测：F XIII-C 低于正常，纯合子患者常小于 1%。因子亚基抗原含量检测纯合子型 F XIII α-Ag 和 F XIII β-Ag 均减低，F XIII α-Ag 可为 0%；杂合子型 F XIII β-Ag 多正常，F XIII α-Ag 多降低。

【诊断】　临床上存在延迟性出血表现，而凝血试验正常，血块在 5 mol/L 尿素溶液中很快溶解，基本可诊断为凝血因子ⅩⅢ缺乏症，FⅩⅢ的含量明显降低则可进一步确定诊断。同时应注意排除获得性因子ⅩⅢ缺乏症。

七、肝疾病的凝血障碍

【概述】 严重肝病时，产生复杂的止、凝血功能紊乱，本类疾病为获得性凝固缺陷，出血成为常见的临床表现。肝病时止凝血障碍的发病原因和机制主要是：①凝血因子和抗凝蛋白合成减少；②纤溶亢进引起凝血因子和抗凝蛋白消耗增多；③血中异常抗凝物和FDP增多；④PLT减少及其功能障碍。肝疾病所引起的凝血异常是复杂因素所造成的，难以用单一的发病机制说明。

【检验】 肝病时可有多项血栓与止血检测结果异常（表13-9）。

表13-9 肝病的血栓与止血检验结果

检验	结果
凝血筛检试验	
PT、APTT、PLT、BT	严重肝病患者可有一项或数项试验异常
凝血因子	
FIB、FⅤ、FⅦ、FⅨ、FⅪ、FⅩⅢ	均可有不同程度下降
FⅧ-C和vWF	部分患者可增高
抗凝物质	
AT、PC、PS	多有减低
纤溶指标	
FDP	增高
α_2-AP	有不同程度下降
PL	可有不同程度增高
血小板	
PLT	减少
PAgT/PAdT	可降低
血小板膜糖蛋白	可减少

【诊断】 肝病的诊断和病情的严重程度判断通常不需特定的止、凝血检测，临床主要应用止、凝血相关的实验室检测对肝病导致出血的病因进行分析。对肝病病情和预后判断有价值的指标主要是：FⅦ-C/FⅡ-C减低可作为肝病早期诊断的指标之一；FIB和FⅤ-C减低反映肝病严重或出现肝硬化；异常的凝血酶原增高可作为原发性肝癌的参考指标之一；FⅧ-C和vWF-Ag水平越高，肝病可能越严重；FⅧ-C降低提示可能并发DIC；AT低于35%或PLG低于20%提示肝病预后不佳。肝病出血时，应注意肝病合并DIC的判断。

八、依赖维生素K凝血因子缺乏症

凝血因子Ⅹ、因子Ⅸ、因子Ⅶ、因子Ⅱ和蛋白C、蛋白S的生成与维生素K密切相关，这些因子在肝内合成过程中，其前体分子 N 端的谷氨酸残基需被羧基化酶催化，维生素 K 是此酶促反应必需的辅酶，在缺乏维生素 K 的状况下，凝血因子合成障碍。所以凝血因子Ⅹ、因子Ⅸ、因子Ⅶ、因子Ⅱ都称为依赖维生素 K 凝血因子，它们量的缺乏和结构异常都会影响凝血功能，导致凝血障碍和出血。这些因子的先天缺乏或结构异常为遗传性依赖维生素 K 凝血因子缺乏症；由于后天缺乏维生素 K 所引起的因子缺乏称为获得性依赖维生素 K 凝血因子缺乏症（常为多因子联合异常）。

（一）遗传性依赖维生素 K 凝血因子缺乏症

【概述】 由于基因缺陷导致血浆中凝血因子Ⅱ、因子Ⅶ或因子Ⅹ合成障碍，使血浆中因子的数量减少或分子结构缺陷。依据缺乏的凝血因子不同，分别称为遗传性凝血因子Ⅱ缺乏症/遗传性异常凝血酶原血症、遗传性因子Ⅶ缺乏症/遗传性异常因子Ⅶ血症和遗传性因子Ⅹ缺陷/遗传性异常因子Ⅹ血症。本类疾病均为常染色体隐性遗传，男女均可发病。临床上出血倾向严重程度不一，凝血因子的活性低于 10%时可见明显的出血倾向。

【检验】

（1）筛检实验：临床常选用 PT、APTT 作为本类疾病的筛选实验。凝血因子Ⅶ缺陷时 PT 延长，APTT 正常；凝血因子Ⅱ或因子Ⅹ缺陷时 PT 和 APTT 均延长；TT、BT、PLT 正常。PT 和 APTT 延长可被正常血浆（提供缺乏的因子Ⅱ）或正常血清（提供缺乏的因子Ⅶ、Ⅹ）纠正。

（2）确诊实验：相应凝血因子活性（FⅡ-C、FⅦ-C 和 FⅩ-C）和抗原性（FⅡ-Ag、FⅦ-Ag、FⅩ-Ag）的检测是本类疾病诊断和鉴别诊断的依据。遗传性凝血因子Ⅱ缺乏症、遗传性因子Ⅶ缺乏症和遗传性因子Ⅹ缺乏症可检测到凝血因子的活性和抗原性降低，遗传性异常凝血酶原血症、异常因子Ⅶ血症和异常因子Ⅹ血症凝血因子活性低但抗原水平正常。

【诊断】 临床有出血倾向；PT、APTT 等延长；相应的凝血因子活性减低有助于本类疾病的诊断。与获得性依赖维生素 K 凝血因子缺乏症不同，遗传性依赖维生素 K 凝血因子缺乏症应用维生素 K 治疗无效。

（二）获得性依赖维生素 K 凝血因子缺乏症

【概述】 由于维生素 K 缺乏使肝内合成的凝血因子活性降低或结构异常，导致机体出现凝血障碍。维生素 K 缺乏症除存在引起维生素 K 缺乏的基础疾病外还是一种获得性、复合性出血性疾病，上述依赖维生素 K 凝血因子缺乏或减少，皮肤、黏膜和内脏的出血倾向是本病的特征。

临床常见的维生素 K 缺乏主要有：

（1）摄入不足或合成减少：长期进食过少或不进食，长期低脂饮食，胆道疾病导致维生素 K 吸收不良，肠道疾病引起吸收功能不良等均可使维生素 K 的摄入不足。长期使用广谱抗生素使肠道正常菌群被杀灭，而维生素 K 合成减少。

（2）口服维生素 K 拮抗剂：双香豆素类抗凝剂等有拮抗维生素 K 的作用，可竞争性抑制和干扰依赖维生素 K 凝血因子的合成。

（3）新生儿出血：出生 2～7 天，新生儿由于体内维生素 K 已耗尽，自身不能合成，摄入不足等可导致不能合成正常的依赖维生素 K 的凝血因子。

【检验】

（1）筛检实验：PT、APTT 延长，TT、TBT、PLT 正常。本病为多种凝血因子的缺乏，以因子Ⅶ缺乏出现最早和最严重，所以 PT 延长较敏感。

（2）确诊实验：凝血因子Ⅱ、Ⅶ、Ⅸ和Ⅹ活性及抗原性降低。

（3）维生素 K 纠正试验：肌内注射维生素 K（1 mg）后 24～48 h，PT 明显缩短，提示维生素 K 的缺乏。

【诊断】 存在维生素 K 缺乏的原因或疾病；临床有出血倾向；PT、APTT 延长，依赖维生素 K 凝血因子活性和抗原性降低；维生素 K 治疗有效等可诊断为本病。

九、病理性抗凝物质增多

血液中直接抑制凝血因子活性或凝血机制的物质称为病理抗凝物质，这些抗凝物质获得性地增多，作用于特异的凝血因子，影响血液凝固，引起出血。病理性抗凝物质可分为两类：一类是患者多次接受异体血液制品后产生的特异性抗血浆凝血蛋白的抗体，称同种抗体；一类是由于某些自身免疫异常疾病患者体内产生的阻断凝血反应的抑制物，称为自身抗体。常见有凝血因子抑制物、肝素类抗凝物质及狼疮抗凝物质。

1. 因子Ⅷ抑制物

【概述】 因子Ⅷ抑制物是获得性凝血因子抑制物中最常见的。血友病患者经过反复输注血液或血浆制品后，10%～15%的患者可产生因子Ⅷ的抑制物，另外妊娠、自身免疫性疾病、恶性肿瘤等，甚至无明确原因也可见因子Ⅷ抑制物的存在。当体内因子Ⅷ抑制物存在时，血友病患者可出现病情加重和输注原有效剂量的Ⅷ因子治疗无效的临床表现。非血友病患者自身抗体存在时可出现类似血友病患者的出血症状。

【检验】 PT 正常。APTT 延长，并且不能被正常血浆纠正，将正常血浆和患者血浆等量混合温育 1～2 h 后，与正常血浆加缓冲液对照比较，APTT 相差 10 s 以上可认为因子Ⅷ抑制物试验阳性。STGT 延长并不被正常血浆、吸附血浆和正常血清纠正。FⅧ活性降低。Bethesda 方法可证实因子Ⅷ的抗体存在。

【诊断】 实验室筛检实验阳性，并检测到因子Ⅷ抑制物的存在（＞0.5 Bethesda 单位）可明确诊断。

2. 肝素类抗凝物质增多 肝素类抗凝物质增多常发生于 AT 缺乏症、严重肝病、急性白血病、SLE、恶性肿瘤、过敏性休克、放射病等疾病，也可见于肝素类药物的使用。这些抗凝物质主要抑制凝血因子Ⅴ、Ⅷ、Ⅹ及凝血酶等促凝活性，引发临床出现出血症状。

本病实验室检查可见：TT 显著延长，可用硫酸鱼精蛋白或甲苯胺蓝纠正，而正常血浆不能纠正（血浆游离肝素时间测定），该方法为本病的常用定性诊断实验。PT 和 APTT 延长，RVVT 正常。血小板正常或减少。血浆肝素浓度可增高。

3. 狼疮性抗凝物质（lupus anticoagulant，LA）增多 狼疮抗凝物质是抗磷脂抗体，能抑制凝血因子与磷脂表面的结合，影响凝血酶原酶的生成和凝血酶原的激活。这种抗凝物质增多可发生于 SLE 及其他自身免疫性疾病，也可发生于恶性肿瘤、感染性疾病和服用药物（如氯丙嗪、奎尼丁等）所致的免疫反应等。临床上可有出血表现，也可有血栓栓塞表现。

实验室检查可见 LA 筛选实验阳性，APTT 延长且不被正常血浆纠正（与正常血浆 1∶1

混合，检测 APTT 的结果超过正常参考值 4 倍）。LA 检测结果为阳性。一期法检测因子Ⅷ、Ⅸ、Ⅺ、Ⅻ活性可见至少两项有不同程度的减低，患者血浆稀释后检测活性可有提高。血小板可减少，PC、PS 活性可降低。

十、弥散性血管内凝血

【概述】 弥散性血管内凝血（disseminated intravascular coagulation，DIC）是一种由多种因素引起的机体微血管内广泛地发生凝血，伴以继发性纤溶亢进的微血栓病性凝血障碍，为获得性全身性血栓-出血综合征。DIC 是止血病理生理改变过程的一个中间环节，不是一个独立的疾病。其特点是体内血小板聚集，内、外源凝血途径激活，病理性凝血酶生成，纤维蛋白在微血管沉积，形成广泛的微血栓，引起组织缺血坏死；血栓形成消耗大量凝血因子和血小板，凝血活性减低；同时引发继发性纤溶，产生难以控制的出血。

DIC 常见的临床表现为出血、休克、微血栓栓塞性脏器功能障碍和溶血。大多起病急骤、发展迅速、预后不好。临床上可分为 DIC 前状态、急性 DIC、慢性 DIC。容易引起 DIC 的病因很多，主要可见于产科并发症、严重感染、严重外伤、恶性肿瘤、血液病（特别是 AML-M3）、心肺及血管疾病和肝、肾疾病等。

本病的病理生理过程不很清楚，主要的发病机制和病理生理过程为：促凝物质参与，凝血启动的高凝期；凝血因子和血小板消耗后的低凝期；纤维蛋白形成后继发性纤溶的纤溶亢进期（图 13-3）。

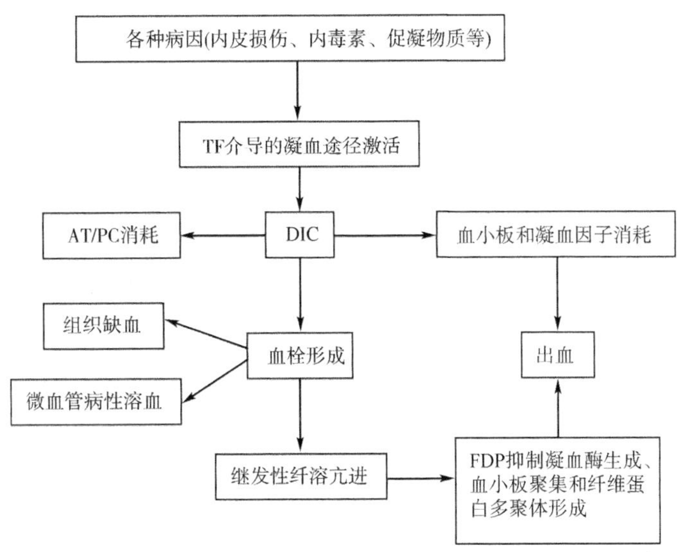

图 13-3　DIC 发病和结局图示

【检验】 实验室检查是诊断 DIC 的主要依据，相关的检查涉及血液凝固系统、抗凝系统、纤溶系统和血小板的多项指标。

（1）常规筛检：血小板计数一般可见进行性下降，血涂片检查 50%的患者外周血红细胞碎片增多（＞3%）。APTT、PT，TT 可延长或正常。

（2）纤维蛋白原含量：一般小于 1.5 g/L，或呈进行性下降。

（3）3P、FDP 和 D-二聚体：3P 试验阳性，血清 FDP 明显增高，血浆 D-二聚体阳性。

FDP 和 D-二聚体同时检测可提高敏感性和特异性。

（4）纤溶系统：优球蛋白溶解时间（ELT）明显缩短，但当纤溶酶原代偿后，ELT 可正常。纤溶酶原（PLG）减低和（或）纤溶酶（PL）活性增高。

（5）抗凝血酶：AT 多降低。

（6）相关分子标志物：血小板活化的产物（PF_4、TG、TXB_2）增高；凝血因子活化及消耗的指标（F_{1+2}、FPA、TAT）增高；纤溶亢进的指标（PAP）升高。

在 DIC 发生的各阶段检测指标的变化也有所不同，见表 13-10。

表 13-10　急性 DIC 各阶段主要实验室检查指标

检查指标	前期	高凝期	纤溶期	低凝期
反映凝血过程				
PLT	N/↑/↓	↓	↓↓	↓↓
FIB	N/↑/↓	↓	↓↓	↓↓↓
PT	N/↓	N/↓	↑↑	↑↑↑
APTT	N/↓	N/↓	↑↑	↑↑↑
FM	+	++	+++	−
AT	N	↓	↓↓	↓↓
反映继发性纤溶过程				
PLG	N	N/↓	↓↓	↓↓↓
FDP	N	N	↑	↑↑↑
D-D	N/↑	↑	↑↑	↑↑↑

注：N：正常；↑：增高或延长；↓：降低或缩短；+：阳性；−：阴性。

【诊断】 诊断 DIC 需要依据临床表现以及结合实验室检测并动态地观察指标的变化来进行。通常临床诊断 DIC 的标准是：①存在易于引起 DIC 的基础病变；②有下列两项以上临床表现：多发性出血倾向；不易以原发病解释的微循环衰竭或休克；多发性微血管栓塞症状；抗凝治疗有效；③在上述指标存在的基础上，实验室指标同时有三项以上异常的（表 13-11）。

表 13-11　DIC 实验室诊断参考标准

一般诊断标准：同时有下列三项以上的异常	
血小板	PLT 小于 100×10^9/L（白血病和肝病小于 50×10^9/L）或呈进行性下降；或有两项以上的血小板活化分子标志物血浆水平升高
纤维蛋白原	低于 1.5 g/L（白血病和肝病分别低于 1.8 g/L 和 1.0 g/L）或大于 4.0 g/L，或呈进行性下降
3P/D-dimer/FDP	3P 或 D-二聚体阳性或 FDP 高于 20 mg/L（肝病大于 60 mg/L）
PT/APTT	PT 延长或缩短 3 s 以上（肝病应延长 5 s），呈动态性变化；APTT 延长 10s 以上
疑难或特殊病例诊断：有下列两项以上异常	
抗凝物	AT 活性小于 60%（不适用于肝病）或 PC 活性降低
纤溶酶原	血浆 PLG 小于 300 mg/L
凝血因子Ⅷ	活性小于 50%（肝病必备）

续表

内皮细胞受损	ET-1 大于 80 pg/ml 或 TM 增高
F_{1+2}/TAT/FPA	含量增高
TF/TFPI	TF 含量增高或 TFPI 水平下降
SFM	可溶性纤维蛋白单体含量增高
PAP	血浆纤溶酶-抗纤溶酶水平升高
基层医疗单位 DIC 的诊断：下列检查至少三项异常	
血小板	PLT 小于 100×10^9/L 或进行性下降
纤维蛋白原	低于 1.5g/L 或进行性下降
3P 试验	阳性
PT	延长或缩短 3 s 以上或呈动态变化
外周血涂片	破碎红细胞大于 10%
红细胞沉降率	不明原因地降低或红细胞沉降率应增加的疾病结果正常
前 DIC（pre-DIC）的实验诊断：下列三项以上的异常	
常规凝血检查	PT 缩短 3 s 或 APTT 缩短 5 s 以上
血小板激活的分子标志物	β-TG、PF_4、TXB_2、P-选择素增高
凝血激活的分子标志物	F_{1+2}、TAT、FPA、SFM 增加
抗凝活性	AT、PC 活性降低
血管内皮细胞受损的分子标志物	ET-1、TM 增高

注：前 DIC 是指临床上有 DIC 病因存在，同时有凝血和纤溶反应的异常，但还未达到 DIC 的诊断标准的状态。

十一、原发性纤溶亢进症

【概述】 纤溶系统的主要作用是溶解沉积在血管内血栓中的纤维蛋白，维持血液的流通。如果纤溶系统活性异常增强，导致纤维蛋白过早、过度破坏和/或纤维蛋白原等凝血因子大量降解，并引起出血，即为纤维蛋白溶解亢进。原发性纤溶亢进症（简称原发性纤溶）是指在无异常凝血的情况下，纤溶酶原被过度激活，导致纤溶酶活性增强，后者降解血浆纤维蛋白原和多种凝血因子，使其水平及活性降低。临床表现多为全身多部位自发性或轻微外伤后出血。纤溶亢进主要与以下环节有关：①纤溶酶原激活物增加；②纤溶酶原激活物的抑制物减少；③纤溶酶抑制物降低等。可引起以上情况的疾病如胰腺、前列腺、甲状腺的手术或过度挤压，严重肝病、恶性肿瘤等均可引起原发性纤溶。原发性纤溶与继发性纤溶（如 DIC）的主要区别是纤溶发生时是否有凝血过程产生，由于原发性纤溶无凝血过程的发生，故本病的实验室诊断主要是检测纤溶酶原过度激活和纤维蛋白原的降解。

【检验】

（1）常规检查：纤维蛋白原（FIB）明显降低，APTT、PT、TT 可能延长。血小板数量及功能多正常。

（2）纤溶过筛试验：ELT 明显缩短，全血凝块溶解试验溶解时间缩短。

（3）纤溶系统检查：PLG 减低和（或）PL 活性增高；PAI-1 和（或）仅 α_2-PI 活性减低；t-PA 和 u-PA 活性增高。

（4）纤溶产物分子标志物检查：FDP 明显增高，$B\beta_{1\sim42}$ 水平增高，3P 试验正常，$B\beta_{15\sim}$

$_{42}$正常，D-二聚体多正常。

【诊断】 本病的诊断主要根据：①临床表现：存在引起原发性纤溶亢进的基础疾病，临床有出血症状；②实验室检查：FIB 明显减低，ELT 明显缩短，FDP 增多，PLG 减少和 PL 增多等；③实验室辅助检查：B$\beta_{1\sim42}$水平增高，B$\beta_{15\sim42}$正常，AT 正常等。此外还应注意与 DIC 等继发性纤溶进行区别。DIC 时反映血小板活化、凝血产生及继发性纤溶的分子标志物均增高。而原发性纤溶这些指标均正常。

第二节　血栓性疾病中的应用

一、动脉血栓性疾病

1. 心肌梗死

【概述】 心肌梗死（myocardial infarction，MI）是一种常见的动脉血栓栓塞性疾病。冠状动脉内血栓形成是多数心肌梗死的病理生理基础，患者冠状动脉内膜下出血或冠脉持续性痉挛，使血管发生闭塞，导致相应的心肌发生严重持续地缺血，以致坏死。

【检验】 本病的实验室诊断主要包括影像学检查、血生化（如心肌酶谱、肌钙蛋白等）检测和血栓与止血检测等。主要的血栓与止血实验室检测有：

（1）凝血常规检测：PT、APTT、TT 多正常，纤维蛋白原含量和活性水平多升高。

（2）血小板功能检查：血小板聚集和黏附功能多增强。β-TG、TXB_2、P-选择素等血小板活化的标志物增高，GPⅡb/Ⅲa 表达增加。

（3）凝血系统活化的检测：FPA、F_{1+2}、TAT、血栓前体蛋白（TpT）等分子标志物的血浆水平明显升高。

（4）抗凝系统检测：抗凝血酶活性多降低，蛋白 C 肽（PCP）等反映抗凝蛋白活化的标志物增加。

（5）纤溶系统的检测：FDP、D-二聚体、B$\beta_{15\sim42}$等表示纤溶激活的物质增多，PAP 也显著增高。

（6）血管内皮细胞损伤的检测：ET-1、TM、vWF 等指标增高。

动脉血栓性疾病较有价值的血栓止血观察指标是各类分子标志物的检测。

【诊断】 虽然实验室酶学检测和血栓止血检测都很敏感，但疾病的诊断往往需要患者病史的支持和影像学的检查，心电图、心脏超声诊断和心导管检查等影像学检测是本病诊断的金标准。

2. 脑梗死

【概述】 脑梗死（cerebral infarction）为脑血栓形成或脑血栓栓塞等导致脑部血液供应障碍，缺血、缺氧引起脑组织局部损伤或坏死。脑血栓形成是常见的脑动脉血栓栓塞性疾病，指动脉硬化等原因引起脑动脉管腔狭窄、闭塞或形成血栓，造成相关的脑组织缺血、缺氧，甚至坏死。脑栓塞为血流将身体其他部位的栓子带入颅内引起脑血管闭塞和相应脑组织损害而发生的急性缺血性脑血管病变。

【检验】 脑梗死急性发作期，患者可出现血液黏度增高，纤维蛋白原含量增高；血小板黏附性和聚集性增高，血小板释放产物（如 β-TG、PF_4、P-选择素和 TXB_2 等）增高；血管内皮细胞损伤的指标（如 vWF 抗原、TM 和 ET-1 等）增高；抗凝血酶减低，纤溶活性一过性增强后长期降低。而较有价值的血栓止血检测指标是反映凝血活化、血小板活化、内皮细胞受损和纤溶活化的分子标志物检测。

【诊断】 脑梗死的诊断主要是依据相关的临床表现（如头痛、意识不清）、生命体征变化和影像学检查结果。

3. 肺梗死

【概述】 肺梗死（pulmonary infarction，PI）是因各种栓子等造成肺动脉或其分支的栓塞，而阻断局部的血液供应，发生肺组织出血或坏死。而肺动脉血栓栓塞（pulmonary thromboembolism，PTE）与静脉血栓有明显的相关性，多认为两者的病因和发病机制类似，多是在先天性抗凝或纤溶异常的基础上，存在肿瘤、妊娠、长时间不活动等病理生理改变而造成的。

【检验】 相应的血栓止血检测：患者纤溶活性低水平增高，90%的患者血浆 D-二聚体水平超过 500μg/L，这是体内自发溶栓的标志，但 *D*-二聚体定性或半定量检测不敏感。而 ET-1、TM、P-选择素和 TXB_2 等分子标志物均可见增高。血栓止血检查并不是肺梗死的诊断性指标，F_{1+2}、FPA、FPB、TAT、PCP 等特异性分子标志物的检测对诊断有一定的参考价值。

【诊断】 典型的临床表现和影像学的阳性结果是诊断的依据，血栓止血检查对临床诊断并不重要，在分析患者是否有抗凝或纤溶异常时，需进行相应的血栓止血检测。

二、静脉血栓形成

【概述】 静脉血管内血栓形成可由于血栓形成的部位和涉及的范围而引起相应的临床症状，主要有栓塞部位的疼痛、肢体肿胀、浅静脉曲张，甚至肺栓塞的临床表现。深静脉血栓形成（deep vein thrombosis，DVT）是由于静脉血流淤滞，静脉壁损伤，血液呈高凝状态等原因导致静脉血流缓慢或停滞而形成血栓和栓塞。病变常累及下肢静脉和腹腔内静脉（包括门静脉、肝静脉、肾静脉、肠系膜上静脉等）。影像学阳性结果是本病的诊断依据。

【检验】 本病患者可出现血液黏度增高，抗凝物质（AT、PC、PS）减低，血浆纤溶酶原水平降低而 FDP、*D*-二聚体水平增高，血浆 *D*-二聚体水平小于 500μg/L 可作为排除深静脉血栓的参考指标。纤维蛋白原含量可增加，vWF∶Ag 可增加。但较有价值的血液学检测指标为反映内皮细胞受损、血小板激活、凝血因子活化、纤溶活性增加的分子标志物检测。

【诊断】 静脉血栓栓塞的诊断主要依赖临床症状、实验室检查与特殊影像检查三者结合来进行。静脉造影、超声检查、CT、磁共振、双显性扫描等影像学检查的阳性结果是确诊依据。*D-D* 二聚体测定结果可作为排除诊断的指标，其他实验室的检查对疾病的诊断和进行血栓形成原因的分析有一定的帮助。

三、血栓前状态

【概述】 血栓前状态（prethrombotic state，PTS）指血管及血液的有形成分和无形成分的生物化学和流变学发生某些变化的一种病理状态，这种状态下血液发生血栓或栓塞性疾病的可能性增加。PTS 是一种血栓与止血的病理状态，常无特异的临床症状和体征。血栓前状态与以下六个因素密切相关：①血管内皮细胞受损或激活释放细胞因子；②血小板和白细胞被激活致功能亢进；③凝血因子含量增加或被活化；④血液抗凝蛋白含量减少或活性减弱；⑤纤溶成分含量减低或活性减弱；⑥血液黏度增高和血液流动速度减慢。此时机体存在血栓形成倾向，但不一定很快形成血栓。引起血栓前状态的因素很多，可有缺乏凝血酶抑制物的活性、缺乏纤溶活性、同型半胱氨酸血症等遗传性或先天性的因素，但多为血细胞增多、恶性肿瘤、血管疾病、心脏病自身免疫疾病性等获得性或继发性的因素所致。PTS 的临床症状和体征无规律可循，多为原发病的表现，而当血栓形成后其症状为血栓栓塞的症状。

【检验】 判断有无血栓前状态依据实验室的检测指标进行判定。一般的血栓止血检测对诊断本病缺乏敏感性和特异性，为观察 PTS 病理变化可检测反映血管内皮细胞、血小板、凝血因子、抗凝蛋白和纤溶成分等变化的分子标志物（表 13-12）。当血栓形成或血栓前状态时，血栓前体蛋白（TpP）和同型半胱氨酸（Hcy）是较特异的检测指标。血浆中可溶性纤维蛋白（soluble fibrin，SF）的出现和增多是血栓前状态的有力证据。

表 13-12　血栓前状态和血栓性疾病的分子标志物

分子标志物	病理生理过程	检测结果			
		血栓前状态	心肌梗死	脑梗死	DVT
反映血管内皮损伤					
vWF	各种血栓病均增高	↑/N	↑	↑	↑
ET-1	血管损伤时增高	N	↑	↑	↓
6-酮-$PGF_{1\alpha}$	血管损伤时增高	N	↓/N	↓/N	↓
反映血小板活化					
β-TG	α-颗粒释放增多	↑	↑	↑	↑/N
PF4	α-颗粒释放增多	↑	↑	↑	↑/N
5-HT	致密体释放增多	↑	↑	↑	↑/N
TxB2	血小板活化增多	↑	↑	↑	↑/N
P-selectin	α-颗粒释放增多	↑	↑	↑	↑
反映凝血酶生成增多					
TF	组织和血管损伤增高	↑/N	↑	↑	
FPA	随 FIB 生成而增多	↑	↑	↑/N	↑
F_{1+2}	随凝血酶生成而增多	↑	↑	↑/N	↑
反映抗凝蛋白活化					
TAT	随凝血酶生成而增高	↑	↑	↑/N	↑
PCP	随蛋白 C 活化而增高	↑/N	↑	↑/N	↑
反映纤溶系统活化					
t-PA	血管调节时降低或增高	↓/N	↓	↓	↓/N
PAI	血管调节时增高	↑	↑	↑	↑
PAP	随纤溶增加而增多	N	↑	↑/N	↑
$B\beta_{15\sim42}$	随纤溶激活而增多	N	↑	↑/N	↑
FDP	随纤溶激活而增多	↑	↑	↑	↑
D-D	随纤溶激活而增多	↑	↑	↑	↑

【诊断】　血栓前状态还不能确定为一种疾病，故不能用实验检测确定诊断。实验室检测到血管内皮细胞、血小板、凝血因子、抗凝蛋白和纤溶成分发生了变化，也与血栓形成无直接相关性，但当其分子标志物发生倾向血栓形成的改变时，可认为体内存在血栓前状态。

四、易栓症

【概述】　易栓症（thrombophilia）是指因遗传缺陷而出现的凝血因子、抗凝蛋白、纤溶系统缺陷或代谢障碍，极易形成血栓的一类疾病。易栓症本身并非一种疾病而是症状。多数有易栓倾向者并不发生血栓。如在某些因素诱导下发生血栓，则临床可表现为一种或多种血栓症状，主要临床表现为静脉血栓栓塞（venous thromboembolism，VTE）。血栓形成是环境、遗传等多因素共同作用的结果。此类疾病（高半胱氨酸血症除外）多为常染色体显性遗传。易栓症分类及主要实验室检测见表 13-13。

【检验】　本类疾病的血栓与止血检验主要是针对病因对某一血液凝固调节蛋白、凝血因子、纤溶成分等缺陷成分的活性和抗原性进行检测（表 13-13）。同时易栓症患者也可表现出类似血栓性疾病和血栓前状态的相应分子标志物变化。

表 13-13　易栓症的分类特征及其主要的实验室检测

分类	血栓形成机制	主要检查指标
遗传性抗凝蛋白异常		
抗凝血酶缺陷	不能抑制凝血酶和Xa	AT 的抗原性和活性均可减低肝素结合活性多正常也可异常
蛋白 C 缺陷	不能生成 APC 来灭活Ⅷa、Ⅴa。	PC 的活性和抗原性均可降低蛋白 C 功能活性异常
蛋白 S 缺陷	不能与 APC 结合灭活Ⅷa、Ⅴa	血浆 PS 水平多明显低下
活化蛋白 C（APC）抵抗	Ⅴa 或Ⅷa 不被 APC 灭活	APC-SR 减低
肝素辅因子-Ⅱ（HC-Ⅱ）缺乏	不能抑制凝血酶	HC-Ⅱ活性和抗原性降低
遗传性纤维蛋白溶解异常		
异常纤维蛋白血症	形成不易纤溶的异常纤维蛋白原	TT 和爬虫酶时间延长血浆纤维蛋白原活性降低
纤溶酶原缺乏或异常	不能生成纤溶酶	PLG 的活性和抗原性降低
纤溶酶原激活剂抑制物（PAI）过多	过度中和 t-PA	PAI-1 增加，静脉阻滞试验中潜在纤溶活性减低
组织型纤溶酶原激活物（t-PA）缺乏	不能使 PLG 激活	t-PA 活性和抗原性降低
因子Ⅻ缺乏	不能激活 PLG	FⅫ活性和抗原性降低
其他		
高同型半胱氨酸血症	内皮细胞中毒作用增强	血浆同型半胱氨酸水平增高
富组氨酸糖蛋白血症	结合纤溶酶原、降低纤溶活性	血浆组氨酸水平增高纤溶活性异常
凝血酶原 20210 型基因突变	凝血活性增强	血浆凝血酶原水平增高 21210A 等位基因筛查阳性

【诊断】　实验室检验结果对易栓症的诊断、分类和分型具有决定性作用。因其主要是某个抗凝蛋白、凝血因子和纤溶成分分子结构的单一缺陷，根据缺陷成分的异常变化可进行易栓症的诊断和分型。

第三节 抗栓和溶栓性治疗中的应用

一、抗栓治疗的监测

临床上为预防血栓形成，常使用抗血小板、抗凝血、降低血液黏度的药物进行抗栓治疗。这些药物剂量应用不足达不到理想疗效；剂量过大易引起出血。因此，在药物治疗过程中定期的实验室监测，对临床合理用药、疗程及疗效的判断是必不可少的。由于药物的作用点不同，选用的实验室监测指标也不同，下面分类进行介绍。

1. 抗血小板治疗的监测 抗血小板药物从不同的角度抑制血小板活化，有效阻止血小板参与血栓形成。目前最常用的小剂量（80～325 mg/d）阿司匹林（aspirin）或潘生丁多不会引起出血并发症，故临床上不需监测，药物疗效的判断可选血小板聚集试验，PAgT 最大聚集率降至正常的 20%～30%为宜。噻氯匹定（ticlopidine）作为血小板 GPⅡb/Ⅲa 抑制剂越来越多在临床应用，实验室监测疗效的指标 BT 延长至治疗前的 2.0～2.5 倍，PAgT 抑制至正常值的 30%～50%为宜。

2. 抗凝治疗的监测 临床选用抑制凝血因子活性药物和增强抗凝活性药物进行抗凝治疗，降低血液的凝固性或高凝状态，有效地预防和治疗血栓形成。但抗凝治疗易出现出血的不良反应，出血发生率可高达 10%～20%，严重者可危及生命。需实验室进行治疗的监测（表 13-14）。

表 13-14 常用的抗凝治疗及实验室监测指标

药物	监测指标	有效及安全阈值
普通肝素	APTT	正常对照值的 1.5～2.5 倍
（heparin）	ACT	450～600 s，鱼精蛋白中和后应小于 120s
	PLT	低于 50×10^9/L 时应慎用或停药
	肝素浓度	0.2～0.5U/ml 时是治疗的最佳选择
	AT	维持在 80%～120%。活性低于 70%时，肝素效果减低并有诱发血栓形成的危险性
低相对分子质量肝素	抗因子Ⅹa 活性	0.2～0.5AXaIU/ml
（LMWH）		急性静脉血栓形成时需在 0.5～1.5AXaIU/ml
	Hep test	小于 120 s
口服抗凝剂	PT（INR）	预防高危术后发生静脉血栓形成（1.5～2.5 倍）治疗静脉血栓形成（2.0～2.5 倍）
	F_{1+2}	0.4～1.2nmol/L（特别是低剂量口服抗凝剂时应以此检测补充）

3. 去纤维蛋白原治疗的监测 血浆纤维蛋白原增高是引起血液黏度增高、促进血栓形成的危险因素之一，临床常用抗栓酶（如 Svate-3）和降纤酶（如 defirase）来降低纤维蛋白原的含量，起到降低血液黏度、抗凝和溶栓的作用。实验室监测指标为：①纤维蛋白原（FIB）：一般维持在 1.25～1.5 g/L 为宜。②PLT：应维持在（50～60）$\times10^9$/L；③PT、APTT 和 TT 应分别维持在正常对照的 2.0～2.5、1.5～2.5 和 2.0～3.0 倍。

二、溶栓治疗的监测

应用药物将已形成的血栓溶解，促使血管再通为溶栓治疗。通常溶栓药物主要通过激活纤溶酶原、活化纤溶系统、溶解血栓中的纤维蛋白，或直接裂解纤维蛋白来清除血管中的血栓。治疗主要的并发症为出血。实验室监测的主要目标是纤维蛋白（原）及其降解产物。临床常用的溶栓药物主要是链激酶、尿激酶和组织型纤溶酶原激活剂等，通过不同方式激活纤溶酶原而达到溶栓的作用。主要的实验室监测指标为 FIB、TT 和 FDP。一般认为 FIB 在 1.2～1.5g/L，TT 维持在正常对照的 1.5～2.5 倍（不宜超过 3.0～4.0 倍），FDP 测定在 300～400mg/L 较为有效和安全。而当 FIB 在治疗开始数小时后低于 1.0g/L，血小板治疗 3 天后低于 50×10^9/L，FDP 在 400mg/L 以上提示溶栓治疗引起出血并发症的危险性增大。凝血酶抗凝血酶复合物（TAT）可作为溶栓治疗中鉴别血管持续性闭塞和开通及治疗疗效的监测指标，TAT 小于 6μg/L，预示血管开通的敏感性和特异性分别为 92.5%和 93.1%，TAT 大于 20～40μg/L 显示发生溶栓后再栓塞。

三、血栓与止血检验存在问题与发展趋势

随着基础医学研究的不断深入，血栓与止血领域从基础理论到实验室检测取得快速进展，血栓与止血相关疾病的实验室诊断水平有很大提高，实验室检查在疾病的诊断、治疗中都发挥越来越重要的作用。近年来，出血性疾病和血栓性疾病的实验室诊断和研究有很大的发展。

实验室止凝血相关检测从定性分析向定量测定发展，从传统的凝固法、底物显色法、免疫法逐渐向流式细胞术、干化学、生物传感器、分子生物学以及生物芯片等技术发展，使检测的临床应用更为快速、准确和可靠；由于检测方法众多，也使临床诊断时参考指标比较复杂，需要对相应的疾病实验室检测方法进行系统评估，综合评价试验效能，优化组合检验项目，寻找最佳的检测指标。血栓前状态使机体处于血栓形成的高危状态，往往无明显临床症状，因此存在很大的隐匿性。同时，由于止凝血机制的失衡是复杂的止凝血反应及其调节机制的相互作用的结果，单个或多个止凝血检测指标的变化，不足以确诊血栓前状态。因此，血栓栓塞性疾病的预防非常困难。检测反映血管内皮细胞、血小板、凝血因子、抗凝蛋白和纤溶成分等活性和含量变化的分子标志物可用于血栓前状态的诊断。

第四节 临床病例分析

男性患者，20 岁。因反复出血 20 年，持续性血尿 1 个月入院。

患者出生后 8 个月被发现轻微碰撞后即皮下血肿，关节肿痛，近几年来反复出现肉眼血尿，近 1 个月来再次出现全程血尿。父母及姐姐无出血倾向。四肢散在出血点、淤斑。臀部有皮下血肿，左肩关节外展受限，左髂关节屈曲位局部肿胀，活动受限。

实验室检查：RBC 3.25×10^{12}/L，Hb 76g/L，WBC 33.0×10^9/L，分类正常，PLT 165×10^9/L；尿常规 RBC+++；血小板聚集功能正常，PT 12 s，APTT 112 s。

请分析：

1. 该患者可能的诊断是什么?

2. 此病需要和那些凝血功能异常的疾病鉴别，如何通过实验室检查鉴别?

参考文献

陈方平. 2006. 临床检验血液学. 北京：高等教育出版社.
陈方平，冯文莉，王霄霞，等. 2006. 临床检验血液学. 北京：高等教育出版社.
陈文彬，潘祥林. 2008. 诊断学. 7 版. 北京：人民卫生出版社.
陈志伟，张际绯，许惠玉，等. 2008. 血细胞发生与调控学概论. 北京：人民卫生出版社.
丛玉隆. 2002. 贫血、血栓及遗传学检验技术与临床. 天津：天津科学技术出版社.
龚非力，沈关心，李卓娅，等. 2009. 医学免疫学. 第 3 版. 北京：科学出版社.
管洪在. 2007. 临床血液学与检验实验指导. 第 3 版. 北京：人民卫生出版社.
何浩明，奚伟红，林宁，等. 2005. 血液病的现代实验诊断与临床. 合肥：安徽大学出版社.
侯振江. 2010. 血液学检验. 3 版. 北京：人民卫生出版社.
李家增，王鸿利，贺石林. 2004. 现代出血病学. 上海：上海科学技术文献出版社.
刘志洁，黄文源，刘方文. 2006. 临床血液学及细胞学图谱. 第 3 版. 北京：科学出版社.
卢兴国，李早荣，徐根波，等. 2003. 现代血液形态学理论与实践. 上海：上海科学技术出版社.
彭黎明，邓承祺. 2004. 现代血栓与止血的实验室检测及其应用. 北京：人民卫生出版社.
浦权，杨梅如. 2002. 血液病骨髓诊断病理学. 北京：科学出版社.
沈志祥，王鸿利，胡翊群. 2006. 血液疾病诊断学. 上海：上海科学技术出版社.
孙荣武，王鸿利. 2001. 临床实验诊断学. 上海：上海科学技术出版社.
托马斯. 2004. 临床实验诊断学：实验结果的应用和评估. 上海：上海科学技术出版社.
王鸿利. 2010. 实验诊断学. 2 版. 北京：人民卫生出版社.
王鸿利. 2005. 实验诊断学. 北京：人民卫生出版社.
王鸿利，尚红，王兰兰. 2010. 实验诊断学. 2 版. 人民卫生出版社.
王淑娟，王建中，吴振茹，等. 2001. 现代血细胞学图谱. 北京：人民卫生出版社.
王学锋，王鸿利. 2002. 血栓与止血的检测及应用. 上海：世界图书出版公司.
王振义，李家增，阮长耿，等. 2004. 血栓与止血基础理论与临床. 3 版. 上海：上海科学技术出版社.
王振义. 1997. 血液实验学. 上海：上海科学技术出版社.
许文荣，王建中. 2007. 临床血液学与检验. 北京：人民卫生出版社.
许文荣，王建中. 2007. 临床血液学与检验. 第 4 版. 北京：人民卫生出版社.
许文荣. 2007. 临床血液学与检验. 4 版. 北京：人民卫生出版社.
薛永权. 2003. 白血病细胞遗传学及图谱. 天津科学技术出版社.
叶应妩，王毓三，申子瑜，等. 2006. 全国临床检验操作规程（第 3 版）/中华人民共和国卫生部. 南京：东南大学出版社.
张国平，冯莉娟. 2006. 简明实验血液学. 长沙：中南大学出版社.
张之南. 2000. 红细胞疾病基础与临床. 北京：科学出版社.
张之南. 2005. 血液病学. 北京：人民卫生出版社.
中华人民共和国卫生部医政司编. 2006. 全国临床检验操作规程. 第 3 版. 东南大学出版社.
周义文. 2010. 临床血液病实验诊断技术. 北京：人民卫生出版社.
朱立华. 2002. 实验诊断学. 北京：北京大学医学出版社.
Hallek M，Cheson BD，Catovsky D，et al. 2008. Guidelines for the diagnosis and treatment of chronic lymphocytic leukemia：a report from the International Workshop on Chronic Lymphocytic Leukemia updating the National Cancer Institute-working Group 1996 guidelines. Blood，111：5446-5456.
Marshall A. Lichtman，Ernest Beutler，Uri Seligsohn，et al. 2007. Williams Hematology. 7th ed. New York：McGraw-Hill.
Nigel Key，Michael Makris，Denise O'Shaughnessy，et al. 2009. Practical Hemostasis and Thrombosis. 2 ed edition. WILEY-BLACKELL.
Swerdlow SH，Campo E，Harris NL，et al. 2008. WHO classification of tumours of haematopoietic and lymphoid tissues. 4th ed. Lyon Cedex，France：International Agency of Research on Cancer （IACR）.
Teresa G. Hippel. 2007. Routine testing in Hematology[M]Bernadette F. Rodark，George A. Fritsma，Kathryn Doig. Hematology Clinical Principles and Applications. 3 rd edition. Philadephia SAUNDERS ELSEVIER.
Vardiman JW，Thiele J，Arber DA，et al. 2009. The 2008 revision of the World Health Organization（WHO）classification of myeloid neoplasms and acute leukemia：rationale and important changes. Blood，114：937-951.